中文翻译版

小儿泌尿外科微创手术技术
——泌尿内镜、腹腔镜、机器人

Minimally Invasive Techniques in Pediatric Urology

Endourology, Laparoscopy and Robotics

主　编　〔意〕切罗·埃斯波西托（Ciro Esposito）

　　　　〔英〕拉姆纳特·苏布拉马尼亚姆（Ramnath Subramaniam）

　　　　〔法〕弗朗索瓦·瓦莱特（François Varlet）

　　　　〔意〕洛伦佐·马西里（Lorenzo Masieri）

主　译　周辉霞　徐　迪　赵天望

科学出版社

北　京

图字：01-2025-1131

内 容 简 介

本书由 Ciro Esposito、Ramnath Subramaniam、François Varlet 和 Lorenzo Masieri 共同编写，汇集了小儿泌尿外科微创治疗技术领域的最新前沿进展与临床实践，覆盖了从内镜手术、腹腔镜手术到机器人手术在小儿泌尿系统疾病治疗中的应用方法策略。结合丰富的临床案例，作者详细阐述了手术技术的细节、操作流程、并发症处理等内容，重点突出微创手术相较于传统手术的优越性，如创伤小、恢复快和并发症少。全书不仅总结了当前微创技术的最新发展，还展望了未来的技术进步，具有很高的学术与临床实用价值，适合我国各级医院小儿泌尿外科医师、泌尿外科医师、医学研究人员及相关领域的医疗从业者参考与使用。

图书在版编目（CIP）数据

小儿泌尿外科微创手术技术：泌尿内镜、腹腔镜、机器人／（意）切罗·埃斯波西托（Ciro Esposito）等主编；周辉霞，徐迪，赵天望主译. —北京：科学出版社，2025. 4. --ISBN 978-7-03-081483-8

Ⅰ. R726.99

中国国家版本馆CIP数据核字第2025CR0554号

责任编辑：王灵芳／责任校对：张 娟
责任印制：师艳茹／封面设计：涿州锦晖

科学出版社 出版
北京东黄城根北街16号
邮政编码：100717
http://www.sciencep.com
三河市春园印刷有限公司印刷
科学出版社发行 各地新华书店经销
*
2025年4月第 一 版 开本：787×1092 1/16
2025年4月第一次印刷 印张：23
字数：574 000
定价：248.00元
（如有印装质量问题，我社负责调换）

编译者名单

主　编　〔意〕切罗·埃斯波西托（Ciro Esposito）
　　　　〔英〕拉姆纳特·苏布拉马尼亚姆（Ramnath Subramaniam）
　　　　〔法〕弗朗索瓦·瓦莱特（François Varlet）
　　　　〔意〕洛伦佐·马西里（Lorenzo Masieri）

主　译　周辉霞　解放军总医院第七医学中心
　　　　徐　迪　福州大学附属省立医院
　　　　赵天望　湖南省儿童医院

副主译　李　品　解放军总医院第七医学中心
　　　　陶元东　解放军总医院第七医学中心
　　　　周晓光　解放军总医院第七医学中心
　　　　赵　扬　解放军总医院第七医学中心

译　　者　（按姓氏笔画排序）
　　　　丁　宁　江西省儿童医院
　　　　于秀月　中国医科大学附属第一医院
　　　　马立飞　解放军总医院第七医学中心
　　　　王　林　上海交通大学医学院附属仁济医院
　　　　王　榕　解放军总医院第七医学中心
　　　　王文营　首都医科大学附属北京友谊医院
　　　　王筱君　解放军总医院第七医学中心
　　　　王德娟　中山大学附属第六医院
　　　　韦华玉　广西壮族自治区人民医院
　　　　文渚媛　解放军总医院第七医学中心
　　　　邓湘玲　解放军总医院第七医学中心
　　　　古德强　河北大学附属医院
　　　　石秦林　重庆医科大学附属儿童医院
　　　　毕新刚　中国医学科学院肿瘤医院
　　　　吕向国　上海交通大学医学院附属仁济医院
　　　　吕雪雪　解放军总医院第七医学中心
　　　　任玉乾　首都医科大学附属首都儿童医学中心
　　　　向前明　昆明医科大学第一附属医院

庄利恺　复旦大学附属儿科医院
刘　星　重庆医科大学附属儿童医院
刘　舸　中国医科大学附属盛京医院
刘　鑫　中国医科大学附属盛京医院
刘林伟　赣南医科大学第一附属医院
刘国昌　广州医科大学附属妇女儿童医疗中心
齐　灿　河北省儿童医院
关　勇　天津市儿童医院
安妮妮　贵州省人民医院
许晴晴　河北省儿童医院
花朝阳　郑州大学附属儿童医院·河南省儿童医院
杜国伟　武汉大学中南医院
李　钧　首都医科大学附属北京友谊医院
李　铭　武汉大学人民医院
李　爽　武汉儿童医院
李东浩　河北省儿童医院
李创业　湖南省儿童医院
李俊涛　中山大学附属第六医院
李慕婕　贵州省人民医院
杨云杰　佛山市南海区人民医院
杨艳芳　郑州大学附属儿童医院·河南省儿童医院
杨博宇　首都医科大学附属北京友谊医院
杨焱培　解放军总医院第七医学中心
束方鹏　广州医科大学附属妇女儿童医疗中心
肖楚天　中山大学附属第六医院
吴　勇　天津市儿童医院
吴文波　江西省儿童医院
吴龙翔　中南大学湘雅医院
吴洋洋　解放军总医院第七医学中心
吴竞生　江西省儿童医院
吴谋东　贵州省人民医院
吴瑞娟　郑州大学附属儿童医院·河南省儿童医院
吴福霖　广西壮族自治区人民医院
何少华　福州大学附属省立医院
沈晓丽　解放军总医院第七医学中心
张　文　武汉大学中南医院
张　苗　吉林大学白求恩第三医院
张　殷　安徽省儿童医院

张　致　中南大学湘雅医院
张　媛　解放军总医院第七医学中心
张　巍　泉州市第一医院
张旭辉　山西省儿童医院·山西省妇幼保健院
张林琳　西安交通大学第一附属医院
张国玺　赣南医科大学第一附属医院
张晓威　解放军总医院第七医学中心
张敬悌　西安市儿童医院
张瑞敏　包头市第四医院
张赫恂　吉林大学白求恩第三医院
阿不力孜·司马义　新疆维吾尔自治区人民医院
陈光杰　浙江大学医学院附属儿童医院
陈宇豪　中国人民解放军东部战区总医院
陈苏云　福建省儿童医院
陈贵龙　解放军总医院第七医学中心
范本祎　中南大学湘雅医院
范登信　上海交通大学医学院附属新华医院
卓　然　解放军总医院第七医学中心
易小钰　解放军总医院第七医学中心
岳　光　解放军总医院第七医学中心
金如跃　解放军总医院第七医学中心
周　云　河北省儿童医院
周文权　解放军总医院第七医学中心
周袁成　华中科技大学同济医学院附属协和医院
周晓光　解放军总医院第七医学中心
周朝明　福建省儿童医院
赵　扬　解放军总医院第七医学中心
赵士猛　河北省儿童医院
赵夭望　湖南省儿童医院
赵永祥　包头市第四医院
赵嘉闻　广西壮族自治区南溪山医院
郝春生　首都医科大学附属首都儿童医学中心
郝雪梅　解放军总医院第七医学中心
胡　岩　河北省儿童医院
胡清烜　华中科技大学同济医学院附属同济医院
柳博文　广西壮族自治区南溪山医院
饶　婷　武汉大学人民医院
姜心诚　上海市浦东新区浦南医院

袁俊斌　中南大学湘雅医院
贾红帅　解放军总医院第七医学中心
徐　波　厦门大学附属妇女儿童医院·厦门市妇幼保健院
徐晓峰　苏州大学附属第一医院
高恒宇　解放军总医院第七医学中心
郭　涛　解放军总医院第七医学中心
郭　航　解放军总医院第七医学中心
郭云飞　南京市儿童医院
郭文治　解放军总医院第七医学中心
郭艳华　昆明医科大学第一附属医院
郭晓彬　广西壮族自治区人民医院
郭景阳　河北大学附属医院
唐达星　浙江大学医学院附属儿童医院
唐耘熳　四川省医学科学院·四川省人民医院
陶　天　解放军总医院第七医学中心
陶　畅　浙江大学医学院附属儿童医院
陶　俊　江苏省人民医院
陶元东　解放军总医院第七医学中心
黄　昀　解放军总医院第七医学中心
曹华林　广西壮族自治区南溪山医院
崔　旭　福建省儿童医院
塔来提·塔依尔　新疆维吾尔自治区人民医院
彭金普　贵州省人民医院
彭绪峰　上海交通大学医学院附属仁济医院
董军君　重庆医科大学附属儿童医院
韩晓敏　华中科技大学同济医学院附属协和医院
韩健松　吉林大学白求恩第三医院
韩　策　解放军总医院第七医学中心
覃道锐　四川省医学科学院·四川省人民医院
童强松　华中科技大学同济医学院附属协和医院
谢天朋　赣南医科大学第一附属医院
路　宽　解放军总医院第七医学中心
潮　敏　安徽省儿童医院
薛文勇　河北医科大学第二医院
薛孟驰　河北医科大学第二医院
魏　仪　重庆医科大学附属儿童医院
魏光辉　重庆医科大学附属儿童医院

主译简介

周辉霞 主任医师，教授，博士生导师，专业技术大校，现任解放军总医院儿科医学部主任（原八一儿童医院院长）。担任中华医学会泌尿外科学分会小儿学组组长，中华医学会小儿外科学分会常务委员，中国医师协会泌尿外科医师分会委员，北京医学会泌尿外科学分会常务委员等，长期致力于小儿泌尿外科微创技术研究，创新设计了一整套适合于小儿泌尿外科的微创技术体系，并在全国和世界范围内推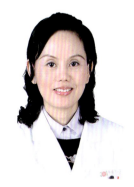广应用，提高了我国小儿泌尿外科的整体诊治水平，创新构建的技术体系覆盖小儿泌尿外科全疑难疾病谱，所在的小儿泌尿外科是国内规模最大的后尿道瓣膜诊疗中心与儿童尿动力学评估中心之一，是北京地区结构畸形尿路修复与重建诊疗及会诊中心，是膀胱外翻尿道上裂尿失禁中国治疗中心，是国内首家小儿泌尿外科机器人手术培训中心。累计发表论文100余篇，其中第一/通讯作者SCI收录期刊论文近40篇。主持国家和省部级课题18项，主编中英文专著5部，牵头制定行业指南与共识3项，以第一完成人身份获得军事科学技术进步奖二等奖、宋庆龄儿科医学奖，军队医疗成果二等奖，中国出生缺陷干预救助基金会科技奖等多项奖项，作为世界女性医师对医学事业孜孜不倦追求精神的代表，被美国泌尿外科学会会刊 *AUA News* 作为封面人物进行特别报道。

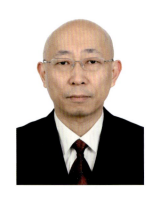

徐　迪　主任医师，硕士研究生导师，现任福州大学附属省立医院小儿外科主任。先后任中华医学会小儿外科学分会第十、十一届委员会常务委员，中华医学会小儿外科学分会小儿尿动力和盆底学组委员，中国医师协会小儿外科医师分会第二届委员会委员，中国研究型医院学会儿童肿瘤专业委员会常务委员，福建省医学会小儿外科学分会第四届委员会主任委员，福建省医师协会小儿外科医师分会第一届委员会常务委员，福建省小儿外科专业医疗质量控制中心主任委员。在小儿泌尿外科、普外科、胸外科、肿瘤外科等疾病治疗方面经验丰富。在福建省率先开展小儿腹腔镜手术、气膀胱腹腔镜、单孔腹腔镜手术、机器人辅助胸腹腔镜等一系列小儿微创腔镜手术，并通过举办单孔+1达芬奇机器人微创技术学习班、单孔+1达芬奇机器人手术直播等方式进行了单孔+1达芬奇机器人技术推广。担任《中华小儿外科杂志》、《临床小儿外科杂志》编委，主编出版了《实用小儿外科机器人手术图谱》《小儿泌尿外科疾病诊疗手册》等，作为第一完成人获福建医学科技奖一等奖1项；承担省级以上课题2项，作为第一或通讯作者发表论文40余篇，其中SCI收录期刊论文10余篇。

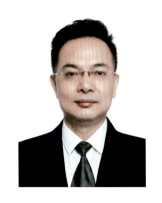

赵夭望　主任医师，教授，博士研究生导师，现任湖南省儿童医院泌尿外科主任。担任湖南省儿童泌尿生殖系临床研究中心负责人，中华医学会小儿外科学分会常务委员，中华医学会泌尿外科学分会小儿泌尿学组副组长，中国优生优育协会畸形早期干预委员会副主任委员，湖南省医学会小儿外科学专业委员会主任委员，国际尿石症联盟儿童尿石症防治中心主任，湖南省小儿外科医疗质量控制中心主任等。主要从事小儿泌尿外科工作多年，积累了丰富的诊疗经验。担任《临床小儿外科杂志》副主编，《中华小儿外科杂志》等杂志编委。曾在美国南加州大学洛杉矶儿童医院、斯坦福大学儿童医学中心学习和交流。近10年来主持了多项省部级课题，发表论文总计40多篇，其中SCI收录期刊论文17篇，中华系列期刊论文26篇。曾获宋庆龄儿科医学奖，恩德思医学科学技术奖一等奖，湖南省医学科技进步奖二等奖、湖南省科技进步奖三等奖等。

中译本前言

《儿童泌尿外科微创技术——泌尿内镜、腹腔镜、机器人》一书由意大利那不勒斯费德里科二世大学切罗·埃斯波西托教授、英国利兹教学医院拉姆纳特·苏布拉马尼亚姆教授、法国圣埃蒂安大学弗朗索瓦·瓦莱特教授以及意大利佛罗伦萨大学洛伦佐·马西里教授联合编写，系统总结了欧洲在小儿泌尿外科微创技术领域的先进经验与创新成果。

微创手术自20世纪末在全球范围内迅速发展并广泛应用。近20年间，随着微创外科器械的革新与手术技术的突破性进展，儿童泌尿外科领域已实现从传统开放手术向精细化微创手术的全面转型。微创理念不仅重塑了外科手术范式，更显著提升了患者术后生活质量，有效降低了并发症发生率，缩短了住院时间。然而，目前我国在小儿泌尿外科微创技术领域的专业教材和专著仍相对匮乏。本书的翻译出版旨在引进国际前沿的微创技术理念与临床实践经验，为我国蓬勃发展的小儿泌尿外科微创技术提供宝贵的借鉴与参考。

本书原著秉承系统性、全面性与实践性并重的编写原则，系统阐述了儿童泌尿外科各类微创技术的操作规范。内容涵盖内镜手术、腹腔镜手术及机器人辅助手术等关键技术，通过丰富的临床案例解析与实战经验分享，显著提升了内容的临床指导价值。全书架构严谨，从基础理论到手术技巧，从临床应用至前沿进展，层层递进，辅以详实的图文说明，使复杂的手术操作流程得以直观呈现，便于读者深入理解与掌握。

本书的翻译工作由中华医学会泌尿外科学分会小儿泌尿学组专家委员们协力承担，并得到科学出版社王灵芳编辑的精心编校，在此一并谨致谢忱。相信本书的出版将为国内从事小儿泌尿外科微创技术的临床科研同道及相关专业人员提供借鉴参考，有力推动我国小儿泌尿外科微创技术的高质量规范化发展，最终惠及广大患儿。

周辉霞

主任医师、教授、博士生导师

解放军总医院儿科医学部主任

解放军总医院第七医学中心儿童泌尿外科主任

2024年10月

原 书 序

　　微创手术是继无菌操作和麻醉之后的一场新的革命，席卷了外科学的所有领域，小儿泌尿外科概莫能外。为这部由 Ciro Esposito、Ramnath Subramanian、François Varlet 和 Lorenzo Macieri 教授领衔，汇集了来自世界各地的老中青三代专家共同编写的宏伟而全面的著作撰写序言，是我的荣幸。

　　该书实现了对从肾脏到膀胱、输尿管和生殖腺等泌尿系器官，从肿瘤到结石、尿失禁、尿路畸形、性发育障碍等良恶性泌尿外科疾病以及包括胎儿内镜检查在内的微创技术全面覆盖。读者将从这部著作中领略到前辈们开辟出人体治疗新道路的胆识、毅力和技巧。同时，我们也必须重视工业技术对医学发展的重要作用。多年来，随着科技的发展，业界不断开发出更小、更适用、更高效的治疗设施。尤其是外科机器人系统，它让更多的操作者可以实施腹腔镜手术，缓解了常规腹腔镜手术对术者颈椎造成的影响。机器人最早以能够将操作困难区域以卓越的视觉质量呈现并做出高精度的操作著称，继而不断打破微创技术可能性的边界。目前，小儿泌尿外科微创手术历经迭代，展现了微创外科的无限可能。当然，为了患者的最终获益，其他手术方式也仍在我们的视野中。但在这里，我们要特别感谢完成这部微创手术著作的贡献者们，他们向我们展示了在微创道路上探索数十年的成果结晶。

亨利·洛特曼

内克尔儿童医院小儿外科和泌尿科

法国巴黎

目 录

1

第一部分
总　　论

第 1 章
腹腔镜技术在小儿泌尿外科的应用

Jean-Stephane Valla，Ciro Esposito，Maria Escolino，and Philippe Montupet

🎯 学习目标

- 了解腹腔镜技术的基本原则。
- 了解这项技术最新的适应证和远期疗效。
- 了解小儿腹腔镜技术领域最新文献。
- 了解这项技术的技巧和创新技术，以提高治疗小儿泌尿外科疾病的疗效。

1.1　引言

　　自从为了评估无法触及睾丸的诊断性腹腔镜检查应用以来，小儿泌尿外科腹腔镜手术已经从一种简单的诊断方法稳步发展成复杂重建过程中不可或缺的一部分。泌尿系统受益于技术和仪器的改进，以及受过培训的腹腔镜外科医师人数的增加及小儿腹腔镜技术进展显著。腹腔镜的优点包括手术视野的放大和可视化，术后并发症发生率降低，疗程缩短，美容效果改善。腹腔镜手术的原则是通过输入 CO_2（气腹），为腹腔创造一个工作空间，使腹部内容物可视化并允许插入和操作仪器，达到诊断和治疗目的。本章旨在提供目前儿科腹腔镜手术适应证和技术的全面概述。

1.2　术前准备

　　实施腹腔镜手术之前，有必要评估患者的年龄和体重，以及相关的合并症、伴既往腹部手术史者可能出现的粘连或器官（肝、脾、膀胱）肿大。辛美酮、灌肠剂和流质饮食可能有助于减轻新生儿和小婴儿肠道胀气，因为他们

腹腔内的工作空间可能非常有限。所有接受手术（包括肠道或泌尿道开放）的患者，术中都应接受预防性应用抗生素。所有患者均应行全身麻醉，经口气管插管并放松肌肉。应始终放置鼻胃导管，以便在手术过程中保持胃内容物排空状态，防止腹压增加时引起误吸。手术前应排空膀胱，腹腔镜手术建议常规放置 Foley 膀胱导管。

1.3　体位

　　患者的体位因手术类型而异。肾脏手术患者一般选择标准的侧卧位或半侧卧位，使用硅胶垫将手术侧轴向上旋转30°～45°（图1.1）。在骨盆、下腹部器官的手术中，患者应取仰卧位。

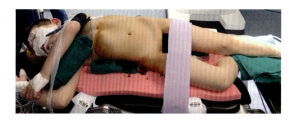

图1.1　肾脏手术的患者体位

　　关于套管针的数量，大多数腹腔镜手术中通常包括3个通路，通过脐部插入5mm或10mm的套管针用于光学检查。诱导气腹后，在直视下置入2个5mm或3mm的手术套管针。在某些情况下，会需要额外的套管针，以牵引肝脏或脾脏等。打孔的位置因手术类型而异，在上尿路手术中，经脐放置光学通路，沿上下腹的锁骨中线插入两个工作通路（图1.2）。

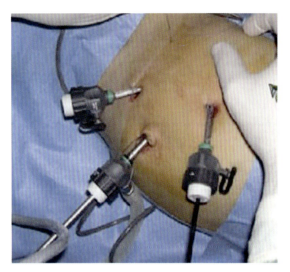

图 1.2　上尿路手术布孔位置及三角

在骨盆、下腹器官的手术中，通过脐放置光学通路，两个工作通路分别在左右髂窝水平（图 1.3）。

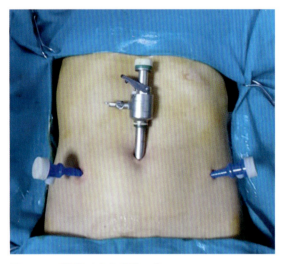

图 1.3　下尿路手术布孔及三角

一般来说，应优先考虑光学和工作通路之间呈三角形分布以更好地符合人体工程学。关于手术团队的位置，外科医师和助手通常站在患者的一侧，屏幕在手术医师的对侧，使视野相对合理。

1.4　器械

小儿泌尿外科腹腔镜器械一般包括2类，即手术入路器械和进行手术的器械。入路包括 Veress 针闭合技术或开放式 Hasson 技术。Veress 针包括一次性或可重复使用的，属于安全伸缩钝头套管针。尖锐的针头穿透腹壁，中心钝尖套管在穿透阻力后伸出。工作通路用带有可抽出套管针的管状套管，在跨腹壁引入后被取出，套管包括一次性的或可重复使用的。光学通路直径范围5～12mm，而工作通路直径为3mm或5mm。采用 Hasson 技术的开放式手术，使用传统器械。

1.5　技术

小儿腹腔镜手术中使用的器械包括剪刀、持针器、抓钳、镊子、夹子、牵引器、电凝设备和施夹器等，其尺寸规格通常为5mm和3mm。这些器械的杆身长度经过优化设计，更短，以适应小儿手术的特殊需求。此外，多种密封装置可供选择，尤其在复杂手术操作中，能够有效降低组织解剖或血管控制过程的出血风险。具体选用哪种密封装置取决于外科医师的专业判断。

1.5.1　建立气腹

1.5.1.1　Veress 针的封闭法

使用手术刀行脐下弧形切口，显露筋膜并纵向切开，以便 Veress 针进入。Veress 针通过筋膜切口垂直插入，同时抬高腹前壁，在"咔嗒"声确认其穿透后，针头以45°插入腹腔，气腹管与 Veress 针相连，CO_2 缓慢输入腹膜腔，从0.1～0.5L/min的气流值和6～10mmHg的压力值开始，然后将气流增加到1～6L/min，平均压力10～12mmHg。通过 Veress 针建立第一通路（5mm或10mm），在气腹形成后针芯被抽出。第一通路用作光学通路，然后在直视下置入另外2个工作通路套管针（3mm或5mm）。置入套管针时，术者的示指要起到支撑作用，以防止无意间入腹腔过深。套管针尖端被引导到筋膜的小切口中，并通过扭转运动和同时施加压力垂直插入穿过腹壁，取出锋利的套管针，将套管插入腹腔。

1.5.1.2　开放 Hasson 法

对于术后粘连风险较高的伴既往腹部手术史患者，以及腹腔内工作空间非常有限的新生儿和婴儿，这种建立气腹的方法优于 Veress 针闭合法。使用手术刀行经脐切口，切口应比通路直径长 1～2mm。打开腹膜腔后，带钝头套管针的 5mm 或 10mm 套管被插入，在筋膜切口周围环行缝合，并在套管的入气阀处进一步固定。连接充气管，逐渐形成气腹。此后，如前所述，在直视下插入套管针建立工作通路。

1.5.2　套管退出和气腹排空

在腹腔镜手术结束时，需降低 CO_2 气腹压力，检查手术创面是否有出血。如果需要，可通过其中一个工作通路将引流管插入腹腔，直视下使用抓钳将其放到需要的位置，再取出套管，检查拔出套管后膜腔是否有出血。进气管与套管断开连接，在保持阀门打开的情况下，轻压肋弓和腹壁，以排出尽可能多的 CO_2，并最终取出套管。如果需要，可以直接从套管内取出标本，也可以扩大脐切口通过标本袋取出。最后使用可吸收缝线缝合套管针的皮肤孔。

1.6　术后护理

根据腹腔镜手术的类型，术后通常留置膀胱导管 24～72h，引流管通常于术后 24～48h 拔出，在没有尿瘘的前提下，在耐受的情况下，通常术后数小时恢复口饲喂养。口服镇痛药物控制疼痛。

根据病理类型进行临床和放射影像学随访。

1.7　结果

自从诊断性腹腔镜用于腹部探查隐睾以来，腹腔镜在小儿泌尿外科的适应证迅速扩大。

就上尿路手术而言，腹腔镜肾切除术已成为婴儿和儿童肾切除术的金标准，可用于良性病变，并越来越多地用于恶性肿瘤。它已被证明是安全、有效的，同时由于手术创伤小、外型美观、伤口愈合快而降低了并发症发病率。在笔者 20 年的临床经验中，尚无转为开放手术的报道，平均手术时间为 47min，并发症发生率非常低（2.9%）。

用于良性病变的腹腔镜部分肾切除术是为了切除功能较差或无功能的部分肾脏。自 1993 年 Jordan 和 Winslow 报道腹腔镜部分肾切除术以来，该手术越来越被接受，但该手术仍有一定难度，因此在小儿泌尿外科医师广泛开展仍存在局限性。然而，随着越来越多不断发展的止血和解剖设备的使用，血管控制变得更容易，直接切除变得更多，腹腔镜部分肾切除术在小儿泌尿外科医师中越来越受欢迎。最近，Piaggio 等还报道了接受腹腔镜部分肾切除术的 14 例幼儿，并发症发生率较低（1 例网膜疝和 1 例尿性囊肿）。

肾盂输尿管连接部梗阻（ureteropelvic junction obstruction，UPJO）是婴幼儿肾积水最常见的原因。如 Anderson 和 Hynes 所述，UPJO 手术的金标准是通过腹膜后入路进行开放离断肾盂成形术。自从 Peters 于 1995 年报道第一例小儿腹腔镜肾盂成形术后，开启了腹腔镜上尿路重建手术的新时代。儿童腹腔镜离断肾盂成形术已成为一项成熟技术，解剖结构可以被更高清地呈现，从而实现准确缝合，精密重建肾盂输尿管连接部，有望获得良好的功能结果。因此，经腹膜后腹腔镜离断肾盂成形术被视为先天性 UPJO 手术治疗的金标准。它已被证明是安全、有效的，并发症发生率低，功能效果良好。此外，在肾盂成形术失败的情况下，再次行腹腔镜手术似乎与初次肾盂成形术一样安全有效。对于与马蹄肾相关的 UPJO 的修复，腹腔镜下腹膜内入路已被证明可以提供良好的解剖可视化，功能结果良好。这种方法也适用于 1 岁以下的儿童。充分的文献证据表明，腹腔镜离断肾盂成形术在婴儿中也是一种安全的手术，与开放式方法功能结果相同。据报道，与开放式肾上腺切除术相比，经腹膜腹腔镜肾上腺切除术是安全有效的，恢复期更短，出血量最小，功能结果良好。Skarsgard 等报道，21 例接受腹腔镜肾上腺切除术儿童，平均手术时间为 101min，平均住院时间为 1.5d，其中 1 例癌栓延伸至肾静脉的左肾上腺癌患者需转为开放式肾上腺切除术。在一项针对 17 例患有肾上腺病变（平均直径 4.8cm）的儿童的不同研究中，Miller 等报道了一种经腹膜腹腔镜入路，平均手术时间为 120min，平均估计失血量为 25ml，平均住院时间为 35h。关于下尿路手术，在儿童中最广泛的腹腔镜手术是腹腔镜下抗反流输尿管再植术。同时，在儿科患者中，所谓的腹腔镜膀胱外输尿管再植术（laparoscopic extravesical ureteral reimplantation，LEVUR）已成为一种可接受的内镜治疗膀胱输尿管反流（vesico-uretereal reflux，VUR）的替代方法。文献现有数据表明，在一项回顾性研究中，Ⅱ～Ⅳ级 VUR 患者成功率高达 95%，复发率低至 4%。作者得出结论，相比传统开放和内镜技术，LEVUR 成功率是可以接受的，可持续性更好。一项系统分析评估了五项研究，共进行了 69 次 LEVUR，报道成功率为 96%。

Steyaert 和 Valla 报道，精囊囊肿和脐尿管残留也是这种方法的良好适应证。他们报道了 5 例（1 例精囊和 4 例脐尿管），所有病例的结果良好。他们还报道了 3 例内镜治疗失败后的输尿管囊肿切除术，显露良好，并且可以毫无困难地实现膀胱后壁闭合。膀胱憩室也很容易通过膀胱外入路进入。他们还使用腹膜内入路治疗髂下输尿管结石，纵向打开输尿管，取出结石，并在不置入支架的情况下通过缝合线闭合切口，恢复顺利。

患有神经源性肠或膀胱的儿童偶尔需要进行重建手术，以提高他们的生活质量、自信心，并变得更加独立。Hedican 等报道了接受各种腹腔镜辅助重建手术（包括膀胱扩大术、阑尾 Mitrofanoff 手术、锥形回肠 Mitrofanoff 术和 Malone ACE）的患儿 8 例（平均年龄 13.4 岁）。笔者得出的结论是，腹腔镜辅助手术可以通过低中线或 Pfannenstiel 切口重建肠段，从而恢复更快，外观也得到改善。最初的报道描述了纯腹腔镜膀胱扩大术，但目前这些手术还未被广泛认可。然而，随着经验的积累，腹腔镜下的泌尿系重建手术正被越来越多的小儿泌尿外科医师所使用。

关于儿科人群中腹腔镜并发症发生率的证据很少，尤其是在泌尿外科文献中。1996 年，Peters 回顾了 153 名泌尿科小儿医师进行的 5400 例腹腔镜手术，报告并发症发生率为 5.4%。然而，排除纳入的错误病例，并发症发生率降至 1.2%，其中 0.4% 需要手术修复。Peters 还得出结论，并发症发生率的最大预测因素是腹腔镜经验。2003 年，Esposito 等回顾了在 8 个机构进行的 701 例腹腔镜手术，报道 19 例（2.7%）出现并发症，其中 6 例需转开放手术，有趣的是，在这篇综述中，手术团队的经验与并发症发生率无关。

如今，儿科复杂腹腔镜手术的学习曲线正在下降，因为受训者在普通泌尿外科实习期间获得了更多的腹腔镜经验，这肯定会促进在这个领域的进步。然而，值得注意的是，随着腹腔镜手术复杂性的增加，并发症的发生率也可能增加。

技巧和窍门

- 由于工作空间有限，新生儿和小婴儿腹腔镜手术可能具有挑战性。在这类患者中，术前肠道准备很有必要，通过减少肠道内容物可增加工作空间，并允许进行整个手术，将腹内压（IAP）保持在 8mmHg 以下，这对此类患者非常重要。
- 关于套管针，应考虑两个主要规则，尤其是在新生儿和小婴儿中：最好使用带微螺纹轴的套管针，以防止其在器械更换过程中滑动（图 1.4），并将两个工作套管针定位在与摄像头端口同一线上，以获得更大的工作空间，避免摄像头和操作器械之间的碰撞。另一个技术技巧是在脐部放置一个 5mm 的气囊套管针（图 1.5）。这种类型的套管针可以在没有移位风险的情况下提起，这归功于腹内球囊，允许手术视野开阔，而不增加腹内压。在套管针插入过程中，也可能有助于将套管针尖端引导到包含摄像头的套管中（"套管针中的套管针"）（图1.6）。

- 在使用Veress针头的情况下，针头插入腹腔后的自由圆周运动可确认其定位正确。然后连接注射器并进行抽吸；如果无法抽吸，则注射5～10ml生理盐水。灌输应无阻力，且不存在可以回抽的可能性。

- 使用密封装置，如Ligasure、TLS3 Starion、超声刀等或双极能量装置，可能有助于防止出血风险并使得手术程序固定。

- 在特定的手术中，使用吲哚菁绿（indocyanine green，ICG）荧光成像技术可能非常有助于改善术中解剖结构的可视化。

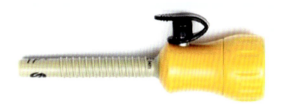

图1.4　带微螺纹轴的3mm套管针

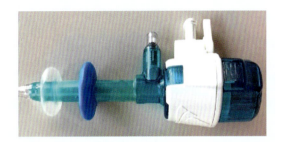

图1.5　5mm气囊套管针

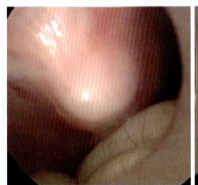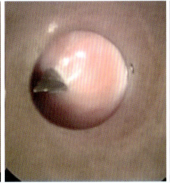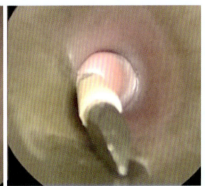

图1.6　套管针可以安全地插入包含光学器件的套管中（"套管针中的套管针"）

1.8　讨论

经腹腹腔镜入路是最简单的微创手术方法。腹腔镜手术甚至适用于腹膜后器官，尤其是肾脏。优点是有一个自然的空腔和微创外科医师更熟悉的空间。潜在的缺点包括在置入套管针期间打开腹腔，有肠或血管穿孔的风险。由于结肠、胰腺和（或）脾脏的存在，进入肾脏也稍微困难一些。从技术角度来看，应该遵循一些提示：通过手术台的所有可能位置对患者进行非常准确的定位；使用30°范围；在精确定位病变区域后引入手术器械；借助额外的钳子或经皮缝线悬吊器官（结肠、膀胱），以便于手术操作。目前，腹腔镜下睾丸探查术和腹腔镜肾切除术等手术被公认为金标准。其他手术如腹腔镜肾盂成形术和腹腔镜重建手术，直到最近才被外科医师在具有先进腹腔镜经验的中心引入。

一个有争议的问题是，究竟是经腹膜还是腹膜后入路对患者有利。笔者最近发表了20年的微创肾切除术经验，比较了两种方法，经腹腹腔镜手术明显快于经腹膜后手术，而经腹膜后手术的并发症发生率明显更高。根据笔者的经验，对于反流性肾病，应始终采用经腹腔入路，允许进行近距离全输尿管切除术，直到膀胱顶，避免留下残留的输尿管远端残端。对于异位的盆腔肾，经腹腹腔镜检查也比经腹膜后检查更可取。此外，在黄色肉芽肿性肾盂肾炎或其他肾脏感染，或既往有肾脏手术史的情况下禁止经腹膜后腹腔镜检查。

在一项多中心研究中，包括5年内通过经腹腹腔镜或经腹膜后腹腔镜方法进行部分肾切除术的102例患者，经腹膜后腹腔镜组的总体并发症发生率明显高于经腹腹腔镜组。此外，经腹腹腔镜检查的手术时间明显短于经腹膜后腹腔镜检查。我们得出的结论是，与经腹膜后腹腔镜部分肾切除术相比，经腹腹腔镜部分肾切除更快、更安全，技术更容易在儿童中进行，这主要是因为手术空间更大。此

外，在反流病例中进行完全输尿管切除被认为是经腹腹腔镜的优势。根据笔者的经验，病变肾脏的位置、是否存在输尿管反流，以及是否需要进行输尿管囊肿切开术和膀胱基底重建应是肾脏手术中选择入路类型的主要决定因素。

新技术的使用对于提高小儿泌尿外科微创手术的疗效至关重要。不同的密封装置（Starion、Ligasure、Ultracision），包括新一代3mm装置（JustRight™血管密封系统）现在已经可用，并已证实在要求较高的外科手术中非常有用，相比传统单极能量，可以进行无血解剖和更快的手术。最近，ICG荧光成像已被用于选定的手术中，以改善术中解剖结构的可视化并促进手术效果提升。小儿泌尿外科的主要应用包括淋巴造影法修补精索静脉曲张、肾部分切除、肾囊肿摘除和肾肿瘤切除。

据报道，儿科患者中经腹腹腔镜入路的主要益处是减少术后疼痛和镇痛需求，快速康复和恢复日常活动，以及缩短住院时间。最后一个但同样重要的优点是良好的美容效果（图1.7）。

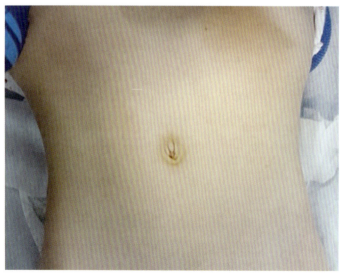
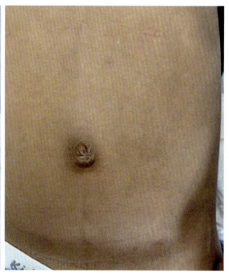

图1.7　腹腔镜手术的伤口美容效果

随着该领域的不断发展，新技术的不断出现和小型化以适应更小的儿童，越来越多有腹腔镜经验的外科医师进入该领域，小儿泌尿外科腹腔镜技术将继续发展。小儿泌尿外科面临的最大挑战之一是能否将腹腔镜技术的技能和知识传授给更广泛的社区医师，从而使所有手术不都集中在病例量大的中心。

- 腹腔镜技术已经将小儿泌尿外科领域从诊断扩展到包括重建的复杂手术。
- 腹腔镜的好处包括提高手术视野的放大和可视化，降低术后并发症发生率，缩短恢复期，改善美容效果。
- 新的手术设备和吲哚菁绿（ICG）荧光成像正被使用以提高手术效果。
- 随着技术进步和具有基础腹腔镜背景小儿外科医师数量的增加，该领域将不断发展，小儿泌尿外科腹腔镜手术将继续进步。

（唐达星　译）

第2章
小儿泌尿外科经腹膜后腹腔镜技术

Fabio Chiarenza，Maria Escolino，Cosimo Bleve，Fulvia Del Conte，Vincenzo Coppola，Mariapina Cerulo，Giuseppe Autorino，and Ciro Esposito

学习目标

- 逐项介绍经腹膜后腹腔镜技术内容。
- 报道国际上有关经腹膜后腹腔镜技术的主要进展。
- 描述经腹膜后腹腔镜技术的技巧及其在小儿泌尿外科的应用。

2.1 引言

微创手术（minimally invasive surgery，MIS）因其优势众多而日益受到外科医师的青睐，在过去的30年中，微创技术已经取得了显著的发展。

自腹腔镜技术和经腹膜后腹腔镜技术被引入小儿泌尿外科领域以来，微创技术彻底革新了儿童泌尿系统疾病的诊断和治疗方法。经腹膜后腹腔镜技术遵守泌尿外科开放手术的基本原则，主要用于治疗良性病变，其目标是在保证手术效果的同时，尽可能保持手术切口的美观。儿童泌尿系统手术中已经广泛展开经腹膜后腹腔镜技术，不论是肾脏、肾上腺、输尿管还是下尿路手术，均展示出了卓越的效果和优势。

经腹膜后腹腔镜技术的主要适应证包括：

·良性病变的肾切除术，如多囊肾或发育不良肾引起的肾性高血压、尿路梗阻性疾病或膀胱输尿管反流（vesicoureteral reflux，VUR）相关的结构性病变、肾脏黄色肉芽肿病、肾脓肿、蛋白丢失性肾病，或其他引起不可控高血压的肾结石和肾脏疾病。

·肾部分切除术，特别适用于那些功能不佳的重复肾的肾段切除，这些患者经常出现泌尿道感染。

·离断式肾盂输尿管成形术，用于治疗儿童上尿路最常见的疾病——肾盂输尿管连接部梗阻。

本章的目的是介绍经腹膜后腹腔镜基础技术，并探讨经腹膜后腹腔镜技术在儿童泌尿系统疾病中的优势。

2.2 术前准备

术前必须获得父母或法定监护人签署的知情同意书，以确认他们已充分理解手术的必要性、过程和可能的风险。儿童在手术前进行常规准备。通常不需要特别的肠道准备。

遵循儿童气管插管机械通气的标准麻醉程序：麻醉前可给予咪达唑仑预处理，麻醉过程中留置鼻胃管，禁止氧化亚氮等易导致肠胀气药物的使用，常规插入导尿管以统计术中和术后的尿量，监控患儿的液体平衡。

根据病因决定术前是否给予抗生素：如多囊肾畸形术前可不使用抗生素，但在梗阻性或反流性尿路疾病造成肾脏损害的情况下则有必要术前使用抗生素。

术中使用脉搏血氧仪、血压监测仪和心电图等监测生命体征；特别注意监测呼气末二氧化碳（end tidal carbon dioxide，$ETCO_2$）水平，以评估患儿的呼吸状态和通气效率。

2.3 患者体位

在进行腹膜后入路手术时，患者采用侧卧

位（图2.1）。这种体位已在大量适应证中得到验证，特别是进行根治性肾切除术、肾盂输尿管成形术和肾盂切开术时。腹膜后入路的主要优点在于能够直接显露肾脏和肾血管，而不受腹腔内器官的干扰，且在需要紧急转为开放手术时，腹膜后途径能够保证肾脏大血管的最佳视野。

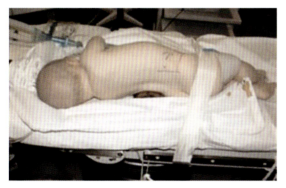

图2.1 患者体位

通常情况下，外科医师和助手站于同侧，面对患者的背部，视频显示器位于另一侧（图2.2）。当手术需要进行全段输尿管切除时，根据手术的具体需求，医师和助手的站位及视频显示器的位置可能需要做相应的调整。手术过程中外科团队可根据手术过程中的实际情况灵活调整，以达到最佳的手术视野和操作效果。

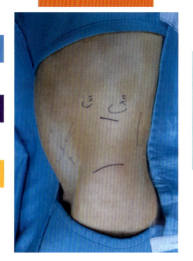

图2.2 手术团队站位

2.4 仪器设备

根据病例的具体情况选择腹腔镜和穿刺套管。比如，切除2岁以下儿童发育不良的多囊肾，可以使用5mm的腹腔镜和2个3mm或5mm的穿刺套管作为操作通路。又比如，在手术治疗重型肾积水伴感染的体型肥胖青少年患者时，选择合适的器械尤其重要，因为这些患者的手术难度通常较高，对技术和器械的要求也更为严格。在这种情况下，使用大的皮肤穿刺套管和腹腔镜，以及较长的皮肤切口（15～20mm）是更合适的选择。

此外，术中在患者背部固定一个塑料收纳袋，用于放置单极钳、双极电凝钩、谐波手术刀和抽吸套管。

近年来，得益于新的止血器械和更多合成设备的使用，使得手术操作更快、更安全，腹膜后腹腔镜技术也更容易实施。

2.5 技术方法

首先使用开放技术建立第一个通路并进入腹膜后空间。第一通路的建立是腹膜后腹腔镜的关键技术点，因为大多数并发症都与第一通路建立和后腹腔空间的拓展有关。手术消毒铺巾后，外科医师触摸解剖标志（第11、12肋骨，髂嵴），同时在脑中定位腹膜反折的解剖位置。

于第12肋骨尖下方平行腋后线处，在肌肉最薄的区域取皮肤切口（8～15mm）（图2.3）。如果切口过大导致气体泄漏，可以用缝合线收紧切口或带筋膜保留球囊的穿刺套管防止漏气。逐层钝性分离腹外斜肌、腹内斜肌，进入腹膜后间隙；用剪刀尖辅助刺穿白色的腹横筋膜，当看到黄色的肾周脂肪时停止解剖。在肌肉层的两侧预留缝合线，在切口较大（＞15mm）的情况下，在肾周脂肪深部有时可以见到Gerota筋膜，此时切开Gerota筋膜以便直接在肾周间隙开始CO_2充气；但多数情况下看不到Gerota筋膜，此时需要在腹膜后充气建立操作空间，操作空间建立后再打开Gerota筋膜。

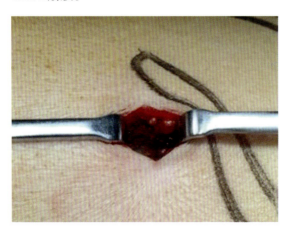

图2.3　建立第一个操作通路

在腹膜后创建操作空间，用纱布块钝性推移出解剖间隙，分离时保持与肌肉层面紧密接触，以避免穿破腹膜进入腹腔。放置观察孔通路套管（5～10mm），缝合切口间隙并固定套管，开始CO_2充气（婴儿8～10mmHg，儿童12～15mmHg），创造密封的腹膜后气体空间。插入0°或30°镜头，利用腹腔镜的尖端辅助分离腹膜后纤维组织，进一步扩大空间，显露出解剖标志：腰方肌、腰大肌、肾脏的后部。在经腹膜后腹腔镜手术中，建立理想的操作空间对手术的成功至关重要。由于侧腹壁和后腹壁紧贴骨骼边界，无法像前腹壁那样通过充气扩张来增加空间，因此必须依靠麻醉医师创造出良好的肌肉松弛条件。通过充分的肌肉松弛，外科医师可以轻松地推开腹膜和腹内器官，从而获得必要的操作空间。为了确保有足够的空间进行手术操作，通常需要将解剖范围扩展至腋前线水平的腹膜反折处。

在直视下放置2个操作通路（3～5mm）：在肋脊角处，即竖脊肌外侧边缘与第12肋骨下方的交点处，穿刺置入后通路；在髂嵴上方穿刺置入下通路，但不能离髂嵴太近，因为骨突可能限制套管的活动性。

这种放置方式实现了操作通路的三角分布，以便在小操作空间内最大限度地显露和减少器械冲突。

在退出腹膜后间隙之前或取出标本后，需在低压环境下仔细检查止血，特别是肾门附近可能出现的出血点。如果需要留置引流管，可以通过下方的通路导入引流管。利用手术开始时预留的肌肉层缝线关闭切口。为缓解穿刺部位的疼痛，可在该处注射布比卡因或利多卡因。采用皮下缝合或皮肤黏合剂关闭皮肤切口。

2.6　术后管理

术后患者需保持卧位，并可在术后数小时开始进食。在术后的首个24h内，每6小时可给予对乙酰氨基酚进行镇痛处理。术后第1～2天，拔除引流管。术后第1周和第1个月，分别进行一次腰部区域的超声检查，以及每年定期进行肾脏功能的随访。

💡 技巧和窍门

- 肾周粘连：对于因肾造瘘术、反复肾周围炎、黄色肉芽肿性肾病等原因形成的肾周粘连，这些情况在10年前通常被视为经腹膜后腹腔镜肾切除术的禁忌。然而，目前对这类疾病行腹膜后腹腔镜技术手术，在大多数情况下都能够成功。

- 马蹄肾/异位肾：对于马蹄肾或异位肾的肾切除手术，采用的是相同的外侧入路或是经过改良的45°侧位入路。在这类病例中，常见的是血管解剖异常，尤其是乙状结肠异位肾病例，需要在切除肾脏之前仔细解剖并夹闭所有的肾血管。手术过程中可以借助超声刀有效地分离健康和受损的肾实质。有时候，术前检查无法确定异位肾脏的精确位置。如果推断肾脏位于腹部较低位置，那么最佳选择可能是腹腔内入路。如果怀疑异位肾位于腰部附近，经腹膜后入路手术也是一个可行的选择。

- 巨大肾积水：伴有巨大肾积水的受损肾脏通常质地柔软，肾内压力低。在建立第一个手术通路时，采用谨慎的开放式入路可避免在置入套管时损伤肾皮质或肾盂。一旦解剖到肾脏，就可以在直视下对肾盂进行有效的抽吸减压，这不仅有助于显露解剖标志，还自然地创造了更大的操作空间。

2.7　讨论

由经验丰富的外科医师开展儿童经腹膜后腹腔镜手术是安全且可行的。在临床实践中，医师应根据每个病例的实际情况选择经腹腔手术或经腹膜后手术。由于长期的手术实践，儿童泌尿外科医师可能更偏好使用腹膜后入路进行上尿路和肾脏的手术，尽管经腹膜后腹腔镜技术在初学阶段较为困难。

随着腹腔镜技术的持续进步以及外科医师对微创治疗追求的提高，泌尿外科微创手术的应用范围在近年已经大幅扩展。具体来说，其应用已经从20年前的疾病诊断扩展到10年前的病变切除，进而发展到目前的器官功能重建手术。

目前，儿童病变肾脏的微创切除手术已成为一种常规做法，经腹腔手术和经腹膜后手术是两种主要的肾切除入路方式。在经腹腔手术中，外科医师需要游离结肠肝曲显露右肾，游离结肠脾曲显露左肾，这种方法虽然相对容易，提供了充分的操作空间，但存在腹腔粘连和肠穿孔的风险。相比之下，经腹膜后入路可以更快、更直接地定位到肾脏。经腹膜后腹腔镜入路治疗肾盂输尿管连接部梗阻是可行的手术方法。经腹膜后腹腔镜手术在美容效果方面优于经腹腔手术，并且相比经腹腔手术，其再次手术的概率也更低。

总体而言，经腹膜后腹腔镜技术可以作为小儿泌尿外科肾脏疾病手术治疗的首选方案，其优势主要得益于该技术已被广泛证实的安全性和有效性。但在实施该技术过程中也面临一定挑战，特别是在需要良好经腹膜后空间显露的手术中，比如部分肾切除手术。

经腹膜后腹腔镜技术有几个潜在的优势。这一技术能够直接且迅速地显露手术目标区域，无须通过开腹手术，避免了对腹腔内可能受损器官的解剖和处理，减少了手术中的风险和术后并发症的可能性。经腹膜后腹腔镜入路的另一大优势是操作视野清晰，不会被肠管遮挡，这对于精确的手术操作至关重要。同时，这种技术减少了术后可能遇到的一系列并发症，如麻痹性肠梗阻、肩部疼痛、大网膜脱出及肠粘连等，从而有助于患者的快速恢复和减轻术后不适。

（魏光辉　刘　星　译）

第 **3** 章
小儿泌尿外科的俯卧位操作

Sara Lobo，Naser Al-Soudan Al-Anazi and Imran Mushtaq

🎯 学习目标

- 俯卧位经腹膜后腹腔镜入路手术方法。
- 优化和提高预后的技巧。

3.1 引言

目前，微创手术（minimally invasive surgical，MIS）正逐渐取代开放手术成为多种肾脏良恶性疾病的手术方式。在具备相应条件的医疗中心，利用微创手术开展肾切除术、肾部分切除术和肾输尿管切除术已成为标准术式。而在 Gaur 提出经腹膜后腹腔镜入路之后，许多外科医师则更倾向于使用该方法，无论是经一个或多个器械通路。单孔腹腔镜（single instrument port laparoscopic，SIMPL）技术在儿童单侧或双侧经腹膜后腹腔镜肾切除术中已被证明安全有效。根据外科医师的临床经验、病例的复杂性及手术类型，本章描述了单孔或多孔腹膜后腹腔镜手术方法。

3.2 术前准备

术前检查因手术类型而不同，但大体上应包括影像检查和临床病史，以便了解解剖结构，预估手术时间和可能的并发症。

手术当天麻醉诱导时可根据尿培养结果预防性使用抗生素，在某些情况下可能需要留置导尿管。手术进行前可行膀胱镜检查和输尿管逆行探查确认解剖结构。

3.3 体位

患者呈完全俯卧位，靠近手术台边缘。将折叠棉垫置于胸部下方，成卷棉垫置于髂前上棘下方，从而使腹部向下垂。需妥善保护受压点。对于小婴儿，向手术对侧轻微屈曲伸展有助于扩大术区空间。

摆好体位后进行标记，包括脊柱中线、第 11 肋、第 12 肋、髂嵴和竖脊肌外侧缘。镜头通路孔位于第 12 肋与髂嵴的中线上，竖脊肌外侧。器械通路孔位于第 11 肋尖端延伸线与镜头通路孔横向延伸线的交点。如果需要使用第二个器械通路，则其可位于镜头通路孔和脊柱中线的中点。

3.4 仪器设备、房间布局、装备

· 团队成员和仪器的位置如图 3.1 所示。

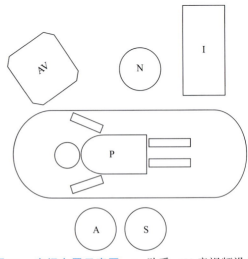

图 3.1 房间布置示意图。A. 助手；AV. 音视频设备；I. 器械推车；N. 洗手护士；P. 患者；S. 外科医师

· 腹膜后扩张气囊：8.5 号无菌外科手套，Fr12 Jacques 导管，丝线，三通阀和 50ml Luer-lock 注射器。

3.5　技术

3.5.1　镜头通路

局部麻醉后做横向 7mm 切口，使用小血管钳分离筋膜和脂肪组织至肌肉层，然后小心控制血管钳穿透胸背筋膜和横筋膜，突破时可感到"轻微的啪嗒感"，随后通过反复开合大血管钳在肌肉层中形成一个大小合适的通路直至 Gerota 筋膜外。

3.5.2　气囊钝性分离

将无菌手套的中指与 Fr12 Jacques 导管用丝带系牢，制作一个密封的气囊扩张器，把导管连接到三通阀和 50ml 注射器，对气囊进行密封性测试。测试结束后放掉气囊，确保导管尖端位于手套指头位置。

润滑气囊并将其置入腹膜后间隙，慢慢地充入气体，扩张腹膜后间隙。气体体积为 100～200ml，因患者身高和体重而异。气囊扩张器位置正确的标志是见到患者腰部鼓起。将气囊扩张器保持充气状态 30s 以达到止血目的，然后放气并移除。

插入套管针，起始气腹压力为 10～12mmHg。为保证视野良好，建议使用 30° 腹腔镜进行经腹膜后腹腔镜手术。

3.5.3　器械通路

在预先标记的位置行局部麻醉，可视条件下插入套管针，确保套管针方向正确。推荐使用无刀套稳定性套管针以减少意外脱位的风险。

3.6　术后护理

采用该术式的患者在返回病房后即可开始进食。为了降低术后细菌感染的风险，应继续使用抗生素（静脉或口服）。患者状况良好能下地行走，且疼痛控制良好时可予以出院。

3.7　结果与应用

经腹膜后腹腔镜入路对各类肾脏手术及肾上腺手术都是可靠且适用的，特别是 SIMPL 肾切除术相较于其他术式能显示出格外的优势。一个器械通路和一个镜头通路足以完成一台肾切除术，这能有效避免在有限的腹膜后空间内多个器械互相干扰。由于手术医师自己手持腹腔镜镜头，这使得医师可以更直观地进行分离等手术操作。减少手术切口也能增加美容效果并减少术后疼痛。不过其存在一个缺点，在需要输尿管全长切除的情况下操作受限，此时可能需要在腹股沟处增加一个通路。

3.8　讨论

经腹膜后腹腔镜入路相对于经腹腹腔镜入路的肾脏手术具有诸多优势。经腹膜后腹腔镜入路最大程度减少了对腹部器官的损伤，促进了术后康复。而俯卧位经腹膜后腹腔镜入路降低了腹膜撕裂风险，而且有利于快速进入肾和肾门部位。

💡 技巧和窍门

· 摆放体位时需要抬高患者胸部和骨盆，使腹部处于下垂位置，从而有助于患者通气，并使腹部内容物远离肾脏。

· 患者脊柱轻微向对侧弯曲，有助于打开工作空间和进入后腹膜间隙。

· 为气囊扩张器的插入创建正确的通路很重要。在血管钳进入胸腰筋膜的步骤中，应感觉到两次"嘭"的声音（对应穿过后层和前层），从而在肾周筋膜外扩张空间。

· 自制的气囊扩张器应根据患者的身高/年龄进行调整（4cm 气囊适用于 5 岁及以下

儿童；7cm适用于5岁以上儿童，或体重指数较高的患者（图3.2）。

- 对于体重指数较高或正值青春期的儿童，可使用一个手套指头套在另一个手套指头里，从而提供更高的压力。
- 尽管腹膜撕裂的风险非常低，但对于接受腹膜透析的儿童患者，由于其腹膜通常较薄且易碎，快速充气时可能发生腹膜撕裂。
- 如果气囊扩张器破裂，必须仔细检查破裂的碎片并全部从患者体内取出。
- 止血非常重要，因为在狭小的空间中，即使是少量的出血也会影响视野。

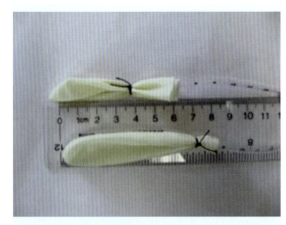

图3.2　根据患者体型、年龄调整气囊扩张器长度。上气囊适用于较小儿童，下气囊适用于5岁以上或体重指数高的儿童

要 点

- 俯卧位经腹膜后腹腔镜技术可以安全有效地用于肾脏手术。
- 对于肾切除术，大多数情况下都可以使用SIMPL技术，即使是经验不足的医师也能操作。
- 体位摆放和重要解剖标志对手术成功至关重要，不容忽视。
- 本方法不适用于输尿管全长切除术。

（周辉霞　陶元东　王　榕　邓湘玲　黄　昀　译）

第4章
小儿泌尿外科中的机器人技术

Abhishek Deshpande and Mohan Gundeti

4.1 引言

微创和机器人手术技术已迅速在泌尿外科和小儿泌尿外科领域得到更广泛的应用。1976年，Cortesi等首次将腹腔镜引入小儿泌尿外科，用于评估无法触及的睾丸，此后该技术被用于许多泌尿外科手术。机器人辅助手术的第一次记录出现在1985年，当时在CT引导的脑瘤活检中PUMA 200机器人被用于精准定位。1991年，Davies等使用了相同的系统实施经尿道前列腺电切术（transurethral resection of the prostate，TURP）。9年后，达·芬奇手术系统获得了美国食品药品监督管理局（Food and Drug Administration，FDA）的批准，代表了机器人手术可持续性的一个里程碑时刻。2002年美国彼得（Peter）和博雷尔（Borer）首次报道完成了1例有症状的肾盂输尿管连接部梗阻患儿的机器人肾盂成形术。2008年Gundeti等于英国伦敦盖伊医院将机器人辅助腹腔镜技术用于儿童下腔静脉后输尿管矫正术。

小儿腹腔镜技术有许多局限性，包括四个活动度的有限活动范围，在幼小患儿较小的身体中这一点更明显。使用机器人辅助腹腔镜技术可以改善小区域的可视化，增加到七个活动度的活动范围，以及减少或消除手部震颤。此外，机器人辅助技术可以帮助外科医师提高移动的灵活性和精确度，允许在狭小的工作空间更好地控制器械，并提高执行精细缝合技能的能力。由于这些优势，这一操作系统可以作为单纯腹腔镜技术和机器人系统之间的桥梁，此外还可以更好地为患儿提供便利。在过去的20年里，机器人手术已经在泌尿外科站稳脚跟，成为许多不同手术的标准术式，因为它具有操作稳定、三维放大、震颤过滤、动作缩放和其他优点。总体而言，机器人手术系统还可以为特定手术的患者提供实质性的好处，如减少术中出血、术后并发症和美容因素等。

机器人手术是作为一种增强外科医师能力的方法而发展起来的。一般来说，这一系统配备一个允许外科医师控制移动和查看手术视野的控制台，一个包含机械臂、照相机和手术器械的配套手推车，以及可支持其他硬件和软件组件的单独单元。一些系统可被归类为"监控"，其中外科医师将特定的工具放置在正确的位置，并且机器人自主地执行特定的功能（如为植入物切割骨骼）。在达·芬奇这种"远程手术"（也称为主从式）系统中，机器人由外科医师在特定距离进行操作。最后，"共享控制"系统指的是可以远程操作的机器人，但如果被认为不安全或无益，它还可以过滤外科医师的抖动。

4.2 程序演变

小儿泌尿外科机器人手术在复杂性疾病和应用范围方面都取得了进展。虽然肾盂成形术治疗输尿管连接部梗阻仍然是儿科最常见的机器人手术，但其他被广泛应用的手术包括输尿管再植、肾消融手术、可控手术如尿流改道（如阑尾膀胱造瘘术）和膀胱颈重建术。机器人辅助腹腔镜技术也越来越多地应用于肿瘤疾病中，如儿童肾膀胱肿瘤。最近，Gundeti等完成了首例完整的体外机器人辅助腹腔镜下回肠膀胱扩大成形术和阑尾膀胱造瘘术（Mitraofanoff术）。机器人手术在小儿泌尿外科中的发展时间表如图4.1所示。

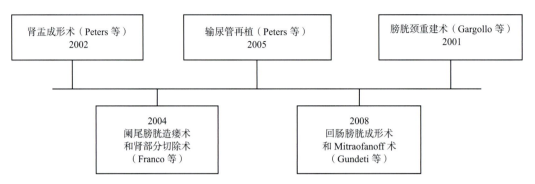

图4.1　2002年以来儿科常见的机器人泌尿外科术式发展脉络

4.3　系统和工具

自2000年达·芬奇机器人系统被引入以来，它已成为小儿泌尿外科当前的标准治疗方式。该系统已经有了4次迭代，包括2009年推出的Si系统，它成为第一款提供高保真3D视觉和双外科医师控制台的达·芬奇手术机器人。2014年，Xi系统上市，配备了4个机械臂，能够将内镜连接到任何手臂上，并具有头顶悬吊装置。该产品组合还包括成本更低的X系统，以及新开发的外形更小的单通路系统，尽管单通路系统尚未被FDA批准用于儿科。然而，儿科患者的较小操作空间使机器人的使用也面临着挑战。与成人广泛使用的8mm器械相比，通过引入5mm器械，使机器人可广泛用于儿科手术。尽管5mm器械已被引入，但在某种程度上，由于不同的器械机制，它们会产生违反术者直觉的结果。虽然外形较小，但与作为铰链连接的8mm器械相比，5mm器械在连接上有所不同，因为它们借助滑轮系统发挥作用。由于这一差异，研究表明，5mm器械的工作距离实际上更长，8mm器械在顶端空间限制和减少仪器碰撞方面的性能更好。未来器械小型化方面有必要取得进展，以便适当地应用于儿科。

4.4　培训和认证

像其他外科技术一样，机器人手术实践需要全面的专业知识培训，这通常从住院医师培训开始，一直持续外科医师的整个职业生涯中。目前，机器人手术的训练模式是一种逐步递进的方法，包括临床前训练和许多团队推荐的临床训练。临床前培训主要包括熟悉达·芬奇手术系统，以及使用模型和虚拟现实模拟器来培训缝合和打结等任务的"干式实验室"练习。培训还应包括使用猪动物模型或大体老师的"湿式实验室"练习，以便受训者能够熟悉更高水平的技能和特定过程的技术。随着受训人员的进步，外科培训的临床部分应该包括临床观察，充当外科主刀医师的床边助理，以及在外科医师控制台上训练。这种强调技能迁移的循序渐进的方法得到了广泛的研究，取得了可喜的结果（图4.2）。Lee等发布的培训和资格认证计划，概述了以能力为基础的循序渐进的课程，以证明掌握基本程序技能的熟练程度。包括美国泌尿外科协会（American Urology Association，AUA）和英国泌尿外科医师协会（British Association of Urological Surgeons，BAUS）在内的几个组织已经制定了培训指南。然而，儿科患者使用机器人手术的指导方针是有限的。泌尿外科执业医师可以利用业界制订的计划，通过直觉外科公司、AUA组织的继续医学教育课程或其他培训计划来发展他们使用机器人的技能。最近芝加哥大学设立了一个为期5d的儿科机器人手术迷你奖学金（pediatric robotic surgery mini-fellowship，PRM），提供了包括上尿路和下尿路在内的两个模块。这些模块包括实习培训、动画技能培训以及临床病例观察和讨论。来自世界各地采用这些模块的机构的调查结果表明，其中相当一部分人可能会将机器人手术纳入他们的实践中和（或）启动机器人项目。这种奖学金可以为已经执业的外科医师提供培训机会，并提供更具体的儿科技能。现场案例演示也是一种有用的教学技术和促进讨论的教学工具，尽管需要通过伦理审批和进行适当的患者选择。

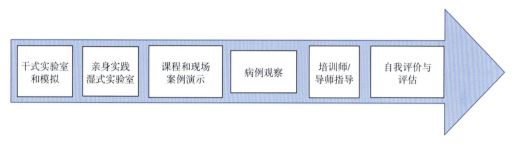

图4.2　建议机器人外科培训的方法

4.5　采用机器人外科实践

外科创新应接受适当的评估和评价。根据理想的标准，新兴技术应通过对数据库的透彻分析、前瞻性评估，最后是大规模随机对照试验（randomized controlled trials，RCT）进行评估。随着机器人手术继续在更多的过程和更广泛的范围内使用，需要更多的RCT来证明其长期有效、安全，以及与替代设备的比较，因为有更多的设备被批准使用。为了克服外科随机对照试验的差异，建议外科医师在操作时最大限度地提高灵活性，以容纳外科医师和机构习惯的差异，并采用广泛的患者资格标准，以及其他可能的解决方案。然而，在实践采纳后期阶段进行随机对照试验可能很困难。因此，重点放在前瞻性研究。

埃弗里特·罗杰斯（Everett Rogers）曾描述过，技术创新通常是通过一条S形的曲线被采纳的，从早期的缓慢开始，然后迅速加速到后期被采用。根据最近的采用趋势，我们推测小儿泌尿外科处于这条S形曲线的较后部分。外科技术的创新包含一些共同的特点，如吸引初始患者的过程，与当前临床实践的兼容，以及现有设备的支持。加速采用新技术的关键动力包括外科医师学习和执行手术的成本降低，以及所有利益相关者感受到的技术好处。

医学模拟及虚拟现实等新兴技术可用于辅助培训和练习特定技能。具体地说，虚拟现实模拟器降低了机器人手术系统培训相关的高昂成本，并提供了增加培训时间的更多机会。现阶段，许多训练器已经上市，包括模拟达·芬奇训练器、机器人手术模拟器（Robotic Surgical Simulator，RoSS）、模拟外科手术教育平台以及其他基于虚拟现实的模拟器。对这些模型的系统评价表明，它们展示了外观、内容和结构的有效性，并为受训者提供了一个有效的培训环境。虚拟现实模拟器可以再现在达·芬奇手术系统上执行手术的感觉和可视化，对于早期培训的用户可能特别有益。

为了有意学习机器人技能的受训者，多种基于模拟的课程已经被开发并验证。机器人手术基本技能（fundamental skills of robotic surgery，FSRS）被结合到RoSS虚拟现实模拟器中，并被证明在提高机器人手术的基本技能方面是有效的。基于模拟的机器人手术基本技能培训课程（basic skills training curriculum，BSTC）也被开发为4周的课程，可为新手和有经验的外科医师同时提高机器人手术技能。此外，机器人手术基础（fundamentals of robotic surgery，FRS）是由美国国防部资助直觉外科公司开发的在线机器人外科技能程序。该课程由80多名国际专家设计，旨在用于初步认证机器人手术操作资质，目前正在进行验证试验。直觉外科还为达·芬奇系统提供了一个在线培训计划，称为技术培训路径。

机器人手术特权的认证通常是由个别机构定义的，与专业组织的认证项目形成对比。集智技能评估（Crowd Sourced Assessment of Technical Skills，CSATS）已被用来通过术中视频回顾来评估手术技能，先前研究表明，它与专家审查相关，并可以预测患者的预后。

4.6 机器人手术计划

启动小儿机器人手术计划需要机构支持和制订方案，该计划包括过程的培训、成本和病例数量（图4.3）。由于机器人控制台的初始成本很高，在临床实践中实施机器人手术应确保有足够的工作量来抵消成本。此前的研究表明，在美国，每周需要3～5个病例才能使一个项目在5年内盈利。小儿泌尿外科项目应该是综合性、多专科和（或）成人机器人手术项目的一部分，以帮助分担成本并提高设备的利用率。此外，由于当地法规以及不同的成本分析模式，个别医院的成本效益可能会有所不同。

机器人手术设备的实施应侧重于改进手术室（operating rooms，OR），以及培训专门从事机器人手术的手术室团队。还应指派一名机器人手术室协调员和机器人项目主任，培训其他成员安装、脱离对接和对设备进行一般故障排除，并分别协调项目的业务和临床部分。市场营销应将重点放在初级保健儿科医师和倡导团体的宣传上，以扩大转诊基础并增强患者教

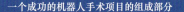

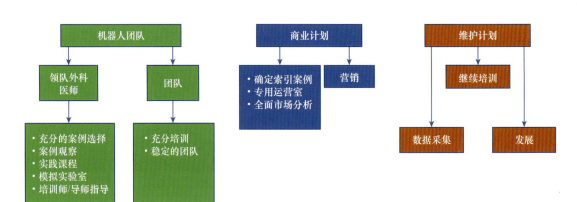

图4.3　一个成功机器人手术项目的要素

育。初级保健医师可以通过持续的医学教育项目和其他活动更多地参与其中。

4.7　应用与未来发展方向

随着越来越多的技术创新、新产品以及增加外科医师能力的新功能，机器人手术继续作为一个领域取得进展。自2000年FDA批准以来，由直觉外科公司开发的达·芬奇手术系统一直主导着市场，使用该系统进行的手术超过500万例。然而，引入其他竞争对手将为外科医师提供更多选择。例如，剑桥医疗公司于2020年在英国推出了Versius系统，该系统提供了一个更模块化的系统，将机械臂安装在单独的手推车上。该系统还可以在其操纵杆控制器上提供触觉反馈，提供尺寸小至5mm的腹腔镜器械，并且由于其尺寸较小，可用于非机器人专用手术室。还有许多其他机器人可用或正在开发中，包括SurgiBot-SPIDER系统和德国开发的MiroSurge系统，前者由于成本低而被开发用于经济能力受限的人群，后者是一种远程操纵的机器人。

4.8　安全网与数字化外科

展望未来，可以为患者和外科医师提供获益的其他功能包括增加安全触发器，这些触发器可以指导解剖，并通过检测邻近情况避免对主要血管或神经的伤害。此外，可通过集智来提高手术中的安全性。Dai等研究发现，基于人群的反馈可以为受训对象提供内容更丰富、更有益、成本更低的反馈，从而提高技能。远程机器人手术，即外科医师从远程操作控制台，可以为无条件开展机器人手术的农村患者行机器人手术。这样的系统已经在加拿大使用，在美国仍在研究中。目前，远程机器人系统受到主系统和从系统之间时间延迟的限制，这给操作地点带来了问题。此外，两个手术实施地点之间的监管差异需被处理，以便远程机器人手术。这些问题可以通过无线基础设施方面的最新进展来解决，以减少延迟，并加强对远程机器人实践的监管审查。机器学习和人工智能的结合还可以为患者提供个性化的治疗，并通过运动数据分析和凝视跟踪来帮助培训外科医师。三维打印还可以用来帮助外科医师在手术前计划和设计特定的植入物或手术中使用的设备。

自动化和机器人的使用不能取代手术中的人为因素，但可以通过提高效率和安全性为患者、外科医师和医疗保健系统提供实质性的获益。作为一门专科，机器人技术在小儿泌尿外科会被继续采用，以提高治疗效果，更好地服务于不同需求的患者。

（郭云飞　译）

第 5 章
尿路病变的内镜手术

Marcello Cimador，Maria R. Di Pace，Marco Pensabene，Fabio Baldanza，and Maria Sergio

⊘ 学习目标

- 概述儿科泌尿内镜手术的适应证。
- 描述适用于内镜检查的仪器和设备。
- 描述最常用的内镜技术。
- 报道内镜治疗的结果。
- 分享如何进行内镜操作的技巧和窍门。

5.1　引言

内镜是一种适用于儿童多种下尿路病变诊断和治疗的微创工具。从宫腔内胎儿手术到早产婴儿、新生儿和幼儿，都可以使用精细且口径非常小的内镜设备进行治疗。

在大多数情况下，不同的先天性泌尿系统畸形（梗阻性或反流性）都可以通过微创内镜手术来实现彻底的治疗。此外，一些解剖缺陷只能通过内镜检查全面检测到。随着对膀胱和下尿路异常的病理生理学更深入的了解，内镜技术的适应证显著扩大。填充剂在治疗尿失禁及膀胱输尿管反流中的使用是最具有代表性的相关案例。

迄今为止，在小儿泌尿学中，内镜手术最常见的适应证包括：

- 后尿道瓣膜（posterior urethral valves，PUV）的经尿道切开术。
- 输尿管囊肿的经尿道切开术。
- 注射填充剂：
  - 用于膀胱输尿管反流（vesicoureteral reflux，VUR）。
  - 用于膀胱颈部失禁。
- 插入输尿管支架管以治疗膀胱输尿管交界处发育异常。
- 结石清除。
- 膀胱输尿管交界处（vesicoureteral junction，VUJ）球囊扩张术。
- 膀胱灌注。
- 膀胱恶性肿瘤。
- 性别发育障碍。

在本章中，我们简要描述如何使用内镜安全地处理一些泌尿系统发育异常。

5.2　术前准备

内镜术前准备可能因患者的性别、年龄、疾病类型和严重程度而有所不同。

每次内镜手术都应在全身麻醉下进行，因此术前应进行心肺和肾功能的临床评估。

在任何泌尿内镜手术之前，即使产前诊断已经完善，也必须等待宫外生活适应和出生后的影像学检查结果。内镜手术通常不是一种急诊手术。

在进行任何内镜手术之前，必须使用广谱抗生素进行预防性治疗，同时需要排空肠道。由于新生儿的尿道又细又小，建议在术前至少24h插入Fr8导尿管对尿道进行扩张。在签署知情同意书之前，应当向父母说明手术情况。

5.3　手术体位

所有接受内镜手术的患者均采取仰卧位。手术台应以轻度特伦德伦堡（Trendelenburg）位倾斜，以便更好地显露生殖器，并根据年龄对体位进行微调。通常1岁以后，可以使用腿部支架支撑；对于1岁以下的婴儿，适宜采取蛙式位，背部下方应放置一个小滚轮，以避免肠道对膀胱造成压迫。

手术医师站在患者两腿之间，而助手则站在患者旁边，准备在需要时进行超声检查。

5.4 器械准备

对于小儿诊断和治疗性内镜检查，理想的工作环境应配备可用于透视或可视化超声的膀胱镜检查设备。

迄今为止，有许多种类型的膀胱镜可供小儿泌尿科医师使用。微型化器械为新生儿至较大儿童提供了非常细小的膀胱镜，并配有可进辅助器械的工作通路。此外，数字摄像机极大地改善了膀胱镜的视野，可以更好地放大和观察手术区域。

建议在手术中备好不同尺寸的膀胱镜，以便选择对该例患儿最合适的器械。对于男性和女性新生儿，Fr5膀胱镜可确保最佳观察效果同时避免对尿道造成损伤。这种Fr5膀胱镜通常仅用于诊断。为了获得适当的工作通路，需要更大的膀胱镜，外鞘尺寸至少为Fr8。

对于后尿道瓣膜的治疗需要使用Fr9冷刀电切镜，并可适配带有烧灼功能的环形或针式电极。此外，Fr8～11膀胱镜都可适配镰状刀片和直刀片进行冷刀切开手术。

硬性膀胱镜的辅助器械的尺寸为Fr3～5，包括异物抓钳、活检钳和电凝针，其中Fr3和Fr5的Bugbee电极可用于瓣膜和输尿管囊肿的电灼术。

如今，小儿内镜检查设备仍在不断发展，包括超声探头、激光探头和电液探头可以通过Fr5工作通路。此外，还有Fr7.5的柔性膀胱输尿管镜可供选择。

5.5 手术技术

在进膀胱镜之前，应仔细检查外生殖器，以确定是否存在可能妨碍内镜手术的形态学异常（如阴唇粘连、异位或双尿道外口、尿道外口狭窄等）。

膀胱镜应在直视下轻柔进镜，建议注入去离子水，保持低压灌注和适宜的温度，以降低潜在低体温发生的风险。在需要进行烧灼的手术过程中，应避免使用氯化钠溶液。在进行输尿管囊肿穿刺、输尿管口黏膜下注射治疗膀胱输尿管反流和膀胱后壁瓣膜消融术时，保持膀胱灌注充盈程度低于其容量是对手术进展较为理想的状态。在所有膀胱镜手术中，手术医师都应探索性地进行手术以观察并记录，报告局部解剖结构的任何变化。

经尿道后尿道瓣膜切开术：内镜下瓣膜切开术应作为主要治疗方式。内镜下尿道瓣膜电灼术中，可使用带有Fr3工作通路的Fr5膀胱镜，配合Bugbee电极，也可以使用Fr9冷刀电切镜配合柯林斯刀状电极或环形电凝襻，操作时在尿道5点、7点和12点位置切开瓣膜。对于3型瓣膜梗阻，使用Bugbee电极可以更容易地以环绕方式切除膈膜。对于因尿道口径过小而无法进行经尿道手术的婴儿，可通过耻骨联合上建立通路，使用Fr9.5膀胱镜顺行进行瓣膜切开手术。

经尿道输尿管囊肿开窗术：在尽量靠近膀胱颈部的低位，通过切开或穿刺进行输尿管囊肿开窗手术，切开后可通过膀胱镜直接观察输尿管囊肿内部。对于脱垂至尿道的异位输尿管囊肿，应在囊肿下缘和顶部进行双点穿刺开窗手术。膀胱镜下输尿管囊肿开窗可使用Fr3 Bugbee电极进行烧灼或使用激光进行手术，同时进行的超声检查可实时显示输尿管囊肿塌陷情况（图5.1和图5.2）。

膀胱输尿管反流注射填充剂：输尿管内和（或）输尿管口黏膜下经内镜填充剂注射手术被广泛应用于膀胱输尿管反流的治疗。选择有观察角度并带有Fr4工作通路的Fr 9～11膀胱镜，可进行直视下插入硬质或柔性针头并完成注射填充剂的操作，注射后局部应形成一个小丘，且随着时间推移，体积不会显著减少，抗反流效果降低。注射手术中膀胱充盈程度是关键点，因为膀胱完全充盈可能会使填充剂难以准确到达输尿管黏膜下的位置。可通过在输尿管内黏膜下或输尿管口正下方1cm处进行单点或多点穿刺来进行填充剂注射，也可同时进行输尿管内和输尿管开口下方注射，以获得最佳的抗反流效果。在输尿管内注射时可使用柯氏技术，即可通过向输尿管内灌注液体进行液压扩张来扩张孔口，同时注射填充剂。根据我们最新的经验，术中同时进行超声监测可以控制填充剂注射量，使注射小丘高度能够达到1cm（图5.3）。

注射填充剂治疗尿失禁： 几种导致尿失禁的先天性缺陷可以通过内镜注射填充剂的方法进行治疗。内镜注射的目的是增加膀胱颈阻力，从而刺激膀胱容积增大。手术过程包括在膀胱颈正下方的尿道黏膜下空间注射填充剂。可以使用带有Fr5工作通路Fr9～11有观察角度的膀胱镜，在膀胱颈4点和8点位置注射填充剂，但有时需要进行多次注射。手术后向膀胱内插入一根细导尿管排空膀胱，以避免对刚成形的膀胱颈造成压力。

膀胱结石清除术： 对于尿道通畅的患儿，可进行经尿道结石碎石术。可使用硬质内镜器械，结合电液压、超声波、气动或钬激光等碎石技术进行碎石。

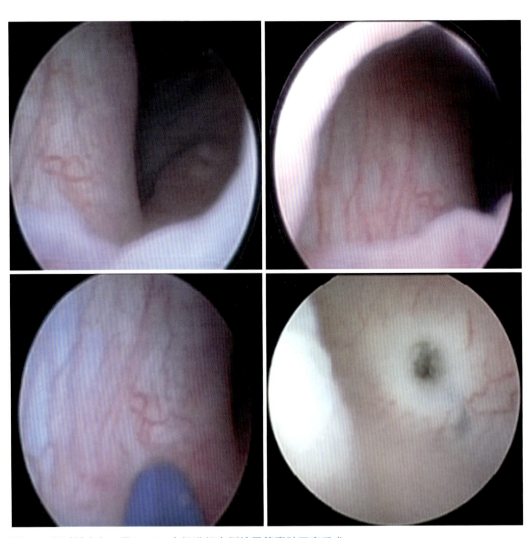

图5.1　顺时针方向：用Bugbee电极进行右侧输尿管囊肿开窗手术

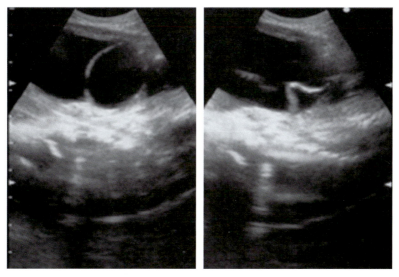

图5.2 输尿管囊肿充盈和开窗手术后的超声图像

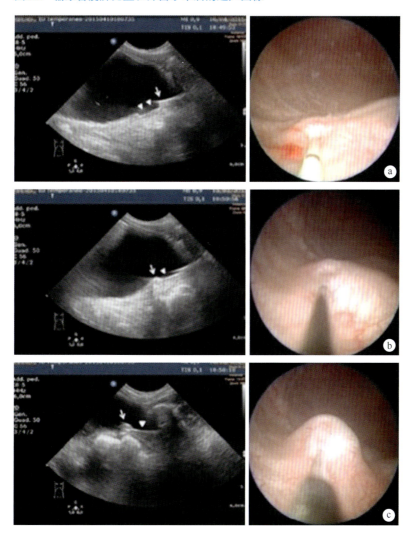

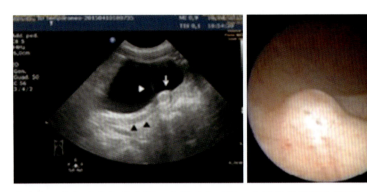

图5.3 填充剂经典注射手术与术中超声监视下注射手术对比：左侧为术中超声视图，右侧为内镜外观。a. 初始导管插入术（箭指示膀胱镜，箭头指示输尿管导管）；b. 输尿管进针位置和初始注射小丘形成（箭指示注射后的小丘；箭头指示针头）；c. 超声引导下注射葡萄糖/透明质酸混合物的针头定位（箭指示注射后的小丘；箭头指示针头）；d. 最终注射小丘外观（箭指示小丘；白色箭头指示输尿管喷尿；黑色箭头指示输尿管走行）

其他手术： 输尿管膀胱交界处狭窄可通过内镜手术置入支架或进行球囊扩张术进行治疗。这两种手术的目的都是对交界处进行塑形和扩张。支架的选择取决于患者的年龄、体型和输尿管长度。在大多数情况下，狭窄的交界处仅适用于Fr3双J管。支架置入的时间至少需要持续6个月，可以通过对交界处进行塑形来避免输尿管手术。非常狭窄的交界处梗阻可以通过简单可行的气动球囊扩张术进行早期治疗。该手术的副作用为复发性尿路感染和膀胱输尿管反流。

膀胱灌注： 在某些对服用抗胆碱能药物产生耐药性的膀胱过度活动症病例中（包括神经源性和非神经源性膀胱），通过膀胱镜多点（可达40个点）注射肉毒杆菌毒素可有效缓解症状。

肿瘤： 儿童膀胱恶性肿瘤较为罕见。在少数情况下，内镜检查可用于确定影像学检查中已发现的病灶。儿童中最常见的下尿路肿瘤为膀胱或前列腺横纹肌肉瘤。通过膀胱镜检查，可以很容易明确术前肿瘤范围并进行活检以确认诊断。对于接受保留膀胱手术的患者需要进行定期膀胱镜检查随访。

性腺发育异常： 对性腺发育异常的儿童进行常规内镜检查以计划重建手术。对会阴腔道的内镜检查有助于确定泌尿生殖道各组成部分之间的关系。在因先天性肾上腺皮质增生症而男性化的女孩中，阴道汇入泌尿生殖窦的位置用于确定重建手术的方式。这些儿童尿道中的阴道口常位于尿道后壁顶端，这个开口有时可以用较小的膀胱镜或阴道镜进入并进行检查。用Fogarty球囊导管对阴道进行导管插入术有助于在阴道成形术期间识别阴道。

5.6 术后护理

通常患者术后6h开始恢复饮食。在术后第1天，根据需要给予对乙酰氨基酚口服镇痛（剂量为10～15mg/kg，每隔6h 1次）。

抗生素治疗策略主要取决于患者手术方式、膀胱导管留置时间及基础病理情况。

住院时间取决于基础病变类型和手术方式。患者在VUR治疗、输尿管囊肿穿刺、支架置入或球囊扩张后的术后第1天即可出院。

临床随访通常在内镜检查后第10天进行，对患者进行超声检查和尿液分析，进一步检查的时间依据病理情况决定。

5.7 结果

我们将报道国际文献中关于内镜技术在本章已经总结的一些泌尿系统异常中应用的主要结果。

对于受后尿道瓣膜影响的患者，初次内镜下切开术与其他外科分流手术的效果比较，以及对膀胱和肾功能的长期影响仍然存在争议。

在一项纵向研究中，67例PUV患者根据初次治疗情况分为3组：瓣膜切开术组（$n=38$，56.7%）、膀胱造口术组（$n=25$，37.3%）和输尿管造口术组（$n=4$，6%）。Puri等通过分析尿动力学检查发现，瓣膜切开术组膀胱容量良好且顺应性良好；膀胱造口术组膀胱容量小且伴有反射亢进；输尿管造口术组膀胱容量良好且顺应性良好。

在PUV患者初次切开术后，常规复查膀胱镜以检查残留梗阻性瓣膜并不是常规的操作。在一项针对127例PUV患者的回顾性研究中，21例患者（20.8%）在初次瓣膜切开术后因临床和放射学数据怀疑膀胱排空不畅而接受了内镜再评估，其中10例（9.9%）检测到残留瓣膜或狭窄。

膀胱内输尿管囊肿开窗术成功率较高，术后反流极少或无须后续手术。在对41例诊断为重复肾合并输尿管囊肿新生儿进行的研究中，我们发现膀胱内和异位输尿管囊肿在开窗部位发生VUR、上肾功能丢失或需要二次手术的发生率方面均无显著差异。

最近的一项研究数据显示，在绝大多数儿童中，内镜输尿管囊肿开窗术是一种长期有效的手术方法。

与手术方法相比，内镜治疗膀胱输尿管反流在降低发病率、缩短住院时间、降低成本和提高患者满意度方面被公认为最佳选择。最近的一项研究报道，对小于1岁的患者进行内镜治疗膀胱输尿管反流是可行的。研究表明虽然患者在较大年龄接受治疗时疗效较差，但在他们的系列研究中，有效率仍然超过80%，同时没有与手术本身或全身麻醉相关的并发症发生。我们最近证实，在儿童中使用超声术中监视控制内镜注射葡聚糖/透明质酸后，隆起高度与治疗效果之间存在强相关性，且治疗后6个月的再吸收率为23%（图5.1）。

仅有几项研究报道了神经源性膀胱患儿在吊带术和（或）膀胱颈修复术后持续尿失禁的内镜注射填充剂治疗结果。迄今为止，尽管微创手术仍然是一个重要的选择，但在两次注射治疗后实现内裤干爽的患者比例非常低。

> **💡 技巧和窍门**
>
> - 下尿路内镜检查及手术应由小儿泌尿外科专家完成。该技术虽然简单易行，但需要充足的学习时间来避免因器械使用不当而导致的并发症，否则可能造成损伤，并产生终身后果。
> - 准确置入膀胱镜及器械小型化对于手术至关重要。切勿使用膀胱镜强行通过尿道外口，或使用支架强行通过输尿管口。因此，必须在直视下且保持持续水流灌注条件下置入膀胱镜。
> - 时刻关注膀胱容量及膀胱充盈情况，可以避免在手术过程中膀胱内压危险性升高。不要在膀胱黏膜上用膀胱镜摩擦以避免出血，操作应缓慢且准确。
> - 手术结束时置入导尿管后，建议将膀胱彻底排空，以防止尿液中带血使家长感到惊慌。

5.8 讨论

下尿路先天性和后天性疾病的内镜治疗从根本上改善了小儿泌尿外科治疗手段的微创性和诊断的准确性。全世界已就本章所列主要适应证的内镜初步使用达成共识。

对于患有后尿道瓣膜、输尿管囊肿、膀胱输尿管反流的患者，内镜治疗应作为首选，尤其是在不存在该手术的阻碍因素情况下。

下尿路和上尿路手术前的探查性内镜检查对于明确解剖结构和规划最佳治疗方案有很大帮助。

通过内镜检查，我们可以掌握下尿路状况和外生殖器的相关信息：膀胱黏膜的外观、三角区的定位、膀胱容量、异位输尿管开口、膀胱颈评估等。

即使手术伴随着一些潜在并发症，我们常规按照以下基本流程进行手术：

• 术前

– 稳定患者的基本状况（通常是水、电解质平衡和肌酐水平）。

– 术前24h为男性患者插入导尿管。

– 刺激排便。

– 检查尿液，如有尿路感染则推迟手术。

• 术中

– 任何年龄段、任何病理状况均使用全身麻醉。

– 最大限度保证无菌。

– 保持膀胱内压力处于低或非常低的水平。

• 术后

– 留置导尿管。

– 预防性使用抗生素。

– 拔管前进行膀胱训练。

（周朝明　崔　旭　陈苏云　译）

第 6 章
小儿泌尿内镜器械设备

Liza M. Aguiar，Anthony A. Caldamone，and Hsi-Yang Wu

⊙ 学习目标

- 描述逆行输尿管镜、顺行经皮肾通路中常用的输尿管支架管、导丝、取石篮。
- 了解技术相关器械设备前沿进展。
- 掌握使用技术设备的相关技巧。

6.1 引言

随着逆行输尿管通路及顺行经皮肾通路设备口径的逐渐减小，内镜设备进入小儿泌尿集合系统更加安全，有效降低了逆行置入输尿管镜引起输尿管狭窄和经皮肾镜引起肾实质出血的风险。此外，由于使用输尿管镜鞘，需多次通过输尿管镜处理大量结石时，可减少输尿管损伤风险，同时降低由于灌注液引起的肾盂内高压，从而减少术后感染的风险。自1981年Alken首次报道经皮肾镜碎石取石术后，经皮肾穿刺所使用的导引鞘和穿刺针逐渐微型化，不仅减少了经皮肾通路和扩张的出血风险，还减少了术后对肾造口进行填塞和压迫。在小儿泌尿内镜手术中，为了增加输尿管和上尿路通路的安全性，临床中常应用导丝引导下完成设备和器械的更换。在遇到输尿管梗阻或术后瘢痕愈合时，使用输尿管支架管有助于对肾脏起引流作用。

由于儿童结石发病率不断攀升，越来越多的小儿泌尿外科医师选择内镜手术。目前有多种器械可供选择用来取出结石，主要用于直视下的结石取出术，也可用于泌尿生殖道的异物取出。取石篮更灵活、创伤小，且为一次性使用，优势突出。

本章将阐述小儿内镜手术中常用的器械设备，并分享实际操作中的运用技巧。

6.2 体位及术前准备

对于联合逆行输尿管镜肾内手术和经皮肾镜碎石取石术，可选用Valdivia（单纯斜仰卧）改良Galdakao（分腿斜仰卧）体位。可以同时进行留置经皮肾造瘘管、碎石术和逆行输尿管镜检查。

在小儿内镜手术前，根据患者体型选择合适尺寸的器械和工具非常重要。由于部分可重复使用和一次性使用的器械无法通过小于Fr5的通路，还需要考虑建立通路的尺寸。对于任何植入物（如输尿管支架管）都需要综合考虑其适应证、尺寸及留置时间。

6.3 仪器

6.3.1 输尿管导引鞘/输尿管扩张器

起初在儿童中使用输尿管导引鞘时，通常采用的是成人标准的Fr14型号，但现在最常用的鞘内径为Fr9.5，外径Fr11，且长度较短，操作距离和儿童更接近。在内镜手术中，我们可以使用双腔同轴扩张器来主动扩张输尿管，并可放置2根导丝，即安全导丝和工作导丝。扩张器的尺寸从Fr8（置于输尿管近端时）到Fr10（置于输尿管远端时）。输尿管扩张球囊在儿童中较少使用，因为它会使输尿管口扩张到Fr15，明显大于实际需要的尺寸。

6.3.2　经皮肾镜

"全可视"经皮肾穿刺针尺寸为Fr4.85，适用于微型经皮穿刺。微通路经皮穿刺套件由一个Fr11的剥皮鞘管套在一个Fr8～10的双腔扩张器上组成，现已不在市场销售。作为替代方案，可以使用Amplatz扩张器将肾通路扩张到Fr12，然后使用Fr8～10双腔扩张器放置工作导丝和安全导丝，并放置提前修剪至合适长度的输尿管导引鞘。Amplatz肾穿刺扩张器套装包含一个Fr8鞘，可套在工作导丝上。鞘的尺寸以Fr2为间隔，最大可达Fr30，它是由一种硬塑料材料、聚四氟乙烯（PTFE）制成。对于体型较大的患儿，在初始建立经皮通路后，可使用Amplatz扩张器套装，将通路从Fr6扩张至所需大小。最小尺寸的Alken扩张器上有一个旋钮，由金属制成，可消毒后重复使用。与Amplatz扩张器类似，较大尺寸的扩张器均可置于初始扩张器上，直至通路达到适当大小。

6.3.3　内镜下肾盂切开+球囊扩张

Acusize内切开导管目前已退出市场，它包括1个8mm（Fr24）球囊，球囊一侧附着1个100mm的切割线。Acusize最初优势在于：它可通过逆行输尿管通路治疗肾盂输尿管交界处梗阻，不需要经皮通路。然而，该方法成功率仅65%，并且远期复发率高，目前已被腹腔镜肾盂成形术所取代。但是，对于肾盂成形术后复发后行可视下顺行内切开术的患者，可以使用直径为6mm（Fr18）的球囊来确定狭窄部位，内镜下切开肾盂输尿管交界处。

6.3.4　输尿管支架管

自1978年面世以来，双J管被广泛应用于小儿泌尿外科，用来保持输尿管通畅，促进输尿管损伤的恢复。为了降低双J管相关并发症的发生率，包括疼痛、结晶及表面细菌生物膜的形成，双J管的开发和设计方面有了很多进展。这些进展包括双J管末端膀胱段改为环形而非猪尾巴状、表面使用各种涂层及生物材料。

大多数商用的支架管是人工多聚合物材料。也有用硅树脂（胶）的，以防形成结晶和细菌生物膜。此外，相比聚氨酯支架管，硅树脂（胶）支架管相关并发症发生率更少。金属支架管由于其刚性和韧性，理论上治疗输尿管梗阻更有优势。对于儿童患者，通常需要在麻醉下通过膀胱镜检查来取出输尿管支架管。磁性支架管可以避免全身麻醉并节省花费，但需要提前置管。选择合适长度的支架非常重要。儿童患者通常通过公式（年龄+10cm）来计算输尿管支架管的长度。对于迂曲、扩张的输尿管，可通过测量逆行置入的输尿管导管的长度来估算支架管的长度。支架管的粗细范围Fr3～8。为了确保位置安全准确，支架管通常是通过导线引导下置入。为了支架管能顺利通过导丝，选择合适口径的导丝很重要（表6.1）。

表6.1　与支架适配的导丝	
支架直径（Fr）	导丝直径（mm）
3	0.457
4	0.635
6	0.889
8	0.965

6.3.5　导丝

泌尿外科使用的导丝主要有3种类型：亲水导丝、混合导丝（内芯为镍钛合金，远端为亲水涂层）及全金属硬导丝。亲水导丝可用于通过输尿管梗阻段及迂曲段。它们的头端有直有弯。弯头更容易通过狭窄、迂曲的输尿管。混合导丝前段为亲水段，可安全地通过输尿管，也可以使输尿管保持在直的状态，使得在导丝引导下其他器械进入输尿管时更安全稳定。金属硬导丝由于不易弯曲打折，一般多用于置入输尿管扩张器及鞘。金属硬导丝的并发症包括刺伤和穿透输尿管壁。因此，亲水导丝是逆行进入输尿管的首选。导丝直径为0.457～0.965mm。

6.3.6　取石篮

一次性结石回收装置有很多进步和创新，其中最有代表意义的是取石篮。以前取石篮由可重复使用的不锈钢制成，现在的取石篮由镍钛合金制成，为一次性，较之前更灵活，创伤更小。取石篮有多种类型和规格，具有不同的特点和作用机制（表6.2）。较新的、较小的取石篮（直径为Fr1.3～1.5），对输尿管镜的灵活性干扰更小，也不像较大的取石篮容易阻塞工作通路或影响冲水效果。最新的是无头取石篮，创伤较小，可以在抓取结石时呈花瓣状。取石篮没有完全包裹石头，而是抓住石头（图6.1），这种设计可使抓取更精确，放开更容易。虽然取石篮更常用于取石，但也可用于膀胱镜下的支架管的取除，以及调整已缩回到输尿管的支架管的位置。

表6.2　不同取石篮的特性

网篮形状	厂家	网篮名字	网篮特性
无头（4根丝）	Bard	Skylite	
	Boston scientifc	Zero tip	
	Coloplast	Dormia no-tip	
	Cook	NCircle	有德尔塔版本（更坚固）和螺旋版本（缠绕）2种
	Olympus	Ultra-catch	扭丝保持形状，控制手柄
	Sacred heart	Halo	控制手柄
		Vantage	控制手柄
无头（远端嵌入型）	Boston scientifc	Dakota	手柄可2次打开，确保完全释放
	Cook	NGage	
无头（单丝）	Coloplast	Dormia no-tip	花状扭丝设计 扭丝带花卉设计
	Olympus	X-catch NT	交叉配对钢丝增加横向张力，网篮形状改变适应多种尺寸，可旋转手柄
	Sacred heart	Halo	
有头	Cogentixmedical/ Laborie Laborie	Flat/helical	
	Coloplast	DormiaN.Stone	
	Cook	NForce	
	Sacred heart	Apex	
混合型	Bard	EXPAND212	2-1-2-1 钢丝设计增加钢丝包裹结石表面
		Dimension	通过手柄控制网篮位置
	Boston scientifc	Escape	网篮一分为二，抓住石头同时进行碎石
		Graspit	像抓钳，边缘有锯齿状镍钛金属丝
		OptiFlex	手柄上有旋转按钮，可增大网篮横径
	Cook	NCompass	16钢丝网结构设计用于小石块碎片回收
		NTrap	石头外有编织的网线，防止碎片的上移、逃逸

改编自：Khaleel bb，Borofsky MS. Innovation in disposable technologies for stone management. Uro Clin North Am，2019，46（2）：175-184

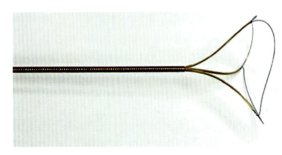

图6.1 远端嵌入式取石篮

6.4 技术

6.4.1 输尿管导引鞘/输尿管扩张器

置入导丝后，在输尿管镜引导下，将Fr8～10同轴扩张器置于输尿管中段。放置安全导丝，取出Fr8～10扩张器，缠绕安全线，并将适当长度的输尿管导引鞘置至输尿管中部。退出内芯；如果鞘太长，可在输尿管镜检查前裁剪体外部分。

6.4.2 经皮肾镜碎石取石术

对于微通路经皮肾镜碎石取石术（percutaneous nephrolithotomy，PCNL）和标准PCNL，在建立初始通路后，使用Amplatz扩张器将肾造口道扩张至Fr12。放置一个Fr8～10双腔扩张器，将安全导丝沿肾盂输尿管连接处置入输尿管近端。调整保护套至合适长度，在工作导丝引导下置入保护套，取下保护套的内芯。微通路取石术的整个过程是通过激光在微通路内完成的，局限性为手术时不能取出结石。因此它更类似于冲击波碎石术，结石碎片需要自行排出。

6.5 结果

6.5.1 输尿管导引鞘/输尿管扩张器

尽管最初的关注点在于担心由于扩张导致的输尿管远端狭窄，但大量研究表明狭窄率<1%，这提示适当进行主动或者被动扩张是安全的，即使在幼儿中也是如此。然而，需要注意的是，所有放置输尿管导引鞘的患者都提前留置了输尿管支架管以被动扩张。如果尝试一次性扩张输尿管时感觉很紧，留置支架管是更安全的方法。单次手术结石清除率保持在80%范围内时并发症发生率较低。

6.5.2 经皮肾镜碎石取石术

儿童标准通路PCNL取石率为80%～90%，然而微通路PCNL取石率为85%。在一项包含2例儿童和8例成人的研究中，微通路PCNL对平均直径为14mm的结石清除率可达89%，在包含8例儿童的另一项研究中结石清除率同样可达88%。微通路经皮肾镜取石术似乎是直径<2cm肾下极结石的理想选择。

6.5.3 内镜下肾盂切开扩张球囊

对首次行内镜肾盂切开术的患儿（Acusize内切开导管联合顺行输尿管镜）随访34个月，其成功率为65%，而对二次行内镜肾盂切开术的患儿随访61个月，成功率为94%。首次行Acusize切开，后至手术失败的时间为1.5～131个月。

> 💡 **技巧和窍门**

- 输尿管导引鞘/输尿管扩张器。
  如果Fr8～10扩张器不能进入，可先放置输尿管支架管被动扩张输尿管2周后再行输尿管镜更为安全，以避免造成输尿管狭窄。同样，如果输尿管导引鞘不能顺利进入，则应根据结石负荷来决定是否拔除导引鞘后进入，或者减少通过次数。

- 经皮肾镜碎石取石术。
  在取出肾镜时，最大的挑战是保持导引鞘的正确位置。通过使用硬直肾镜或膀胱镜可以降低移位的风险，使得在需要退出内镜、取出结石碎片时，导引鞘仍留在肾盂内。在取出内镜和套石篮前确认结石碎片的直径可以顺利通过工作鞘。如果要拔出导引鞘，应通过安全导丝置入导引鞘的内芯，并将内外鞘均进入肾盂内，再更换外鞘。

- 支架管、导丝和套石篮。

熟悉你现有的器械，特别是各种器械工作通路的长度和直径，以便您可以适当地选择合适尺寸的支架管、导丝或其他器械。对于扩张/迁曲的输尿管来说，可以用输尿管导管测量输尿管长度来选择合适尺寸的支架管。对于留置时间较短的支架管，可将线固定在支架管的远端线圈上，以便于取出，并可以避免额外的麻醉和膀胱镜检查。

6.6 讨论

标准通路PCNL单次手术后结石清除率更高，但由于通路扩张而导致出血风险较高，这也推动了微通路经皮肾镜的发展。微通路经皮肾镜可以通过极小通路进行真正的无管化肾镜取石，但仅对直径＜2cm的肾下极结石最有效。儿童逆行输尿管镜检查有时需要在麻醉下进行三个步骤：留置输尿管支架管、输尿管镜检查和取出支架管。因此，患者风险/收益的平衡可能会随每个外科医师对微通路经皮肾镜的适应程度而变化，如果需要，可以考虑联合输尿管镜检查。

由于安全有效性已被证实，在过去的20年中，使用输尿管镜治疗儿童结石迅速增加。由于器械微型化等技术的进步，促进了微创技术在儿科人群中的应用。在肾脏和输尿管手术中使用导丝来更换器械，使更多的微创泌尿外科手术可以安全完成。此外，在这些手术前后，可以使用输尿管支架管进行肾脏引流。在输尿管镜手术中，通常使用取石篮来取出结石碎片。输尿管导引鞘使反复退出并重新进入输尿管以及取出多个结石碎片的过程变得更加安全。使用所有这些设备都需要对设备及可用的特定工具进行充分的熟悉和理解。

（张旭辉 译）

第7章
小儿泌尿外科微创手术器械（内镜、腹腔镜、机器人）

Mario Mendoza Sagaon and Ernesto Montaruli

⏱ 学习目标

- 了解小儿泌尿外科常用的微创手术器械的一般知识。
- 内镜、腹腔镜及机器人手术最合适的设备选择。
- 介绍微创手术中器械使用的技巧和窍门。

7.1 引言

小儿外科手术技术在不断发展。特别是在泌尿外科领域，微创手术越来越流行并被广泛接受。器械、内镜、超声和激光发生器、电子设备等在内的新技术的不断出现与发展，要求小儿外科医师和小儿泌尿外科医师需不断更新知识和熟悉这些新技术。因此，为了在泌尿外科微创手术中获得最佳效果，医师需要精准了解器械，详细了解在泌尿腔内手术、腹腔镜或机器人手术中使用的每种器械，以便在手术过程中获得最佳效果，并能应对手术中可能出现的并发症。

本章的第一部分将专门介绍用于内镜手术的器械，包括膀胱镜和输尿管镜。第二部分将介绍小儿泌尿外科腹腔镜手术中常用的器械，最后将介绍泌尿外科机器人手术器械的特殊之处。

7.2 内镜器械

泌尿道腔内探查是小儿泌尿外科医师的手术标准过程。它需要在具备以下3个条件下进行：① 一个充满液体的空腔；② 直径合适的内镜；③ 连接到外部装置的光源。通常数码相机用于连接目镜和外部装置。图像被传送到内镜塔进行处理，然后传送到监视器上显示。通常情况下，氙气或卤素光源通过光导纤维向内镜输送冷光（图7.1）。最常用的冲洗液是灭菌水、生理盐水或甘氨酸溶液。如果需要使用电灼，通常应首选不含电解质的溶液。

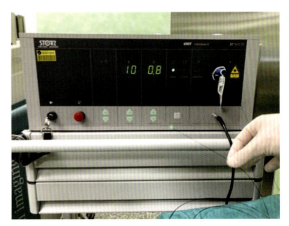

图7.1 激光光源发生器通过光导纤维将冷光输送到内镜中

膀胱镜检查可使用硬质或软质的内镜。根据临床情况，每种工具都具有其特定的优势。

与基于光纤的软质系统相比，硬质内镜的图像质量更好。此外，硬性输尿管镜的工作通路更大，可放入不同类型的器械，灌洗流量更大（图7.2）。硬性输尿管镜在手术过程中更容易操作，稳定性更好。硬性输尿管镜在使用前需要精确组装。通常膀胱镜的末端会有一个标记，用于标明膀胱镜的尺寸和工作通路的宽度。

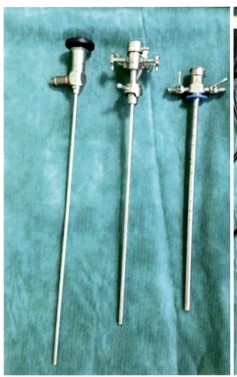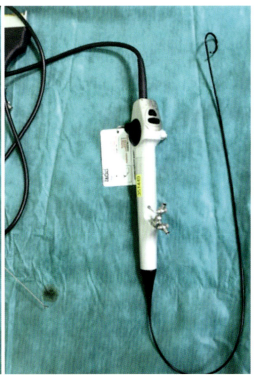

图7.2　硬性输尿管镜和软性输尿管镜

软性输尿管镜（图7.2）的优点是可以更方便地检查上尿路，并对膀胱进行全面检查。由于它的灵活性，通常用于探查上尿路和治疗位于髂血管水平以上的泌尿系统病变。对于小儿，软性输尿管镜可用于肾结石的腔内治疗。某些类型的激光探头如钬激光，可用于汽化结石，即便在儿童中，它也可以收获比较好的效果。需要注意的是，虽然软镜比硬镜更加精密和易损，但是只要能够正确操作和维护，这些设备的使用寿命还是可以保证的。

小儿内镜的尺寸为Fr8～12，而成人膀胱镜的尺寸为Fr16～25，成人的膀胱镜也可用于青少年。很显然，内镜尺寸的选择取决于患者的年龄和手术方式，因此需根据不同情况取用不同规格的器械进行手术。但不要忘记的是，较小型号的膀胱镜对尿路的创伤较小。此外，完整的一套器械还需要一个便携式荧光透视系统，以便碎石时的控制定位、置入导管的位置、术中造影检查等（图7.3）。

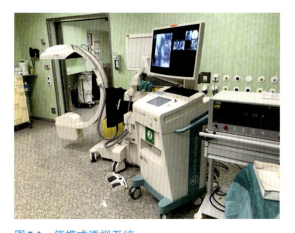

图7.3　便携式透视系统

7.3　腹腔镜

腹腔镜是检查、诊断和治疗多种小儿泌尿系统疾病的重要工具。腹腔镜器械需要4个基本组件：①腹腔镜内镜头；②带光纤电缆的外部光源；③带监视器的摄像头，该监视器与可处理图像的塔台相连；④二氧化碳充气系统。

腹腔镜内镜通常有不同的尺寸。在儿科人群中，最常用的是直径为3mm、5mm和10mm的腹腔镜。根据手术类型的不同，选择镜头的角度也不同。最常用的是0°、30°和70°的镜头。允许90°探查的半软质腹腔镜使用较少（奥林巴斯、卡尔-史托斯）。最后，还有一些腹腔镜集成了工作通路，以减少其他器械所需的套管针数量。但其不便之处在于它们的直径为10mm，而且图像质量可能会受到工作通路预设条件的影响。腹腔镜镜头起雾是一个经常遇到的问题，目前已有一些解决方案。要获得高质量的图像，光学镜头和相机的位置和方向至关重要。需要注意的是，在手术过程中，机身必须与镜头成0°夹角，以避免图像旋转干扰手术。

光源是获得优质图像的关键，通常情况下器械配套使用的都是卤素光源或氙气光源。腹腔镜手术中有不同的套管针穿刺布局，布局方式尽可能实现三角化。手术方式可以经腹膜入路，也可以经腹膜外或腹膜后入路。这些技术是手术入路的不同，在此章不讨论。

小儿泌尿外科腹腔镜手术通常使用5mm或3mm的器械（图7.4）。它们具有4个自由度：①内/外；②外俯仰（上/下）；③外偏航（左/右）；④旋转（顺时针/逆时针）。泌尿外科腹腔镜手术中使用的器械主要作用包括抓取和牵引、钝性和锐性剥离、切开、止血（电灼或超声刀）、缝合、剪切、标本取回、抽吸和冲洗。

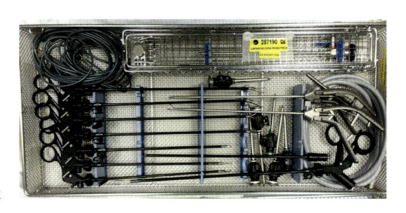

图7.4　3mm腹腔镜器械

最常用的切割和止血器械有：单极弯钩、单极电剪、单极组织钳、单极镊子、腹腔镜剪刀、电灼烧器械、超声波装置和激光。剪刀可一次性使用或重复使用，刀尖可固定或旋转。腹腔镜手术刀常用于肾盂切开术（图7.5）。电动手术刀比机械手术刀更常用。机械手术刀的刀尖根据用途不同可进行不同的选择。应注意手术刀的末端始终由惰性包膜保护，以免在烧灼过程中损伤其他器官。超声波凝血和止血工具有不同类型，可以避免体腔内打结，这些超声设备的技术主要是在低压射频发生器的基础上形成的。激光仪器主要基于 CO_2 和氦气技术，通过光纤使用光脉冲能量，可用于切割和

止血。氩气凝血主要用于肝胆外科手术中。

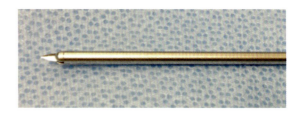

图7.5　腹腔镜刀

腹腔镜手术的基本原则是对器官进行轻柔、准确的操作，并且能够对其进行切割和缝合。接触组织时施加的力量对减少组织损伤起到重要作用，多种工具可以使得这个工作能够更加容易完成。在儿科，腹腔镜剥离钳和抓钳

的直径从3mm到10mm不等，它们都有衬垫、尖头和弧形设计，可进行有创或无创操作，可进行锁定或者非锁定。

腹腔镜持针器具有锁定功能，便于在腹腔缝合手术中使用。切割闭合器无疑加快了外科手术的进程，它可以很可靠地承受机械应力。

在结扎和夹闭血管时，有几种工具经常被用到。一般情况下，夹子必不可少。根据手术类型和组织厚度的不同，可选取不同尺寸的夹子。在手术过程中或手术结束前，必须清洗腹腔。在这方面，有不同类型的腹腔镜下一次性或非一次性吸引器/冲洗器。

标本取样袋可以在腹腔镜手术中取出完整的器官或器官碎片。取样袋有不同的尺寸，由不同的材料制成。这些装置可能需要扩大腹壁切口，以便取出组织或器官。

7.4 机器人器械

由于具有三维视野和多个自由度的活动功能，机器人在小儿泌尿外科领域越来越受到欢迎。机器人器械腔内活动范围较大，可通过微创方法实现高度灵活和精确定位。此外，机器人控制台可为外科医师在手术过程中提供更好的人体工学设计。

许多小儿泌尿外科机器人手术都取得了很好的效果，其中包括肾盂成形术、肾切除术和半肾切除术、输尿管膀胱再植术、肾肿瘤切除术、膀胱扩大术、肾结石手术等。该技术的局限性主要在于成本较高、平台可用性较低及缺乏触觉反馈。由于机器人器械的尺寸以及机器人手臂端口之间为避免器械冲突所需的距离不足，对新生儿和婴儿手术有一定的限制，但一些学者报道称，在体重不足10kg的婴儿手术身上也取得了良好的效果。

目前，达·芬奇机器人手术系统有两种工作平台，即Si和Xi（图7.6）。旧版系统已经停产。新版达·芬奇系统Xi具有创新性的高分辨率的三维高清视野、集成电凝和超声波能量发生器、机器人血管堵塞器、机器人切割闭合器和单孔技术。Xi平台的另一个重要优势是床旁机械臂系统能够使器械与患者对接更加容易，并且可以多角度进入，避免了有时需要重新对接的麻烦。

外科医师和所有手术团队成员都必须熟悉机器人三个部分（外科医师控制台、床旁机械臂系统、成像系统）的结构，组件和功能，以便从平台的功能中最大化获益，保证最佳手术效果。此外，如果出现技术问题，工作平台还将提供故障排除策略。

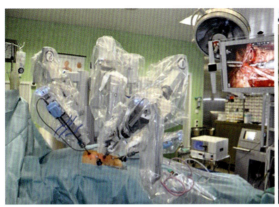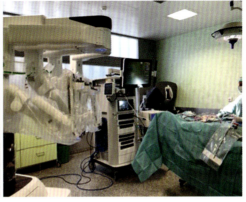

图7.6 Si和Xi达·芬奇机器人平台

建议为不同的泌尿外科机器人手术制订合适的核对表。这些清单应包括：①患者体位；②床旁机械臂系统的设置和成像系统的位置；③机器人器械有效性（包括切割闭合器、超声波装置或夹子）及其在机器人机械臂中的位置，以及连接单极或双极线的位置；④附加的腹腔镜器械；⑤附加的泌尿科器械，如支架、导管、引流管、专用取物袋等。

Si平台的机器人镜头有8mm和12mm两种规格，0º和30º两种角度；Xi平台的机器人镜头只有8mm一种规格，具有摄像功能，有0º和30º两种角度。

Si平台的机器人器械直径有5mm和8mm两种规格，Xi平台只有8mm一种规格。目前有39种8mm的器械，包括各种抓钳、剪刀、剥离钳和持针器，持针器可将针尖调整至90º，并允许7个自由度的活动（图7.7）。此外，有一些器械还可以配合电极或者双极电灼使用。一般来说，8mm器械的使用寿命为10次。在大多数小儿泌尿科手术中，床旁机械臂系统的4个机械臂一般只使用3个，另外使用的五六种器械一般是双极镊子、抓钳、单极、持针器和单极电钩。

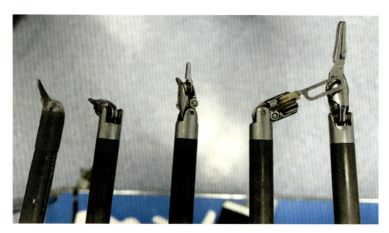

图7.7　机器人8mm器械

5mm器械只有Si平台才提供，它们只有局限的10种器械（钩、勺、持针器、2把镊子、2把抓钳、超声刀和2把冷剪）。与8mm器械的单关节尖端相比，5mm器械有3个关节，形成蛇形弧度，需要更多的空间转动。此外，5mm器械目前还没有双极，它们的使用寿命为20次。

一般来说，机器人手术中每个器械的成本在250～300欧元。为了降低这些成本，建议使用3mm、5mm或10mm的附加腹腔镜通路孔，用于放入/取出手术用品（缝合线、导管、导线等）、抽吸和灌洗、取回标本、额外牵引、夹持、使用切割闭合器等（图7.8）。此外，良好的术前策略和检查清单可以避免在特定手术中不必要机器人器械的使用。

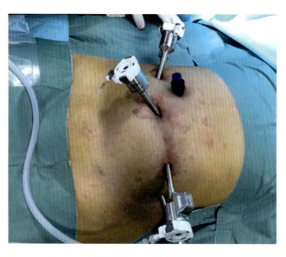

图7.8　机器人和辅助的腹腔镜套管针

机器人技术的发展需要创造更小的器械和发展更小型化的机器人设备，以改进微创手术，使得儿科手术从中受益，尤其是新生儿外科领域能够获益。

总之，微创手术技术领域的可持续发展要求不断更新和发展新的器械、设备、发动装置、机器人平台，并培养外科医师及其手术团队的新技能。这将使外科医师能够利用新技术带来的所有获益，并在必要时排除故障。

（郝雪梅　韩　策　金如跃　卓　然　译）

第8章
小儿微创泌尿外科中能量器械的应用

Peter Zimmermann and Martin Lacher

⊙ 学习目标

- 了解电外科手术的基础知识。
- 熟悉不同的能量器械系统。
- 了解电外科目前在小儿微创泌尿外科应用的文献。

8.1　电外科手术基础与生物物理学

电外科手术需要电外科设备（electro-surgical unit，ESU）、活性电极、靶组织和回路电极。ESU将电源插座输出的交流电（频率为50Hz或60Hz）转换为200kHz～50MHz的交流电。在这个频率范围内产生的热效应较为理想，不会引发肌肉自主收缩，无神经刺激，不干扰心肌传导，不会导致心搏骤停和触电死亡。ESU可以产生不同的波形，如低压连续模式、高压中断模式和各种混合模式。所产生的电流在遇到靶组织时转化为热能，从而产生不同的组织效应，根据电极的电压和作用时间的不同，产生的效应有切割、凝固、干燥和电灼。

8.2　电外科手术技术

8.2.1　单极电外科手术

在单极电外科手术中，聚焦的交流电通过手术器械尖端的单个小电极输送到靶组织。为了形成完整的电回路，需要在患者身上远离手术的部位放置一个分散电极。单极电外科手术因其成本低，易获得和多种组织效应，目前仍然是MIS中流行的术式之一。单极电外科手术是唯一可使组织汽化［组织破坏和（或）横断］和电灼（组织破坏和小血管止血）的电外科方式（图8.1）。然而，它的局限性包括需要分散电极、杂散电流可能导致副损伤以及无法闭合直径大于1～2mm的血管。

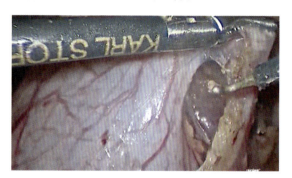

图8.1　腹腔镜下进行经腹肾盂成形术时，使用单极钩电凝分离输尿管与膀胱连接部位

8.3　常规和高级双极电外科手术

8.3.1　常规双极电外科手术

在双极电外科手术中，两个电极都位于手术器械的尖端。电流通过两个电极夹持的组织从一个电极流向另一个电极，来达到预期效果。与单极电外科手术相比，其优点包括电流不会流过患者的身体。然而，双极凝血需要更长的时间，这可能导致组织黏附在电极上，并有偶发撕裂邻近血管的风险。双极电外科手术的另一个缺点是电极不能切割组织。

8.4　高级双极电外科手术

在高级双极电外科手术系统中，电能以高度脉动式传递，可使组织在作用过程中冷却，减少侧向热扩散。针对组织阻抗和温度的计算机反馈控制系统通过调节电流和电压来达到对

组织血管闭合的最佳效果，并通过报警或失效系统提示达到预期的效果。可防止对组织的长时间作用，避免组织高温，并降低侧向热扩散的风险。高级双极装置可闭合直径达7mm的血管（表8.1）。此外，大多数高级双极装置在仪器的钳口之间有一个内嵌的可伸缩刀片，可用于组织切除。

表8.1　目前可用的血管闭合装置（VSD）技术选择			
产品名称（常用）	LigaSure™	Harmonic™	ThunderBeat system™
生产商	Medtronic/Covidien，Boulder，CO，美国	Johnson & Johnson Plaza，New Brunswick，New Jersey，美国	Olympus Medical Systems Corporation，Shinjuku，Tokio，日本
上市年份	1998	2003	2012
技术	脉冲双极能量	超声技术	超声和双极技术
封闭血管（最大直径，mm）	7	7	7
封闭平均时间（血管2～7mm）	3.24 ± 0.32	3.3 ± 1.0	2.43 ± 0.76
平均热压力（动脉5～7mm，mmHg）	615 ± 40	454 ± 50	734 ± 64
足够的安全距离（mm）	5	5	5

8.5　超声仪器

超声设备的基本原理是在没有电流的情况下产生超声波，超声仪器通过产生频率大于20kHz的机械振动来产生组织效应，这种机械能与产生的热能相结合，导致蛋白质变性并凝固，可闭合直径达7mm的血管（表8.1）。超声仪器的优点是横向热扩散少，组织坏死和碳化概率低，产生的烟雾少。超声波发生器为仪器提供产生组织效应所需的机械能，"min"模式可提供闭合血管的理想振幅，但横向热扩散更严重，在"max"模式下，更高的机械能导致更宽的振幅，导致快速离断，止血效果较差。与高级双极电外科设备一样，反馈控制系统根据组织状况调节能量，并配备提示达到预期效果的报警系统。

8.6　混合动力技术（双极＋超声）

混合动力技术结合了高级双极系统和超声系统的原理。有了这样的多功能仪器，可以以最小的热扩散闭合和切割直径达7mm的血管（表8.1）。多项临床试验表明该技术优于现有的电外科手术设备。

8.7　小儿微创泌尿外科手术中的应用

Esposito等分析了意大利8家泌尿外科中心701例泌尿外科手术的并发症，记录了19例并发症（2.7%），其中6例需要中转开放手术，在使用单极电凝技术的病例中，有8例出现了出血或剥离问题。因此，作者建议使用高级双

极或超声仪器代替单极电凝，以减少在精细解剖时出血和热损伤的风险。在另一项研究中，Esposito等报道了149例使用MIS（腹腔镜和后腹腔镜）行儿童肾切除术的结果。他们得出结论，使用LigaSure™或Harmonic™等止血设备代替单极电外科手术，可降低出血风险、缩短手术时间。

在一项前瞻性研究中，Metzelder等对每组连续10例儿科患者在经腹腹腔镜下肾切除术中使用LigaSure™与使用夹子或结扎术进行了比较。他们提出，在该术式中使用LigaSure™是安全有效的，与使用夹子和体内缝合相比，可以显著减少手术时间。在第二项研究中，同一研究小组评估了对患有重复肾的儿童行经腹膜后腹腔镜下肾部分切除术时使用LigaSure™的可行性（图8.2）。作者报道使用这种血管闭合设备进行手术的可行性极高。

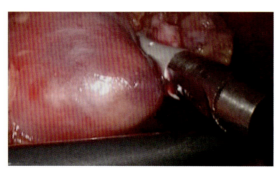

图8.2　右侧经腹腔镜肾上腺嗜铬细胞瘤切除术中，使用LigaSure™进行肾实质分割

另外两项研究也证实了这一结果，这两项研究报告了他们使用LigaSure™进行经腹膜后腹腔镜下肾输尿管部分切除术的经验。

主要在成人中进行的腹腔镜下肾管部分切除术，适用于某些肾肿瘤和必须保留肾单位的病例。有报道称，使用冷剪刀与超声切割装置进行肾肿瘤切除术的效果相当，且无并发症。值得注意的是，虽然标本的切缘可能会因横向热扩散的影响而变形，但对细胞良恶性的判读不会受到影响。

Marte等和Koyle等的两项研究比较了在儿童和青少年腹腔镜下Palomo精索静脉曲张结扎术（laparoscopic Palomo varicocele，LPV）中使用LigaSure™血管闭合设备和腹腔镜夹子结扎术的情况。这两项研究的作者都得出了以下结论：对于精索静脉曲张的儿童和青少年患者来说，使用血管闭合装置进行LPV是一种快速、安全、有效的治疗方法，并可取得良好的效果。

8.8　讨论

随着微创技术在小儿外科和泌尿外科中的应用，人们对电外科设备的需求日益增长，这些设备既能最大限度达到理想的组织切割效能，又能最大程度减少不良反应。高级双极电外科系统和超声系统已在小儿微创泌尿外科手术中占据一席之地。使用这些设备既安全又有效，有助于缩短手术时间，降低并发症的发生率。但使用时应小心谨慎，建议距离邻近器官至少5mm，以避免热损伤。

- 由于侧向热扩散作用，使用所有的电外科手术装置时都应小心谨慎。
- 每种不同系统能闭合的最大血管直径为7mm。
- 使用高级双极电外科手术系统或超声系统时，建议与邻近器官保持至少5mm的距离，以避免热损伤。

（王筱君　吕雪雪　易小钰　沈晓丽　张　媛　译）

第 9 章

内镜缝合术在小儿微创泌尿外科中的应用

Dariusz Patkowski

学习目标

- 学习内镜缝合的基本原则。
- 掌握内镜打结的类型以及其之间的区别。
- 介绍内镜缝合的技巧和窍门。

微创手术（最小侵入性手术）在小儿泌尿外科领域中的应用起步较晚，发展速度也慢。最开始主要被用于诊断，后来逐渐发展为以治疗为目的的手术。随着经验的不断积累，越来越复杂的微创手术在临床实践中被采用，以拓展内镜手术（微创手术的一个子集）的潜在应用范围，尤其是在重建性手术领域，主要用于体内缝合以达到重建的目的。大多数的内镜手术主要用于外科切除，不涉及复杂的缝合技术。然而，高级的内镜缝合技术（简称"内镜缝合术"）已成为重建手术中必不可少的一部分。

缝合是内镜手术中最困难、最具挑战性的技能之一。它要求内镜外科医师有良好的手眼协调能力。许多经验丰富的内镜外科医师，虽然在其他方面技术娴熟，但却对正确的内镜缝合技术知之甚少，因为使用内镜缝合技术的机会并不多。当需要进行内镜缝合时，即使是这些经验丰富的外科医师也会遇到诸多挑战，比如器械操作、打结技术和组织处理等。这些挑战会延长手术时间，增加手术风险，最后甚至转为开放手术。很多外科医师试图将自己在传统开放式手术中积累的打结经验应用于内镜手术。

然而，这种操作在内镜手术中往往会起到不尽如人意的效果。主要原因如下：

·内镜手术的操作空间受限、狭小，尤其是针对新生儿和婴幼儿的内镜手术。

·使用持针器尝试精确定位时，需要其他器械进行协助，而非单纯依赖手指。

·在不接触和伤害周围组织结构的情况下，很难控制针头在狭小的空间内运动。

·器械与靶器官或组织之间的角度相对固定，这不利于精准缝合。

·内镜手术难以提供直接的组织触感。

·内镜手术中存在二维图像和手术图像景深不足。

·在进行内镜手术时，器械操作是反方向运动的。

开展先进的小儿泌尿外科内镜手术是和术者掌握的内镜缝合技术水平相辅相成的。小儿泌尿外科有许多内镜缝合的适应证。最常见的是在血管周围进行结扎（精索静脉曲张切除术、肾切除术、卵巢切除术）。这种并非单纯血管剪切的手术对于年轻医师来说是一个很好的学习，特别是精索静脉曲张切除术。其他更为复杂的情况包括肾盂成形术、输尿管再植术，甚至更为高级的重建手术。

实现一台完美的内镜打结手术是通过一系列精细操作逐步完成的。在进行内镜操作时，按照相同的方式和顺序反复执行每一个步骤十分重要，同时要以尽可能缓慢的器械运动来达到最佳的操作结果和可重复性。当然，这需要在模拟器上进行大量的训练才能实现。随着内镜手术模拟器变得越来越普遍，医学培训也将变得更加高效。此外，由于内镜缝合要求非常精确和先进的手眼协调能力，因此它应作为进行任何内镜手术培训的起点。

9.1　缝合技术

缝合技术有不同的方式，一般可以通过体外和体内两种途径进行。具体的比较结果可以在表9.1中找到。体内缝合虽然更为困难，但应该被视为进行任何内镜手术的标准。

表9.1　体外缝合与体内缝合的比较		
	体外缝合	体内缝合
精准度	低	高
缝合调整控制度	低	高
缝合构造	较容易	较难
线长要求	长，浪费线材	短，经济
构造（缝合）时间	较长	较短
导致非常细、脆弱线材损害的风险	高	低

9.2　缝线类型

选择合适的缝线类型非常重要。关于不同的缝合材料的讨论超出了本章的范围。在选择缝合线时，基本上可以在单丝线和多股线之间进行选择，因为它们在内镜手术中会展现出不同的特性。主要的区别列在表9.2中。从表面上看，内镜手术中多股线更实用；然而，在特殊的医学情况下，应考虑使用单丝线，比如在进行肾盂成形术等情况中。

表9.2　线材类型的比较		
类型	单丝线	多股线
操作性	困难	容易
记忆性	有	无
黏附组织	否	是
损伤	易断	易撕裂
滑动性	容易	较不容易

9.3　打结（结扎）类型

在进行内镜手术时，可以选择不同的打结类型（表9.3）。打结的基本目的是将组织拉拢在一起，并保持在一起。在笔者看来，滑结在各种情况下是最实用的。使用滑结时，外科医师可以控制组织之间的张力，从而避免它们的破裂。如果组织张力较大，则可以停止拉拢组织，并加入另一个或多个滑结。通过逐渐收紧结扎线或打结器，使组织之间形成紧密的连接，即逐步将组织的边缘拉近，使它们逐渐靠拢或相互贴合。通过这种方式，张力被分布在缝线之间，从而防止组织受损。

表9.3　不同打结类型的比较		
	外科结	方结	滑结
结构	第一个双结，第二个单对结	两个单对结	方结转换为滑结，并回到第一个方结
组织间张力	中等	小	组织所能承受的最高强度
处理	必须用第一个结关闭	必须用第一个结关闭，有因组织张力而自我打开的风险	可调，可以逐步地放置和闭合几个结，从而降低组织张力

9.4　手术器械

内镜缝合需要开口抓取器、持针钳和手术剪。除了常规的开口抓取器之外，医师还可以选择使用持针钳或细致一点的开口抓取器。这些持针钳可以是直的，也可以是向右或向左倾斜的，即有角度的。在内镜手术中，需要将缝合针穿过组织，确保它在适当的位置并沿着正确的组织平面进行移动。使用有角度的持针钳有助于医师更灵活、更容易地控制缝合针靠着组织进行操作。有角度的持针钳更为灵活，使得在适当的平面上更容易处理针对组织的位置，提高了操作的精确度。有些持针钳是按照特殊针的尺寸设计的，切记避免损坏这些持针器。

9.5　送针和拔针

根据针头的大小，可以选择通过套管针或腹壁送入患者体内。然而，如果患者过于肥胖，可能会有些困难。在这种情况下，应将针拉直，以适应套管针的直径。

9.6　持针

对于完美的组织穿刺和随后的完美缝合来说，针在持针钳颌部的位置至关重要。它经常是内镜缝合术中被低估的一部分。在开放手术中，外科医师借助手指调整针的位置。在内镜手术中，仪器代替了医师的手指，使手术变得相对困难。要通过持针钳获得合适的针位，主要有两个步骤：

9.6.1　第一步：抓针

主刀医师应用器械抓住针，抓的位置位于距离针尖1/2～2/3距离的部位。应用持针钳的颌尖抓住针弓。如果针头被紧紧地夹在颌口中，那么颌的尖端会在很小的手术空间内接触和移动周围的结构。这样就很难进行正确和精确的组织穿刺。

9.6.2　第二步：校正针的位置

分别在垂直和水平面对针的位置进行校正。针由惯用手固定在持针钳上。为了校正垂直位置，在保持水平的情况下，借助第二个仪器向左或向右转动针。为校正水平位置，将持针钳抓住的针轴立直，然后将针向左或向右转动到所需位置，并重复上述过程。

9.7　打结

打结的概念是基于字母"C"的形状，既可以是正的，也可以是反的。"C"形丝线的一端从组织中伸出，另一端从持针钳的颌部伸出。空着的第二个仪器从上面放入丝线的"C"形部分。根据结类型（单结或双结），在空着的仪器周围创建一个或两个环。接下来，抓住线的末端，从一或两个形成的环中把它拖出来。使用反向"C"的形状在相反的方向上重复该过程。在闭合前形成的方结，可通过拉开同侧结的内外线，变为滑结。这样的滑结可以将组织边缘逐步地连接在一起，控制它们之间的张力。

> 💡**技巧和窍门**

- 始终使用相同的缝合技术，并以相同的方式和顺序重复每一步。
- 缝合技术的任何修改和术中特殊情况要由经验丰富的内镜外科医师处理。
- 始终将器械的尖端保持在手术视野内，避免任何没有视线控制和视野范围下的操作。
- 保持用双手工作；然而，除非有足够的内镜手术经验，否则一次只能移动一个器械。
- 尽可能缓慢地移动仪器，就像在"慢动作电影"中一样。它使手术更快，从而实现完美的操作，避免无效，重复和不良的操作。
- 如果把线放在手术区之外，把它从手术区的一侧穿过组织拖到另一侧，那么过长的线也没问题。
- 在模拟器上进行持续练习是实现内镜缝合熟练和自动化操作的最佳方式。

（张　苗　韩健松　张赫恂　译）

第 *10* 章
小儿微创泌尿外科手术麻醉

Giuseppe Cortese，Costanza Tognon，Rosario Sara and Giuseppe Servillo

🎯 **学习目标**

- 明确气腹的全身改变。
- 介绍微创泌尿外科手术的围手术期管理。
- 介绍手术过程中系统并发症的适当管理。

10.1　引言

在过去的15～20年中，腹腔镜和机器人手术在儿科人群中的应用迅速增加，成为许多涉及胸腔和腹腔手术的标准方式，例如一些泌尿外科手术等。

这种手术背景下的儿科患者麻醉管理对于麻醉医师来说是一个全新的挑战。尽管腹腔镜手术和机器人手术中不用担心开腹手术的麻醉问题，但一些新的问题必须被关注，包括气腹带来的生理效应，二氧化碳的吸收，以及手术体位的要求（值得注意的是，一些腹腔镜手术比开放式手术实际花费的时间更长）。此外，尽管儿童和青少年的腹腔镜手术过程似乎与成人的相似，但成人手术的经验却不能直接转化应用于年轻患者的安全手术中。儿科手术必须在充分了解微创泌尿外科手术（minimally invasive urology surgery，MIUS）期间相关解剖和生理病理变化的情况下进行。

腹腔镜手术需要注入CO_2，可迅速被腹膜吸收并导致全身CO_2含量增加，从而使机体很多生理参数发生变化。CO_2是一种不可燃性、高可溶性气体，可能导致过度吸收、皮下气肿、血管内栓塞、气胸或纵隔气肿。适宜的外科手术通路和气体压力管理与麻醉策略相结合能够减少并发症的发生。

事实上，微创手术（minimally invasive surgery，MIS）并不意味着微创麻醉。

微创技术在小儿泌尿外科手术中的应用包括上尿路和下尿路手术，如根治性肾切除术、肾部分切除术、肾盂成形术、输尿管肾盏吻合术、输尿管输尿管吻合术、抗反流手术、输尿管重建术和膀胱扩张成形术。

微创泌尿外科手术通常需要扩张腹腔（经腹膜后入路除外），一般是通过注入CO_2实现。可以使用Verres针进行盲穿，也可以通过一个小的脐下切口在直视下放置一个通路。在婴儿和幼儿中，4～12mmHg的充气压力通常足以显示腹腔内结构，并创造出手术空间，因为青春期前人群腹壁更柔韧，腹腔也相比成人较小。在腹壁扩张后放入腹腔镜，可以使外科医师容易地观察腹腔内空间，放置器械通路并进行手术。机器人手术系统在手术室中占据了大量的空间，它由一个外科医师控制台（远离患者）、一个光学系统支架和一个带有机器人机械手臂的患者侧推车组成。建立气腹后，外科医师可以放置摄像机和机械臂的通路，并通过控制台操控它们。同时由一名助手在患者身边进行一些操作，如吸引、牵拉、缝合、将海绵置入或移除腹腔。

10.2　术前评估

由于每一位接受麻醉的患儿都是不同的，因此需要进行个体化的评估和处理。从健康患儿的择期手术到并存多种系统疾病的新生儿的急诊手术，患者群体可谓十分广泛，其麻醉处理的主要原则与开放式手术类似。

麻醉评估不应在手术当天进行，而应在完成必要术前检查，并有足够的时间进行知情同意书签署的时间段内进行。

应对患儿进行全面的体格检查和病理回顾，以确定腹腔镜手术的禁忌证，特别是那些存在心脏病或肺功能障碍的患儿。水合状态、用药史和过敏史均应被清晰记录。这一阶段的主要目标是评估可能影响手术耐受能力的合并症。腹腔镜手术的术前评估必须集中在患儿可能会由于腹腔镜和手术而产生机体生理变化的身体条件上。

事实上，通常需要用MIS治疗的泌尿生殖道的先天性畸形，可能与一些其他畸形存在相关性，例如心脏畸形，因此其可以简易地用作先天性心脏病的诊断信号。对心室前负荷降低敏感的患者，腹腔充气可能是一个重要的危险因素，需要在术前咨询儿童心脏病专家以及术中管理此类情况经验丰富的麻醉医师。此外，在患儿存在先天性畸形的情况下，寻找是否同时伴有中枢神经系统、呼吸道和气道结构的异常也是至关重要的。

实验室检查项目取决于患者的一般情况。除既往史中存在新发的临床及药物治疗情况外，实验室检查的有效期为6个月。表10.1规定了患儿进行麻醉前所必需的血液检验。建议术前进行心电图检查，不建议常规进行胸部X线检查。

术前评估必须严谨地依照气道评估量表和算法来进行充分的气道检查。婴儿气道的直径小，这解释了在经口气管插管或其他技术中可能出现的许多问题。狭窄的上气道是选择气管插管技术的主要因素，这种选择取决于儿童通气的质量和术后肺部并发症的风险，因为其功能余气量小于成人，易出现肺不张。

表10.1	建议进行的血液检验和检查
检查	条件
电解质、血细胞比容、血红蛋白、转氨酶、血清葡萄糖、血细胞计数、肌酐、白细胞计数	常用（非强制性）
凝血指标（部分凝血活酶时间、凝血酶原时间、INR）、血小板计数和血型	潜在的大出血手术，既往史存在凝血问题
验孕	生育期女性
心电图	从出生到6个月大的患儿
胸部X线	存在支气管肺发育不良（broncopulmonary dysplasia，BPD）的风险
心电图+心脏检查	存在BPD风险、心脏杂音或阻塞性睡眠呼吸暂停（OSAS）

由于婴儿的气道非常短，在改变卧位或手术过程中都可能发生气管导管的松动。插管时气管、支气管黏膜易受损，小管腔易被血液或分泌物阻塞。禁食建议与成人相同，并增加了母乳和婴儿配方奶粉摄入量指南（表10.2）。有时建议在腹腔镜手术前做肠道准备以优化操作空间。

表10.2	麻醉前适宜的食物和液体摄入量
摄入的物质	最短禁食时间（h）
清澈的液体：水，无果肉的果汁，清茶，黑咖啡	2
母乳	4
非母乳	6
便餐（烤面包和透明液体）	6

麻醉医师在提供信息时应该尽可能清楚和详尽，因为一些外科医师可能会刻意简略手术步骤（例如"只有三个小洞"），因此必须要让

家长们知道，获益与风险是并存的，麻醉医师必须向其充分解释风险发生的概率和严重性。微创手术并不意味着微小风险。

10.3　腹腔镜手术的生理影响

10.3.1　呼吸系统

将腹腔内容物向头侧推的相关气腹（通常在 Trendelenburg 位）会使横膈膜向头侧偏移（图 10.1）。此外，气腹还会造成胸廓总顺应性降低、功能余气量（functional residual capacity，FRC）降低及气道阻力增加（表10.3）。已有报道提出，动脉血氧饱和度在成人的妇科手术中降低。FRC 的降低和肺不张，可能导致通气/血流比值失调和低氧血症。若术中未调整呼吸机设置，呼气末 CO_2 则可从 $33\sim42$ mmHg 的基线值升高，因此有必要增加 30%～60% 或以上的通气率以恢复呼气末 CO_2 到基线水平。超过 90% 的婴儿需要至少一次的呼吸机参数调整以恢复潮气量和呼气末 CO_2。但呼吸变化几乎不会对术后呼吸功能的预后产生不良影响，只有在术前呼吸功能不全或残余药物抑制肺动力的情况下才可能会发生呼吸性酸中毒。

表10.3　腹腔镜手术中呼吸系统的改变		
参数	变化	原因
FRC	下降	膈肌位移、体位改变
PO_2	下降	肺不张，术前呼吸功能减退，缺氧性肺血管收缩
肺顺应性	下降	膈肌升高，腹内压增加
PCO_2	增加	CO_2 吸收

10.3.2　心血管系统

心血管系统的改变是由于气腹、二氧化碳吸收和体位改变而引起血容量变化的结果。一些研究利用超声心动图对腹腔镜手术中的心血管变化进行了评估。当腹内压（intra-abdominal pressure，IAP）达到 12mmHg 时，心指数下降 13%。研究者们发现，平均动脉压（mean arterial pressure，MAP）、血管阻力（vascular resistance，SVR）和中心静脉压（central venous pressure，CVP）随着每搏量（stroke volume，SV）的减少而增加（表10.4）。这是由 IAP 升高引起神经内分泌系统的反应，包括儿茶酚胺的释放、血管紧张素系统的激活，因此导致了 MAP 和 SVR 的增加。

表10.4　腹腔镜手术中心血管系统的改变		
参数	变化	原因
SVR MAP	增加	高碳酸血症，神经内分泌反应
心率	心动过缓或心动过速	腹膜牵拉、迷走神经反射、缺氧、高碳酸血症
心指数	减少或不变	后负荷增加，静脉回流减少，体位改变，心脏充盈减少

10.3.3　其他系统的影响

与开放式手术类似，腹腔镜手术同样会使血浆肾素和醛固酮水平高于基线值。肾血浆

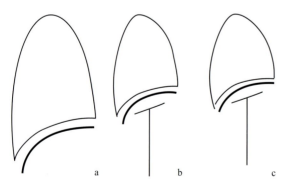

图 10.1　气腹引起横膈膜向头侧位移，从而减少肺容量、增加气道压力、加重肺不张，这些变化导致呼吸力学和气体交换的恶化。a.正常；b.气腹；c.气腹加 Trendelenburg（位）

流量减少，肾小球滤过压降低可导致尿量的减少。对于健康患者来说，这些改变可以被机体很好地代偿，且并未有证据证明这些改变会造成永久性肾功能损害。腹腔镜手术会将腹腔膜显露于大量干冷的 CO_2 中，可能导致低体温的发生。尤其对于新生儿来说，手术时间的延长会增加低温对心血管系统和凝血功能影响的可能性。

最近的研究发现，儿科人群在腹腔镜手术时脑血流量和颅内压（intracranial pressure，ICP）可能升高。

CO_2 与腹膜液发生反应，降低腹膜的 pH，并创造酸性环境以限制炎症反应。腹内压的水平和选择的气体类型会引起不同程度的炎症。

不同于高压和空气充气，低压力 CO_2 仅引起腹膜的轻微改变。改变包括以嗜酸性粒细胞、肥大细胞和淋巴细胞为代表的大量炎症细胞，但未检测到有临床意义的改变。术后涉及快速康复，其中包括肠功能的快速恢复、医疗装置的早期移除、尽早活动和疼痛的缓解。

10.4　麻醉管理

小儿微创手术没有专门制定的麻醉策略，麻醉诱导和符合维持标准的小儿麻醉流程。本文提供了一个总结麻醉管理的流程图（图 10.2）。

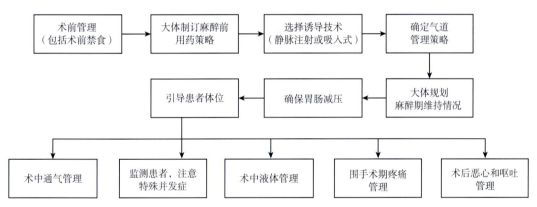

图 10.2　麻醉管理流程图

根据标准美国麻醉医师协会（American Society of Anesthesiologists，ASA）的规定，在用药前，麻醉医师必须确保以下几个方面：足够的 O_2 供应、检查呼吸机；尺寸合适的气道设备（包括面罩、喉镜片、气管内和鼻气管导管、针筒、困难气道管理设备）；备好支持任何麻醉阶段所需的基本药物；脉搏血氧仪、ECG、无创血压、呼气末 CO_2 监测仪、听诊器等设备齐全且功能完好；定期检查除颤器；此外还要有专门应对特殊情况的设备和药物。

然而，呼气末 CO_2 监测仪并不能完全反映 $PaCO_2$，特别是在婴幼儿中，因其呼吸频率通常更快，动脉血 - 呼气末 CO_2（a-et）梯度是可变的。

10.5　麻醉前用药

微创泌尿外科患儿的麻醉前用药无须区别于其他类型的手术。由于机器人手术室通常远离病房（一般为多学科病房），因此术前用药必须在绝对可控且安全的条件下给予。用药的选择取决于患儿的焦虑程度和全身状况。诱导前半小时口服咪达唑仑（0.5mg/kg）通常是一个不错的选择。咪达唑仑用于直肠（0.5mg/kg）

或舌下（0.3mg/kg）或鼻腔（0.3mg/kg）都是有效的。对于8～20kg、6个月以上的儿童来说，用可乐定（4μg/kg）来代替咪达唑仑效果更好。在用药前可静脉注射阿托品或格隆溴铵，以防止腹腔充气和吸引分泌物时引起的反射性心动过缓。

必须建立至少一条静脉通路；在预期可能存在失血情况时，需再建立一条额外的输液通路。最好选择将输液通路置于横膈膜上方位置的静脉，因为如果置于其下方静脉，可能会由于气腹的建立而限制液体和药物进入中央循环。在建立静脉通路前应使用局部麻醉药共晶混合物（eutectic mixture of local anesthetics，EMLA）完成表面麻醉以减少疼痛。

10.6　麻醉

麻醉诱导可以选择静脉或吸入诱导的方式，选择哪种方式在很大程度上取决于儿童能否配合医护人员建立静脉通路。在临床实践中，通常学龄前的儿童首选吸入诱导，而大点的儿童首选静脉诱导，选择应根据患儿的焦虑水平个性化制订。与吸入性麻醉药相比，静脉诱导药物能够更快达到插管所需的麻醉深度。其中，异丙酚是具有代表性的药物，因其起效快、作用时间短、可减少气管插管所引起的支气管痉挛反应，并具有止吐效果。当选择吸入诱导时，大多数强效的吸入剂都具有降低气道反应性的优点。七氟烷通常是首选的诱导药物，因为与异氟烷和地氟醚相比，它的刺激性最小。地氟烷一般不用于吸入诱导，因为它是一种非常刺鼻的挥发性麻醉剂，可引起分泌物增加、咳嗽、气道阻力增加和喉痉挛。

诱导后，放置胃管胃肠减压，减少胃损伤，充分显露腹腔内空间，增加可见度。

在儿童腹腔镜手术的气道管理方面，气管插管通常比建立声门上气道（supraglottic airway，SGA）更受欢迎。气管插管对排出CO_2的通气控制更优，并可以有效防止反流误吸。然而，一些研究者也证实Proseal™喉罩的通气效能与气管插管是相当的。

当患儿反流误吸风险较高时，必须要考虑进行快速序贯诱导方案。使用如雷尼替丁等H_2受体拮抗剂，对于这类患儿来说是十分必要的。

儿童麻醉的标准做法包括：若患儿年龄小于8岁，则使用无套囊气管导管（endotracheal tube，ETT），但这可能会使腹腔镜手术过程中分钟通气量难以维持。使用带套囊的ETT可以在气腹期间使用呼气末正压（positive end expiratory pressure，PEEP）通气并维持一个高水平的气道峰压。就目前的观点来讲，使用ETT插管后在套囊内打入微量气体可以减少通气困难的可能性。

尽管声门上气道装置目前已经安全地用于短小手术，但对于其能否应用于腹腔镜手术仍然备受争议。与开腹手术一样，腹腔镜手术中全身麻醉的维持依然是基于吸入或静脉药物的基础上进行的。

必要时，需静脉注射阿片类药物（如芬太尼或瑞芬太尼）以补充麻醉。

关于氧化亚氮（N_2O）的使用目前也是存在争议：人们担心其会增加术后恶心、呕吐和肠胀气的风险，同时，N_2O会随着时间的推移，逐渐扩散到腹腔内的封闭空间中，导致肠道扩张，从而增加手术操作的技术难度。此外，它可能会产生有害代谢产物，对儿童具有神经毒性作用。

手术中通常会使用神经肌肉阻滞剂，以便进行气管插管以及改善手术条件，但文献中关于腹腔镜手术中所需的神经肌肉阻滞剂的最佳剂量却是众说纷纭，神经肌肉阻滞剂的需要量大多还是取决于手术本身。

大部分的手术需要控制通气。现代呼吸机的使用使小潮气量能够顺利输送成为可能，从而确保对患儿进行保护性肺通气和定容通气。事实上，即使现在缺少关于通气结局的儿科手术数据，但正如我们在成人手术中观察到的那样，保护性肺通气对于儿科人群无疑也是大有裨益的。该策略将目标潮气量控制在6～7ml/kg，预防性使用PEEP来防治肺不张，并在必要时进行肺复张策略以改善肺不张。

安全有效实施保护性肺通气这一策略需要合理选择通气模式，并监测呼吸机与患者之间的相互作用，以优化呼吸机设置。尽管这一理论很明确，但由于难以确定患儿的确切体重和最佳PEEP水平，将该理论运用于实践中仍充满挑战。在这种情况下，为了让操作者选择最优的通气策略、实时调整气体交换模式及呼吸机参数，床边监测仪是不可或缺的（图10.3）。这种情况下要实现的目标包括：

· 以最小氧浓度维持最佳动脉氧分压。
· 可接受的动脉CO_2分压。
· 以最小的吸气压力提供足够的潮气量。

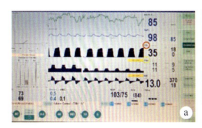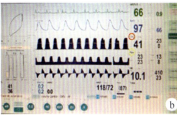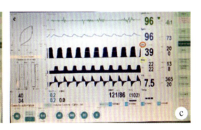

图10.3　微创泌尿外科（MIUS）过程中呼吸机输出值的变化。a. 显示T_0时的通气设置以及$ETCO_2$的值（红色圆圈）和气道压力值（Ppeak 和 Pplat，黄色圆圈）；b. 显示相同呼吸机设置下腹腔镜充气后的$ETCO_2$和气道压力的变化；c. 显示了将$ETCO_2$恢复到合适范围所需的通气设置变化

另一个不可忽视的可以影响术后结局的因素是液体管理。围手术期的液体需求量实际上取决于多种因素，如术前容量状态、围手术期状况、患者年龄、麻醉管理和干预措施的本质（腹腔镜手术比开放手术的无意识液体丢失量更少）。液体疗法的第一个目标是维持标准的血容量。即使这个方法是通过应用固定容量算法给予患者大量液体来实现，但我们在实际临床工作中观察到，通过限制术中液体输入量，可以很轻易地降低围手术期的发病率和死亡率，这对成人和儿科患者都有利。

腹腔镜手术已被确定为术后恶心和呕吐的危险因素，因此应对所有接受腹腔镜机器人手术的患者常规预防性应用多模式止吐治疗。

腹腔镜和机器人手术后的疼痛通常小于相应的开放性手术，但疼痛的程度还是取决于手术的具体实施情况。腹腔镜手术后的疼痛通常可以用对乙酰氨基酚、非甾体抗炎药、地塞米松和阿片类药物有效控制。此外，在缝合伤口时使用局部麻醉药做切口处浸润麻醉也有效。

患者在手术过程中可能会处于一个非常极端的体位，因此容易发生压伤的部位应用特殊的衬垫加以保护。

要为每一位患者做好充足的保温措施（包括液体、环境、设备），需要铭记的是，新生儿最大的热量损失来自于头部和躯干部。

10.7　术后疼痛、恶心和呕吐

术后疼痛是由医疗器械通路插入腹壁、膈神经刺激和腹膜扩张引起的，其强度可持续24h。切口处做局部麻醉药浸润、行区域阻滞、使用阿片类药物、使用非甾体抗炎药和对乙酰氨基酚的多模式镇痛方案，可降低剧烈疼痛的发生率。

以下为一个运用多模式镇痛方案的例子：术后静脉注射芬太尼（1～2mg/kg）、对乙酰氨基酚（15mg/kg）、吗啡（0.1～0.2mg/kg）和酮咯酸（0.5mg/kg）/酮洛芬（1～1.5mg/kg）。

对乙酰氨基酚是术后疼痛治疗的首选药物，通常为静脉注射或规律口服。除芬太尼和吗啡外，另一种作为补充药物的是曲马多（0.5mg/kg，3次/日）。

通过在腹横肌平面（transversus abdominis plane，TAP）使用局部麻醉药来阻断感觉神经对腹壁前侧的作用，是为腹部手术患者提供完善术后镇痛的一个绝佳方法。

在接受下腹部手术的患儿中，超声引导的TAP阻滞作为一种可选且有效的术后镇痛方法，引起了医师们的广泛关注。

TAP阻滞最早由McDonnell等在2004年提出。超声引导下的TAP阻滞在下腹部手术中提供了良好的镇痛效果。

这种阻断前外侧腹壁神经传入的区域麻醉技术提供了优越和持久的镇痛效果，且不用担心静脉使用阿片类药物所面临的呼吸抑制的风险。

最新的一项研究证明，与局部麻醉药浸润组相比，TAP阻滞组在最初2h内的疼痛评分显著降低，且该技术的应用减少了术中患者对麻醉药物的需求量，这一点从手术操作期间血流动力学波动程度有所缓和而得以证明。

腹腔镜手术已被确定为术后恶心和呕吐的危险因素，因此应给予常规预防性止吐治疗。地塞米松在预防腹腔镜手术术后4～6h恶心发生率方面优于昂丹司琼，但两种药物在预防术后24h内呕吐的疗效几乎相同。

10.8　并发症

儿童和成人手术的并发症相似，包括那些与腹腔镜手术所引起的生理影响相关的并发症（例如，血流动力学改变、呼吸困难和气体栓塞）、手术操作（血管或实质器官损伤），以及患者体位的影响。

对于一个麻醉医师来说，能够意识到潜在风险并具备快速解决问题的能力是十分必要的。

对于并发症（低血压、高血压和心律失常）的处理其中包括：确认IAP必须保持在一定的压力范围内，可以通过排除所有可干预的因素或给予正确的支持治疗（例如减少或改变术中麻醉药的使用、液体管理、药物干预）的办法来解决。

但如果上述治疗无效，则有必要终止气腹，并经外科医师同意后转为开放手术。高碳酸血症或缺氧可能是呼吸衰竭的征兆，这与腹腔镜技术引起的生理效应或外科损伤（如膈肌损伤）有关。

高碳酸血症可通过增加通气以代偿CO_2的吸收来处理。

由于气腹和手术体位导致的FRC减少和肺不张，或麻醉过程中可能发生的多种因素，都可能诱发缺氧。当缺氧发生时，首先应听诊胸部，以排除气管插管异常或支气管痉挛，然后增加吸入氧浓度，除非患者存在低血压，否则应同时进行手法肺复张以及优化PEEP的操作。如出现难治性低氧血症，必须终止气腹并将腹腔内气体排出；CO_2气腹可导致皮下气肿、气胸、纵隔气肿、心包积气和气体栓塞。

大多数情况下，皮下气肿在腹腔内气体排出后无须特殊干预便可自行消退。发生明显皮下气肿时，CO_2的吸收可能会在手术后仍持续数小时，但健康患者可以通过增加通气排出CO_2；存在呼吸系统或心血管系统基础疾病的患者应在麻醉后转移至麻醉恢复室进行观察，直至症状消失。CO_2引起的气胸、纵隔气肿和心包积气虽然罕见，但可危及生命，因为其可伴有严重的血流动力学损害。因此当出现不明原因的气道压力升高、低氧血症、高碳酸血症伴头颈部皮下气肿或胸部两侧扩张不一致时，应予以高度怀疑。降低吸气压力、增加PEEP和过度通气通常能够改善以上症状。

通常情况下，腹腔镜手术中静脉气体栓塞较为常见，但几乎均为亚临床症状，并不会对患者的健康造成损害。但在极少数情况下，当二氧化碳栓塞在动脉或大静脉时，会造成潜在的致命并发症。临床表现以心血管系统衰竭（呼吸末CO_2突然降低、血氧饱和度急剧下降、血压下降和各种类型的心律失常）和血气分析的改变为特点，甚至可能导致患者死亡，这取决于栓子的大小。可通过提前放置的中心静脉导管抽出气栓，并采用杜兰特氏体位和100%纯氧通气下的心肺复苏等救治方法。在疑似气栓的情况下，应终止气腹，同时增加通气量和吸入氧浓度以减少二氧化碳气泡的大小，给予补液和血管升压药进行支持性治疗可能有效。

血管、肠道或膀胱损伤也是严重的并发症：一项关于小儿泌尿外科腹腔镜手术主要并发症的调查报告显示其发生率为1.2%。这些情况大多发生在成人腔镜手术中将套管针器械插入腹腔时或放置于腹腔后的过程中。相较于开腹手术来说，腹腔镜手术中失血可能更不易被发现，因为腹腔镜下手术视野十分有限，当患者处于头高位或头低位时，血液可能会流出手术视野外。当出现低血容量迹象（如低血压、心动过速）时通常提示存在隐匿性出血，需要引起外科医师的注意。

小儿和成人的腔镜手术体位大体相似，护理上应尽量缓冲手臂、手腕和手的压力，以避免在手术过程中意外造成的神经损伤。通常使用记忆棉垫可以很好地避免此类伤害的发生。

10.9　讨论

微创泌尿外科手术在速度、术后恢复时间、更好的疼痛管理和患者认可方面具有一定优势。

然而，若处理不当，与气腹变化相关的麻醉管理显然会成为一个难题。

因此，外科医师和麻醉医师之间有必要进行通力合作，通过反复研究和比较以确保为患儿提供最佳的治疗方案。

近年来，一些成人腹腔镜手术采用硬膜外或蛛网膜下腔麻醉，取得了良好的效果。未来，希望在越来越多随机对照试验的支持下MIUS麻醉管理资质有望获得国际科学验证。

- 在进行小儿麻醉管理之前，必须了解手术期间患者的全身变化（气腹）。
- 充分的术前评估对于减少干预风险的麻醉策略的制订至关重要。
- 采用多模式方法治疗术后疼痛、恶心和呕吐是必要的。

（郭　航　郭文治　曹华林　译）

2

第二部分
肾　　脏

第11章
内镜逆行球囊扩张术治疗儿童原发性肾盂输尿管连接部梗阻

José María Angulo，Javier Ordoñez，Alberto Parente，Laura Burgos，Laura Pérez-Egido，Beatriz Fernández-Bautista，and Rubén Ortiz

学习目标

- 描述使用高压球囊进行肾盂输尿管连接部梗阻（ureteropelvic junction obstruction，UPJO）扩张的内镜技术。
- 介绍内镜逆行球囊扩张术（endourologic retrograde balloon dilatation，ERBD）的长期效果。
- 描述 ERBD 相比其他微创疗法在治疗 UPJO 方面的优势。
- 介绍 ERBD 的技巧及内镜手术的一些要点。

11.1　引言

开放肾盂成形术仍旧被认为是治疗肾盂输尿管连接部梗阻（ureteropelvic junction obstruction，UPJO）的手术金标准（成功率超过 94%），但最新报道微创治疗方法可取得更好的疗效。这些微创技术具备减少术后疼痛、缩短住院时间、美观等优点，其有效性和安全性也得到验证，使其在许多病例中成为首选治疗方法。

用于治疗 UPJO 的腔内球囊扩张术首次报道于 1982 年，但是其在儿童中应用经验和疗效有限。近年来，适用于儿童的器械和技术改进使得内镜球囊扩张术成为一种安全有效的治疗方法，诸多文献报道了该技术在其他泌尿外科疾病（如原发性梗阻性巨输尿管，继发性 UPJO 等）中的应用。但该技术在原发性 UPJO 中的治疗作用却因为已发表文献所报道的成功率和治疗效果存在差异而受到了质疑。

本章笔者阐述了运用内镜逆行球囊扩张术（endourologic retrograde balloon dilatation，ERBD）管理原发性肾盂输尿管连接部梗阻（UPJO）方面的经验。在笔者的机构中，此术式已被确立为一线治疗，并采用不被重视的高压球囊（HPB）完成。倘若狭窄未完全解决，扩张则借助外周切割球囊微扩张装置（Cutting Balloon™，CB）来完成。

11.2　术前准备

所有患有 UPJO 的患儿从出生后第 2 天开始都要定期接受超声波扫描随访（如果产前已确诊）。在预防性使用低剂量抗生素的保守治疗下，在患儿出生 1 个月后需重复进行上述检查，然后每 3 个月重复一次该检查。上述检查有助于测量肾盂前后径、肾盏和肾皮质厚度，还能发现任何其他相关畸形。患儿也需接受 ^{99m}Tc-MAG-3 利尿性肾图，该检查可用于提示患儿梗阻的类型。此外，患儿还要完善排泄性膀胱输尿管造影以排除膀胱输尿管反流的可能性。

术前患儿需预防性应用抗生素治疗，通常选用阿莫西林 - 克拉维酸（30mg/kg），或根据患儿尿培养结果选择合适的抗生素。患者采用喉罩下全身麻醉，一般不需要膀胱导管或鼻胃管置入。

11.3　手术体位

手术一般要求患儿取平卧位（图 11.1）。

如果是小婴儿，则将患儿的会阴部移至手术台边缘，并在膝盖下方放置一个大小合适的毛巾卷。使用胶带固定以帮助患儿固定体位。如果是年龄较大的儿童，可使用能够安装到手术台上的腿部支撑器来固定体位。手术过程中主刀和助手应站在患儿的脚边或两腿之间。膀胱镜监视器建议放置于手术台的右侧，而膀胱镜则建议放置于患儿头部。C形臂X线机可从患儿左侧方向置入。

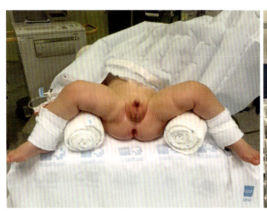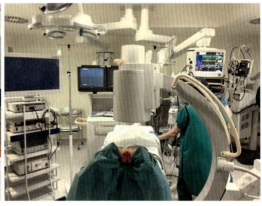

图11.1　患者体位

11.4　手术设备

　　膀胱镜检查应使用带有Fr5器械通路的Fr9.5膀胱镜。在患侧输尿管中置入Fr4输尿管导管，然后使用不透射线的造影剂（碘帕醇）进行逆行肾盂造影。为了向上引导输尿管至肾盂，我们推荐使用亲水导丝（0.355mm Choice PT™，J-tip，Boston Scientifc或0.457mm Radiofocus® Terumo）。当操作存在困难时，我们会选择0.889mm的亲水导丝，因为这种导丝在输尿管腔内逆行方向上更容易穿行。使用尺寸为Fr3的高压球囊（high-pressure balloon，HPB）对肾盂输尿管连接部（ureteropelvic junction，UPJ）进行扩张（图11.2），该球囊导管长度（RX Muso™，Terumo）为2cm并根据患儿的体重（小于6kg的患儿为5mm，6～10kg患儿为6mm，＞10kg的患儿为7mm）设计了不同的直径（5～7mm）。如果需要，可使用长度为2cm、直径为3mm、4mm或5mm的切割球囊™（Boston Scientifc，Natick，MA，USA）（图11.3）导管（它结合了传统球囊扩张术的特性和先进的显微外科功能）。手术后放置双J管（Fr3，8～12cm；Sof-Flex Multi-Length Ureteral Stents；CookMedical Europe™），并放置经尿道膀胱导尿管（Foley导管）到术后16～18h。

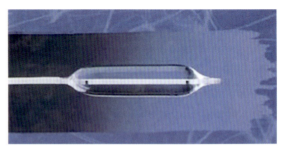

图11.2　高压球囊。球囊直径：5mm、6mm或7mm；球囊长度：2cm

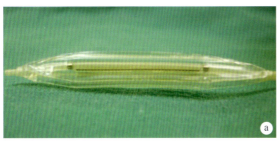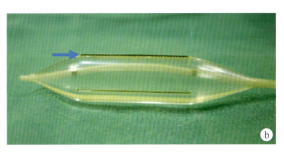

图11.3 切割球囊。a.压缩装填；b.填充放射造影剂状态。箭：Atherotomes（0.0127cm高的微型手术刀片）。球囊直径：3mm、4mm或5mm；刀片长度：6mm、10mm或15mm

11.5 手术技术

第一步是进行膀胱镜检查，并在患侧输尿管中置入Fr4输尿管导管。然后进行逆行肾盂造影术。使用亲水导丝（0.355mm或0.457mm；如有困难，最好使用0.899mm）沿输尿管向上置入肾盂。然后，在X线引导下，将高压球囊导管沿导丝向上直到到达UPJ。注入放射造影剂，达到标定压力（14～16atm），直到球囊内的缺损或沙漏影像消失（图11.4）。扩张手术成功后，在肾盂和膀胱之间放置双J管（Fr3，8～12cm）。术后16～18h拔除经尿道膀胱导尿管。

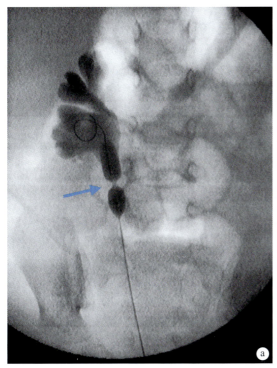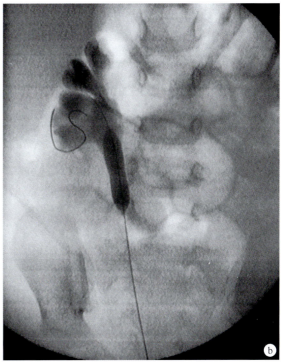

图11.4 X线引导下的UPJO扩张术。a.球囊充盈（充盈了放射造影剂）和肾盂输尿管交界处梗阻的位置（球囊凹槽，蓝色箭）；b.完全扩张后，狭窄得到缓解

切割球囊™（cutting balloon，CB）导管适用于在16～18atm下20s后球囊缺损或高压球囊沙漏图像仍未完全消失的情况。在这种情况下，在UPJ水平置入CB，其最大压力可达12atm。然后如前所述使用HPB完成扩张，并同样放置双J管。

双J管在扩张手术后4～6周予以拔除。在上述操作进行的同一时间内需在日间住院处完成对患儿UPJ的评估（校准）。该评估措施具体指在UPJ处以低压（6～8atm）充气HPB，以检查是否存在残余狭窄。如果在透视中发现有残余的狭窄，则需使用HPB重新进行扩张，并使用4-0普尔林缝合线将其远端固定在一个双J管末端，使其经尿道外部化。患儿应在1周后于门诊治疗中心拔除双J管时一并取出HPB。如果在进行HPB扩张后仍出现持续狭窄，则需要采用和初次干预一样的步骤再次进行CB扩张，并且嘱咐患儿在术后4周于门诊治疗中心取出双J管。

11.6　术后管理

一旦患儿从麻醉过程中恢复，就可以开始经口喂养。在术后管理的初始阶段，镇痛要求仅限于静脉注射非阿片类药物，时间不超过24h，出院后无须口服镇痛药。术后16～18h可拔除尿管，观察到患儿自发排尿后即可出院。术后"校准"操作一般在门诊手术室完成。

出院后的随访包括定期临床复查和术后3个月、6个月和12个月的肾脏超声波检查（此后每6个月1次）。肾盂前后径（anteroposterior renal pelvis diameter，APD，横截面上肾盂的最大直径）、肾盂/皮质比率（APD与最小皮质厚度之间的关系）以及APD改善的百分比为预测结果的主要参数。根据超声波检查参数预测术后6个月预后不佳时（当APD＞18.5mm、PI＜35%或PCR＞3.5时），

术后MAG-3利尿肾图才会进行。如果UPJO复发，可以同样的方法再次进行手术。

11.7　结果

我们的研究小组最近对112例接受了这种技术的单侧原发性UPJO患儿进行了回顾性研究。初次手术的平均时间均不到30（25±10）min，90%病例的手术都被成功完成。10%的病例需要进行CB扩张。手术失败的原因是持续的沙漏征象（最常见）或导丝未能通过肾盂。所有患儿术中均未出现并发症，80%以上的患儿住院时间为24h。导致住院时间延长（超过48h）的原因是术前尿路感染，需要使用抗生素或出现疼痛和呕吐的患者不到2%。出院后再次入院的原因是疼痛和呕吐（4%）、持续性血尿（2%）以及因尿路感染而需尽早拔除双J管（2%）。

双J管取出术和重置术的平均手术时间为（18±14）min，术中无并发症发生。24%的患者出现了狭窄残留，需要进行HPB扩张（21%）或CB扩张（3%）。尽管取得了初步疗效，但仍有8%的患者出现了后期复发，需要进行另外的干预。该技术的总体成功率为76.7%（包括只需要一次ERBD的患者）；如果将需要第二次ERBD的患者包括在内，成功率可提高到86.6%。只有7例患者（6.3%）需要进行开放肾盂成形术，2例患者因肾功能丧失而需要进行肾切除术（其中1例患者术前肾功能差异为21%，1例患者存在严重的术前和术后肾盂肾炎）。

最后，在需要进行一次或两次ERBD的患者中，术后1年APD（10±5）mm对比术前（25±10）mm，和术后1年实质厚度（1.3±1.0）mm对比术前（4±1.5）mm的减少差异有统计学意义（$P<0.05$，t检验）。术后1年的改善率为（55±25）%。

技巧和窍门

- 根据患儿的体型选择合适的器械至关重要。技术改进和小儿专用器械的研发提高了这一手术的安全性。在2岁以下的儿童身上使用超过Fr 4的器械容易导致手术失败和损伤。

- 为提高成功率，需要使用特异且适合的材料：包括不同尺寸的球囊类型（高压球囊、切割球囊）、导丝、小儿膀胱镜、双J管等。

- 与其他微创技术一样，学习曲线也是必要的。我们大部分失败和复发病例都发生在项目开始后的前半期，最近几年失败病例显著减少。

- 如果采用内镜方法存在困难，重点是不要勉强和延长手术时间。如果我们发现手术难度过大、时间过长，最好改变方法，以避免出现重大并发症。重要的是要记住采用腔内途径治疗时能够保持手术区完好无损，因此如果无法安全地进行ERBD，肾盂成形术始终是一种选择。

11.8　讨论

近年来，腹腔镜和机器人辅助肾盂成形术取得了可喜的成果，因此采用微创手段治疗UPJO变得越来越有吸引力。但对于这些方法在患儿中可行性的担忧、对特殊技术的需求、高质量的培训以及较高的成本等问题，使得这些方法在小儿外科领域未得到广泛的应用和认可。相比上述方法，ERBD具有一系列优势，如缩短了住院时间和手术时间，无瘢痕的美观优势，较少的镇痛要求，以及在婴幼儿中的安全应用。此外，ERBD技术不会改变输尿管或肾盂的外部解剖结构，因此在需要进行肾盂成形术时能够保持手术区域完整。

研究报道证明ERBD在成人人群中能够获

得满意疗效，但之前发表的关于儿童的研究结果却不尽相同。一些研究人员更倾向于采用经皮前入路途径，并报道了肾盂成形术在UPJO复发中的成功结果。在我们看来，由于并发症的风险较高，我们倾向于将顺行经皮入路留给UPJO复发的患者。近年来，随着内镜工具的改进和适应性的提高，逆行入路已成为一种安全、微创和可行的方法，即使对婴幼儿也是如此（正如我们研究所证实，术中并发症的发生率很低）。

这种方法的主要缺点包括在某些情况下（在我们的经验中高达23%），需要实施第二次扩张手术，以达到持续缓解狭窄的目的。而二次手术需要二次麻醉（全身麻醉），但在笔者的经验中，暂时未观察到麻醉不良事件的发生。这可能得益于手术时间短（大多数病例少于30min）且手术为微创。此外，这种方法也需要一个学习曲线（与其他微创方法一样）。我们观察到在应用该方法的最初几年复发和失败的病例要比近几年多。

在笔者的临床实践中，患儿会遭受到辐射是一个重要问题。在操作过程中，医务工作人员会将辐射有效剂量降至最低，并尽可能推广使用辐射防护罩。此外，我们最近改变了术后影像随访方案（根据最近的建议），只有在术后超声检查结果恶化时才会安排患儿接受术后^{99m}Tc-MAG-3利尿性肾图检查。

综上所述，尽管ERBD方法的成功率略低于其他微创方法，但我们相信ERBD方法具备的特殊优势使其成为治疗婴儿UPJO的一个安全有效的选择。这项技术的成功在于使用了适合患儿年龄的适当材料（小于Fr4导管器械、亲水导丝、球囊导管、双J管等）。本技术并发症发生率很低，其中最常见的是泌尿系感染。这可能与放置双J管有关，但我们坚信为了避免术后急性肾盂输尿管交界处梗阻的发生，有必要使用双J管。此外，在高压球囊扩张术后仍存在持续狭窄的患者中，切割球囊™的使用也取得了成功。最后，只需要一次ERBD

的患者成功率为76.7%，而如果将需要第二次ERBD的患者也纳入统计时成功率可高达86.6%，证实了该技术在大量患者和长期随访中的一致性。

> **要 点**
>
> - 内镜逆行球囊扩张术是治疗 UPJO 的最有效方法。
> - ERBD 需要内镜手术方面的经验，学习曲线很长。
> - 为了避免并发症和提高成功率，必须使用专门的小儿器械。
> - 这种方法的主要优点是镇痛需求少、住院时间和手术时间短、不留瘢痕，以及在手术失败的情况下仍然能够保持手术区完好无损。其主要缺点是成功率较低（与肾盂成形术相比），而且可能需要进行二次手术。
> - 使用双 J 管对于防止肾盂输尿管交界处的急性梗阻非常重要。
> - 如果手术失败，还可以进行肾盂成形术（因为手术区完好无损）。

（王德娟　李俊涛　肖楚天　译）

第 12 章

机器人肾盂成形术

Alexander M. Turner，Salahuddin Syed，and Ramnath Subramaniam

学习目标

- 肾盂成形手术方式的选择。
- 微创手术和机器人手术的优势。

12.1 引言

内源性或外源性压迫因素导致的肾盂输尿管连接部（uretero pelvic junction，UPJ）梗阻是小儿泌尿外科常见的疾病，包括输尿管近端纤维化/狭窄或肾下极血管变异，前者常通过产前筛查发现，后者则常出现于Dietl危象的大龄儿童。尽管有许多学者对病因进行过分析，但确切的病因仍不清楚，我们可以选择适宜的影像方法评估该病的预后和指导治疗。超声是监测肾盂前后径（total antero-posterior diameter，TAPD）的主要方法，诸如^{99m}Tc-MAG-3利尿性肾图和逆行造影的适应证和检查时机，已有既定的国际指南明确了相应的手术指征。

治疗肾盂输尿管连接部梗阻（ureteropelvic junction obstruction，UPJO）的手术有多种，从金标准的Anderson-Hynes离断性肾盂成形术、其他的"成形术"术如Y-V和Fenger成形术，到用于横跨血管的血管结扎术、支架置入术、球囊扩张术及髓内切开术，手术成功率不尽相同。

机器人肾盂成形术已经成为UPJO开放手术和腹腔镜手术发展的必然结果。对于Anderson-Hynes手术而言，腹腔镜手术的效果很快就会与开腹手术相同，但手术时间更长，住院时间更短，术后疼痛更轻。开放手术在时间和灵活性方面的优势以及腹腔镜手术的术后优势使得机器人肾盂成形术成为首选，并且现在已经得到了广泛认可。它经常被用于小儿泌尿外科机器人手术培训。从外科手术角度来看，由于已经适应了腹腔镜手术，就掌握机器人手术时间而言，通常会有一个快速的学习曲线。作为一种重要的训练方式，它通常可作为揭示机器人手术学习曲线的一个案例。具体采用哪种手术入路完全取决于个人习惯，那些可以使用较小器械的患者可以选择腹膜后手术，当然也可以选择经腹腔入路，而且允许器械之间有更大的间距。人们可能会认为微创手术会遵循与开放手术相同的路径——腹膜后手术，毕竟它提供了一条更加直接通向UPJ的路径，避免了腹腔内容物的干扰，所有渗漏的尿液也仅限制于腹膜后空间。然而器械的间距是一个挑战，特别是对于较小的儿童，机械臂的碰撞会是一个经常遇到的问题。针对以上情况，医师可以采取经腹腔入路，特别是使用支架管有助于降低尿漏的发生率。

12.2 机器人肾盂成形术

12.2.1 体位摆放

笔者采用经腹腔入路，患者呈中侧卧位以摆脱网膜和肠管对手术区域的干扰。患者仰卧在手术台上，使用合适的衬垫在对侧上臂和大腿上部放置一个与手术台相连的带衬支架，用约束带固定胸部和膝盖以防止患者翻动，头环可以用来保持头部的稳定。调试手术台的倾斜度，使患者处于中侧卧位，患侧肾脏位于最上方。固定好患者后再把手术台调整到仰卧位，准备乳头到大腿包括会阴的手术区域，消毒、铺巾后将一支带堵头的导尿管经尿道置入膀胱内，使上尿路扩张，便于手术操作，最后在生殖器上覆盖一层透明的无菌薄膜。术中镇痛根据具体的手术方案可选择硬膜外、神经阻滞或局部麻醉。

12.3　切口和通路选择

选择脐部切口作为摄像机通路（图12.1）。直视下置入内镜，选择合适的流速和压力注入气体，连接摄像头观察解剖结构。如图12.1所示，一个工作通路位于上腹部中线的位置，另一个位于病变侧髂窝，距离应与脐-上腹部通路距离相等，偏离中线5°～10°以避开腹壁下血管。建立好通路后再次调整中侧卧位体位，为连接机器人设备做准备。

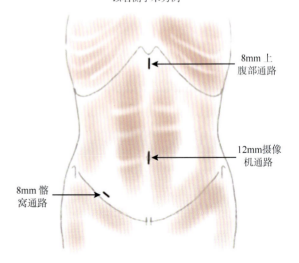

图 12.1　通路位置

12.4　机器人位置摆放

采取侧面对接机器人的方法。推车与手术台大致呈垂直角度，将头位稍稍倾斜使肾盂略高于脐水平。机械臂半横向越过仰卧位的患者，并反向与端口对接（图12.2）。

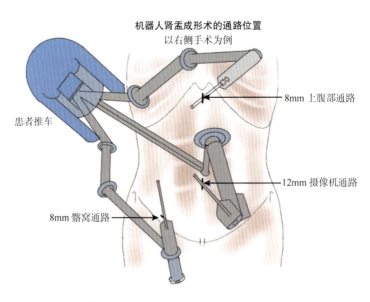

图 12.2　推车位置

12.5 程序步骤

12.5.1 步骤1：确认肾盂最佳的方法

对于腹部脂肪较薄的低龄患儿，在结肠系膜间可以看到明显隆起的肾盂，以此标志可以进行相应解剖。笔者习惯左臂使用DeBakey镊，右臂使用等离子抓取钳。对于高位且旋转不良的肾脏或脂肪较多的病例，为了更好地显露手术视野或游离肾脏，需要将结肠推到肝曲或脾曲。实践证明，采取腹膜后入路寻找输尿管向上游离的方法更容易操作（图12.3）。

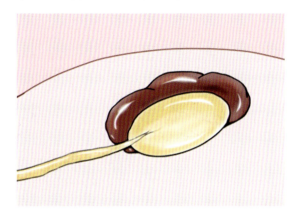

图12.3 病变部位示意图

12.5.2 第2步：确认局部病变

确认肾盂输尿管连接部（UPJ）梗阻后应明确引起梗阻的原因。观察输尿管的直径、蠕动情况及是否存在肾下极异位血管。为便于操作，将带直针的缝合线（例如5-0聚丙烯缝合线）由体外穿入腹腔，线的长端留在体外，缝线从肾盂表面穿过UPJ再回到体外，由助手用力夹住。组织被牵拉后可以很好地显露肾盂、UPJ和输尿管，并且可以去除肾盂、UPJ和输尿管外周多余的组织（图12.4）。

12.5.3 第3步：切开输尿管和肾盂

更换双极剪，在正常输尿管的内后侧、梗阻的远端横向剪开，若尿流不足则证明存在梗阻。在同一平面上剪开输尿管外侧壁，长度

为1～1.5cm（剪刀头的长度）。根据具体情况纵行剪开肾盂，必要时适当裁剪，注意不要从侧面向肾盏裁剪，确保输尿管顶点能够达到肾盂，操作时要不断吸除肾盂内的尿液。

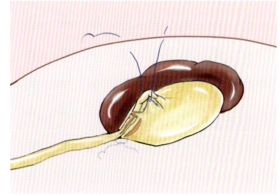

图12.4 体外缝UPJ牵引线

12.5.4 第4步：吻合

笔者使用缝合切割机器人装置进行吻合。助手使用手动持针器将5-0PDS缝线通过右侧工作通路，由左侧的DeBakey镊子夹住送入腹腔。根据个人习惯和预估的缝合次数预先确定好缝合线的长度。采用"由外向内，由内向外"的方法将裁剪好的输尿管顶端缝合到修剪后的肾盂最低位，线结位于浆膜表面。正确的打结位置至关重要，笔者的习惯是采用间断缝合4针，在最低点两侧各缝合2针，然后连续缝合输尿管后壁与肾盂。

12.5.5 第5步：支撑输尿管

助手用一个能容纳Fr4.7支架管的装置进行穿刺，如Ch5（Fr单位）耻骨上穿刺套管。采用合适的角度进行穿刺，在拔出穿刺针时套管能够紧贴输尿管并能够顺行进入到输尿管内。推进导丝之前，术者测算一下从肾盂到膀胱的大致距离，可判断导丝是否通过了膀胱输尿管交界处（vesicoureteric junction，VUJ），同时也不至于进入到膀胱颈。一旦确认导丝进入到膀胱内，在导丝上套上支架管并在推动器

的作用下将其送入膀胱，掀开无菌单，露出生殖器，看导丝或支架管是否从尿道中脱出。膀胱内压力作用下的尿液从支架管近端侧孔中喷出，就可以移除导管套管并将导管接到尿袋上。

12.5.6　第6步：完成吻合

用连续缝合的方法完成输尿管前壁的吻合（图12.5）。当打好闭合肾盂的第一个结后，就可以完整切除UPJO，并通过其中任何一个工作通路将其取出（图12.6）。然而这可能会失

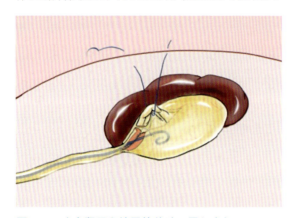

图12.5　吻合肾盂和输尿管前壁，置入支架

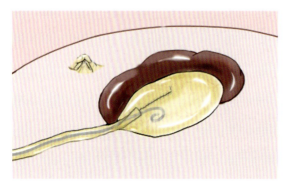

图12.6　完成UPJO吻合和切除

去肾盂的牵引，这时可提起肾盂缝线的残端，以确保肾盂在视野内不会消失。移除机器人之前需要吸尽所有残留的尿液。

12.6　术后处理

当患者感觉良好时可以进食和饮水。导尿管留置一夜自然引流后，能够观察到玫瑰色的尿液。支架在原位时应使用预防性抗生素±抗毒蕈碱药物。术后第1天，如果一切正常，在拔除导尿管之前，将导尿管夹闭3h，观察脱离导尿管引流尿液后支架管引流的变化，进行X线检查，确定支架位置是否正确。通常患者在手术后第2天就可以出院回家。8周后，通过膀胱镜拔除输尿管支架管，通过肾脏超声评估进行随访。

12.7　结论

除了小月龄婴儿，开放性手术在全身麻醉的持续时间方面具有优势，且器械尺寸有限，因此机器人肾盂成形术正在成为那些能够为这些设备提供资金的中心的首选。机器人手术的效果很有前景，与腹腔镜手术相比手术时间更短，成功率、住院时间和并发症相同。截至2009年，机器人手术已成为治疗所有UPJO最常用的手术方式，并将继续普及。

（张敬悌　译）

第 13 章

肾盂输尿管连接部梗阻的腹腔镜治疗

Philipp Szavay

🎯 学习目标

- 逐步介绍经腹膜腹腔镜离断肾盂成形术的技术。
- 介绍经腹膜腹腔镜离断肾盂成形术的长期疗效。
- 报道经腹膜腹腔镜离断肾盂成形术的最新文献结果。
- 描述经腹膜腹腔镜离断肾盂成形术的技巧。

13.1 引言

1995年，Peters在儿童中进行了第一例腹腔镜肾盂成形术，从而开启了重建儿童腹腔镜泌尿外科的时代。肾盂输尿管连接部梗阻（ureteropelvic junction obstruction，UPJO）是婴幼儿肾盂积水最常见的原因。UPJO手术治疗的金标准是Anderson和Hynes提出的通过腹膜后入路的开放性离断肾盂成形术。经腹腔入路腹腔镜离断肾盂成形术的优点是解剖结构清晰，缝合时吻合口准确，可连续精确重建肾盂输尿管连接部（ureteropelvic junction，UPJ），具有良好的功能效果。对于微创肾盂成形术来说，腹腔镜下经腹腔入路是一种多用途、标准化的入路，分别适用于儿童外科和泌尿外科。它能够提供最大的操作空间，而不仅仅是经腹膜后腹腔镜所能达到的检查范围，它的适用范围包括从新生儿到青少年各年龄段，以及不同体重的儿科患者。这种方法提供了良好的总体视野，局部视野放大更加清晰，在复杂的解剖和病理情况时尤为优越。

13.1.1 术前准备

肾盂成形术的适应证包括：

- 分肾功能损害（differential renal function，DRF）低于40%。
- 多次检查发现分肾功能损害（DRF）逐步加重，如肾图和MRI。
- 肾造影和MRI分别提示有尿动力梗阻。
- 继发性尿路感染（urinary tract infection，UTI）和（或）肾盂肾炎。
- 患者主诉，如腰部疼痛。
- 特殊解剖情况，如马蹄肾伴梗阻。

手术目的是维持肾功能和改善尿流率。

术前诊断检查包括：

- 超声检查。
- 选择性使用肾图检查。
- MRI。
- 目前认为静脉肾盂造影已经落后，但对于特定和复杂的适应证仍有一定的意义。

术前准备包括在术前获得包括患者或其父母在内的知情同意。在全身麻醉下进行腹腔镜肾盂成形术。术前应插入Foley导尿管控制尿流，并排空膀胱来增大操作空间和视野。围手术期单次抗生素治疗根据当地指南而定，根据当地标准和无菌原则进行准备和对患者放置。

定位时，将患者置于（半）仰卧位，患侧腹部稍抬高。为了最大限度符合人体工程学，应将屏幕放置在患者的患侧，并向底部降低，使其提供自然的视角。其余的监测器可放置在适当位置，以方便助理医师、刷手护士、麻醉师和其他人的观察。术者应位于患者的对侧，操作腔镜的助理医师坐在术者同侧，两位医师都看向手术野的一侧。护士站在患者的对侧。

13.2　手术操作

在脐下端切口进入腹腔，使用5mm 30°镜连接摄像头。然后在患侧的上腹部和下腹部建立2个3mm的操作通路，在直视下对肾盂三角进行观察，以便手术。通过Gerota筋膜经结肠后或结肠系膜入路显露肾脏。在切开肾周筋膜和横切面脂肪囊后，对已经形成扩张的肾盂进行钝性或锐性分离。当看到肾盂时，将其夹持固定，使用电刀、剪刀、超声刀或类似设备进行钝性和（或）锐性分离并进行解剖。当肾盂和UPJ充分显露时，使用两根经腹缝合线悬吊肾盂以方便切除UPJ。缝合时小心注意肾门血管，并在UPJ的尾侧和外侧留下足够的空间，在提紧缝线后切除UPJ（图13.1）。

UPJ切除完成后，需进行输尿管切开。然而，为了保证输尿管具有足够的管腔，建议不要在远低于UPJ的水平上完全切除。然后在输尿管侧面，剪取输尿管保证足够长度的输尿管壁，并连续侧对侧吻合（图13.2）。

虽然未将输尿管近端与UPJ一起完全切断，剩余的组织仍可以作为缝合吻合术的"把手"。有利于抓取输尿管组织，并减轻受到的水肿损害。根据Anderson和Hynes的说法，从背侧开始进行侧侧吻合（图13.3，图13.4）。可以采取单次间断缝合或连续缝合来完成。单次间断缝合可提高缝合组织的严密性并更多地保护组织。连续缝合可节省时间，但在进行缝合时应不断地增加张力避免松动，缝线松动可能导致尿漏的发生。同时，一般采用5-0倒刺缝合线，有助于该种情况下进行缝合。婴儿更推荐使用6-0倒刺缝合线，老年患者推荐使用5-0可吸收缝线。在缝合中推荐反向缝合技术，避免线显露在腔内，这种情况可能导致持续细菌定植结晶。然后用相同的技术缝合前侧（图13.5），剩余的肾盂可以使用"Z"形单次间断缝合或连续缝合。最后形成侧侧吻合，并使新输尿管肾盂连接处吻合口较大。

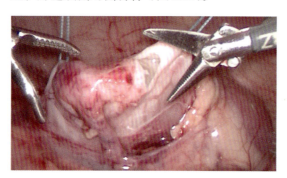

图13.1　经腹缝合悬吊、显露和切除UPJ

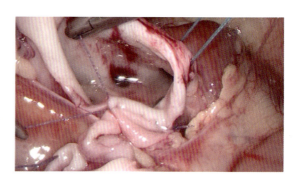

图13.3　背侧进行单次间断缝合

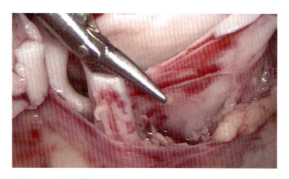

图13.2　输尿管切开

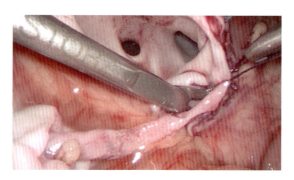

图13.4　检查吻合后UPJ的通畅度

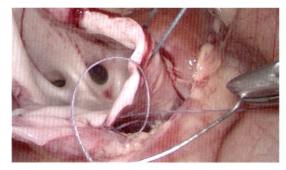

图13.5　正面单次缝合，剩下的UPJ被用作"把手"（左）

是否置入支架还需要讨论。如果需要，使用哪种支架是一直讨论的问题。在继续正面吻合之前，更倾向于应用经腹吻合技术，使用弯曲的（定制的）穿刺针，将Fr6～8支架经外侧腹壁穿过腹部刺入肾实质（图13.6），分别通过已确定的肾盏和开放的肾盂，然后将导管尖端拉入腹部并插入输尿管远端。这样处理可以从外部移除支架，无须二次全身麻醉（图13.7）。

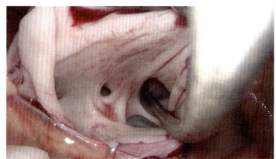

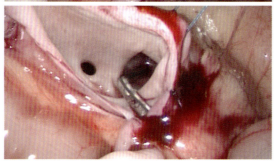

图13.6　经腹、经吻合口置入输尿管支架管

此外，这样操作可以进行术中逆行冲洗，能够在手术结束时证明吻合严密性。其他选择的支架包括双J形支架、经皮肾造口支架等。

移除缝合线重新确定肾脏位置后即可结束手术操作。在正常情况下，不需要进行任何其他引流，可以很容易地从其中一个操作通路收集积液。

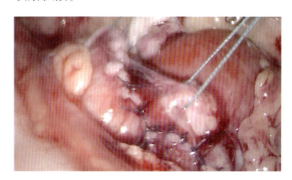

图13.7　完成肾盂成形术

13.3　术后护理

患者在恢复室恢复后转入病房。镇痛药的使用一般根据当地的治疗方案和指南，并遵循世界卫生组织"疼痛治疗指南"等建议。建议将抗生素治疗改为围手术期单次治疗。术后4～6h允许进流食，常规病例术后第1天恢复正常饮食。术后第2天或第3天，经输尿管支架管引流稳固后，患者可出院。若将支架放置7d，可导致患者继续住院的意愿增强。是否放置支架，如何放置支架，支架应该放置多久，这是外科医师应该考虑的问题。应在术后4周和1年进行复查及超声检查。术后3个月进行MRU检查，旨在评估术后肾功能和尿路通畅情况。

13.4　结果

在10年前的一篇文章中，笔者报告了共有70例患者，包括26例1岁以下的患者，接受了腹腔镜下肾盂成形术的经验，平均手术时间140min（95～220min）。所有患者均成功置入支架。除1例术中并发症，术中未注意到的乙状结肠意外穿孔引起脓毒性腹膜炎导致术后恢复较慢。平均住院时间为7d（6～14d）。在随访期间，术后3个月和12个月复查^{99m}Tc-MAG-3利尿性肾图。术后12个月与术前DRF无显著性差异（$P > 0.05$），术后分肾功能得以保留。所有儿童在术后1年进行^{99m}Tc-MAG-3利尿肾图检查，显示示踪剂清除率均有显著改善（$P < 0.000\ 1$）。所有患者在术后过程中均无与手术或持续性肾积水有关的主诉。此后，大量文献证明了腹腔镜离断性肾盂成形术的有效性和良好的效果，使患者手术次数和住院时间不断减少。

💡 技巧和窍门

- 应用经腹缝合显露肾盂将有助于切除UPJ以及安全通畅地进行吻合。在吻合术完成之前，对输尿管近端进行次全解剖，留下输尿管最近端的部分，以及UPJ和切除的肾盂部分，这样可以使用这些组织作为"把手"，避免在吻合术区域重复钳取敏感的尿路上皮细胞。经吻合口放置输尿管支架管可避免二次全身麻醉，例如通过膀胱镜取出双J管。

13.5　讨论

自1995年Craig Peters首次完成经腹膜腹腔镜离断性肾盂成形术以来，经腹膜腹腔镜离断性肾盂成形术已发展成为先天性及复发性UPJO手术治疗的金标准。已被证明安全、有效，并发症发生率低，功能效果良好。腹腔镜下肾盂成形术由于手术创伤小、美观、恢复快、能迅速恢复日常和社会活动，且并发症发生率低。因此，在许多中心，它已经超过开放式肾盂成形术，成为UPJO的标准手术治疗方法。

与开放手术相比，微创入路技术具有一定意义。最值得注意的是，与Anderson和Hynes描述的原始技术相比，扩张肾盂的缩小幅度较小。然而，也有学者认为，经腹膜腹腔镜肾盂成形术的一个显著优点是肾盂切除的大小并不影响其功能，是小儿外科和泌尿外科许多有指征的标准术式。此外，它也适用于1岁以下的儿童。文献中有充分证据表明，婴儿腹腔镜离断性肾盂成形术是一种安全的手术，其手术结果与开放入路相同。多项研究分别描述开放、腹腔镜和机器人肾盂成形术之间差异，都表明接受机器人辅助的腹腔镜肾盂成形术的患者住院时间更短，对镇痛药的需求更少。然而，3种腹腔镜肾盂成形术的成功率并无差异。

要点

- 腹腔镜离断性肾盂成形术为所有年龄和体重的儿童提供了基于循证医学的UPJO护理标准。
- 腹腔镜离断性肾盂成形术手术创伤小，美观性好，恢复快，能迅速恢复日常和社会活动，并发症发生率低。
- 经腹缝合将有助于更好地显露肾盂和UPJ。
- 本文描述的经吻合口输尿管支架管技术在无创性切除和监测尿流通畅方面更有利。

（赵永祥　张瑞敏　译）

第 14 章
经腹膜后腹腔镜小儿肾盂成形术

Annabel Paye-Jaouen，Matthieu Peycelon，and Alaa El-Ghoneimi

⏱ 学习目标

- 逐步介绍经腹膜后腹腔镜肾盂成形术（retro-peritoneal laparoscopic pyeloplasty，RLP）。
- 展现RLP的长期治疗效果。
- 报道国际上关于RLP的最新治疗效果。
- 介绍RLP的技巧和窍门。

14.1 引言

如Anderson和Hynes所述（图14.1），对于因肾盂输尿管连接部梗阻（ureteropelvic junction obstruction，UPJO）造成肾功能受损的患儿，肾盂成形术是一种长期有效的治疗方式。许多研究已经证明，腹腔镜比开放性肾盂成形术的治疗效果更佳。然而，与经腹膜腹腔镜治疗相比，经腹膜后入路腹腔镜治疗似乎更有优势。Alaa El Ghoneimi 自1998年起开始实施经腹膜后入路行肾切除术，再进行泌尿系统重建术（肾盂成形术）。2003年，他首次分享了治疗22例患者的初步经验，此后该式式被多次改进。刚开始使用5-0可吸收单丝缝合线行肾盂输尿管吻合，然后随着3mm手术器械的引进，改为6-0缝合线。另一项手术改进是术中套管针的数量从4个降至3个。科室行RLP的最小患儿是6周龄，体重为4.8kg。

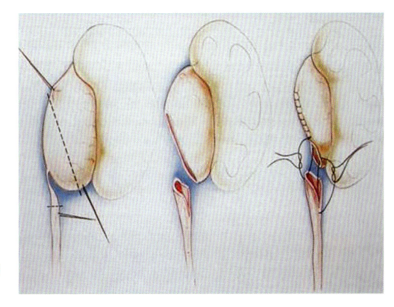

图 14.1　**Anderson and Hynes** 所描述的肾盂成形术的手术步骤

14.2　术前准备

术前检查必须包括肾脏超声和肾功能影像学检查。相比肾图，我们更偏向磁共振尿路造影（magnetic resonance urography，MRU），因为它可直观看到泌尿系统的解剖结构。术前，所有患者及其家属必须签署手术知情同意书。术中患者需要全身麻醉，以及经口气管插管和吸入肌肉松弛药。术前预防性使用头孢曲松，剂量为50mg/kg。

14.3　体位

腹膜后入路通过外侧入路完成。患者取侧卧位，腰部垫枕垫使患儿屈曲，从而显露第12肋和髂嵴之间的区域，即放置套管针部位（图14.2）。Yeung根据肾脏位置使用不同的体位：右侧半俯卧位，左侧半外侧卧位。

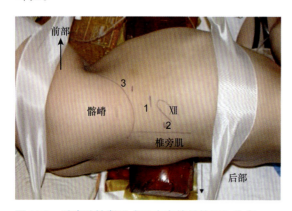

图14.2　后腹腔镜肾盂成形术套管针的置入位点

14.4　手术器械

关于腹腔镜手术，我们使用1个5mm 0°光学套管针和2个3mm辅助套管针。同时还需使用1把无创伤抓取钳、1把2mm剪刀、1把3mm双极钳和1把持针器。通过2mm套管置入双J形支架或肾盂造瘘管。

14.5　手术

距第12肋下方约1横指处做10mm的切口进入腹膜后方（图14.2）。借助带有长弯钩的小牵拉器进行小切口的深层分离。钝性分离肌层直至Gerota筋膜并在直视下将其打开，然后放置第一个3mm的套管针（图14.3）。

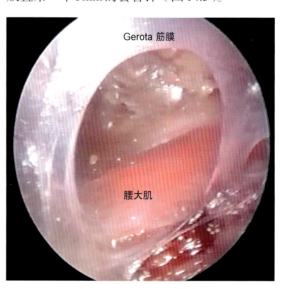

图14.3　穿过Gerota筋膜置入第一个3mm套管针

通过注入气体构建操作空间，使用缝合线将套管针固定在Gerota筋膜周围以确保其密闭性，如果术中需要增大操作空间，可以向外牵拉套管针。我们更倾向于应用这种类型的固定而不是一次性自固位的套管针，因为笔者认为后者相对于儿童，其型号较大，可能会影响术中操作。第二个3mm套管针向后置入腰骶肌前方的肋脊角。第三个3mm套管针在髂嵴顶部上方一横指处置入。为了避免套管针经腹腔置入以及成功构建手术空间，需要在置入套管针前明确前壁肌肉的内侧壁。注气压力不超过12mmHg，CO_2流速从1L/min逐渐增加到3L/min。进入腹膜后腔及构建手术空间是腹膜后肾脏手术成功的关键。年龄和体重轻并不是该手术的限制性因素。幼儿的脂肪更少，更容易置入套管针。我们还将腹腔镜腹膜后入路用于其他适应证，如

3周龄以下新生儿的肾切除术。

目前，我们使用3个套管针，第一个用于放置5mm腹腔镜（在第12肋末端），第二个在肋脊角位置（在左侧肾盂成形术中用于放置持针器），第三个在髂嵴顶部（在右侧肾盂成形术中用于放置持针器）。从肾脏后方进入腹膜腔，首先找到肾盂，然后再确定肾盂输尿管连接部，轻微游离连接处的结缔组织（图14.4）。

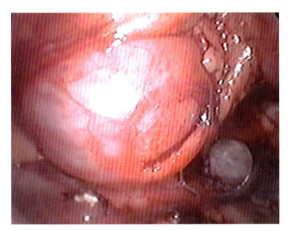

图14.4 找到肾盂输尿管连接部并轻微游离周围组织

应确保肾脏前表面的完整性，使其与腹膜之间有黏附，这样可起到"自我回缩"的作用，避免肾脏下垂。使用双极电凝分离小血管。注意不要损伤输尿管的血管。在肾盂输尿管连接处留置一根牵引线。辨认异常交叉的血管。在肾盂基部裁剪扩张的肾盂（图14.5），轻轻牵拉牵引线有助于定位该部位。

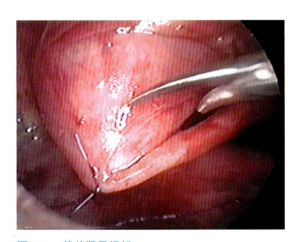

图14.5 裁剪肾盂根部

通过最后一个套管针放入剪刀，牵拉牵引线保持一定张力，裁剪输尿管但不离断，再向下剪开输尿管，使之呈压舌板形。牵拉牵引线提起输尿管（图14.6），方便剪刀在输尿管管壁操作。

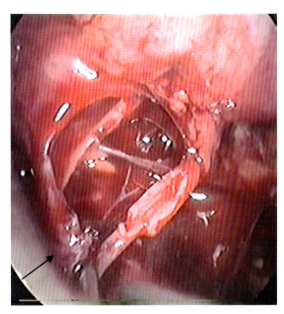

图14.6 更好显露和缝合输尿管的方法

肾脏的前表面黏附在腹膜上，这样使肾脏向内侧回缩，不再需要单独复位肾脏。我们刚开始吻合肾盂输尿管吻合口时，使用一根带有3/8弯针的6-0可吸收缝合线，将肾盂基底部与压舌板状输尿管端连接（图14.7）。

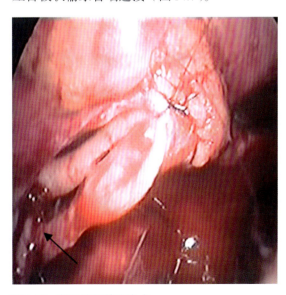

图14.7 肾盂输尿管吻合术

在体内进行缝合，线结留在管腔外侧，并使用相同的方式缝合吻合口前壁，肾盂输尿管连接处应保持完整，以牵引和固定缝合线，在最后一根缝合线打结前将其移除。在腰大肌上固定牵引线可提供稳定性并便于缝合（图14.8）。

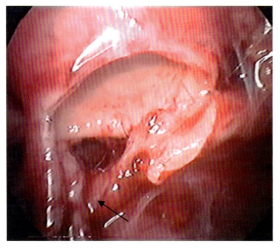

图14.8　腰大肌上的固定线，有助于术中缝合

通过肋脊角处的套管针留置双J管或经吻合口留置肾盂造瘘支架管，若是不确定支架管在膀胱中的位置，可在影像学透视下观察。最后进行肾盂输尿管吻合。对于肾内肾盂的病变，我们一直留置双J管，因为在这种情况下放置肾盂造口支架管比较困难。若有必要，也可修剪肾盂。在有异常交叉血管的情况下（图14.9），手术方法略有不同。

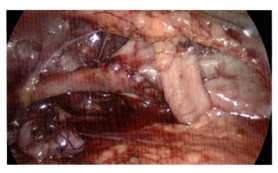

图14.9　吻合口的最终外观

留置牵引线后，将输尿管完全切断，在牵引线的辅助下将肾盂输尿管连接部（UPJ）和肾盂从血管前方穿过。然后进行肾盂输尿管的吻合（图14.10）。

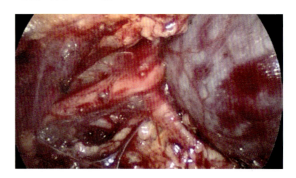

图14.10　有异常交叉血管时的肾盂输尿管连接部外观

笔者不使用肾周引流管。

14.6　术后护理

患儿术后4h开始经口进食。术后24h使用对乙酰氨基酚（15mg/kg，间隔6h）镇痛。患儿术后第1天便可出院，无须使用抗生素。术后24h留置导尿管。术后4~6周，双J形支架管在全身麻醉状态下取出，对于超过6岁的女性患儿亦可在镇静状态下将其取出。若患者有经吻合口留置支架管，则该支架管应在术后第1天夹闭，术后第10天在门诊取出。随访应包括术后1个月的肾脏超声（renal ultrasound，RUS）；若超声结果未描述肾盂扩张加重，则RUS检查应术后6个月、术后1年、之后每年1次并持续5年，每5年检查1次，直至青春期。如果发现术前肾功能受损，则应复查MRU。

14.7　结果

这个手术对于1岁以下的患儿同样可行，但需要有经验的小儿外科腹腔镜医师完成。虽然手术时间可能较长，但是，迄今为止尚未报道术后出现了严重并发症甚至更糟糕结果的病例。EI Ghoneimi 等发表了 RLP 在儿童中的最大单中心经验：共收录 104 例患者，平均手术时间为 185min，成功率为 98%。患儿的手术年龄甚至小于 1 岁。2012—2017 年，共完成了 144 例 RLP，其中 24 例患儿年龄小于 1 岁，我们对比了开放手术和 RLP 对 1 岁以下患儿的治疗效果。与开放性手术相比，两者治疗效果没有任何差异，尽管 RLP 手术时间较长，但是住院时间和静脉镇痛药的使用显著降低。术后并发症包括尿路感染、筋膜下血肿、肉眼血尿，无尿潴留。每组并发症的发生率无统计学意义。

为了避免取支架管时再次全身麻醉，我们现在更常经吻合口放置肾盂造瘘支架管。2011年，我们报道了 22 例患儿 RLP 术后置入肾盂输尿管支架管的病例，术后均无并发症。患儿的支架管均于术后第 10 天在门诊取出，没有尿漏，而双 J 管需要在术后 4～6 周经全身麻醉取出。

🔘 技巧和窍门

- 腹膜后入路，需要摆好体位。
- 肾脏的前表面必须与腹膜保持粘连。
- 在腰大肌上留置固定线，固定肾盂输尿管以便连续缝合。
- 需要长期随访，评估肾盂挛缩情况和检查肾功能。

14.8 讨论

回顾性和前瞻性研究均已证明腹腔镜肾盂成形术明显优于开放手术。Yeung 等和 EI 等早期报道了手术效果，术后恢复良好。最近，Zhou 等和 Subotic 等报道了更丰富的手术治疗经验，他们得出结论，RLP 是一种安全、有效且可重复的手术，可在具有腹腔镜诊治经验的医疗中心开展。EI Ghoneimi 等发表了关于儿童 RLP 的最大样本量研究，其中共纳入 104 例患者，平均手术时间为 185min，成功率 98%。

他们强调，该手术有着很长的学习曲线，在学习 30 次左右方可独立完成操作。Qadri 等支持腹膜后入路，因为它的优点包括手术时间更短，术中损伤更低，辨认交叉血管更容易，内脏损伤风险低以及可在早期经口进食。在一项随机临床试验中，Badawy 等支持 RLP 手术，因为手术时间和住院时间更短，并且早期可以恢复经口喂养。腹腔镜腹膜后入路可以更快地找到肾盂，由于手术操作空间有限，因此术中需要更加精细的操作。所以，建议具有丰富腹腔镜治疗经验并且在大规模医疗中心工作的外科医师完成此手术。这种手术也适用于 2 岁以下的患儿。2019 年，Zhang 等报道了他们的手术经验，其中 22 例患儿接受了 RLP，14 例患儿接受了经腹膜的 LP，两组在手术时间上没有差异。RLP 组术后住院时间更短，更早经口进食。最近 EI Ghoneimi 等也报道了 24 例 RLP 治疗 1 岁以下患儿的情况，术中无中转开腹，仅 1 例手术失败。Canon 等报道了 RLP 和经腹膜 LP 两者无主要差别。缝合和剥离的学习时间最终影响了手术时间。两个手术对于 UPJO 在治疗效果上没有区别。我们认为，在我们医疗中心，重要的是要学习和使用这两个手术。

对于解剖结构异常的患儿来讲，RLP 具有一定优势，因为该手术同样适用于腔静脉后走行的输尿管，尽管术前检查结果未发现异常。

自 2003 年以来，RLP 是许多科室诊治的黄金标准，同时也包括我们医疗团队。然而，这是一个具有挑战性的手术，需要在经验丰富的医疗团队进行学习（手术难度大）。该手术安全，术后肾功能恢复良好，和开放性手术治疗效果一样，但是术后瘢痕较小，疼痛较轻。如今，对于 UPJO 患儿的微创手术治疗，机器人辅助腹腔镜肾盂成形术是一个不错的选择。术中缝合可能会更精确，学习时间似乎更短。在我们小儿泌尿外科，1 岁以下的患儿仍使用 RLP，但是对于年龄较大的患儿我们选择机器人辅助腹腔镜肾盂成形术。

要 点

- RLP 需要有丰富的腹膜后入路经验。
- 术者应该在采用 RLP 且手术量大的医疗中心常规学习此手术。
- 此手术同样可以治疗 1 岁以下的患儿。
- 经吻合口放置肾盂造瘘支架管避免了再次全身麻醉。
- 患儿可在术后第 1 天出院。

（徐 波 译）

第15章

单套管针辅助肾盂成形术治疗肾盂输尿管连接部梗阻

Neil Di Salvo，Eduje Thomas，Tommaso Gargano，and Mario Lima

🎯 学习目标

- 描述该技术发展的历史过程。
- 逐步地描述单套管针辅助肾盂成形技术（one-trocar-assisted pyeloplasty，OTAP）。
- 介绍我们使用该技术的经验，包括结果和并发症。

15.1　引言

在过去的几十年里，多种技术已被设计用来实现肾盂输尿管连接部梗阻（ureteropelvic junction obstruction，UPJO）手术的主要目标，即通过允许肾盂无阻碍的引流来保护肾功能。在这些手术中，Anderson–Hynes离断式肾盂成形术是最常用的，也被认为是治疗UPJO的主要手术方式。

微创手术的发展和引入减少了术后并发症发生率、住院时间并提升了美学效果。肾盂成形术可以经腹膜或腹膜外途径来完成。经腹入路提供了增加的操作空间和易于识别的解剖标志，但需要充分的肠道准备。腹膜后入路因工作空间有限而应用受限，但具有以下优点：直接快速进入肾盂输尿管连接处，以及肠道损伤风险较少。

Craig Peters 于1995年报道了第一例儿童腹腔镜经肠系膜肾盂成形术；此外，C.K.Yeung 于2002年首次尝试后腹腔镜肾盂成形术，通常由小儿泌尿外科医师进行。

2004年，在混合手术的概念中，Mohammed Amin El Gohary描述了第一例儿童腹腔镜辅助肾盂成形术，使用3个通路进入UPJ。该手术需要翻动结肠，以显露肾盂和输尿管上段。

UPJ通过一个10mm的套管针被带到侧面体外，如开放手术那样完成操作。我们发展了他牵出UPJ的想法，但我们采用了后腹腔路线，而不是经腹路线，更直接。

由于我们在单套管针辅助手术方面的经验不断增加，2005年我们尝试了一种新技术，即单套管针辅助肾盂成形（one-Trocar-assisted pyeloplasty，OTAP）。这项技术结合了微创后腹腔镜入路的优点和开放式离断肾盂成形术的高成功率。自2005年推出以来，OTAP已在意大利的许多儿科手术室被采用。

15.2　外科技术

将患者置于健侧卧位，显露出患侧。插入导尿管。在第11～12肋骨的延长部分上做一个12mm长的切口（图15.1）。通过肌肉钝性解剖后，在前方显露Gerota筋膜和肾周脂肪。插入10mm球囊锚定套管针，我们使用10mm 0°晶状体手术内镜和一个5mm手术通路（图15.2）。

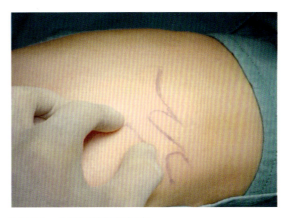

图15.1　小切口的解剖标志

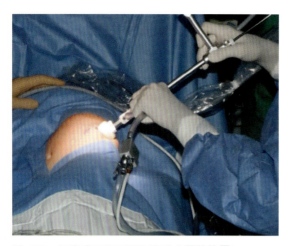

图15.2　经腹膜后腹腔镜阶段手术团队位置

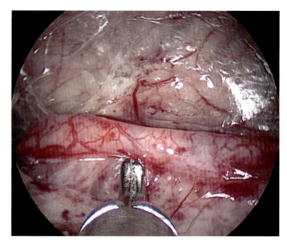

图15.4　用"L"形解剖器分离UPJ

腹膜后工作空间是通过注入CO_2（压力8～10mmHg，流量0.5～1L/min；根据患者的体型和体重）和Endo peanut内镜（Coviden，Massachusetts，US）来创建的；一旦确定了肾下极，就向前靠近肾盂和输尿管近端，目标是UPJ（图15.3和图15.4）。小血管用单极烧灼法凝固。然后，在预先放置用于牵引的血管环后，用"L"形解剖器分离UPJ，并通过腰切口显露在体外（图15.5）。在肾积水较重的情况下，可以用针头排空肾盂，以便于手术（图15.6）。首先在输尿管上进行悬吊缝合，以正确定位UPJ，从而避免输尿管扭曲。

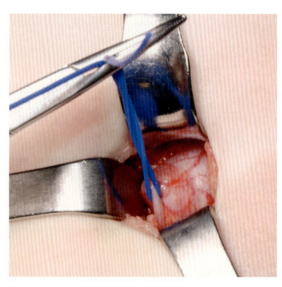

图15.5　在经腹膜后腹腔镜阶段插入血管环，通过腰切口使用血管环取出UPJ

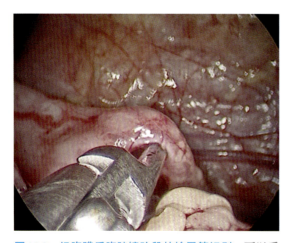

图15.3　经腹膜后腹腔镜阶段的输尿管识别。可以看到插入内镜手术通路的"L"形解剖器

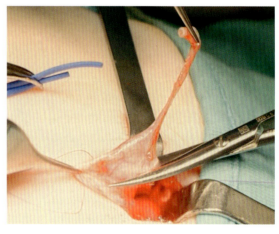

图15.6　肾盂和输尿管近端部分扩张的UPJ被切除

以传统方式进行Anderson–Hynes肾盂成形术，使用6-0或7-0PDS连续缝合（图15.7）。在完成肾盂成形术之前，支架以顺行方式放置，从吻合口末端穿出。或可以顺行放置输尿管内支架（双J形支架），3～4周后膀胱镜下取出。将肾盂重新定位到肾腔中，可以用后腹腔镜检查吻合情况。如果由于血管压迫而造成外源性阻塞，则在完成吻合之前应将其解除。在吻合口附近放置一个柔软的Penrose引流管，并用可吸收缝线缝合伤口。

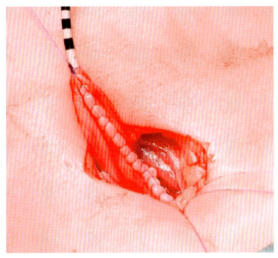

图15.7 重建肾盂后壁，肾盂输尿管外支架从缝合线一端引出

在术后期间，给予患者一个完整疗程的抗生素治疗，术后第1天或第2天取出导尿管，而肾盂输尿管支架管和Penrose引流管分别保留到术后第5天和第6天。患者随后出院。

该技术的可行性仅受到相对禁忌证的影响，这些禁忌证包括巨大的肾盂扩张、既往腹膜后手术、既往肾损伤和感染（肾脓肿）。

15.3 并发症及随访

并发症发生率与标准开放入路相似。主要并发症是吻合口狭窄。幸运的是吻合口狭窄罕见，90%～95%的病例是成功的。在OTAP的情况下，复发可能是由于吻合口附近的纤维化

或输尿管成角引起；它与可能引起张力和局部缺血的分离困难有关。另一种罕见的并发症是吻合口漏尿，导致腹膜后尿囊（1%～3%）；然而，在大多数情况下，渗漏会自行恢复，需再干预的情形极为罕见。如果腹膜因意外打开，从而腹膜后无法形成足够的工作空间，则有必要转为开放手术。

随访包括术后3个月、6个月、12个月和每年重复超声检查。在我们中心，如果肾盂扩张随时间推移而减少，并且没有看到肾脏回声结构的进一步恶化，则通常不需要肾造影。如果扩张没有改善和（或）回声结构恶化和（或）症状出现，则进行肾图检查。

15.4 案例系列

自2005年以来，在笔者的机构中，OTAP一直是治疗2岁以下儿童肾积水的首选方法。尽管如此，OTAP也被用于2岁以上的儿童。在15年的时间内，笔者进行了156次OTAP。95.7%的患者进行了随访。笔者认为最短随访期为手术后1年，以确定成功率。平均手术时间133min，不受交叉血管的影响。平均住院时间为6.71d。

7例平均年龄19个月的患者需要转为开放性修补术（转为开放手术率4.5%）：其中5例因意外腹膜开放而不能进行腹膜后腹腔镜手术，另外2例因技术难题而中转，但这些中转均发生于笔者使用OTAP的最初阶段（主要是在使用该技术的前8年）。

7例患者因UPJ狭窄复发而出现并发症，定义为术后超声检查显示肾盂扩张加重，术后6个月动态^{99m}Tc-MAG-3利尿性肾图显示持续存在受损的尿流模式梗阻（复发率4.5%）。

关于这种并发症，可以说这些患者（4/7）大多属于未使用支架的组别。这就是为什么我们建议使用这种支架的原因，尤其是对于年轻患者。

笔者的研究开始时，使用了内部J-J输尿

管支架管；之后，如前所述，笔者在少数患者中尝试不使用输尿管支架管，但由于复发率增加，这种做法被放弃了。目前，笔者习惯于使用肾盂输尿管外支架，这种支架在住院期间可以很容易地被取出，无须镇静。

3例患者的术后以肾脏周围的尿液引流为特征（尿路渗漏率1.9%）。其中1例患者患有罕见的尿漏，他接受了保守治疗。在两个案例中，尿液引流需要重新干预，放置经吻合口支架来代替意外掉出的前一个支架。

笔者治疗了数例受严重肾积水影响的非常年轻的患者，早期手术矫正对这些患者有一定的获益。事实上，23例患者的病例系列中证明了OTAP在生命前90d的疗效和安全性的可行性。

所有患儿家长都对术后美容效果感到满意。

到目前为止，笔者已经尝试了保留后部肌肉的切口，通过腹膜后间隙来接近1例患者的肾脏（腹膜后单套管针辅助肾盂成形术，POTAP）。

要点

- OTAP是一种混合技术，它结合了微创经腹膜后腹腔镜入路的优点和开放式离断肾盂成形术的高成功率。
- 这项技术包括通过经腹膜后腹腔镜一套管针入路游离UPJ，并通过腰切口将UPJ体外切除，以进行开放性离断肾盂成形术。
- OTAP在非常年轻的患者中是安全可行的。
- 并发症和成功率与标准开放技术相似。

（范登信　译）

第 16 章

腹腔镜治疗异位血管压迫所致外源性肾盂输尿管连接部梗阻

S. F. Chiarenza and C. Bleve

学习目标

- 逐步介绍腹腔镜血管转位手术治疗外源性肾盂输尿管连接部梗阻（EUPJO）。
- 展示 LPVH 的长期结果。
- 报道主要国际期刊上关于 LPVH 的最新成果。
- 描述 LPVH 的技巧和窍门。

16.1 引言

离断式肾盂成形术（dismembered pyeloplasty，DP）最早由 Anderson 和 Hynes 在 1949 年提出。无论是开放还是腹腔镜手术，这项技术至今一直是治疗肾盂输尿管连接部梗阻（ureteropelvic junction obstruction，UPJO）的金标准。UPJO 可能继发于肌肉和胶原结构紊乱导致的内源性梗阻，或由于异位血管（crossing vessels，CV）引起的外源性压迫；外源性梗阻常在年龄较大的儿童中出现症状，成人也常见，新生儿中少见。Von Rokitansky 等于 1842 年首次描述了 UPJO 和肾下极血管压迫这个外源性病因之间的关联。对于单纯外源性 UPJO，Hellström 等在 1949 年描述了一种替代手术方式 AHDP，用于单纯外源性 UPJO 的治疗。该技术包括将肾下极血管向头侧移位，然后通过缝合血管外膜将血管固定到肾盂前壁。为了防止对异位极性血管的损伤，Chapman 于 1959 年进一步改进了该技术，将肾下极血管包绕于冗余的肾盂前壁的更高位

置，而无须缝合血管外膜。该技术已被描述用于儿童单纯外源性 UPJO，作为开放 DP 的替代方案。Pesce 等在 1999 年报道了儿童患者接受血管转位（vascular hitch，VH）技术治疗的最大病例数。异位的肾下极血管通常可引起间歇性 UPJO。这些患儿有正常的围生期史，但随后会出现临床体征和症状，这常受患儿摄入水分的影响，影像学表现为间歇性肾积水，肾功能正常。供应肾下极的 CV 通常穿过 UPJ 位置。目前尚无明确的影像学技术或术中操作来确定 UPJO 的病因。正如 Schneider 所指出的，肾盂和肾下极血管之间的关系经常会出现解剖变异。一些学者提出用 DP 来排除内源性的相关异常；另外一些人则为了尽量减少技术难度和获得更好疗效，描述了不涉及肾盂输尿管吻合的更简单的手术方式。在本章中，描述了腹腔镜治疗外源性 UPJO 的微创手术方法。为减少腹腔镜血管转位（laparoscopic vascular hitch，LPVH）手术解除梗阻不完全的风险，笔者建议术中采用一种简单易行的利尿试验（diuretic test，DT）来解除梗阻。由于肾蒂和肾极血管阻塞的位置在肾盂和输尿管的前方，腹腔镜入路使异位血管移位更容易。笔者认为这种技术手术效果很好。

16.2 术前准备

完整的术前评估是做出正确诊断和计划手术的必要条件。完整的病史和特定的影像学检查是必要的，以确认外源性 UPJO 的诊断。在

下列情况中，应该怀疑由于CV存在导致的外源性梗阻：产前或产后超声检查未见或无明显肾盂扩张；晚期出现间歇性症状（腹部疼痛，或有时伴有呕吐的肾绞痛）；疼痛时有明显的肾积水，主要是肾外扩张。

所有UPJO患者均分别行超声多普勒扫描和^{99m}Tc-MAG-3利尿性肾图，并用利尿试验证实梗阻。在老年患者中，多普勒扫描甚至可以发现梗阻性的外源性肾下极血管。如果有可疑的外源性梗阻（图16.1和图16.2）或肾脏畸形（如马蹄肾），则可行功能磁共振尿路造影（functional magnetic resonance urography，fMRU）。

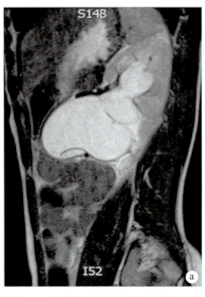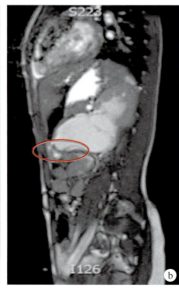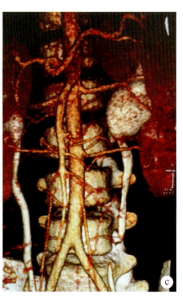

图16.1   在存在外源性梗阻怀疑时，可进行功能磁共振尿路造影（fMRU）检查。a. 左侧骨盆扩张明显；b. 肾下极血管压迫肾盂输尿管连接部梗阻（红色圆圈）；c. 3D重建

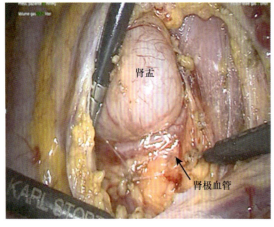

图16.2   术中对应影像

治疗：①出现临床症状、^{99m}Tc-MAG-3利尿性肾图显示梗阻；②相对肾功能下降；③fMRU上有清晰或可疑的肾极血管；④随访期间间歇性肾积水加重。

患者术前24h住院，开始流质饮食，灌肠清洁肠道，包括使用泻药；这些措施是为了肠排空以有利于腹腔镜手术入路。所有患者及其家长在手术前必须签署一份特别制定的知情同意书，其中不仅包括血管转位手术，还包括实施离断性肾盂成形术的可能性，以及中转开放手术和潜在的术中血管并发症。患者进行全身麻醉，并预防性静脉注射阿莫西林-克拉维酸或头孢菌素。

有以下两种或两种以上情况时，建议手术

16.3 体位

肾血管蒂和异位极性血管通常移位到肾盂和UPJ前面，因此建议采用腹腔镜经腹腔入路。事实上，经腹前路进入肾脏可确保主刀直接看到肾蒂、异常血管和肾盂，并更容易进行血管转位的操作。术前放置膀胱导尿管和鼻胃管，将患者置于手术台半侧卧位（45°），方便器械移动。外科医师站在患者前面，助手站在他的左边／右边，并使手术团队获得更好的符合人体工程学的操作体验。洗手护士在外科医师的一侧（通常在右侧）（图16.3a）。监控器被放置在外科医师的前面，患者的后面，并朝向头部。

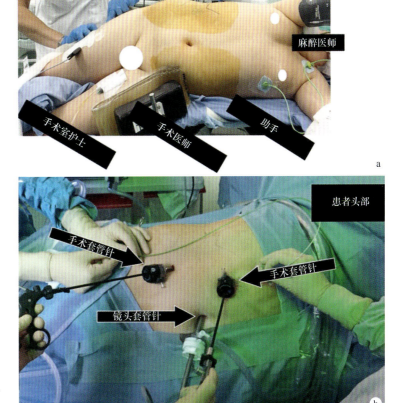

图16.3 a.患者体位和团队配置；b.套管针位置

16.4 器械

在标准的经脐入路后，插入5mm或10mm的镜头套管针，套管针大小的选择取决于患者的体重和年龄。气腹是通过在最低压力下注入CO_2以获得可接受的操作空间（压力为5～10mmHg）。引入光学腹腔镜进行腹腔探查；与大多数儿科手术一样，为更好地显示术野的不同角度，最好使用30°的镜头。然后根据患者的体重和外科医师的偏好，设置另外两个3～5mm的工作通路，一个在上腹部，一个在平锁骨中线的同侧髂窝，以便在手术中实现理想的三角定位。有时，在UPJ分离时，通过第三个3～5mm的侧方操作通路来移动结肠或悬吊异位血管是有用的。

16.5 手术

一旦完成了手术套管针的布置，就可以进入腹膜后间隙，左侧通过游离结肠脾区，或者通过结肠系膜开窗进入腹膜后间隙；当在右侧时，就通过游离结肠肝曲进入腹膜后间隙（图16.4）。一旦发现扩张的肾盂，造成梗阻的CV就能被看到。游离CV并将其从UPJ和输尿管近端移开。在完全游离CV后，进行利尿试验，注射生理盐水（在血管完全游离前静脉注射20ml/kg），然后静脉注射呋塞米（1mg/kg）。通过观察尿液顺利通过连接部，以判断手术是否成功（图16.5a、b）。然后仔细检查UPJ是否有任何输尿管扭曲和（或）可见狭窄（显著狭窄）。为了确定是单纯的外源性梗阻，必须将CV暂时移开，外科医师必须观察到肾盂输尿管蠕动，尿液顺利通过交界处及满意的肾盂排空。一旦检查成功完成，将下极CV向头侧移位到远离UPJ的位置。完全游离CV背侧肾

盂前壁的上下部分，通过类似擦鞋动作来确认UPJ的完全松解（擦鞋手法）。此时，准备使用宽松的肾盂前壁包裹畸变血管（肾盂-肾盂套筒）。为了实现和确保足够的隧道长度，肾盂前壁的包裹必须用3-0或4-0不可吸收缝线间断缝合2～3针（图16.6a、b）。一种可行的方法是缝合的第一针经腹壁悬吊以帮助其他经过肾盂隧道内的血管束的缝合和固定。在手术结束时，检查包裹的柔软度和肾下极是否缺血非常重要。无须留置双J管或腹腔引流。

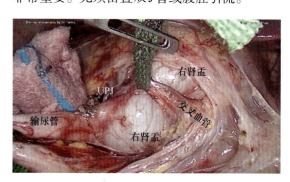

图16.4 右侧肾盂扩张的操作仅限于释放的肠曲的上侧，悬吊CV

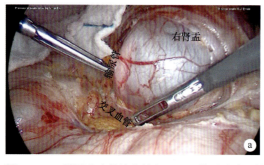

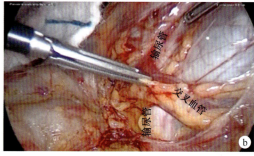

图16.5 a.利尿试验前扩张的肾盂；b.利尿试验后排空的肾盂和血管移动

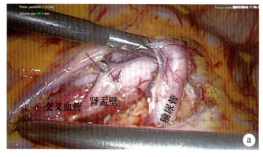

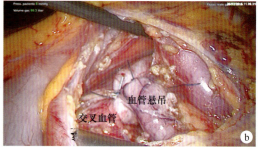

图16.6 a.肾盂前壁松弛包裹畸变的肾极血管（肾盂-肾盂套筒）；b.为了保证隧道安全，肾盂前壁的包裹必须用3-0～4-0不可吸收缝线间断缝合2～3针

16.6　术后护理

在术后几小时内，患者可根据正常排便情况开始完全经口进食。镇痛药的使用（对乙酰氨基酚，每6～8小时1次），一般限于术后第一个24h。所有患者均于术后第2天或第3天出院。

16.7　结果与个人经验

在单纯外源性UPJO的情况下，根据文献报道，LVH成功率几乎为100%。根据我们的经验，中位手术时间为95min（45～125min）。平均住院时间2d（2～4d）；从最近的文献报道中得知，LVH的平均手术时间为105min，平均住院时间1.8d。

48例患儿均在腹腔镜手术的第一阶段行DT（呋塞米）检查，其中45例在完全游离血管后肾积水减轻。Chiarenza等的一项多中心研究报道了类似的结果，事实上，在DT（呋塞米）检查后，54例患者中有51例被证实为单纯性外源性梗阻，并接受了LCVT，而3例可疑患者进行了离断性肾盂成形术。

在持续11年的系列研究中，笔者未报道出现术中或术后并发症。所有患者在术后1～6个月进行了临床评估和肾脏超声检查，并在术后6个月进行了利尿性肾图检查。随访12～132个月，患者疼痛、血尿等症状消失，肾积水程度减轻。虽然所有患儿的相对肾功能均无明显改善，但^{99m}Tc-MAG-3利尿性肾图均显示引流通畅。1例患者在术后18个月腰痛症状复发伴肾盂扩张。患者在初次LVH术后2年成功接受了腹腔镜AHDP。根据笔者的经验，长期随访非常令人满意。笔者对37例患者进行了5年随访。所有患者均未出现肾功能减退、积水复发、肾性血压升高。在肾脏超声检查中，所有患者的肾积水完全消退，但4例轻度肾积水；3例（SFU 1级）和1例（SFU 2级）伴有偶发的腹部疼痛。最后1例患者的MAG-3利尿性肾图显示为非梗阻性。Madec F

等报道了类似的长期随访结果。

> **技巧和窍门**
>
> - 在腹腔镜手术中，必须仔细评估每个病例CV的存在和位置、UPJ的形态、输尿管走行以及血管移位后扩张肾盂对利尿试验的反应。应用VH的主要标准如下：①肾下极CV导致的梗阻性肾积水；②UPJ检查正常；③血管移位后利尿作用下扩张肾盂能够排空，以确认梗阻解除并排除内源性的UPJ异常。笔者在根据CV、肾盂、UPJ与输尿管的解剖关系的基础上，还依据Schneider的分类将怀疑外源性UPJO的患者分为两组。
> - 笔者共治疗48例患者，并分为两组。血管位于UPJ前方的AHDP组，仅3例表现为真正的内源性狭窄（Schneider第二型）；LVH组（45例），血管从UPJ下方穿过，导致不同程度的输尿管迂曲（定义为输尿管围绕异位血管发生扭曲，类似于天鹅颈输尿管），术中观察到输尿管蠕动，显示无内源性UPJO（Schneider第三型），尤其狭窄复发率非常低，这表明，对于每一个可疑外源性UPJO（CV转位后）的患者必须在术中进行DT试验以排除内源性梗阻。

16.8　讨论

UPJO通常是由UPJ位置蠕动-发育不良而导致的，通过产前超声检查发现肾盂扩张而诊断。UPJ狭窄是患儿的输尿管近端在母亲子宫内发育不完全引起的。梗阻的原因可能是平滑肌细胞排列不规则（肥大或几乎缺失），导致蠕动功能障碍。除了这一内在病因，异位血管（CV）即异位下极血管，是外部因素原因中更常见的代表，尤其在较大儿童中常见。在成人中，40%～50%的外源性UPJO由CV引起；它们通常位于UPJ的腹侧而不是背侧；在后一种情况中，它们通常不是梗阻性的。副肾动脉的供应通常直接来源于主动脉，而静脉供应则来源于下腔静脉或髂静脉。横跨 UPJ 的异位血管是否导致 UPJ 梗阻一直存在争议，近年来随着 CT 扫描和 fMRU 等先进成像技术的出现，对血管检测技术的改进，这一争议又重新出现。

CV 导致儿童 UPJ 梗阻的发生率随年龄增长而增加。在新生儿和婴儿中很少发现 CV。据报道，儿童的 CV 发病率为 11%～15%，但在一系列有症状 UPJO 且产前肾脏超声检查正常的大龄儿童中，CV 发病率高达 58%。根据文献，CV 患者的平均年龄为 7～11 岁，年龄高于单纯内源性梗阻患者，具有统计学意义。开放 AHDP 是治疗儿童 UPJO 的金标准术式，但近几十年来发展起来的腹腔镜手术取得了与开放 AHDP 相似甚至更好的疗效。腹腔镜肾盂输尿管吻合术在儿童中仍然具有挑战性，而机器人肾盂成形术在技术上较容易。在手术过程中，对于外源性肾极 CV，一些学者提出使用 AHDP 来排除 CV 存在所致的内源性相关异常。目前，对于单纯外源性 UPJO，可以考虑腹腔镜血管转位作为 AHDP 的有效微创替代方案。在过去的几年中，笔者发表了越来越多的关于肾极 CV 转位治疗儿童单纯外源性 UPJO 的论文。最近的病例系列由 Schneider 和 Miranda 报道，成功率高达 95%；Polok 的成功率为 93%；由于对候选患者进行了精心选择，Chiarenza-Bleve 的成功率为 97%。Meng 和 Stoller（2003 年）首次报道了在 9 例成人中使用 Hellström 技术进行腹腔镜血管转位，所有病例均成功。他们观察到，肾盂脱垂和继发性输尿管扭曲能够导致梗阻，并指出改变输尿管的几何形态可能足以减轻梗阻。其他需要考虑的重要因素是 Sampaio 所描述的多个解剖变异。双血管束形成血管窗，导致 UPJ 脱垂，增加梗阻。在这些病例中，血管压迫位于输尿管近端，连接部发育正常，UPJ 的脱垂是可解决的。这一观察结果在组织学上得到了 UPJ 和 CV 检测分析的支持，UPJ 和 CV 检测显示肌肉密度正常，提示

内在和外在梗阻之间存在不同的 UPJ 构型。在这种临床情况下，只有单纯外源性 UPJO 患者适合接受该手术，而任何相关的内源性 UPJ 异常必须排除。Janetschek 一直建议通过纵向切开输尿管对 UPJ 进行探查，以排除相关的内在畸形，据报道高达 33% 的患者存在该情况。通过对切除的 UPJ 组织进行组织学分析，一些学者发现，在 CV 被认为是输尿管梗阻原因的情况下，存在内在纤维化和炎症的证据。一些学者认为，血管异位可能使 UPJ 易发生狭窄，有利于炎症发生和感染。它们会引起痉挛和缺血，导致尿路上皮纤维化和狭窄，这可能是导致 VH 手术失败的原因之一。然而，没有证据表明纤维化可以进行性发展。此外，与正常对照组相比，外源性 UPJO 的电镜研究显示在肌肉或胶原含量、神经分布方面两组间没有显著的结构变化，而内在梗阻的 UPJ 显示肌束变薄，并有致密的胶原沉积。根据笔者的经验，严格纳入患者是获得高手术成功率的关键。通常考虑 3 个标准：①术前患者的选择；②准确的诊断研究；③术中利尿试验诊断外源性梗阻。在不同的成像方法中，术前没有一种方法能 100% 准确诊断由于 CV 导致的单纯外源性 UPJO。事实上，笔者认为准确的临床病史仍然是正确选择单纯外源性 UPJO 患者的基础。实际上，必须考虑到这些患者通常无产前肾积水病史。此外，大多数患者表现为间歇性腰部绞痛，有时伴有呕吐或血尿。所有患者在出现症状时均表现为明显的肾积水，伴有肾盂扩张以及轻度肾盏扩张，但积水很快消退。Polok 成功率为 93.54%（29/31）；Godbole 的成功率为 92.3%（12/13），中位年龄 10 岁；Esposito C，Chiarenza S.F，Bleve C 等报道了 51 例患者全部成功。笔者认为，在外科医师和麻醉医师的密切配合下，正确进行术中利尿试验，LVH 手术成功率可达 90% 以上。生理盐水推注的时间需要确定，以便在血管分离和游离之前肾盂得到充分扩张。一旦异常血管从 UPJ 上剥离，静脉注射呋塞米后，肾盂缩小或排空，UPJ 蠕动

清晰可见，通常证实存在外源性梗阻。如果UPJ有相关的内在异常，即使使用呋塞米后，肾盂仍有扩张。这项检查至关重要，因为它可以鉴别各种不同因素下手术的可行性。如异常血管的位置及其与输尿管和UPJ的关系；血管的大小；肾积水扩张使得有足够的组织允许VH手术（存在障碍的指数）；连接部的直径和输尿管蠕动的存在。Miranda等对11例儿童中的4例进行了腹腔镜血管转位术和改良的Whitaker试验。经皮穿刺肾盂内置入细针，采用水柱法测量3次输尿管开放压力。他们假设如果肾盂压力低于$14cmH_2O$，则认为连接处是通畅的。VH手术可以保留UPJ的完整性，消除漏尿或出现尿性囊肿的风险，保留肾盂输尿管生理性动力和输尿管蠕动；此外，手术时间也更短。在笔者看来，不需要Whitaker试验这样的侵入性操作，肾盂穿刺有发生并发症的风险。

LVH也特别适用于在特定解剖条件下由CV引起的症状性肾积水患者，如马蹄肾。在这些病例中，UPJ的解剖结构不利于输尿管与肾盂的切除和再吻合。就技术角度而言，在笔者看来，腹腔镜血管转位术作为一种手术似乎是有效和安全的，但只能在经过仔细选择的患者中进行（基于术前临床和放射学检查诊断外源性UPJO）。经典的术中呋塞米利尿试验操作简单，不延长手术时间，也能降低误诊风险。

（韩晓敏　周袁成　译）

第 17 章
微创再次肾盂成形术

Holger Till，Maria Escolino，and Ciro Esposito

学习目标

- 分步详细描述腹腔镜下再次离断式肾盂成形术。
- 描述机器人辅助再次离断式肾盂成形术的要点。
- 介绍国际上关于再次离断式肾盂成形术的最新研究成果。

17.1　引言

腹腔镜离断式肾盂成形术（laparoscopic Anderson-Hynes pyeloplasty）已在前面章节中介绍过。随着技术不断改进，腹腔镜下肾盂成形术与开放手术有着相似的成功率，迅速被小儿泌尿外科医师所接受。然而，由于肾外原因，如肾周纤维化、初次肾盂成形术吻合位置不正、输尿管扭结，或者吻合口内在瘢痕形成肾积水依然有复发可能。对于此类病例，除了运用内镜技术，在有经验的术者指导下，再次肾盂成形术仍可获得良好的功能效果。再次肾盂成形术的总原则与初次相同，如吻合口位于肾盂最低位、宽大、斜行的吻合口，无张力吻合等。通过引入机器人手术技术，能够在有限空间进行解剖和缝合，在初次和再次肾盂成形术中都能发挥优势。

本文阐明了经腹腔再次肾盂成形术的基础，特别标注了腹腔镜和机器人手术的技术细节。

17.2　术前准备

接受手术的患者均诊断为复发性肾盂输尿管连接部梗阻（ureteropelvic junction obstruction, UPJO）。检查资料包括超声检查、^{99m}Tc-MAG-3 利尿性肾图显示排泄停滞或明显延迟，甚至排泄性尿路造影证实完全梗阻。术前还可以进行逆行肾盂造影，以确定输尿管和肾盂的结构关系，盆腔肾或马蹄肾等异常情况，也必须在术前明确。

术前一天晚上予以灌肠，术前预防性使用广谱抗菌药物或根据尿培养结果选用敏感抗生素。

在手术之前，给予家长有关微创手术和开放手术的指导意见。

17.3　体位

17.3.1　常规腹腔镜手术

再次肾盂成形术的体位与首次手术相同。在给患者摆体位之前，大多数儿外科医师会留置导尿管，并将其连接到引流袋和生理盐水输液袋上，以便后续放输尿管支架管时进行"亚甲蓝试验"。患者在靠近手术台边缘取半侧卧位，患侧抬高，用胶带将患者固定在手术台上，以便必要时进行旋转。

17.3.2　机器人辅助手术

仰卧的患者在背部放置楔形垫子或布巾卷，将患侧抬高约30°，固定在手术台上。随着体位的倾斜，肠管远离肾窝。将无菌 Foley

导尿管置入膀胱。

17.4　常规腹腔镜手术器械

基本器械：

· 5mm 30° 腹腔镜。

· 2个3～5mm穿刺器。

· 3～5mm无损伤精细抓钳和剪刀。

· 3～5mm电钩。

· 3～5mm持针器。

· 18G静脉套管针。

· Fr4或Fr5双猪尾输尿管支架管。

缝合：

· 婴儿：6-0薇乔线缝合。

· 儿童/青少年：5-0薇乔线缝合。

· 4-0 Prolene线，直针悬吊肾盂（"悬吊缝合"）。

17.5　机器人手术器械

基本器械：

· 8mm 30° 机器人镜头。

· 2个8mm机器人穿刺器。

· 1个5mm常规腹腔镜穿刺器。

· 超滑导丝及双猪尾输尿管支架管。

· 8mm机器人单极电剪刀。

· 8mm机器人Cadiere抓钳。

· 8mm机器人Maryland双极钳。

· 8mm机器人持针器。

· 通过5mm辅助通路使用的5mm腹腔镜器械（剪刀、抓钳、冲洗/吸引器）。

缝合：

· 6-0 PDS线缝合。

· 5-0 PDS线缝合。

17.6　腹腔镜再次肾盂成形术技术细节

如果首次手术是经腹腔入路，并且原来的

腹腔镜穿刺孔位置符合人体工程学原理，也适合目前的手术，则可使用原切口。运用Hasson技术在脐部放置5～7mm套管针，放置腹腔镜镜头。在直视下放入另外2个3～5mm套管针。右侧的二次手术可能需要使用肝脏牵开器，从肝脏下方穿过整个上腹部，并固定至对侧膈肌，抬高肝脏。

UPJO的入路与首次肾盂成形术相同，只是必须处理初次手术的"遗物"，需要钝性和锐性分离结肠和肾脏周围粘连。注意保护输尿管周围的血管，松解包绕输尿管的所有纤维索带。

悬吊肾盂会使手术变得相对简单，可使用4-0 Prolene直针带线经皮穿过腹壁到达肾盂上极，并在同一进针点穿出腹壁。这种悬吊可用于标记肾盂的上界，有利于肾盂输尿管吻合时的操作。更重要的是，充分显露肾盂，有利于缝合打结。在病变区域上方离断肾盂，有学者建议额外切除多余的肾盂。如果同时存在肾内结石，此时最好使用输尿管软镜。若存在异位血管，需将输尿管和肾盂吻合在血管前方。然后在肾盂输尿管连接狭窄段远端离断输尿管，并纵行剖开远端输尿管侧壁。

重建时先将肾盂最低点与输尿管剖开的终点吻合，然后将输尿管作为肾盂后壁与裁剪的肾盂缝合（连续或间断缝合）。输尿管支架管通过吻合口放置并进入膀胱，亚甲蓝试验可证实其位置是否确切。之后，连续缝合肾盂的前壁，在吻合口上方打结。

松开悬吊线，检查肾盂输尿管连接部和输尿管上段，确保吻合良好且无张力，未发生扭结。

17.7　机器人辅助再次肾盂成形术的技术细节

经脐开放技术放置8mm的机器人镜头，气腹压力12～15mmHg。在直视下放置另外2个8mm机器人套管针，一个位于脐和剑突之间，另一个位于脐水平下2cm的锁骨中线。最后，第四个5mm的辅助套管针位于腹直肌旁线，距离机器人镜头套管针7cm处。手术台倾斜，抬高患侧。达·芬奇机器人系统（Intuitive Surgical，Sunnyvale，CA）的三个机械臂于患侧肩部上方进行对接。机器人再次肾盂成形术时患者的体位、套管针和机器人手术团队位置如图17.1所示。

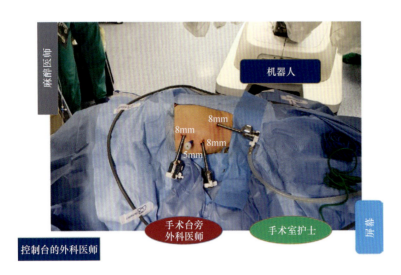

图17.1　机器人辅助再次肾盂成形术（1）：患者的体位、套管针和机器人手术团队位置

首先找到患侧肠管和大网膜的粘连，然后进行粘连松解，显露肠管和大网膜（图17.2a）。然后，翻开肠管，显露腹膜后区域，展示出肾盂输尿管连接处（图17.2b）。使用Maryland双极钳和单极电剪刀向上进行钝性和锐性游离，松解肾周粘连，显露肾盂（图17.3a）。随后切除狭窄段，离断输尿管和肾盂（图17.3b），裁剪多余肾盂并纵行剖开输尿管远端（图17.3c）。若有异位血管，则在血管前方进行肾盂输尿管吻合。根据不同外科医师的习惯，采用6-0或5-0 PDS线进行间断或连续缝合。

一旦肾盂-输尿管后壁吻合完成后（图17.4a），就将双J管沿超滑导丝顺行通过辅助通路置入输尿管（图17.4b），随后完成前壁的吻合（图17.4c），通过5mm的辅助通路放置腹腔引流管（图17.5），使用可吸收缝线关闭切口。

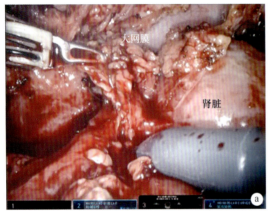
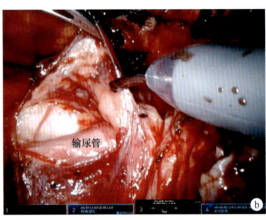

图17.2　机器人辅助再次肾盂成形术（2）：松解网膜粘连，显露输尿管

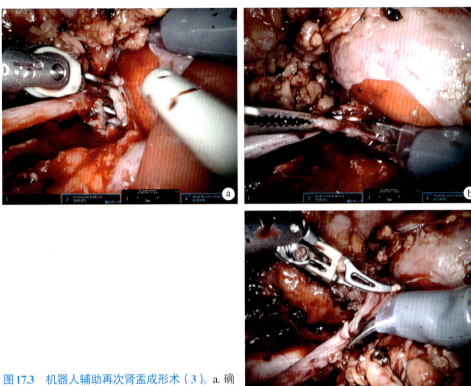

图17.3　机器人辅助再次肾盂成形术（3）。 a. 确认狭窄段；b. 切开；c. 纵行剖开远端输尿管侧壁

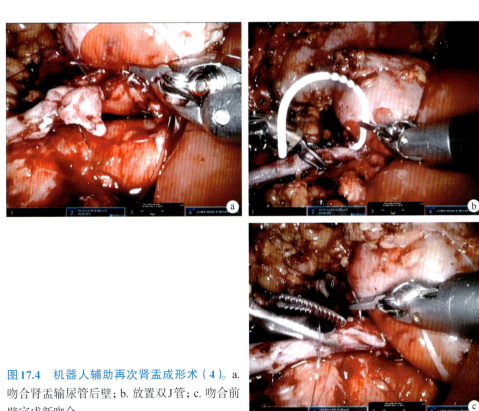

图17.4　机器人辅助再次肾盂成形术（4）。 a. 吻合肾盂输尿管后壁；b. 放置双J管；c. 吻合前壁完成新吻合

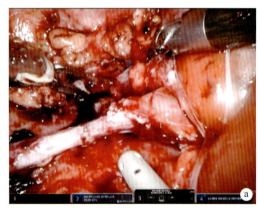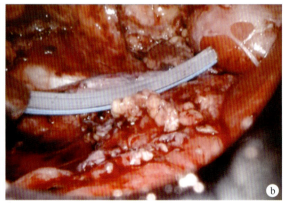

图 17.5　机器人辅助再次肾盂成形术（5）。a. 吻合完成；b. 放置腹腔引流管

17.8　术后护理

术后护理与首次手术相同，根据术中情况、医院环境和医疗保健系统，患者在术后第一天根据情况开始普通饮食，并逐渐加量。术后镇痛可维持到出院。尿管和腹腔引流管通常在 2～3d 后拔除。抗生素持续至术后 3～4 周输尿管支架管拔除后。与首次手术不同，建议拔除输尿管支架管 3 个月后行 ^{99m}Tc-MAG-3 利尿性肾图检查。

💡 技巧和窍门

- 悬吊肾盂可能使手术相对简单。
- 避免切断输尿管的血供。
- 避免在张力状态下进行再次吻合。
- 避免尿漏和尿性囊肿，会导致肾周粘连纤维化。
- 确保术中输尿管支架管位置满意。
- 确认首次手术有无遗漏异位血管。

17.9　讨论

复发性 UPJO 多为手术技术因素导致的，如尿外渗导致肾盂周围纤维化，能量机械过度使用或张力下吻合对输尿管造成缺血性损伤，更能引起组织增生和纤维化。一旦复发性 UPJO 通过超声、^{99m}Tc-MAG-3 利尿性肾图检查证实，有的特殊病例由排泄性尿路造影证实梗阻，则引流手术刻不容缓。可通过尝试再次放置支架、球囊扩张，甚至内镜下肾盂切开治疗复发性 UPJO。再次手术后如果患儿仍有症状且肾功能下降，则需要再次手术。再次手术的根本目的应该是用"更好方式"取代首次的肾盂成形术。必须注意保护输尿管上段和肾盂的充分血供，并在肾盂最低点进行无张力吻合。

再次肾盂成形术的入路仍然是一个值得讨论的问题。有学者认为应该避免首次手术的入路，即如果初次手术是经腹膜后入路则再次肾盂成形术选择经腹腔入路，反之亦然。另一方面，外科医师在"备选入路"上的经验应该非常丰富，因为再次手术很可能要求更高。在输尿管长段狭窄的情况下，建议采用经腹腔入路，因为与经腹膜后入路不同，经腹腔可以仔细地将输尿管一直游离至膀胱。

腹腔镜再次肾盂成形术因其具备微创手术优势的同时，可达到与开放手术一致的效果而越来越被采纳。在儿童再次肾盂成形术运用腹腔镜与开放手术的对比研究中，腹腔镜手术的成功率为 91.7%，而开放手术为 100%，腹腔镜组平均手术时间更长［（211.4±32.2）min $vs.$（148.8±16.6）min，$P=0.002$］，术中出血更多（102ml $vs.$ 75ml，$P=0.06$），但住院时间短，疼痛评分更低（$P=0.02$）。无术中并发症发生，两组术后并发症发生率相近

（20.8%vs.20.0%）。

尽管腹腔镜手术类似于开放手术，但并非万能，而且在肾盂成形术失败的情况下，腹腔镜再次肾盂成形术更具技术挑战。

机器人系统相对于传统腹腔镜有着更多的优势，因为它提供了三维视野，更高的放大倍数和视觉深度，过滤震颤，更加符合人体工程学。多角度转腕手术器械能够在放大的3D环境中轻松进行体内缝合。与腹腔镜手术相比，这些特性使重建过程更容易，尤其是在具有挑战的复发性UPJO手术中优势尤为明显。

近年机器人辅助腹腔镜再次肾盂成形术得到了更广泛的认可，机器人在完美显露下用灵活的机械臂可更加方便重新建立精细化吻合。越来越多的证据表明机器人再次肾盂成形术在可行性、有效性、安全性和持久性方面均有非常好的结果，但还需要进一步的研究和长期随访评价来证实这一结论。

- 腹腔镜下再次肾盂成形术可安全有效地用于婴幼儿。
- 机器人具有放大视野，可更清楚显露肾周粘连情况，机械臂"转腕活动"便于缝合等技术优势。
- 比较"传统腹腔镜"与"机器人辅助"再次肾盂成形术的大样本对照研究有限。
- 再次肾盂成形术需要经验丰富的小儿泌尿外科专家和专业中心完成，这些中心能够为复发性UPJO提供各种技术和方案。

（张　文　杜国伟　译）

第 18 章
肾切除术：机器人技术

Lorenzo Masieri，Giulia Bortot，Chiara Cini，Simone Sforza，and Alberto Mantovani

---

> **学习目标**
>
> - 详述机器人辅助根治性肾切除术（RARN）的手术步骤。
> - 报道小儿泌尿外科RARN适应证的最新进展。
> - 详述小儿泌尿外科RARN的操作技巧与策略。

18.1 引言

根治性肾切除术（radical nephrectomy，RN）是成人泌尿外科和小儿泌尿外科多种疾病的推荐治疗手段。

在小儿泌尿外科，RN的适应证包括如下良性疾病：

· 多囊肾或发育不良的肾脏，伴或不伴有肾高血压。

· 与反流性肾病相关的无功能肾脏。

· 无功能积水肾、感染肾。

· 药物治疗无效的肾性高血压。

· 黄色肉芽肿性肾盂肾炎。

· 蛋白丢失性肾病（移植前肾切除）。

· 恶性疾病：Wilms瘤，其他肾脏肿瘤（肾细胞癌，RCC等）。

目前，可以通过不同的手术方法进行肾切除术，如开放手术或微创手术。

开放肾切除术（open RN）可以经腹膜后入路（后方或侧方）或者前外侧经腹腔入路进行。

微创手术方面，经腹膜腹腔镜肾切除术已成为一种标准化式式；近来机器人微创手术在儿科领域也越来越受欢迎。

本章重点介绍机器人辅助根治性肾切除术（robot-assisted radical nephrectomy，RARN）的手术技术。

18.2 术前评估

术前检查应侧重于临床评估和患者病史。影像学检查包括肾脏超声检查（ultrasonography，US）、腹部MRI或CT可明确肾脏、肾血管和局部淋巴结等泌尿系统的解剖特征。肾动态显像可评估残余肾功能和对侧肾功能。

需要强调的是，每个患者由多学科团队评估至关重要，团队包括小儿肾内科医师、放射科医师、肿瘤科医师，以及泌尿外科医师，以确定适当的治疗方案。

在门诊评估阶段，笔者向患者及其监护人详细介绍并沟通手术流程。在末次就诊时，制订一份专门的知情同意书，需手术前签署。笔者在手术前、中、后恪守并实施世界卫生组织制定的外科手术安全核查表，并采用经过官方验证的意大利语译本。

患儿在手术前一天入院。鉴于快速术前管理，笔者通常不进行术前肠道准备，但需要禁食或禁用人工喂养至少6h，禁止母乳喂养至少4h，禁止清流食至少1h。

患者接受全身麻醉，采用口咽气管插管、肌肉松弛和横腹肌平面（transversus abdominis plane，TAP）阻滞。

术前经无菌操作留置导尿管，通常在患者完全活动后的1～2d拔除导尿管。术中放置鼻胃管以保持胃空虚，手术结束时移除。

所有患者在麻醉诱导时接受广谱抗生素

（通常为第三代头孢菌素）预防性用药。

18.3 患者体位

患者取半侧卧位，紧靠手术台边缘，借助底部硅胶垫的辅助将手术侧向上轴向旋转45°（图18.1和图18.2）。该体位使结肠充分牵引，有利于输尿管解剖清晰及肾蒂血管的安全显露。

笔者中心配备有DaVinci® Xi和Si（Intuitive Surgery，Sunnyvale，CA）两种型号的机器人手术系统。术者坐在操作控制台前，助手站在手术台前，面对监视器以提供腹腔镜辅助。

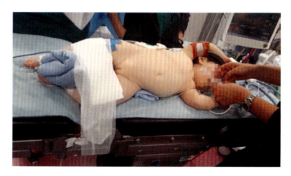

图18.1 左侧位置

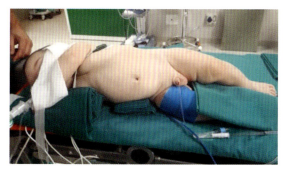

图18.2 右侧位置

通常对于单纯的肾切除术采用三臂配置，并为助手预留一个5mm的通路。如有需要，可在右侧额外放置一个套管针用于肝脏牵引，或放在左侧行脾脏牵引。

18.4 套管针与器械

笔者使用8mm/10mm的套管针用于30°摄像头和8mm机器人操作通路，而助手通常使用5mm的套管针。右侧机器人手臂使用单极弯剪，左侧机器人手臂使用Maryland双极钳。术中很少使用机器人针持器。助手可能会使用腹腔镜Johann无损有孔抓取钳、吸引装置、夹钳、Metzenbaum弯剪、内镜夹或针持器、Hem-o-lok夹。

通常采用5mm钛夹阻断肾门血管，或根据血管直径，选用如Hem-o-lok等止血设备作为替代方案。移除肾脏时需使用内镜取物袋，并根据肾脏尺寸，通过迷你腹部横切口或经脐通路将其取出。

18.5 技术

RARN可以通过经腹膜后途径或经腹途径进行。

18.5.1 经腹途径

在建立气腹后（8~10mmHg），首先在脐下置入8mm/10mm摄像头套管针，直视下放置两个8mm的机器人臂套管针。机器人臂通路位于锁骨中线上，一个位于肋弓下方2cm处，另一个位于腹股沟韧带上方3cm处。5mm的助手通路位于腹直肌旁线上，距机器人摄像头切口下方平均6cm。

切口呈"风筝样"，尽可能互相远离以减少碰撞（图18.3）。此外，笔者认为轻微地牵拉套管针使腹壁隆起，有益于创造额外的空间以便获得足够的操作空间。

然后对接da Vinci Xi或Si机器人系统。

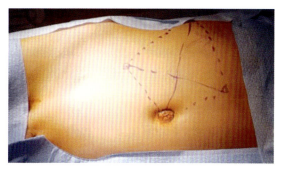

图18.3 套管针的风筝式定位

在Toldt线对应处分离结肠并向下游离，随后打开Gerota筋膜显露肾脏。识别、游离并夹闭输尿管，然后辨识并游离肾门血管和可能的副血管。在发育不良的肾脏中，异常的动脉血供非常普遍。

肾脏完全游离后，使用钛夹或Hem-o-lock夹闭并离断肾门血管。另一种处理血管的方式是使用密封装置进行封闭，但笔者通常更倾向于前者。

肾脏切除后将其置入内镜取物袋中，视肾脏大小，经迷你腹横切口或脐通路取出。如有需要，可置入腹部引流管以监测术后可能的渗漏，通常这并非必需操作。患者完全恢复活动后，一般在术后第1～2天拔除尿管。

18.5.2　经腹膜后途径

确认第11和第12肋、髂嵴、腰肌位置（图18.4）。

在第12肋尖的前缘做1～1.5cm的切口，切开腹膜后筋膜进入腹膜后腔。用纱布、扩张气囊或手指钝性分离扩张腹膜后空间。操作时必须极其小心，以免意外损伤腹膜导致腹部积气，进而导致腹膜后空间丢失。该处置入8mm套管针，腋中线髂嵴处置入8～10mm套管针及摄像头，第12肋脊角下腰大肌处置入8mm的机器人操作臂套管针。

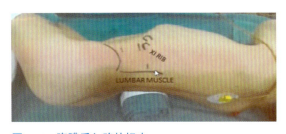

图18.4　腹膜后入路的标志

所有套管针就位后，建立气腹，对接da Vinci Si®或Xi®机器人手术系统（Intuitive Surgical，Sunnyvale，CA）。

向前方牵引肾脏，沿腰大肌游离，直至下方的肾血管。随后游离肾门血管并使用缝线结扎、血管夹和（或）机器人Hem-o-lok进行夹闭。将切除的肾脏放入内镜置物袋中，根据其大小经迷你切口或摄像头通路取出。可放置腹膜后引流以监测术后渗漏。在患者完全恢复活动后，通常在术后第1～2天拔除导尿管。

机器人辅助肾切除术经腹途径和经腹膜后途径均可，但对于单纯性肾切除术，尤其是需行淋巴结清扫时，更倾向于采用经腹途径，因为与经腹膜后途径相比，它提供了更宽阔的操作空间。

18.6　术后护理

患者在术后数小时后开始摄入液体，随后转为经口喂养。根据机构内部的疼痛管理协议，麻醉医师开具镇痛治疗方案：术后24～48h给予对乙酰氨基酚（15mg/kg，每6～8小时给药）和曲马多（1mg/kg，每8小时给药）。

术后48～72h进行短期抗生素治疗。

患者通常在术后第2天或第3天出院。术后早期门诊随访安排在术后第7～10天，以评估手术切口。

依据所致手术的原发疾病，术后所有患者首选多学科随访（泌尿科医师、肾内科医师、肿瘤科医师、放射科医师）。

18.7　结果

机器人手术的学习曲线比腹腔镜手术更平缓，但仍需要强调的是，外科医师在进行机器人辅助肾切除术时，尤其是在血管处理方面，需要有丰富的机器人手术经验。

关于小儿机器人辅助根治性肾切除术的文献仍然较少。在文献中，机器人RN几乎特定或者仅限于Wilms肿瘤（小型）和无功能萎缩肾。

考虑到患者年龄，在笔者所在中心，更倾向于对1岁以上的儿童中进行RARN和机器人辅助泌尿外科手术。这也是考虑到后勤（DaVinci®机器人位于另一个建筑）、麻醉医师和外科医师的舒适性。

然而，越来越多的文献报道了1岁以内的儿童也可以进行机器人辅助泌尿外科手术。

18.8　并发症及管理

微创RN的主要并发症包括：出血（术中血管损伤导致的立即性出血或术后因血管夹移位导致的出血），腹部脏器损伤（如肠、肝、脾）和伤口感染。

根据并发症的情况，可能需重新手术或探查性开腹手术来处理并发症。

根据笔者迄今为止的经验，笔者没有遇到任何术中和术后并发症，也没有在执行上述手术技术时遇到特别的困难。

💡 技巧和窍门

- 半侧卧位，手术侧上抬45°并在下方放置垫子，对优化手术至关重要，肠袢下滑能极佳地显露肾脏区。游离结肠对于轻松显露肾脏和分离输尿管至关重要。在手术结束时，不需要将结肠还原固定于腹壁。
- 通路呈"风筝样"布置，尽可能分散，有助于减少机器人臂的碰撞。此外，轻微牵拉套管针，使腹壁隆起呈帐篷状，笔者认为这有助于创造额外空间以保证有足够的操作距离。
- 额外的套管针可能是需要的，尤其右侧手术时需用于牵引肝脏，有时根据脾脏的大小和外科医师的偏好，左侧手术时也可能需要。
- 使用封合设备进行组织解剖可使手术出血少、更快并更安全。

- 关于肾门血管的处理，尽管封合设备已获得美国食品药品监督管理局（Food and Drug Administration，FDA）批准，可封闭直径为5～7mm的血管，笔者认为使用内镜夹（钛夹或Hem-o-lok）分别对肾门血管进行夹闭更为安全。如果在血管上应用钛夹，为避免钛夹移位，禁止使用单极电凝或封合器封闭血管。

18.9　讨论

随着新技术的发展，如高清光学、微型化器械、封合器等，并且得益于成人泌尿外科医师的机器人辅助手术经验，先进的机器人手术技术在小儿泌尿外科领域中得到广泛推广。

然而，迄今为止，RARN并未成为治疗儿科患者相关疾病的金标准。

小儿肾脏手术中应用机器人辅助手术方式的适应证限于需要伴随淋巴结清扫的肾切除术、部分肾切除术或重复肾系的半肾切除术/肾输尿管切除术；并且，从解剖结构上来说，采用机器人手术方式也是更为便利、舒适的选择。

与腹腔镜手术或开放手术相比，机器人肾切除手术尚未获得更广泛的应用，究其原因，与手术的高昂成本及其主要应用于重建性手术有关。此外，并非所有医疗中心都配备DaVinci机器人系统，且只有少数小儿外科医师和泌尿外科医师具有机器人手术的经验。

机器人手术的优势在于其三维视觉，能提供整个泌尿系统的完整清晰视图，以及机器人手臂的7个自由度能进行更精细的操作，特别是能完成如显露肾门血管等更具挑战性的操作。

总之，机器人肾切除术是一项具有挑战性的手术，只能在具有丰富微创手术经验的儿科中心开展。

要点

- 关于在儿科患者中进行的机器人辅助根治性肾切除手术，现有文献仍然较少。
- 机器人肾切除手术的学习曲线比腹腔镜技术的更长。
- 外科医师在执行机器人辅助肾切除手术之前，需要具备丰富的机器人手术经验，尤其是在血管处理方面。
- 机器人手术方式的优势在于具有三维视觉，能够完整清晰地查看整个尿路系统，以及机器人臂7个自由度能进行更精细的操作，特别是如肾门血管显露等更具挑战性的操作。
- 正确的患者体位和机器人通路布置可以事半功倍。

（饶　婷　李　铭　译）

第 *19* 章
小儿腹腔镜肾切除术

Susana Rivas Vila，Pedro López Pereira，María José Martínez Urrutia，Roberto Lobato Romera，Virginia Amesty Morello，and Alfredo Aguilera Bazan

🎯 学习目标

- 阐述经腹途径的腹腔镜肾切除术（LN），包括患者体位、器械和手术步骤。
- 展现经腹途径的腹腔镜肾切除术的临床效果。
- 将经腹途径的腹腔镜肾切除术的手术效果与其他手术方法，如开放式肾脏切除术和经腹膜后腹腔镜肾切除术（RPN）进行比较分析。
- 阐述经腹途径的腹腔镜肾切除术的手术步骤与手术技巧，并与其他有效的新技术进行比较。

19.1 引言

20世纪90年代初，Clayman描述了首例成人腹腔镜肾切除术。Koyle等于1993年首次将该技术运用于儿童患者中。目前，儿童腹腔镜手术中最常见的泌尿外科手术是肾脏切除术。多年来，腹腔镜肾切除术已被证明是安全有效的，并且在术后并发症、住院时间及术后美观效果方面优于开放手术。

腹腔镜肾切除术主要的适应证是切除继发于膀胱输尿管反流（vesicoureteral reflux，VUR）、多囊肾（multicystic kidney，MCK）、肾盂输尿管连接部梗阻（ureteropelvic junction obstruction，UPJO）或异位输尿管（ectopic ureter）的无功能肾。在肿瘤局限无转移的成年患者中，经腹腹腔镜肾切除术的临床效果与开放式手术相当，但很少有学者推荐使用这种手术方式治疗儿童的肾脏恶性病变。

与侧卧位或俯卧位进行的经腹膜后腹腔镜肾切除术（retroperitoneoscopic nephrectomy，RPN）等其他微创技术相比，经腹腹腔镜肾切除术拥有更大的操作空间及更优的手术视野，且更便于置入腹腔镜套管针，这使得其学习曲线较经腹膜后腹腔镜肾切除术更短。此外，该技术在处理盆腔的异位肾脏（ectopic pelvic kidneys）和远端输尿管时更有优势，因其避免了形成可能需再度处理的长输尿管残端，这使其成为了许多学者在治疗因VUR而导致的无功能肾时的首选技术。

19.2 术前准备

患者的术前评估应包括完整的临床病史和体格检查。对怀疑有VUR或其他解剖学异常的患者，应对其肾脏和泌尿系统进行超声、肾核素扫描和排尿期膀胱造影等解剖和功能检查。

血液检查应包括生物化学、凝血时间和血细胞计数。

作为术前评估的重要组成部分，患者将由麻醉医师进行全面评估。患者及其成年子女都将被告知拟行的手术，并应签署知情同意书。

围手术期的肠道准备应有助于手术的实施，其中包括流质饮食和灌肠，这对于年幼患者来说尤其重要。

手术前应预防性使用广谱抗生素。手术应在全身麻醉、肌肉松弛和气管插管的情况下进行。

术前，手术医师需给患者留置导尿管，并

且为缓解可能会增加手术难度的胃胀气，还需留置一根鼻胃管。

19.3　体位

19.3.1　患者体位

患者取半侧卧位。为了方便手术医师的操作，最好将患者摆放在靠近手术台边缘的位置，并用绑带固定好。分别在腋下和膝下放置枕头，以预防压力性损伤。

上述体位将使肠管在重力的作用下移至手术区域外，以便于分离结肠，且更加容易使输尿管中的尿液流尽和寻找肾门（图19.1）。

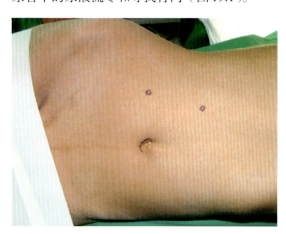

图19.1　右肾切除术患者的体位和操作通路

19.3.2　外科医师和腹腔镜套管针的位置

外科医师和助手站在需切除肾脏的对侧，使患肾和屏幕在同一侧。如果是左肾切除术，手术医师站在患者的头侧，助手则站在靠近腿部的位置；若为右肾切除术，则位置相反，助手站在患者的头侧，手术医师站在腿部的位置。在这两种情况下，器械护士都站在外科医师对面，并为腹腔镜体留出空间。

腹腔镜套管针呈三角形放置，这样就可以通过脐部的套管针置入腹腔镜镜头，并将操作通路放置在患肾的同侧上下象限。通过脐部插

入的套管针直径为10mm，此套管针用来置入30°腹腔镜镜头，使用Hasson固定式腹腔镜套管针更有利于手术的实施。对于年龄较大或肥胖的患者，可能需要将脐部的切口向外侧移至直肠旁位置。

最初需放置3个套管针，但可能需要额外放置第4个套管针来悬吊右侧肝脏或左侧脾脏。操作通路的直径为5mm，以便置入钛夹或封堵装置来阻断肾门血管。如果需要额外置入套管针悬吊肝脏，则需将其放置在剑突下，但需注意不要损伤肝脏或圆韧带（图19.2）。

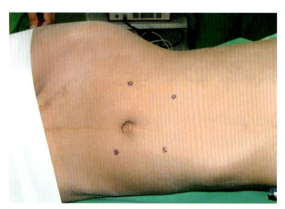

图19.2　需要行双侧肾脏切除术的肾病综合征患者的体位

19.3.3　气腹

在直视下脐部放置腹腔镜套管针并置入腹腔镜镜头后，一旦确认没有内脏损伤或粘连，将通过注入足够的CO$_2$来产生气腹，形成不超过12～14mmHg的最小气压，以便于手术操作。其他套管针将在腹腔镜直视下放置。

19.4　器械

19.4.1　设备

手术医师需要一套腹腔镜设备，其中包括光学镜头、摄像机、氙气光源、显示屏、录

像机及带加热功能的CO_2泵。除了一个10mm 30°腹腔镜镜头外，还需要两把无损伤钳来分离肠道和组织，一把直角钳分离肾门血管，一把用于游离和电凝的弯钩、剪刀、5mm钛夹钳，为防止出血需要准备好用于干燥和分离的花生棉球和冲洗抽吸器，若配备Ligasure®、Ultracision®或Starion MLS3®等血管电凝装置，手术进程将更加快速。除因感染或怀疑肾脏有肿瘤而进行的肾脏切除术外，无须将切除的肾脏放入标本袋中取出。

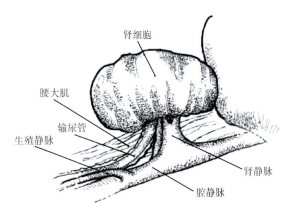

图19.3　右侧肾门血管位置图（由A.Aguilera绘制）

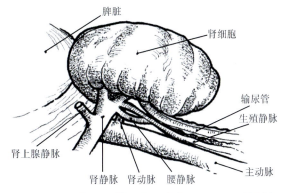

图19.4　左侧肾门血管位置图（由A.Aguilera绘制）

19.5　技术

气腹建立后，由于患者处于半侧卧位，在重力的作用下小肠系膜将向下移动，从而沿无血管的Toldt线游离结肠后能进入腹膜后间隙。在左肾切除术中，降结肠需向上游离至更高的位置，如有必要应切断脾肾韧带，使降结肠向内侧下移，从而更全面地显露肾门。在此侧进行电凝分离时需小心，避免损伤靠近肾门的胰尾。

通过电凝或使用封口装置游离结肠后，就可以打开Gerota筋膜显露肾脏，也可以在不游离结肠，不打开结肠系膜的情况下显露肾脏；但这一操作在年龄较大的患儿或脂肪较多的患儿中较为复杂，并容易损伤结肠血管，因此大多数学者不推荐采用此方法。

腰大肌是整个手术中的重要解剖标志。输尿管和生殖静脉位于腰大肌上方，沿输尿管向上分离可达肾门。在老年患者中由于肾下极存在Zuckerkandl脂肪，这使得在肾下极区域难以寻找输尿管，因此在输尿管末端的位置寻找输尿管更容易。

在分离肾门时，不建议过度剥离肾脏背面，因为这可能会导致分离肾门变得困难（图19.3和图19.4）。

下列是识别肾门血管的解剖标志：

·在左侧，腹主动脉横跨手术视野，术中生殖静脉有助于定位及寻找肾静脉，而在肾静脉后方分离可显露出肾动脉。左侧腰静脉通常汇入肾静脉，应在分离肾动脉前进行结扎。在分离出肾动脉后，需使用5mm钛夹进行结扎并切断。最后，分离并结扎肾静脉。

·在右侧，下腔静脉处于手术视野的水平位置，被前方的十二指肠降部覆盖，此时需使用Kocher手法分离十二指肠降部显露出肾静脉，肾动脉位于肾静脉的后方。与左侧相同，首先是游离、结扎和离断肾动脉，然后对肾静脉进行结扎并分离。

当肾门血管直径小于5mm时，可以使用密封装置进行离断，而无须使用钛夹。

在离断肾门后，继续将肾脏与其后部的组织分离，并尽可能沿着输尿管向膀胱方向分离出输尿管。若切除的患肾是由膀胱输尿管反流所致，在分离时需注意尽可能留下最短的输尿管残端，并用钛夹结扎输尿管末端，不推荐使用密封装置结扎输尿管。在无膀胱输尿管反流的情况下，输尿管可不结扎。

在取出手术标本之前，需检查手术区域有无出血，并缓慢降低气腹压力。

手术标本将通过脐部的切口取出，通常不需要标本袋。

套管针需在直视下移除，便于控制出血。

除非患者存在感染，否则不需要放置引流管。

近年来，已经有许多关于单通路腹腔镜手术运用于儿童泌尿系统疾病的文章发表，其中包括肾切除术。这些研究显示，与传统腹腔镜手术相比，两者的临床结果相似，但单通路腹腔镜手术美观效果更好，且术后并发症发生率更低（图19.5）。

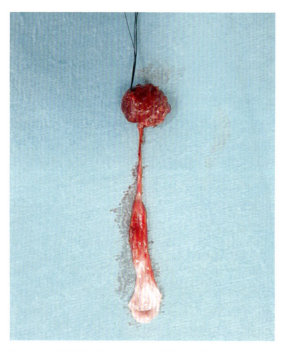

图19.5　经脐通路取出的手术标本（膀胱输尿管反流导致的无功能肾）

19.6　术后护理

患者在术后数小时内即可恢复流质饮食，

手术结束时在切口处注入局麻药物可以减少患者术后对镇痛药的依赖，在术后首个24h内通常无须使用阿片类药物镇痛，仅需规律服用对乙酰氨基酚就足以达到镇痛效果。

术后24～48h应继续预防性使用抗生素，基于笔者的单中心临床经验，患者在住院期间每天只需静脉注射一次头孢曲松即可。

患者术后48h即可出院，并可逐渐恢复日常活动。

术后第1周需返院进行首次复查，观察手术切口恢复情况，术后1～3个月返院行彩超检查。

19.7　结果

很少有关于腹腔镜肾切除术术后并发症的文献报道，腹腔镜肾切除术术后并发症发生率低，约为5%，术中需要转为开放手术的情况也非常罕见。少见的术后并发症有肾门血管出血和切口感染，这通常在切除感染的肾脏时（黄色肉芽肿性肾盂肾炎）发生。胃肠道并发症的报道极为罕见，如穿孔或因结肠系膜血管损伤引起的缺血性病变。

随着手术经验的增加和密封装置的使用，手术所需时间不断缩短，目前经腹腹腔镜肾切除术与开放手术所需要的时间相同，比经腹膜后腹腔镜肾切除术所需要的时间更短。

目前已发表的系列文献显示，经腹腹腔镜肾切除术术后的住院时间比开放手术短，与经腹膜后腹腔镜肾切除术相当。

经腹腹腔镜肾切除术术后所需的镇痛药剂量少于开放性手术，与经腹膜后腹腔镜肾切除术术后患者所需的镇痛药剂量相当。

如果输尿管残端感染，可能需要进行再次干预，而经腹腹腔镜肾切除术可以完全游离输尿管直至膀胱逼尿肌，并且离断，从而避免了残留较长的输尿管残端，这与开放性手术和经腹膜后腹腔镜肾切除术相比具有显著优势。

单通路腹腔镜肾切除术与传统的腹腔镜手

术临床结果相似，且术后并发症不会增加，并拥有更好的美观效果。

💡 技巧和窍门

- 患者取半侧卧位，这可使内脏在重力的作用下下垂，便于寻找肾脏。将患者置于手术台边缘的位置，外科医师在手术台边缘进行操作，这样不仅更符合人体工程学，也更容易使用器械。
- 在分离结肠时，应沿无血管线进行分离，应用电凝和密封装置可加快操作速度，并缩短手术时间。笔者不推荐在年龄较大或肥胖的患者中采用经结肠系膜途径切除肾脏。在左肾切除术时，有必要将降结肠向上分离至更高的层次，甚至切断脾肾韧带以更清晰地显露肾门。在右肾切除术时，可使用 Kocher 手法移动十二指肠降部来显露下腔静脉和肾静脉汇入下腔静脉的入口位置。必要时可放置第 4 个套管针从剑突下悬吊肝脏。
- 腰大肌是整个手术过程中的重要解剖标志。识别和分离输尿管及生殖静脉有助于寻找肾门。但应注意，由于患者的体位原因，这些结构可能比预期更靠近腹中线，并且因肾下极存在脂肪的影响，不宜在该处寻找输尿管。
- 密封装置有助于游离结肠和肾门、离断直径小于 5mm 的血管和游离肾脏后方组织。密封装置的使用可有效减少手术时间和出血风险。笔者建议较大的血管使用 5mm 钛夹。在夹子附近使用单极电凝时，必须注意电流造成的组织灼伤，因为这可能导致术后夹子脱落。
- 在因膀胱输尿管反流而进行肾切除术的患者中，必须尽可能地向下游离输尿管，且输尿管的末端需使用钛夹结扎。
- 尚未有文献报道分离结肠后重新将结肠复位和固定的优势。

- 可以通过脐部通路取出切除的肾脏，而无须使用标本袋。除非肾脏有感染或有肿瘤，这种情况下应使用标本袋取出标本。

19.8　讨论

目前，对于导致儿童肾功能不全，需行肾切除术的非恶性疾病来说，微创技术被认为是治疗的金标准。

相较于开放手术，微创肾切除术（即 MIS 肾切除术）在减少术后并发症、缩短住院时间以及改善美观效果方面展现出显著优势，同时微创肾脏切除术并未增加并发症的发生率。此外，腹腔镜手术相较于传统的开放性手术，能够分离并离断更远端的输尿管，减少了后续再度处理输尿管残端的可能，尤其是发生输尿管积脓或感染时。腹腔镜手术的另一优点是，可同时进入肾脏间隙和盆腔，无须额外的手术切口即可同时行肾切除术及上尿路最远端的相关手术。

小儿泌尿外科医师和外科医师在进行肾脏切除术时都更偏向使用微创肾切除术，尽管关于经腹途径与经腹膜后途径行肾切除术的优势和劣势的争论仍在继续。

经腹途径的最大优势在于其较大的操作空间，操作空间大更有利于放置套管针和使用大型号的套管针。此外，腹膜空间大对于有复杂病史如肾盂肾炎、重度肾积水、异位肾、马蹄肾或需行双侧肾切除术的患者来说更易切除肾脏。

相比之下，经腹膜后途径与传统的开放手术的手术步骤相同，没有进入腹腔及分离结肠，无须担心损伤腹腔内脏器，且更容易寻找肾脏和肾门。因为没有损伤腹膜，此途径降低了术后发生肠粘连和脱垂的风险，同时将潜在的并发症如血肿和积液限制在了腹膜后间隙，减少了患者所受的伤害。

然而，腹膜后空间相对较小，必须人为创

造空间，这使得套管针的置入变得更加困难，由于肾脏位于套管针孔的上方，手术处理肾脏时操作器械会与腹壁呈锐角，这使摄像头显露手术视野变得更困难。对于反复发作的肾盂肾炎、既往有肾脏手术病史或黄色肉芽肿性肾盂肾炎的患者来说，几乎不可能在腹膜后区域创造足够的操作空间。

若手术过程中意外损伤腹膜可能会使操作空间变小，并可能在术中将腹膜后肾切除术转变为腹腔镜肾切除术，甚至转为开放性肾切除术。

鉴于上述缺点，经腹腹腔镜肾切除术学习曲线相对较快，且许多学者认为此技术更易掌握，而两者在术后住院时间和并发症方面表现相似。

不同的病理情况及患者的年龄会影响手术方式的选择。在反流性肾病中，手术需要尽可能多地分离并离断输尿管远端，经腹腹腔镜肾切除术是更好的选择，因为此手术方式遗留的输尿管残端长度不超过5mm；而在俯卧位行经腹膜后腹腔镜肾脏切除术中，遗留的输尿管残端长度可达5cm，因为在此体位下游离远端输尿管极为困难。

Castellan等推荐对于巨大肾积水的幼儿和需要行输尿管完全切除术的患者采用经腹途径，而对于12个月以上且不需要切除输尿管的患者，则推荐使用腹膜后肾脏切除术。

Esposito等指出，经腹腹腔镜肾切除术的绝对适应证：因膀胱输尿管反流而需行肾脏切除术或需切除盆腔的异位肾；并且在几乎所有需要行肾切除术的疾病中均为首选，仅在极少数因多囊肾需行肾切除术的病例中，仍可将腹膜后肾切除术作为首选。

大多数学者的研究报道称，经腹腹腔镜肾切除术与经腹膜后腹腔镜肾切除术在手术时间、术后并发症、术后疾病复发及住院时间方面并无显著差异；因此，具体选择使用哪种手术方式应根据患者的具体疾病情况以及外科医师的偏好和熟练度来决定。建议外科医师应熟练掌握这两种技术，以便为每位患者提供最适宜的治疗方案。

近期出现的争议之一是原本用于治疗成年人局限性恶性肿瘤的腹腔镜肾切除术是否适用于儿童。Duarte等2017年发表了一篇关于经腹腹腔镜肾切除术治疗经新辅助化疗（SIOP方案）后的儿童肾母细胞瘤的病例，建议仅在肿瘤对化疗有反应并缩小的患者中采用此方法。他们认为，经腹腹腔镜肾切除术可以进行腹腔探查寻找肿瘤转移灶，并行肾根治性切除以及清扫肾门和腹主动脉旁淋巴结。24例年龄在10～93个月接受经腹腹腔镜肾切除术的患者的研究结果表明，所有手术均可通过腹腔镜完成，且住院时间为2～3d。作者并未报道术中肿瘤破裂溢出事件，在6.65年的随访期间，2例患者出现复发，1例肺部复发，1例肝脏复发。

Varlet等发表了一项回顾性多中心研究，包括17例接受经腹腹腔镜肾切除术治疗肾恶性肿瘤的患者；其中16例根据SIOP方案接受了新辅助化疗，1例（肾癌）单独手术。16例患者均在腹腔镜下完成手术，并且手术中无任何肿瘤破裂，其中切除的最大肿瘤直径为8cm。经过11～77个月的随访，15例儿童情况良好，1例局部复发，1例患有透明细胞肉瘤的儿童死亡。此研究结论表明，经腹进行肾癌根治术是治疗肾母细胞瘤和其他肾恶性肿瘤的有效方法。

- 经腹腹腔镜肾切除术是一种安全有效的治疗方法，可以被视为是儿童肾切除术的首选方法，特别是存在反流性肾病患者。
- 笔者强烈推荐12个月以下、肾脏巨大的患儿以及所有需要行全输尿管切除的患者使用经腹途径腹腔镜肾切除术。
- 术中需使用10mm、30°的光学镜头和2～3个5mm的套管针。可利用脐部的手术切口取出切除的肾脏，除非在肾脏有感染的情况下，否则不需要使用标本袋。
- 虽然如Ligasure®、Utracison®或Starion MLS3®等新型止血设备，并不是绝对需要的，但它们有利于快速游离组织，降低出血风险，使手术更快，更安全。
- 重新固定分离的结肠并非绝对必需。在除肾脏感染外的大多数情况下，通常无须放置引流管。

（范本祎　吴龙翔　张　致　译）

第 *20* 章
经腹膜后腹腔镜肾切除术

Elie Farah，Aline Broch，Nathalie Botto，and Thomas Blanc

🎯 学习目标

- 逐步介绍经腹膜后腹腔镜肾切除术（RLN）。
- 视频展示RLN技术。
- 详述经腹膜后腹腔镜肾切除术的技巧和窍门，并展示在小儿泌尿外科领域实施RLN技术所有可行的新技术。

20.1　引言

由反流、梗阻或输尿管发育不良导致的儿童肾功能不全或无功能的标准疗法是肾切除术伴输尿管全长切除或近端输尿管切除术。手术的目的是预防尿路感染及降低高血压的风险。对于合并或不合并巨输尿管的反流性肾病，必须切除至膀胱输尿管连接处。

自从1991年Clayman在成人中开展了微创肾切除术，并且仅仅2年后Koyle在儿童中也开展了微创肾切除术。该方法迅速获得了小儿泌尿外科医师的普遍认可。1998年首次发表了儿童后腹腔镜肾切除术的报道。腹腔镜肾切除术是一种安全、可行的替代传统开放手术的方法，同时具有住院时间更短、术后镇痛药的使用更少和术后美容效果更好的优势。

从技术上讲，小儿肾输尿管切除术的手术步骤遵循相同的手术原则，与具体手术入路无关。经腹腔途径和经腹膜后途径均已健全。与开放或经腹腔腹腔镜手术相比，后腹腔镜手术具有观察肾脏直接、腹腔内粘连风险降低和住院时间缩短的优势。

在本章中，介绍了婴儿和儿童经腹膜后入路腹腔镜肾切除术。

20.2　术前准备

所有患者手术均采用气管插管全身麻醉，并留置胃管。无须留置膀胱导尿管。

20.3　体位

手术开始的关键步骤是取得后腹腔入路：患者正确的体位。

术者及其助手站在患者背侧（图20.1）。

患儿侧卧位，靠近手术台边缘，使用腰垫垫高腰部拉伸肋骨与髂嵴间距离，无须折弯手术台。使用无张力胶带固定此体位，防止向前或向后移位。上方的腿伸展，下方的腿屈曲，两腿之间不要接触，以避免压迫。

体表标志是第12肋、肋脊角和髂嵴上缘。

20.4　初始入路、注气和套管针放置

腹膜后入路的第一个切口（约15mm）位于第12肋骨下缘一横指宽。

直视下垂直分离切口下肌肉至Gerota筋膜（图20.2）。直视下在Gerota筋膜的最后方将其打开。

将第一个套管针钝性置入打开的Gerota筋膜内。

通过5mm或10mm 0°腹腔镜和注气分离可直接在肾脏周围创建操作空间，而无须手指或球囊游离。

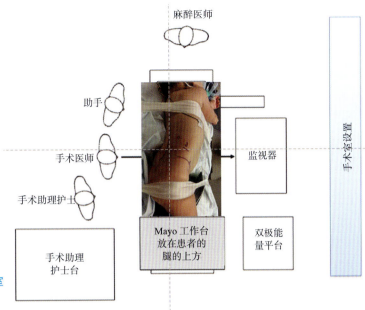

图 20.1　右侧经腹膜后腹腔镜手术室设置

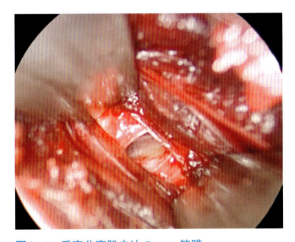

图 20.2　垂直分离肌肉达 Gerota 筋膜

注气可以将肾脏向上方（内侧）推移，从而无须将肾脏牵开即可显露肾蒂。

可形成肾脏周围的操作空间。

第二个套管针（5mm 手术套管）在直视下从后方腰骶肌前方插入脊肋角区。

第三个套管针插入腋前线与髂嵴上缘一横指交界处。

20.5　器械耗材

— 3 个套管针通路（5-5-5mm 或 10-5-5mm）。

— 无损伤带孔抓钳，用于处理组织。

— 血管闭合夹、剪刀或血管闭合器。

— 吸引器。

— 取出肾脏的标本袋（Endo-bag）。

— Endoloops（圈套器）：用于结扎输尿管远端防止输尿管反流。

20.6　外科手术技术

从后方显露肾脏。

整个手术过程中的标志——腰大肌位于屏幕下方，肾脏位于屏幕上方。

显露并识别肾下极和输尿管。

肾脏腹侧仍然保持与腹膜附着，可轻轻提起以便游离和控制肾蒂。

分别游离肾动脉和肾静脉。

可以使用凝闭器械 [5mm LigaSure®（Covidien US，MN）或 Harmonic 超声刀] 分离和凝闭肾门血管，这有助于在无出血的情况下更快、更安全地完成手术，当然也可以使用止血夹（Hem-o-lok®），具体取决于肾血管的粗细。

其他血管蒂也可以采用同样的技术控制。

保留输尿管以供将来肾移植时使用，在肾

盂输尿管连接部水平将输尿管离断。

如果存在膀胱输尿管反流，应尽可能将输尿管分离至膀胱底部并结扎，最好使用圈套器（Endoloops）。

将肾脏从腹膜上游离下来，放入腹腔镜取物袋中，粉碎后逐块取出，这样可避免扩大手术切口。

无须留置伤口引流管。

20.7　结果

2010—2020年，Necker-Enfants Malades大学儿童医院的小儿外科和泌尿外科共进行了130例腹腔镜肾切除术，其中包括由6名外科医师完成的95例经腹膜后腹腔镜肾切除术。经腹腹腔镜肾切除术的数据在进一步分析中被排除。

手术时平均年龄6.2岁（2个月至16岁）。
手术指征是：

·膀胱输尿管反流（n=33）。
·肾病综合征（n=21）。
·肾盂输尿管连接部梗阻（n=15）。
·膀胱输尿管连接部梗阻（n=11）。
·多囊性肾发育不良（n=6）（图20.3）。
·单纯性输尿管囊肿（n=5）。
·重复肾（n=2）。

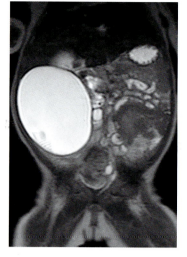

图20.3　多囊性肾发育不良

·肾动脉狭窄（n=1）
·尿石症（n=1）

6例患儿因肾病综合征行双侧肾切除术，包括1例马蹄肾（horseshoe kidney，HSK）。

平均手术时间为110min（44～265min）。

平均住院时间为3.5d（1～16d），45%的患儿于术后第1天出院。

3例（3%）因接受过肾盂输尿管连接部梗阻手术或肾部分切除术的患者转为开放手术。

4例患儿因输尿管残端反流引起复发性尿路感染而再次接受手术（图20.4）。

中位随访时间为3.5年（2个月至9年）。

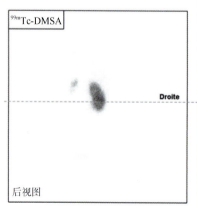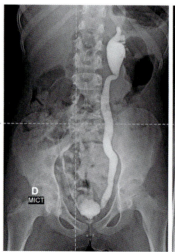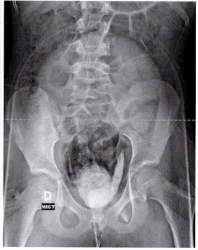

图20.4　输尿管残端症状性反流

💡 **技巧和窍门**

- 保持肾脏附着在腹膜上。
- 标志：腰大肌。
- 使用凝闭器械行组织游离，可减少手术出血，速度更快，更安全。
- 如果腹膜破口，可通过腹壁将气腹针插入腹腔。

20.8 讨论

小儿患者的肾切除术是治疗患有梗阻性尿路疾病、膀胱输尿管反流、多囊性发育不良肾、肾盂输尿管连接部梗阻或结石所致的良性、无功能肾的一种治疗方式。患有严重蛋白尿、多尿或高血压的终末期肾病（end stage renal disease，ESRD）儿童需要在肾移植前行肾切除术。

尽管经腹部或侧腹切口的开放性肾切除术长期以来一直被认为是"金标准"，但微创腹腔镜肾切除术在过去20年中作为儿科患者安全有效的手术选择已获得认可。它具有更短的住院时间、可减少镇痛药的使用、较早恢复正常活动及更好的美容效果等优势。

鉴于美国缺乏有关小儿肾切除术的相关知识，Sammon 等探讨了不同年龄和性别的发病率趋势。虽然肾切除术的年手术率稳定，但微创肾切除术在儿科人群中的使用正在扩大。接受微创肾切除术患儿的平均年龄大于接受开放手术的患者（7岁 vs. 3岁，$P < 0.001$）。大多数肾切除术是针对良性指征（73.8% vs. 26.2%），只有2.2% 是恶性肿瘤。小儿肾切除术施行机构的平均年住院量为12例（IQR 6～23），而微创泌尿外科手术更有可能在年治疗量较大的机构进行（IQR 7～26）。

关于选择哪种手术入路（经腹腔还是经腹膜后）仍有一些争议。主张一种入路的论点更多的是理论性的，而非真正的客观标准。经

腹腔入路的优点是提供较大的操作空间。然而，它需要游离更多的组织才能到达肾脏，并且必须翻开结肠。尽管经腹腔手术理论上存在发生腹腔内脏器损伤的风险，但这种情况仍然很少见。腹膜后入路的优点是可以直接进入尿路并且更容易发现交叉血管。它还减少了操作步骤及与腹腔内器官的接触。然而，腹膜后入路所需的手术时间较长与操作空间有限有关。Shoma 等于2007年发表了第一个前瞻性随机对照研究，比较了成人的经腹腔入路和经后腹膜入路手术方法。两种方法相比均具有令人满意的结果，且成功率没有显著性差异，经后腹膜入路的手术方法具有较长的手术时间（189min vs. 149min）。

笔者通常经腹膜后入路完成所有腹腔镜肾脏手术，并保留经腹腔入路作为可选择的指征。我们认为，在经验丰富的中心其团队应该都熟悉这两种方法，并决定哪种方法更容易让其团队常规应用，并为选定的适应证保留替代方法。选择经腹腔入路还是经腹膜后入路应主要基于外科医师的个人偏好和经验。

Esposito 等报道了他们经腹和经腹膜后腹腔镜肾切除术的20年经验。所有切除的肾脏均因良性疾病而丧失功能：膀胱输尿管反流（84例）、肾盂输尿管连接部梗阻（38例）、多囊性发育不良肾（20例）、黄色肉芽肿肾盂肾炎（4例）、肾病引起的不可控制的高血压（2例）和肾结石（1例）。根据经验，他们认为与经腹膜后腹腔镜肾切除术相比，经腹腹腔镜肾切除术更容易和快速。他们认为黄色肉芽肿性肾盂肾炎、其他肾脏感染或既往肾脏手术是经腹膜后腹腔镜手术的禁忌证。在膀胱输尿管反流的情况下，他们更喜欢经腹腹腔镜肾切除术，因为这是切除全长输尿管的基础。最后，该团队显然更喜欢经腹入路，而不是经腹膜后入路进行肾切除术。

有趣的是，笔者最近报道了单侧经腹膜后入路对马蹄肾良性疾病进行肾切除术。根据马蹄肾的解剖结构调整了套管针位置：一

个5mm套管针通常位于肋脊角处，但另一个5mm套管针放置在髂嵴上方与腰骶肌外缘交界处。在靠近马蹄肾的地方游离并离断血管是安全可行的。尽管血管的起始和分布存在很大差异，但也可非常完美地完成手术。

腹膜后入路保持了腹膜腔的完整，如果肾内科医师有需要的话，保持完好的腹膜腔可用于腹膜透析。Szymanski等报道了他们对腹膜透析儿童行经腹膜后腹腔镜肾切除术的经验。他们实施了双侧同期手术3例，双侧分期手术1例，单侧手术6例，平均年龄12岁。术后平均9h开始腹膜透析，平均60h内将透析液量滴定至目标值。尽管对1例腹膜小破口的患者进行了术中紧密修复，但仍需要临时血液透析。他们的结论是：经腹膜后腹腔镜肾切除术治疗ESRD是一种安全、有效的技术，可以保护需要术后立即腹膜透析儿童的腹膜完整性。避免肾切除术后血液透析，从而降低患者血管损伤发病率，保护血管为将来肾移植提供良好的血管条件。在患者需要腹膜透析的情况下，相较于经腹腹腔镜手术，经腹膜后腹腔镜肾切除术可以说是理想的微创治疗方法。

在行肾输尿管切除术时，经腹膜后入路，腹前外侧切口入路，或者腰部切口入路均不能切除全长输尿管，即使是非常小的儿童也无法实现。对于输尿管反流的情况，必须将输尿管游离至骨盆深部尽可能低的位置。当需要完全切除肾脏和输尿管时，推荐采用双重入路（腹膜后和腹股沟入路）。即使切除了肾脏，由于感染的尿液滞留在反流的输尿管残端中，导致复发性尿路感染的风险已有报道，其症状类似于肾盂肾炎。关于低位无功能段输尿管的治疗仍然存在争议，在这种情况下，建议游离输尿管至膀胱壁内段并缝合膀胱切口。

因此，在反流性肾病中，残端输尿管的长度是成功的关键。Ehrino等发表了一项对儿童肾输尿管切除术后输尿管残端的研究，比较了经腹腹腔镜肾切除术（transperitoneal nephrectomy，TPN）与经腹膜后腹腔镜肾切除术（retroperitoneal nephrectomy，RPN）。作者连续纳入了21例患者（平均3.5岁；1～10岁）。他们发现RPN手术时间比TPN更长（80min vs. 50min）。TPN后输尿管残端的长度（3～7mm）明显短于RPN（2～5cm）。总之，作者提出TPN能够切除膀胱顶壁附近的所有输尿管。对于因膀胱输尿管反流而导致肾功能丧失的儿童，他们建议行经腹腔镜肾切除术。

单孔腹腔镜手术（laparoendoscopic single-site surgery，LESS）是指通过一个通路完成的手术，最常见的切口部位是脐部。该技术挑战了传统腹腔镜的操作模式，需调整器械的角度以获得最佳的操作空间。相反，它显著增加了人体工程学难度，例如器械碰撞（套管外部）、器械拥挤（单个套管内的器械），以及最重要的器械交叉。后者意味着传统腹腔镜的所有直观动作都变得违反直觉。

尽管LESS令人欣喜，但由于不同的人体工程学原理，手术技术仍然是一个值得热烈讨论的问题。来自中国香港的Tam发现单孔腹腔镜肾切除术比传统腹腔镜肾切除术花费的时间更长（平均156min vs. 99min），但没有发生术后并发症。作者提出LESS肾切除术是一种与传统腹腔镜手术相当的、安全有效的微创技术。然而，他们建议需进一步研究来调查患者选择的影响以及LESS的美容获益。

Cherian等报道了使用先进接入平台（GelPOINT Mini）对2例患者实施了单孔经腹膜后腹腔镜小儿肾切除术，其中1例儿童实施了双侧同期肾切除术。

要点

- 毁损性切除手术，例如肾切除术，是开始腹膜后入路手术体验和学习的绝佳方式。
- 使用 0° 腹腔镜创造手术空间。
- 只需要 3 个套管针。
- 能量止血设备非常有助于实现无出血、更安全、更快速地完成手术。
- 如果进行肾输尿管切除术，需要对输尿管反流的患者行远端输尿管切除，至输尿管膀胱入口水平并结扎输尿管残端，以避免术后出现与复发性尿路感染相关的症状。
- 巨大多囊性发育不良肾是经腹膜后腹腔镜肾切除术的绝佳适应证。

（薛文勇　薛孟驰　译）

第 *21* 章
俯卧位经腹膜后腹腔镜肾切除术

Naser Al-Soudan Al Anazi，Sara Lobo，and Imran Mushtaq

⊙ 学习目标

- 分步描述俯卧位经腹膜后腹腔镜肾切除术（PPRN）。
- 对比介绍经腹膜后与经腹途径腹腔镜肾切除术的疗效。
- 介绍PPRN技术的技巧和窍门。

21.1　引言

　　Das 等 1993 年首次报道了儿童腹腔镜肾切除术。入路包括经腹膜腔（transperitoneal，TP）、俯卧位经腹膜后腹腔镜（posterior prone retroperitoneoscopic，PPR）和侧卧位经腹膜后腹腔镜（lateral retroperitoneoscopic，LRP）。Gaur 首次介绍了经腹膜后入路（后腹腔镜），是目前多数腔镜泌尿外科医师首选的方式。但是，在实施肾肿瘤切除手术时或经脐单部位腹腔镜（laparoendoscopic single-site surgery，LESS）手术时，经腹膜腔入路仍是重要的方式。不管采用何种腹腔镜入路，对患儿来说都有获益，术后恢复快、切口美观。本章重点阐述俯卧位经腹膜后腹腔镜肾切除术（posterior prone retroperitoneoscopic nephrectomy，PPRN）。

21.2　适应证

　　腹腔镜肾切除术适用于以下疾病：
- 功能不全或无功能肾。
- 多囊性肾发育不良。
- 反流性肾病。
- 先天性肾病综合征。
- 移植前自体肾切除。

21.3　禁忌证

- 有既往肾手术史。
- 肾恶性肿瘤。
- 黄色肉芽肿性肾盂肾炎。
- 凝血功能障碍。

21.4　术前准备

- 术前完善肾脏彩超和 ^{99m}Tc-MAG-3 利尿肾图。
- 既往有膀胱输尿管反流，需完善排尿性膀胱尿道造影。
- 肾脏超声可扫查肾的大小、肾积水的程度，以及多囊肾的囊肿大小和数量。通过这些信息可以帮助确定标本取出方式：标本收集袋取出、囊肿抽吸、套管口取出。
- 常规术前血液检查，包括血清肌酐、血红蛋白和保存一份血清。凝血功能不需要常规检查，除非有出血性疾病史。

21.5　体位

　　全身麻醉，俯卧位，显露躯干背部和侧面，消毒和铺巾。更多细节，参考俯卧位经腹膜后入路内容。

21.6　麻醉

　　儿童微创手术的麻醉需要气管插管，使用吸入麻醉和（或）静脉麻醉。儿童腹腔镜手术发生低体温风险很大，尤其手术时间长和气体流量大的情况下易发生。因此，建议在患儿身体下/上使用暖垫。现在，全身麻醉常与骶麻或局麻联合应用。

21.7 器械

· 6mm或10mm摄像主孔Hasson套管针一个，5mm辅助孔1～2个。

· 5mm，30°腹腔镜头。

· Kelly分离钳2把。

· Metzanbeum剪刀。

· 用于血管闭合止血/切割的超声刀或5mm施夹钳。

· 结扎圈套器。

· 标本收集袋。

21.8 手术步骤

· 在竖脊肌外侧缘，髂嵴和第12肋尖之间做一个5mm的横切口，用作镜孔（camera port，CP）（图21.1）。通过这一切口，用血管钳直接钝性分离腹膜后小空间，置入球囊后使之膨胀，建立腹膜后操作空间。

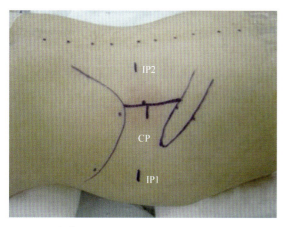

图21.1 体表标志和孔经示意图。CP为镜孔；IP1为器械操作孔1；IP2为器械操作孔2

· 将Hasson套管针置入上述镜孔，然后向

腹膜后空间注入CO_2，压力10～12mmHg，流量1～3L/min。

· 直视下，在第11/12肋尖下方和髂嵴上方置入器械操作孔（IP1），如需要，第二器械孔可设置在镜孔内侧2～3cm处，穿过竖脊肌（IP2）（图21.2）。

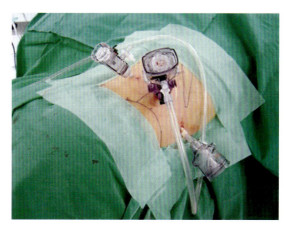

图21.2 套管针置入后的排列图

· "十"字切开肾筋膜进入肾周间隙（图21.3）。在肾后内侧中部解剖显露肾门肾蒂血管并分别游离，用止血夹或超声刀处理（图21.4）。

· 输尿管应尽可能向远端分离、切断。同侧合并膀胱输尿管反流的儿童，应结扎输尿管或留置导尿48h。

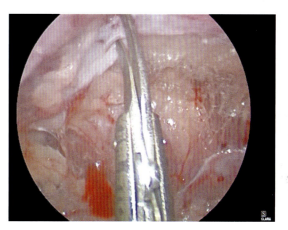

图21.3 腹腔镜视野下"十"字切开肾筋膜进入肾周间隙

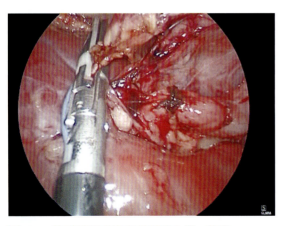

图 21.4　腹腔镜下显示肾门肾蒂血管，并用 Ligasure 闭合离断

·然后解剖剥离肾表面，直到肾脏完全游离。可以用一个器械完成，但对于特别大的或有感染史的肾脏，可能需要第二个器械提供反向牵引辅助操作。

·小肾或肾实质薄的肾脏可以通过腹腔镜通路直接取出，而较大的标本可能需要用到标本收集袋，装袋后剪碎标本分块取出。

21.9　术后护理

·返回病房后可以开始流质饮食。

·由于手术过程中可能发生菌血症，在某些情况下，可能需要术后即刻口服抗生素预防。

·当通过简单镇痛能充分控制活动时的疼痛，患者可出院。

21.10　并发症

21.10.1　腹膜破裂

与其他方式经腹膜后腹腔镜入路相比，俯卧位入路腹膜撕裂的风险最低。它可发生在以下情况：扩张球囊膨胀太快导致腹膜破裂；腹膜透析儿童的腹膜非常脆弱，球囊太大也易造成腹膜破裂。

21.10.2　球囊破裂

扩张球囊膨胀过快、过度，或球囊被外部过大压力挤压时，球囊可能会破裂。当发生球囊破裂，必须仔细检查球囊破裂碎片，应找到并从患者体内取出。

21.10.3　术中出血

术中出血很可能是由于止血夹从肾静脉滑脱，或腹腔镜器械无意中损伤肾静脉或腔静脉。多数情况下，出血可以快速应用止血夹控制出血。无法控制的出血需要转开放结扎或缝合出血的血管。

21.10.4　尿外渗

腹膜后尿性囊肿，可发生在输尿管远侧残端的尿液反流或肾部分切除术后的肾脏切面漏尿尿外渗。与使用止血夹或超声刀闭合离断输尿管相比，肾实质内翻缝合和反流输尿管环套结扎可以将尿外渗风险降至最低。留置导尿管至少 48～72h，大多数尿性囊肿可治愈。持续的尿外渗或感染性尿性囊肿可能需要留置经皮引流管。

21.11　结果

苏格兰最近的一项研究比较了儿童腹腔镜和开放肾切除术的结果。研究发现，腹腔镜肾切除术可能需要更长的时间，但术后疼痛更轻，住院时间更短。此外，他们还发现接受经腹膜后腹腔镜肾切除术的儿童恢复更快。现在，经腹膜后腹腔镜肾切除技术已很成熟，并证实适用于所有年龄组，中转开放率（＜3%）和并发症发生率均低。该技术已适用于治疗终末期肾病和需要双侧自体肾切除术的儿童，由于腹膜完整，因此可在术后立即进行腹膜透析。

技巧和窍门

- 球囊膨胀过程见明显的身体侧隆起，可判断确定球囊的腹膜外位置。
- 扩张球囊应该在 Gerota 筋膜外膨胀，然后经腹膜后腹腔镜直视下切开肾筋膜，这样肾周脂肪组织出血最少。
- 为了快速采用最佳方式进入肾门，从肾下极开始解剖，继续优先沿肾内侧向上，向侧方和向下推动肾脏，显露肾后中平面和肾门。
- 保持肾的外侧和下极附着组织完整，以便通过附着组织对肾脏自然收缩牵拉，更有利于肾蒂的显露。
- 切除肾脏并取出体外后，可用体外方式进行输尿管切除和输尿管结扎。

- 随着经验积累，手术可以通过一镜孔和单一器械孔（single instrument port nephrectomy，SIMPL）完成。
- 整个手术过程中使用单极电凝仔细止血。
- 多囊性发育不良肾或积水肾可通过抽吸减压，直接通过腹腔镜通路被取出。

21.12　讨论

与经腹膜腹腔镜治疗肾脏疾病相比，经腹膜后腹腔镜入路有几个优点，避免了损伤腹膜腔内器官的风险，能更快康复，手术还便于定位和直达肾脏，从而减少手术时间。

要点

- 目前，多数小儿泌尿外科中心，微创外科技术正逐渐替代传统的开放泌尿外科手术。
- 经腹膜和经腹膜后入路均适用于儿童，但经腹膜后腹腔镜技术更利于肾良性疾病的外科治疗。
- 俯卧位经腹膜后腹腔镜肾切除术适用于大多数泌尿外科手术，并发症最少。

（吴文波　吴竞生　丁　宁　译）

第 22 章
机器人辅助儿童肾部分切除术

Ibtissam Kassite，Aurélien Binet，Anne Letouze，Thierry Villemagne，Karim Braik，and Hubert Lardy

学习目标

- 逐步描述机器人辅助肾部分切除术（RAPN）技术。
- 介绍RAPN的远期疗效。
- 报道文献中发表的关于RAPN的最新研究结果。
- 分享RAPN的技巧和窍门。

22.1 引言

上尿路重复畸形的处理取决于许多因素：输尿管囊肿的存在，肾下极膀胱输尿管反流，临床症状等。所有治疗的目的都是尽可能多地保留正常肾实质。

目前，可以采用不同的微创手术：主要是腹腔镜、经腹膜后腹腔镜和机器人手术。腹腔镜（经腹腔或腹膜后）部分肾切除术是一项技术上具有挑战性的手术，仅在具有儿童腹腔镜经验的儿科机构进行。机器人技术的引入简化了腹腔镜手术，并促进微创技术扩展到更复杂的手术，增加了手术的三维可视化，消除了外科医师操作时的细微震颤，增加了灵活性。事实上，机器人技术可以帮助正确识别解剖变异，并精确控制具有挑战的技术性任务，如肾门的精细解剖。

本章的目的是重点介绍机器人辅助肾部分切除术（robot-assisted partial nephrectomy，RAPN）的技术和疗效。

22.2 术前准备

术前影像检查以确定重复性解剖畸形。主要通过膀胱造影、肾脏超声检查进行评估。如果解剖结构仍不清楚，可以行磁共振成像。这些检查可以提供重复肾集合系统的形态学和功能信息，并显示很少或无功能的肾极。通过描绘复杂重复系统中的每个部分肾来辅助制订手术计划。

术前行尿检，并根据结果术前预防性使用抗生素。

术前获得患儿父母的同意并详细解释RAPN的已知益处、风险和预期。所有手术均在全身麻醉下进行，并根据当地管理方案给予预防性抗生素（单次剂量的头孢唑林）。不用骶管或硬膜外麻醉来控制术后疼痛。

22.3 定位

患者侧卧位，使用真空床垫（罩壳床垫）抬高患侧，以便他们能够更安全地躺卧（图22.1）。所有压力点都有充分的垫衬以防受伤。机器人置于患者的患侧同侧。手术通过3个操作臂进行：一个腔镜臂和两个操作臂（每个8mm）。另外2个5mm的辅助孔用于置入缝合线、抽吸、冲洗装置和显露操作空间（图22.2）。

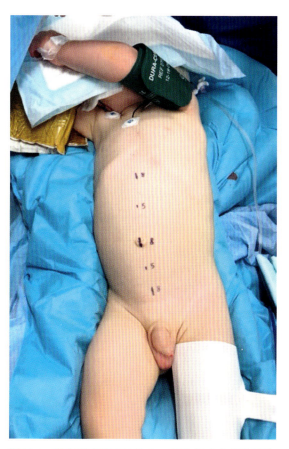

图22.1　患者躺在真空床垫上，所有压力点都有衬垫

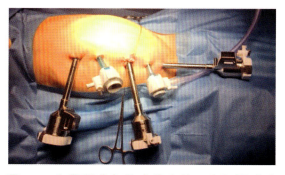

图22.2　左肾部分切除术的定位：3个机器臂孔（8mm）和2个非机器人辅助孔（5mm）

22.4　器械

使用两个无损伤钳来处理和操作组织。右手侧8mm通路置入单极剪刀，左手侧置入精细双极钳。

使用夹子或血管闭合系统来控制肾门血管。

使用圈套器（Vicryl Endoloop-0, Ethicon Endo-surgery, Cincinnati, Ohio, USA）或夹子结扎远端输尿管。使用灵活的硅胶圈（Vesseloops®）牵引显露非功能部分。使用抽吸和冲洗装置更好地显露操作空间。

22.5　手术步骤

术前无须行膀胱镜评估，也无须置入输尿管导管。

手术经腹腔入路进行。推开结肠，显露腹膜后的肾脏。有时，行经结肠系膜的方法则不需要推开结肠。在肾上极部分切除术中，需识别上段输尿管并与下段输尿管游离开。上段输尿管从肾下极血管的后方经过（不结扎操作）。在进行结扎之前，需辨别这两个部分的血管。用不可吸收夹或血管闭合系统或可吸收的3-0 Vicryl缝合线结扎上极血管。在控制血管后，肾表面出现明显的分界线，区别有血供的和无血供的肾组织。使用单极电灼或血管闭合系统切断肾组织。

对于肾下极肾部分的切除，不结扎操作并非必要。在辨别正常输尿管和功能部分后，行相同手术。正常部分的切缘保持开放，不予缝合。如需止血，有时会使用封闭剂。在剥离时，一些肾盂严重扩张的病例可能需切开，以明确解剖并精确识别无功能部分，特别是在输尿管未扩张的情况下。然后尽可能地将输尿管游离至膀胱，尽量行输尿管全切术，但需避免输尿管远端的广泛剥离。使用圈套器系统固定输尿管残端，并通过镜头孔移除。没有放置腹腔引流。直视下用可吸收的4-0 Vicryl缝合线缝合所有切口。无须留置导尿管。

22.6　术后护理

术后镇痛通常包括交替使用消炎药（对乙酰氨基酚），根据需要使用麻醉剂。通常患儿在术后几小时内开始流质饮食。在恢复正常饮食、疼痛控制良好后可出院。

在随访期间系统地进行一些检查：术后每

3个月行一次肾脏多普勒超声检查，以评估剩余部分的功能。多普勒检查中的肾实质血流不良和（或）随访期间剩余部分的体积明显减少被认为是肾功能丢失。如果在术后超声检查中，剩余的肾脏经充分减压后显示正常或不变，或肾积水显著改善，我们目前不进行术后肾动态扫描。如果多普勒检查中出现残余部分的功能丧失，患者有临床症状（高血压），可以建议进行全肾切除术。有时会有无症状的肾周积液。

尿路感染在住院期间（urinary tract infections，UTIs）使用抗生素进行治疗。如果反复发生发热性尿路感染，则需要行膀胱造影，以寻找输尿管残端或剩余肾部分是否有新发的膀胱输尿管反流。

22.7　结果

共18名患儿在2007—2020年行RAPN，由笔者机构的3名小儿外科医师完成（表22.1）。手术时的中位年龄为4.2岁（0.9～12岁），中位体重为13.5kg（8.6～27kg）。平均手术时间为160.3min（88～280min）。所有病例均在机器人辅助下完成，未发生中转开腹。

表22.1　患儿基本特征	
患儿数量（名）	18
年龄ª（岁）（范围）	4.2（0.9～12）
体重ª（kg）（范围）	13.5（8.6～27）
手术指征	反复尿路感染
	尿失禁
	腹痛
	无功能部分肾
手术时间ª（min）（范围）	146（88～280）
中转开腹	0
并发症	3
需要镇痛的时间ª（d）	2（1～4）
住院时间ª（d）	3（2～10）
随访时间ª（月）	4.2（2～49）

ª中位数

有1例患者发生术中并发症：血管损伤，采用机器人缝合，不需要转开腹。术后，3例患者出现Clavien–Dindo Ⅱ级并发症：

-肾静脉和动脉血栓发生一次。该患者手术时由于血管损伤表现出肾（剩余部分）功能丧失。该患者有临床症状（术后发热、腹痛），多普勒检查显示肾实质血流不良，同侧肾静脉和动脉血栓形成。

-2例患者术后发生一次UTIs。

术后中位住院时间为3d（2～10d）。需要镇痛的中位时间为2d。随访（中位时间4.2个月，范围2～49个月），其他患者均无术后不良事件发生。

在过去20年报道儿童RAPN疗效的文献中（表22.2），中转开腹率介于0～14%。中位手术时间根据适应证介于90～446min。并发症的发生率为9%～21%。主要是继发于输尿管残端或肾周积液的反复发热性UTI。由于反复的发热性尿路感染，有些患儿需要进一步行残余输尿管残端切除术。这些操作均在机器人辅助下完成。

> **⊙ 技巧和窍门**
>
> - 在肾部分切除术中，血管圈的使用可以帮助正确识别输尿管和血管，以便于无功能部分的剥离。
> - 在肾盂严重扩张的情况下，可以穿过腹壁针刺抽吸。可切开肾盂以明确解剖和切缘，特别是在肾盂较大的情况下。
> - 为避免过度剥离损伤正常部分，笔者建议对无功能部分行非解剖性切除，显露肾盂底部。

22.8　讨论

在过去20年里，儿童RAPN被认为是安全可行的。

儿童肾部分切除术的技术难度依赖于残余节段肾血管的密度。机器人辅助可以精确地解剖这

表22.2 儿童机器人肾部分切除术的既往报道

研究	病例数	年龄	体重（kg）	适应证	路径	手术时间（min）	并发症	LOS（d）	随访时间（月）
Pedraza	1	4岁	—	双侧重复系统	经腹膜入路	440	无	2	NM
Olsen	14	4.9(0.5~20.2)岁	—	单侧重复系统	经腹膜后入路	176(120~360)	2例中转开腹	1(1~4)	8(1~24)
Lee	9	7.2岁	—	单侧重复系统	经腹膜入路	275	无	2.9	6
Cost	1	14岁	—	肾细胞癌	经腹膜入路	180	NM	2	6
Mason	21	4.1(0.3~16.7)岁	—	单侧重复系统	经腹膜入路	301(165~526)	1例医源性气穹性破裂；1例脐部端口嵌顿疝	1.6(0.8~3.8)	24(3~80)
Ballouhey	15	20(7~39)个月	10.9(8.2~14.9)	单侧重复系统	经腹膜入路	201(130~245)	1例网膜疝	3.4(1~7)	46.4(25~68)
Tostivint	1	14岁	—	单侧重复系统	经腹膜入路	235	NM	3	3
Kapoor	3	32.9(7~46)个月	13.7(10.4~13.6)	双侧重复系统	经腹膜入路	446(356~503)	无	1.7	18.3(7~36)
Malik	16	37.5(3~189)个月	17.8(8~73.5)	单侧重复系统	经腹膜入路	135	2例二次输尿管切除术	2(1~3)	22.1(3~56)
Herz	19	3.1岁(4个月~10.5岁)	—	单侧重复系统	经腹膜入路	209(169~330)	4例VUR（下极输尿管）	NM	NM
Wiestma	1	11个月	10.7	单侧重复系统	经腹膜入路	NM	NM	1	1
Varda	27	3.5(0.6~31)岁	—	单侧重复系统	经腹膜入路	206(147~391)	4例尿路感染；5例积液	1(1~12)	1.1年（0~5.5）
Neheman	18	43.9(17~131)个月	14.4(9.9~32.8)	单侧重复系统	经腹膜入路	256(163~458)	4例尿路感染	2(1~4)	NM
Blanc	3	7.3(3.2~14.1)岁	—	2个肾母细胞瘤；1个管状肾母细胞瘤	经腹膜后入路	123(110~140)	无	3.3(2~4)	13(12~14)
Sala	1	3岁	14	双侧肾母细胞瘤	经腹膜入路	90	无	2	NM

LOS. 住院时间；NM. 未提及；VUR. 膀胱输尿管反流

部分，减少残余血管的移动，有利于隔离血管。

在儿童中，部分输尿管肾切除术用于治疗部分肾功能差和（或）症状性的重复集合系统，和（或）相关的膀胱输尿管反流的患者。

一些学者报道了他们使用机器人部分肾切除术治疗肿瘤适应证的经验，如单侧或双侧肾母细胞瘤、小管乳头管癌或肾细胞癌。

在部分肾切除术中，主要报道的并发症为继发于输尿管残端反流和切除区输尿管瘘尿的反复发热性UTI。有学者认为，因存在损伤下段输尿管和膀胱的风险，故常规切除输尿管残端并不合理，且只有8%～10%的病例有症状（反复的尿路感染）。

因此，如果后续需要行手术切除，可以行机器人手术切除。至于积液或尿性囊肿，在大多数病例中，可自行消退或保持稳定和无症状。在Varda等的系列研究中，2例被发现积液与疼痛相关。1例患者通过引流和硬化治疗缓解，另1例患者无法缓解，需要开放重做肾部分切除术。在现有的机器人治疗病例中，有无残余部分功能丧失的报道。在我们的研究中，1例患者发生了肾萎缩，可以用手术过程中的血管损伤来解释。特别是当移动和控制肾上极，以及在控制血管时，对肾门的额外牵拉，剩余部分肾缺血的风险更大，因此导致肾功能的丧失。

2004年，Pedraza等首次报道了1例4岁女童的机器人辅助肾部分切除术治疗双侧重复集合系统的病例。之后，许多学者选择机器人手术，因其具备精确的、肾部分可视化和血管控制等优点（表22.2）。

部分学者报道了他们机器人辅助后腹腔镜手术（robotic retroperitoneoscopy，RP）的经验，而另一些人则通过经腹膜（transperitoneal，TP）方法进行该手术（表22.2）。由于需要构建一个不存在的手术操作空间，RP在技术上难度更大。一些学者认为，由于腹膜后空间太小，很难确定合适的腔镜操作通路放置位置便于操作。此外，在操作过程中有腹膜开放的风险。Wallis等假设经腹膜后操作时，考虑到在更小的操作空间内CO_2充气对肾血流的血流动力学的影响，婴儿残余肾缺血的风险可能更高。

Blanc等报道了3例采用经腹膜后入路行部分肾切除术治疗肿瘤的适应证，笔者认为这种方法在出现新的病变时可以保留腹膜腔，当需要放疗（阳性边缘）时，可以限制在腹膜后空间，避免对腹部进行照射。

经腹腔入路可在膀胱穹隆附近进行完整的输尿管切除术，避免留下输尿管远端残端，由于残余输尿管残端反流，可能导致反复的发热性尿路感染，需要再次手术。在Esposito的研究中，在RP中输尿管可以被切除至跨过髂血管处，输尿管残留最后的5～6cm，因此他们建议在需要完全切除输尿管时行腹腔入路，如反流性肾病。

此外，对于异位盆腔肾，TP入路优于RP手术。基于Esposito等20年的儿童微创肾切除术经验，他们更倾向使用TP方法进行肾切除，因为它与RP相比更容易、更快、更安全。Sala等推荐使用TP入路进行肾母细胞瘤的双侧肾切除术，因为它可以直接通向肾和肾门，能很好地观察肿瘤。而且在调整患者体位后，该方法允许通过相同通路进行对侧的手术。

腹腔镜对术者体力要求很高，而使用机器人辅助系统，外科医师可以放松地坐在控制台前。机器人辅助系统在限制对血管系统的牵拉和降低最终缺血损伤风险方面尤其有效。

在Ballouhey等的一系列研究中，与开放手术相比，机器人系统展示了相似的肾脏结局，但住院时间更短和术后疼痛更少，即使是更低体重的患儿。

机器人系统结合了开放手术精确性的优点，以及腹腔镜手术在住院时间、术后疼痛、并发症和外观方面的优势。他们还发现接受RAPN手术的婴儿使用的吗啡量是接受开放肾部分切除术的婴儿的1/2。具有小端口切口的机器人手术比开放手术引起的疼痛更少，因此恢复期更短。

Varda 报道，机器人肾部分切除术在安全性和手术时间方面与开放手术相当，使用机器人手术住院时间更短。

总之，我们认为部分肾切除术是机器人手术一个很好的应用场景，因为其使肾门分离和血管控制更安全。因此，它提高了该操作的可行性和质量。

- 必须仔细选择儿童肾部分切除术的适应证，术前必须进行良好的解剖评估。
- 微创手术对该手术指征适用，不论是腹腔镜手术还是机器人手术。
- 机器人技术通过精细精确的解剖实现了更好的外科人体工程学。
- 主要并发症是剩余肾部分的丢失，主要是由于血管血栓形成或损伤。
- 该手术能有效地治愈患者，效果良好。

（陈光杰　译）

第23章
儿童腹腔镜肾部分切除术

Ciro Esposito，Maria Escolino，Alessandra Farina，Fulvia Del Conte，Vincenzo Coppola，Mariapina Cerulo，Giuseppe Autorino，and Alessandro Settimi

学习目标

- 逐步描述腹腔镜肾部分切除术（laparoscopic partial nephrectomy，LPN）。
- 展示LPN的长期结果。
- 报告有关LPN的主要国际论文的最新结果。
- 描述LPN的技巧和窍门，并展示可以应用于LPN的小儿泌尿外科学的所有新技术。

23.1　引言

重复肾是最常见的先天性泌尿道发育异常之一，大多数患者没有临床症状，而少数病例由于肾盂积水、膀胱输尿管反流（vesicoureteral reflux，VUR）或尿失禁等症状而显现出来。最近，产前能够辨别诊断出许多泌尿系统发育异常，包括不同类型的没有临床症状的输尿管重复畸形。

双重肾系统通常会有一部分肾功能较差或无功能。在这种情况下，是否将无功能的重复肾部分切除取决于多种因素：比如每个肾单位的实质功能以及是否存在伴随的解剖异常和病理，例如异位输尿管囊肿或VUR。目前，可以使用不同的手术方法进行肾部分切除术，如经腹膜后、经腹膜后外侧、经腹膜腹腔镜和最近的机器人辅助入路。

对于重复肾中无功能肾巨输尿管反流的情况，腹腔镜手术是首选方法。

本章着重介绍腹腔镜肾部分切除术（laparoscopic partial nephrectomy，LPN）的手术技术。

23.2　术前准备

术前检查应重点关注整个泌尿系统的解剖畸形及其功能。检查必须包括肾脏超声和DMSA肾脏放射性核素显像或磁共振泌尿成像（MRU）。在某些病例中，膀胱镜检查可能有助于了解解剖结构。应用二甲基硅油进行肠道准备、灌肠和流质饮食是可取的，尤其对于婴幼儿。

应根据广谱药物或儿童特异性尿液检测结果术前预防性使用抗生素。

所有患者及其父母在手术前必须签署专门制定的知情同意书。患者接受经口气管插管和肌肉松弛的全身麻醉。术前通过无菌预防措施将Foley导管置入膀胱，并放置鼻胃导管，以便在手术过程中保持胃排空。

23.3　体位

对于腹腔镜肾部分切除术，患者应采取半侧卧位，靠近手术台边缘，同侧用垫抬高。外科医师和助手站在对侧，面对患侧和患者背部的显示器（图23.1）。这种方法利用重力使结肠回缩，可以清楚地解剖输尿管，直到膀胱水平，并提供安全的肾蒂入路。笔者通常采用直径为10mm的30°视野镜，因为笔者通常通过视野孔取出切除的肾脏组织。在腹腔镜手术中，笔者开始使用3个套管针进行手术，即使有时可能需要额外的第4个套管针，大多位于腹右侧，以便牵引肝脏，或者在腹左侧，牵扯脾脏或者回肠。总的来说，笔者更倾向于采用直径为5mm的操作套管针，以便在术中使用夹子夹住血管、封闭装置或者直径为5mm的手术器械。套管针的位置与视野镜呈三角形排列，以达到更好的人体工程学（图23.2）：一个用于放置视野镜的穿刺孔位于脐部，另外两个操作穿刺孔位于上下腹部（总与患侧肾脏同侧），用于手术器械的使用。

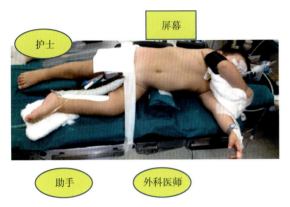

图23.1　患者采取半侧卧位，屏幕朝向其背部，外科医师和助手位于其前方

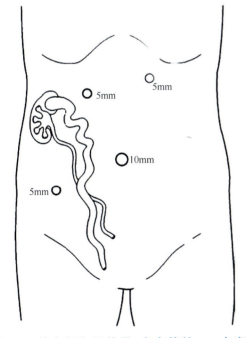

图23.2　笔者倾向于使用4个套管针：一个直径10mm的光学套管针置于脐部，两个直径5mm的操作套管针以及第4个直径5mm的套管针用于牵引肝脏或脾脏

23.4　仪器设备

在腹腔镜手术开始之前，通常进行膀胱镜检查，并将支架置入正常的输尿管中。在这一步骤中，笔者采用Fr 9.5手术膀胱镜。关于腹腔镜手术步骤，采用10mm 30°光学镜和5mm的手术器械。使用两个无创抓钳处理组织，一个弯曲的解剖器来分离血管，一个钩状电凝器进行解剖，以及用来切割的剪刀。通常采用内环套来结扎远端的输尿管。此步骤很少需要使用持针器。肾门血管控制通常使用5mm的钛夹，或者选择使用止血装置，如Starion MLS3或Ligasure，这可能有助于进行更快更安全地解剖。在手术台上放置一个吸引抽吸装置，有利于手术安全，在术中出血时可使用。通常无须使用内镜手术取物袋来取出切除的肾脏组织，该部分组织通常通过脐部穿刺孔取出，除外感染的肾脏组织。在过去的3年里，笔者采用了吲哚菁绿（indocyanine green，ICG）增强荧光技术，以便于识别血管形成并指导无功能部分的肾实质切除。要使用ICG技术，需要一套特殊的设备，主要包括一个特殊的摄像系统和一个特殊的腹腔镜，配备了用于近红外（nearinfrared，NIR）光检测的特殊滤光片，当然还需要一瓶注射用的ICG染料（5mg/ml），在手术过程中用于静脉注射。

23.5　技术

该技术分为两个阶段：膀胱镜手术和腹腔镜手术。膀胱镜手术是手术的第一步，旨在将支架置入功能正常的输尿管中，以在术中作为引导，以避免在切除无功能部分输尿管时对正常输尿管造成损伤。

在腹腔镜手术阶段，由于半侧卧体位肠管会向下滑动，而后松解并压低结肠，打开Gerota筋膜并进入肾脏。另一种入路是经结肠系膜窗，但在较大的儿童中操作起来可能比较困难，因为肠内脂肪组织丰富，并且存在较大的血管损伤风险。因此，大多数学者更喜欢松解结肠。这一步可以使用钩状电凝或封堵器械进行，这样可以更快、更安全地手术而无出血。打开Gerota筋膜后，识别并分离受影响部分的输尿管，并将其向上解剖至肾脏。然后，识别受影响部分的肾门血管，分别隔离并最终夹闭和切断。处理血管的另一个选择是使用封堵器械进行封闭。在结扎血管后，一个分界线显示了肾脏的正常部位和缺血部位之间的解剖平面，可以使用封堵器械轻松切割。然后，将受影响的肾极与后部相连肾脏组织分离，将其输尿管向下分离，直至膀胱顶部。如果受影响的肾脏部位存在VUR，应尽可能向下分离输尿管，直至膀胱底部并结扎，最好使用内环套。如果没有VUR，则可以不结扎输尿管。

在过去的3年中，笔者采用了ICG增强荧光技术，以更好地识别无功能性部位的血管，并能在肾实质切除过程中指导外科医师操作。

ICG是静脉注射，用量为0.3mg/（ml·kg），就在打开Gerota筋膜后，ICG引导的近红外荧光（NIR）可以在2min内将肾脏的血管可视化。ICG增强荧光非常有用，可以识别肾门主要的血管和上/下部分肾供血的血管（图23.3和图23.4）。在供血血管切断后，ICG增强荧光技术有助于划定两个部分之间的解剖边界或解剖平面，并在无功能性肾部位实质切除后最终检查正常部位的灌注情况（图23.5和图23.6）。

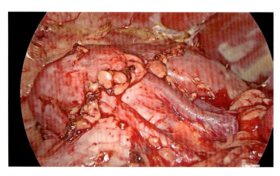

图23.3 肾下极部分切除术中主肾血管和两条下极血管的标准白光成像图

在腹腔镜手术中，将切除的部分肾组织和输尿管通过脐部穿刺孔移除。留置腹腔引流管，可用于检查术后的尿漏。

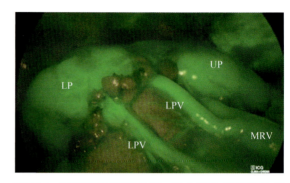

图23.4 利用ICG增强荧光，肾血管和肾实质呈绿色。LP. 下极；UP. 上极；MRV. 肾主要血管；LPV. 下极血管

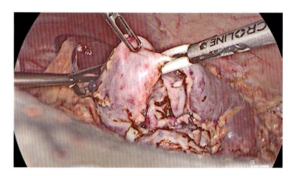

图23.5 在结扎血管后，使用封闭装置切除无功能的上极部分

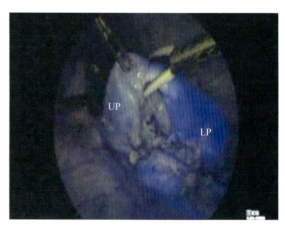

图23.6 通过ICG增强荧光术，可识别出正常下极和缺血性上极之间的分界线。UP. 上极；LP. 下极

23.6　术后护理

患者术后几小时即可开始进食。术后很少需要镇痛治疗；通常在术后12～24h，会使用对乙酰氨基酚（剂量为15mg/kg，每8小时1次）。术后48～72h进行短期抗生素治疗。患者在术后第2天或第3天出院。术后临床检查安排在术后第7天和第30天，此后每年进行1次。为了检查剩余部位的血管供应状态，术后1个月和1年进行肾脏多普勒超声检查（图23.7）。最后，在术后1年进行肾脏核素显像，评估剩余部分肾脏的功能。

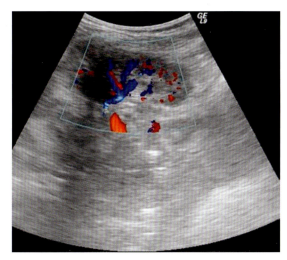

图23.7　在1个月的随访中，进行多普勒肾脏超声检查，检查残余肾脏部分的血管供应情况

23.7　结果

根据笔者的经验，腹腔镜肾部分切除术的中位手术时间为95min（范围80～125min）。经验丰富的外科医师进行腹腔镜肾部分切除时，中转开腹概率接近于0。需要强调的是，只可在有了根治性肾切除术的丰富经验之后，才可进行这个手术。

手术指征包括反复的尿路感染（urinary tract infections，UTIs）、由VUR和（或）梗阻性输尿管膨出导致的继发性尿路感染、肾脏部

分功能丧失，以及导致（假性）尿失禁的异位输尿管。

Esposito等最近进行的一项多中心的研究报道了52例中10例（19.2%）出现并发症，4例尿性囊肿，2例症状性输尿管残端反复的UTIs，4例长期尿漏，根据Clavien–Dindo分级系统分为Ⅱ级，但没有转换为开放手术或术中出现并发症的病例。对于长期尿漏的患者进行保守治疗，留置膀胱导管和引流装置，直到尿漏完全消失（最长留置10d）。在同一项研究中，1例接受肾上极部分切除术的患者术中出现尿路渗漏，通过膀胱镜将亚甲蓝染料注入先前放置在正常输尿管中的支架，以确定泄漏点并用缝线间断缝合。

在Esposito等的研究中，在未进行手术处理的情况下，其余的并发症（4例泌尿系肿瘤和2例症状性反流输尿管残端反复的UTIs）在使用抗生素治疗后好转或自发消退。所有患者在术后1个月或1年的肾脏多普勒超声检查均正常。术后DMSA扫描显示，在所有接受手术的儿童中，肾脏残余部分的功能损失（平均37.8%）与术前（平均38.1%）相比没有明显变化。

分析过去10年发表的有关儿童LPN结果的文献报道，所有文献都显示了中转开腹率为0。中位手术时间为90～198min。并发症率为7.4%～52.9%。

💡 技巧和窍门

• 在进行肾部分切除时，为了在正常输尿管中置入支架，在开始腹腔镜手术之前行膀胱镜检查非常有用，以避免在手术过程中损伤正常输尿管。在腹腔镜手术过程中，患者半侧卧位的体位对手术的成功至关重要；实际上，患者这种体位，肠管可向下滑动，可以更好地显露肾脏。当需要进行肾输尿管部分切除术时，松解结肠至关重要；通过这种方式，可以轻松显露肾脏并可游离整个输尿管直至膀胱顶部。额外的

第4个套管针可能会非常有用，尤其是在腹右侧用于牵引肝脏，但有时也会在腹左侧；在这种情况下，是否需要第4个套管针取决于脾脏的大小和外科医师的偏好。可能在有手术经验之初，最好始终使用4个套管针，独立置于受影响的一侧，以便充分显露手术区域。

- 根据笔者的经验，一个非常有用的方法是通过将亚甲蓝染料注射到术前放置的输尿管导管中，检查实质切除边缘的完整性。通过这种方式，在切除无功能肾单位时，正常肾单位的功能并未受到影响。建议在术后至少保留一个腹腔引流管24～48h，检查可能的尿漏。
- 最后，另一个重要的建议是，在存在输尿管反流的患者中，始终将远端输尿管离断至膀胱裂孔水平，并结扎输尿管残端，以避免与反复性UTIs相关的术后症状出现。
- 另一个有用的方法是使用封堵装置进行组织切割，使手术过程出血少、更快、更安全。
- 关于肾门血管的处理，即使密封装置已经获得FDA批准用于密封直径为5～7mm的血管，笔者认为使用内镜夹结扎肾门血管更为安全。此外，如果使用夹子夹闭血管，禁止使用单极或封堵装置来离断夹子之间的血管，以避免夹子术后立即或后续出现脱落，这一点很重要。
- 在手术结束时，无须重新将结肠固定到腹壁上。
- ICG技术对于识别肾脏的血管供应并在实质切除过程中指导外科医师是有用的，可以清晰地识别缺血和灌注部位之间的分界线。

23.8　讨论

在过去的20年里，腹腔镜肾部分切除术已经广泛地应用于儿童良性肾脏病变的治疗中。

小儿泌尿外科先进的腹腔镜手术得益于市场现在可用的先进技术，如高清摄像头、微型化器械和特殊的封堵装置。此外，新的成像技术如ICG增强荧光技术在术中可以更容易地将肾脏解剖结构及其血管可视化，从而对解剖结构的切割更加安全。除了肿瘤，儿童肾部分切除术的主要适应证是切除复杂的肾脏双重畸形导致的无功能性上极或下极。

在技术上，腹腔镜肾部分切除术比腹腔镜肾切除术更具挑战性。特别是在切除无功能性部分肾时，存在损害残余肾脏血液供应的风险，以及在肾实质切除或残余输尿管切端处存在尿漏的风险。

自从Jordan和Winslow在1993年首次描述儿童腹腔镜肾部分切除术以来，这种术式已经比开放式手术更广泛地被接受，这归功于住院时间减少、镇痛需求更低和整容效果更好。

该手术可通过经腹膜后或经腹腔入路进行。

虽然国际文献中没有关于经腹腔镜和腹膜后入路哪种术式更适合进行LPN的证据，但分析国际文献，似乎经腹膜后腹腔镜术式的中转开腹率和主要并发症率要比LPN高。

LPN手术中最常见的并发症是尿性囊肿和持续尿漏，这与实质切除或残余输尿管切端处的尿液渗漏有关。这种渗漏可能是由于未完全切除的肾脏部分的残余排泄结构，或者是由正常功能的肾脏部分被切开引起的。

根据笔者的经验，持续渗漏似乎也可能由于为了更好地显露肾脏和输尿管结肠被移位，导致腹膜分泌过多。我们还记录了2例有症状的因输尿管残端而复发的尿路感染。

使用腹腔镜进行肾部分切除术的主要优点是对肾脏及其血管解剖进行全面良好的显露；特别是由于30°视野镜头的使用，可以极其容易地对无功能性肾脏的血管进行可视化。此外，在扩张的输尿管解剖过程中，识别和保护男性患者左侧穿过输尿管的性腺血管是非常重要的。

总之，我们认为，与其他微创手术方法（后腹腔镜，俯卧位）相比，腹腔镜肾部分切除更容易，但仍然是一项具有挑战性的手术，仅在具有丰富微创手术经验的儿科中心进行。根据笔者的经验，腹腔镜入路的主要优势包括所有尿路的完整清晰视野，肾门血管的良好显露，以及可以切除整个输尿管直至膀胱顶。

- 在拥有全肾切除术的丰富经验后才可开始进行LPN。
- 在开始LPN之前最好进行膀胱镜手术，并在正常输尿管置入输尿管导管，以防止其在解剖过程中被损伤。
- 需要3～4个套管针，配备10mm 30°视野的光学镜，因为必须通过脐部穿刺孔取出标本。
- 新技术如封闭装置和ICG增强荧光成像可能有助于进行无血、更安全、更快速的手术。
- 长期的结果对于检查发现并发症和判断残余部分肾的状态至关重要。

（童强松　郭艳华　向前明　译）

第 *24* 章
经腹膜后腹腔镜肾部分切除术

Matthieu Peycelon，Valeska Bidault，Annabel Paye-Jaouen，and Alaa El-Ghoneimi

学习目标

- 逐步详细描述如何经腹膜后入路进行腹腔镜下肾部分切除术。
- 介绍经腹膜后腹腔镜下肾部分切除术的远期疗效。
- 报道经腹膜后腹腔镜下肾部分切除术的最新成果。
- 介绍经腹膜后腹腔镜下肾部分切除术的技巧。
- 讨论并发症的处理。

24.1　引言

由于手术设备和专业技术及理念的革新，许多全新的手术方式如腹腔镜手术在小儿泌尿外科中开展得越来越多。目前，在许多医疗中心，小儿肾部分切除术作为一种公认的腹腔镜手术方式已常规开展。腹腔镜下肾部分切除术在技术上比肾切除术要求更高，这就要求术者具备更多的腹腔镜操作经验。同时该手术也具有更高的术中中转开放率和并发症发生率。自从 Jordan 等首次提出小儿肾部分切除术这一概念后，经腹膜或经腹膜后入路的肾部分切除手术已逐渐广泛开展，近年来还有通过机器人辅助技术进行手术的相关报道。肾部分切除术是治疗重复肾中无功能部分的一种行之有效的方案。其适应证为输尿管膨出或输尿管远端异位开口导致重度反流的肾下极以及无功能的肾上极。经腹膜后入路与开放手术入路更接近，是肾部分切除术的首选入路。由于小儿肾部分切除术的适应证有限，迄今为止大多数报道收集的病例数仍然较少。另外，如输尿管囊肿切开术、低位双输尿管吻合术治疗重复肾等替代手术方式的出现，更加减少了小儿肾部分切除术的应用。

24.2　术前准备

重复肾通常有一组半肾系统（肾上极或肾下极）功能不良或无功能。除合并肿瘤外，小儿肾部分切除术通常是通过手术切除重复肾畸形继发的功能不全的肾上极或肾下极。肾上极功能不全的常见病因是复发性尿路感染（urinary tract infections，UTIs），输尿管囊肿经内镜切开后继发的持续性梗阻或输尿管异位开口导致的尿失禁。而肾下极的常见病因是尿路感染和膀胱输尿管反流（vesicoureteric refux，VUR）。

患者准备与常规小儿泌尿外科术前准备相同。遵循常规的术前饮食及全身麻醉用药建议。所有患儿术前都要接受血型检查，进行电解质、血肌酐和凝血功能检测，并且术前均应进行尿培养。根据患儿的年龄，按照国际小儿麻醉指南（通常在术前 4～8h）严格禁食，并在进入手术室前术前预防用药；还有部分医师建议在手术前一晚给予流质饮食和进行灌肠。另外，笔者建议术前先行膀胱镜检查同时置入输尿管支架管并留置气囊导尿管以方便术中鉴别肾上极或肾的上下极。全身麻醉气管插管后，可置入鼻胃管。在经腹腔或经腹膜后入路的腹腔镜肾部分切除术中，需要进行无创血流动力学和通气监测。并在麻醉诱导时预防性使用头孢类抗生素。

24.3　体位

经腹膜后入路通过身体侧方入路，患儿呈侧卧位，腰垫垫于健侧，将患侧充分伸展，显露第12肋与髂嵴之间的区域，于术中置入套管。Yeung等根据术侧不同采用了不同的体位：术野为右侧选择半俯卧位，术野为左侧选择半侧卧位。

24.4　手术器械

手术采用1个10mm和2个5mm套管针，其中通过10mm套管针置入0°光学镜，2个5mm套管针作为操作通路。手术器械包括自动抓钳、5mm直径腔镜剪、5mm双极电凝及其他止血缝合器械。

24.5　手术方法

24.5.1　经腹膜后入路

24.5.1.1　侧方入路

患儿侧卧位于手术床上，将床体弯折充分显露肋骨与髂嵴之间术野。对于婴儿及6岁以下幼儿患者，笔者更倾向于健侧下方放置体位垫而非弯折手术床用于显示术野。笔者在患侧第12肋尖下缘下方一横指处做一长10～15mm的切口，使用精细拉钩牵拉，逐层打开至Gerota筋膜，然后直视下锐性切开该筋膜，将10mm套管针连同0°镜一同置入切开的Gerota筋膜内。通过加压充气逐渐形成腹膜后操作空间，第一个套管针采用荷包缝合与深筋膜固定，以确保密闭性及必要时后退套管针以增加操作空间，而缝合建议在置入套管针前完成。笔者更加推荐这种固定方式，而不推荐采用一次性自固定式套管针，因为自固定式套管针相对较大并且可能干扰术中操作。然后在肋脊角腰肌前缘处置入5mm套管针，另一5mm

套管针自腋前线髂嵴上缘一横指处置入。为避免损伤腹膜，建议尽可能扩大腹膜后空间，并在直视下置入操作套管针。注气压力不超过12mmHg，CO_2流量由1L/min逐步增加到3L/min。正确进入腹膜后和创造腹膜后空间是经腹膜后肾脏手术成功的关键，而年龄和体重并不是这种方法的限制因素。年幼的孩子脂肪少，更容易建立腹膜后空间。笔者倾向于侧方入路，它适用于任何年龄段患儿的所有肾脏手术，术中能够很好地显露输尿管。

24.5.1.2　进入腹膜后间隙的其他技术

自Gaur首次使用并推荐以来，球囊扩张技术一直为泌尿外科医师常规使用。球囊扩张的缺点是较高的一次性材料成本及球囊破裂可能引起的并发症，但它可以在不打开Gerota筋膜的情况下创造一个操作空间，这对于成人恶性肿瘤的根治性切除是很有意义的。Capolicchio等提出了一种改良的侧方入路方法。他们建议通过肋脊角置入第一个套管针，这种改良避免了通过第一个外侧切口进入时意外的腹膜损伤，而且手术切口更小。但该方案的一个缺点在于套管针的置入可能过深，将Gerota筋膜推向前方，从而导致对肾脏的下压，使腹膜后入路更加困难。Micali等报道使用Visiport视觉套管针直接进入腹膜后间隙，该方法最初由Cadeddu等提出。该方法的优点是置入第一个套管针可以使用微切口，适用于重建手术，但不适合切除手术，因为需要通过第一个切口取出切除的器官。

24.5.2　经腹膜后腹腔镜肾上极部分切除术

建议在手术前先行膀胱镜检查，以辨别和确定可能潜在的疾病，在过去10年的实践中，笔者常规将输尿管导管插入健康的下段输尿管，并在实质横断之前注入亚甲蓝溶液。这便于术中快速地找到下段输尿管（特别是如果病理性上段输尿管没有明显扩张的情况），并在实质横断后确认是否有肾下极集合系统的损伤。

如前所述，经腹膜后入路是从后方显露肾脏。上段输尿管位于肾下极，紧贴上段输尿管表面进行解剖，可以避免损伤下段输尿管的血运。笔者建议在切断输尿管前先结扎上段输尿管远端，这样可以使输尿管近端保持扩张积水状态，从而有利于肾上极的剥离。提拉牵引上段输尿管，在带张力情况下通过钝性剥离将肾盂上极与血管分离。在钝性解剖过程中可以很容易地识别扩张的肾盂上极和肾下极实质之间的平面，直到可分辨肾上极薄壁的边缘。期间，可以发现从主动脉或肾动脉分出的供应肾上极的血管，根据血管的大小，可以选择结扎离断，或者直接凝断。可以通过结扎血管后肾上极发生颜色变化来识别，也可以直接通过正常肾下极和扩张发育不良肾上极之间的外观差异来分辨。在肾上极血管显露困难的部分病例中，可以在控制肾上极血管之前就进行肾实质的离断。更安全的方法是通过辨别扩张的肾上极来确定肾实质离断的界限。外科医师建议选用自己最熟悉的手术器械来离断肾实质，可以是单极电钩、双极电凝或者是超声刀。笔者习惯使用带弯头的超声刀，它可以保持肾下极离断时创面的清洁。在整个手术过程中笔者不将肾下极与腹膜游离以减少肾下极的活动，从而尽量降低肾蒂血管损伤的风险。在离断上肾下极实质前，将肾上极与腹膜完全游离开，以避免肠道的损伤。对于输尿管膨出导致的肾上极切除的患者，不关闭输尿管残端，并将输尿管内容物充分吸净；而对于输尿管反流的患者，尽量向远端游离输尿管并结扎。除反复感染导致严重粘连或集合系统可疑损伤等特殊情况外，术后不常规留置引流管。

24.5.3 经后腹腔镜肾下极部分切除术

手术入路与肾上极切除相同，在确定下段输尿管后，顺其寻至肾下极肾盂，与肾上极部分切除不同，在进行肾实质离断之前，必须完全游离并结扎肾下极供应血管。由于致病机制多为输尿管反流导致的反复泌尿系感染，肾下极多呈萎缩状态，其与健康肾上极的界限很容易区分。需要在接近膀胱处结扎输尿管，以避免术后输尿管残端反流。

24.5.4 机器人辅助腹腔镜肾部分切除术（robot-assisted laparoscopic partial nephrectomy，RALPN）

2009年Lee等推荐可以采用Vinci手术系统进行RALPN手术。将患儿患侧抬高30°固定，使用Veress针或改良的Hasson技术建立气腹，经脐置入12mm套管作为镜孔。第二个通路位于脐正上方锁骨中线上，距脐约10cm。第三个通路（直径5～8mm）位于同侧髂前上棘外侧，距脐10cm处，这两个通路位置与脐成45°夹角。必要时设置第四个5mm通路，特别是在处理右肾的情况下，术中用来辅助抬起肝脏并显露右肾上极。术中可将手术台向患侧倾斜60°以方便术野的显露，机器人放置于患者腹侧平肩部水平，再将3个机械臂固定于腹腔镜通路旁，使用30°镜头。在肾下极部分切除时，建议最下方的通路更加靠内下侧，这样便于操作。对于需要同时接受抗反流手术的部分患儿来说，术中需要将机器人重新置于患儿足侧，镜头仍经脐部通路进入，操作通路选用健侧脐水平锁骨中线处通路及前述患侧最下方通路；另外对于需要游离输尿管远端直至盆腔段切除者，也同样可采用类似方式。自结肠外侧进入腹膜后将结肠向内侧牵拉，显露肾脏，无功能半肾输尿管充分显露、游离至与髂血管交界水平，对于没有膀胱输尿管反流者直接在此离断，若伴有膀胱输尿管反流者则予以结扎后再离断的处理。牵拉离断的输尿管向上分离显露需要切除的半肾，分辨并游离其供应血管，采用丝线或结扎夹处理血管后离断。钝性分离无功能半肾的肾盂与健康半肾的实质，以便更好地区分两者之间的界限，最后采用电剪或超声刀沿此界线离断切除无功能部分肾脏。用肾周脂肪填压、可吸收线缝合创面，一些学者建议使用4-0可吸收缝线闭合健康半肾分离面。检查止血后，如果担心残留的健康半肾集合系统损伤，则放置腹膜后引流管。标本通过脐部切口取出。局部麻醉药可注射于套管部位的伤口处。导尿管通常在术后第1天或第2天拔除。

腹膜后入路理论上也是可行的，已经有几个中心报道了采用腹膜后入路进行机器人辅助肾盂成形术的案例。

24.6 术后处理及随访

最重要的术后处理是镇痛和监测血流动力学及尿量，膀胱引流不是必需的。随着麻醉管理和镇痛治疗水平的提高，术后患儿恢复好，疼痛控制好，恢复活动早，一般术后只需住院1~2d。最近，在一些经验丰富的治疗中心，肾部分切除的日间手术甚至已经能够安全开展。术后发热及持续性疼痛往往提示剩余部分肾脏及输尿管问题，若有漏尿发生需要及早干预及处理。

为了保证中远期疗效，必须要保证剩余半肾的完全正常，因此肾部分切除术后肾功能的检查显得尤为重要。笔者建议在术后1个月和6个月分别行肾脏多普勒超声检查（ultrasonography，US），在笔者的系列报道中，随访时间长达12年。建议如果肾脏US没有显示如皮质变薄、严重肾积水或多普勒血流不良等异常，则不必行二巯基丁二酸（DMSA）显像检查。但Wallis等则认为无论US检查有无异常，都需要行DMSA检查。

法国一项为期9年的多中心回顾性队列研究，针对30例行腹腔镜肾部分切除术（laparoscopic partial nephrectomy，LPN）的患者采用肾彩超及DMSA显像检查评估术前、

术后肾功能。长期随访显示，该队列中所有病例均保留了肾下极功能，小于12个月龄组和大于12个月龄组术后与术前患侧肾下极功能无显著差异。17%的患者出现部分功能丧失（平均功能丧失9.3%±6%，中位年龄为13个月）。他们得出结论，如果术后US显示正常，DMSA检查无须强制性进行。

24.7 结果与讨论

尽管后腹腔镜肾部分切除术极具挑战，但研究显示它仍可以在与开放手术相当的手术时间内完成。开放组和腹腔镜组平均手术时间分别为146min（50~180min）和152min（75~240min）。而腹腔镜的主要优点是住院时间显著缩短。腹腔镜组和开放组的平均住院时间分别为1.4d（1~3d）和3.9d（3~5d）（$P < 0.0001$），61.5%的患儿（8/13）腔镜术后第2天出院。

Robinson等在一项前瞻性非随机对照研究中对小儿LPN与开放手术的成本和结果进行了比较。腹腔镜组和开放组平均手术时间分别为200.4min和113.5min，平均住院时间分别为25.5h和32.6h（$P < 0.0005$）。腹腔镜组患者需要的镇痛药剂量低于开放手术组。该研究显示LPN的主要缺点是手术时间太长，而且也长于其他入路的LPN手术时间，作者认为其可以随着经验的积累而缩短。

Valla等报道的一组病例中出现了37%的并发症发生率，主要是肾实质离断处残留的肾周积液。然而，最值得重视的并发症是健康半肾的肾功能丢失。笔者的研究中有1例接受肾上极切除的7岁患儿最终丧失了整个肾脏功能，究其原因是术中将肾下极完全与腹膜分离，从而导致了术后肾蒂扭转。Wallis等报道了2例6个月和7个月大患儿肾部分切除术后的剩余半肾的功能丧失。尽管多普勒超声显示健康半肾的血供是正常的，他们坚持对这些患儿行DMSA肾脏扫描检查，得出1岁以下儿童

出现并发症的概率更高的结论。Leclair 等也报道了1岁以下儿童的中转开放率和并发症发生率较大年龄患儿高。

Castellan 等对经腹腔入路和经腹膜后入路的腹腔镜下肾部分切除进行了对比研究。他们发现有并发症的5例病例中4例（80%）是1岁以下的患儿，手术并发症发生率与患儿年龄有关，而与手术途径并无关系。这个系列研究是腹腔镜肾部分切除手术（经腹腔或经腹膜后入路）较早期的报道，其手术中转开放率相对较高。但最近 Dénes 的相关报道中该手术的可行性和安全性令人鼓舞，所有18例LPN无1例中转开放。

笔者回顾了经腹膜后腹腔镜下肾部分切除手术58例，并特别关注了其中1岁以下的患儿。在所有1岁以下接受经腹膜后腹腔镜肾上极切除手术病例中，仅仅只在刚开展此类手术第一年时1例出现了并发症，即当时术中中转开放以确定肾实质离断界线。其余57例病例（包括肾上极肾盂扩张达到60mm的1个月患儿）无手术并发症发生，也无中转开放。平均手术时间为150min（75～180min）。1例患儿术后2岁时出现无症状的肾旁假性囊肿。在平均36个月（6～60个月）的随访中，所有术后患儿的剩余部分肾脏均血供良好。

Ballouhey 等在一项多中心回顾性研究中比较了机器人和开放肾部分切除术的围手术期结果。这项研究的对象是体重不到15kg的患儿。与开放手术组相比，机器人组的住院时间更短，术后镇痛药用量更少。两组患儿手术时间没有差异，而且没有病例出现剩余部分肾功能丧失。

为研究小儿LPN术后囊性病变的自然病程，Esposito 等回顾了125例患儿（83例经腹腔入路，42例经腹膜后入路）术后随访期间的肾脏US报告。平均随访时间为4.2年。48.8%（61/125）患儿手术后出现与手术部位相关的无血管性囊肿。61例患儿中有21.3%的（13/61）平均4年囊肿消失，42.6%（26/61）的囊肿大小无明显变化，27.8%（17/61）的囊肿减小，只有8.3%（5/61）的囊肿增大。83.6%（51/61）的患儿的囊肿无症状，其余10例伴有尿路感染和腹痛；但无须额外干预。他们得出结论，在随访期间，LPN手术部位出现单纯性囊肿是很常见的，发生率接近50%。囊肿的形成与手术路径没有相关性。由于囊肿并不影响手术效果，可以保守处理，定期通过US评估即可。

💡 技巧和窍门

肾部分切除术后剩余部分肾功能的丧失罕见但却是最严重的并发症，笔者从前期经验中总结出了一些注意事项能够让后腹腔镜下肾部分切除手术更简单和安全：

- 术前需要充分理解和掌握重复肾的概念及解剖。
- 手术方案需要标准化，以减少并发症的发生。
- 如果选择经腹膜后入路，术中不要将预保留的半肾与腹膜分离。
- 手术开始后尽快寻及病变输尿管并尽早结扎，以保持该输尿管及肾盂的积水扩张状态。
- 对于肾下极或积水扩张不明显的肾上极切除病例，建议逆插留置输尿管导管以方便必要时术中通过其注射亚甲蓝。

要点

- 小儿经腹膜后腹腔镜肾部分切除术是一个极具挑战性的手术，它主要的限制因素是学习曲线，而非患儿的年龄或积水扩张程度。然而，对于1岁以下的儿童，手术应该非常小心，并由团队中最有经验的外科医师进行。笔者认为，经腹膜后入路和经腹腔入路都是安全可行的，并具有类似的效果，建议手术团队更关注于提高自己选定方案的手术技术，而不是去比较何种手术入路更加适合。从目前已有的研究报道来看，最需重视的是避免开展该项手术的初期阶段较高的并发症发生率。在开始自己动手之前，建议先进行有指导性的学习。

（袁俊斌　译）

Marc-David Leclair

学习目标

- 了解俯卧位经腹膜后腹腔镜手术的特殊优势。
- 学习肾部分切除术的手术步骤。

25.1　引言

早在20世纪90年代，成人和儿童腹腔镜全肾和肾部分切除术均有报道。大多数儿童是由于继发的肾脏发育不良、梗阻性尿路病变或膀胱输尿管反流所致的无功能且有症状的肾脏或部分肾脏疾病。适应证相关的症状包括感染、高血压、结石和腰痛。

尽管两种方法有独特的优点和缺点，经腹膜或经腹膜后腹腔镜肾脏手术在小儿泌尿外科医师中一直存在争议。

普遍认为全肾切除术是获得和学习经腹膜后腹腔镜手术经验的优先选择，虽然适应证较少。腹腔镜肾部分切除术在技术方面比全肾切除术要求更高。主要适应证包括由于梗阻性尿路病变（输尿管膨出，异位输尿管）引起的无功能的肾上极病变，或由于反流或肾盂输尿管交界处梗阻导致的肾下极损害。

肾上极部分切除术在临床手术中占大多数。经腹膜后腹腔镜的主要技术难点可能是婴儿年龄较小同时伴有上尿路的重度扩张，操作空间有限。肾下极部分切除术通常是用于较大一点的儿童并且上尿路扩张较少。然而由于要考虑切除部位的大小和肾上极低位肾盏的累及深度，这个手术仍然较难。这两种手术过程的主要难点都依赖于清晰和准确地识别血管解剖位置，并且在任何不明确的血管结扎离断前需要细致分离。

25.2　患者体位

侧卧位一直是经腹膜后入路的经典体位；然而，俯卧位经腹膜后腹腔镜入路最近引起了小儿泌尿外科医师的兴趣。患者处于完全俯卧位，在胸部和骨盆下垫枕，使腹部脏器离开操作的位置。手术侧靠近手术床的边缘，为主要操作臂提供最大的移动自由度。患儿也应被放置成能扩大髂骨和第12根肋骨之间操作空间的体位（图25.1）。

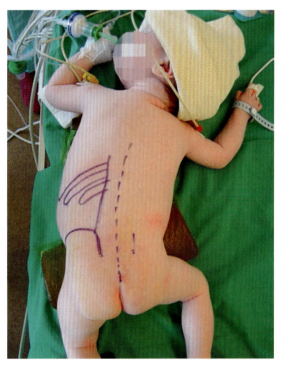

图25.1　左侧经腹膜后入路的俯卧位摆放。注意：患者被放置在手术台的边缘，以方便最外侧和主要操作的套管针的移动。还要轻微弯曲地摆放患者，以扩大第12根肋骨和髂骨之间的空间

25.3　设备

腹膜后有限的操作空间由在体外非常有限的皮肤区域内插入套管针来创造。必须使用5mm甚至可能更细的器械。笔者使用的器械类型很少，主要是非创伤性抓钳（Babcock型或开窗抓钳）和一种细的弯曲的双极设备，用作精细解剖的分离器和小血管的电凝被当作剪刀。任何直径为5mm或3mm的密封装置都是有用的，特别是对于肾实质分离。标本直接通过后侧或中间的切口取出，通常是最大的切口，不需要标本袋（无论如何很难在腹膜后间隙展开）。

25.4　放置套管针和创建操作空间

沿骶腰肌外侧边缘做一个横向皮肤切口，穿透筋膜后在腹膜后经切口置入一个自制的球囊。然后，腹膜后操作空间完全通过在肾后外侧、Gerota筋膜外胀大的球囊形成。与大多数侧卧位后腹腔镜手术专家使用的技术（即在手术开始时在Gerota筋膜内打开和充气）形成鲜明对比的是，在最终切开Gerota筋膜之前，俯卧位腹腔镜大部分操作都是在Gerota筋膜外。通过切口放置一个5mm套管针，并向腹膜后充气。在直视下插入剩下的套管针（图25.2），在第12肋的尖端插入腹腔镜，并在尽量靠近前

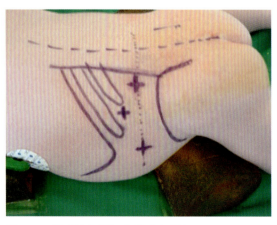

图25.2　俯卧位左侧经腹膜后腹腔镜

外侧置入外侧操作套管针，一定不要穿过腹膜。

套管针在髂骨和最后一根肋骨的中间，沿着骶棘肌组织插入，在最后一根肋骨的尖端，尽可能靠下外侧。

25.5　技术

在手术开始时进行膀胱镜检查会有很大的帮助，特别是如果两个输尿管都很小或没有明显的直径差异的情况下。在计划保证剩余的输尿管完整的情况下，可以插入输尿管支架等，这样能保证在分离过程中更容易识别两个输尿管。在肾实质分离过程中，在"剩余部分"中注射亚甲蓝可能有助于检测任何肾盏边缘。一些经验丰富的团队主张在手术开始时早期结扎病理性改变的输尿管，这将保持切除的输尿管扩张，并有益于进一步分离需要切除的部分。

腹膜后间隙在8～10mmHg的压力下扩张，将3～5mm的0°腹腔镜插入第一套管针内（最内侧），以便直视下置入另外2个3mm或者5mm的套管针。然后，腹腔镜镜头将换到通过第12肋尖端的中间套管针位置。

水平切开Gerota筋膜，显露肾脏后部和肾门。

25.5.1　肾上极切除术

从肾上极开始分离，通常很容易识别来自于肾窦的上段输尿管。一般无须分离肾下极，寻找主肾盂和下段输尿管；肾上极血管分支将被选择性地识别并沿着上极分离。后侧上极动脉通常很容易识别和分离。如果对任何血管的支配区域有疑问，可以通过使用非创伤性抓钳轻轻夹闭动脉分支来进行钳夹和释放试验。下一步是游离上段输尿管；应在距离肾窦2～3cm处进行结扎，可以提起输尿管的近段残端，显露肾窦的前面。沿着近端输尿管的前面分离，确定主要的肾上极血管，其中一条前动脉来自肾主动脉。在明确血管解剖结构后，可以使用夹子（例如5mm的He-mo-lock夹）

或切割闭合装置安全地离断血管。

在夹住血管后，使用现代切割闭合装置（Harmonic® 刀，Ligasure®）极大地简化了实质离断的步骤。重要的是，剩余的部分肾保持附着在腹膜上，并在整个手术过程中尽可能少地游离，以避免术中牵拉和术后意外扭转引起血管损伤。任何对剩余肾盏部分怀疑破口的可能均应被彻底评估，腔镜体内缝合修复或必要时中转开放。

肾实质离断后，可从先前离断的输尿管近段残端开始进行输尿管切除术。它通常需要与主肾蒂不交叉，并仔细解剖，尽量游离到远段，从保留的完整的输尿管周围游离，注意不要损伤剩余输尿管的血供。

25.5.2　肾下极切除术

技术步骤是相似的，但有一些重要的区别。解剖从肾脏下极以下开始，在两个部分之间没有明显扩张差异的情况下，有时很难确定哪个输尿管是要切除的。然后直接沿着主肾蒂进行游离，以确定在哪里将血管离断能保留上

半部分肾的血供。首先结扎切断动脉，这是俯卧位后入路的一个显著优势。它通常有助于肾实质表面的明确划界，以协助后续的肾实质离断。手术步骤遵循开放手术原则，在离断肾下极最后侧的血管分支后，通常有助于分离盆段输尿管连接处，并沿盆腔前侧进一步分离，选择性地识别小的下极前侧血管。

肾实质离断可能是一个具有挑战性的步骤；与肾上极切除术相比，直接通过肾盏中间进行离断有时更安全，保留剩余肾实质的少部分缺血边缘。

25.6　术后恢复

微创经腹膜后入路手术术后住院时间非常短。我们观察到住院时间稳步缩短，现在住院时间通常限制在术后第一个晚上，第2天早上出院。镇痛药的需求通常非常有限，并且在手术结束后的几小时内可以恢复正常饮食。

根据笔者的经验，俯卧位肾部分切除术作为日间手术是可行的（图25.3）。

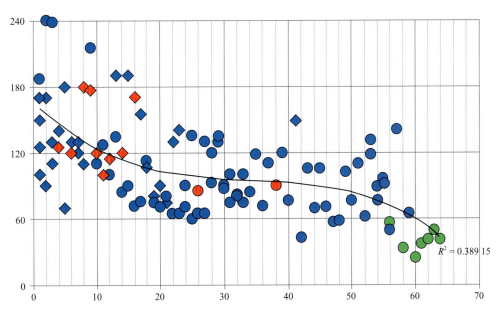

图25.3　肾部分切除术学习曲线的示例（单一机构的经验，1993—2016年，未发表的数据）。纵轴：手术持续时间，以分钟为单位。横轴：病例的排序顺序。手术例数：110例（1名外科医师：65例；1名外科医师：35例；4名外科医师：1～5例；正方形：侧卧位经腹膜后腹腔镜；圆圈：俯卧位；红色：转为开放手术；绿色：日间手术）

在典型的肾部分切除术病例中，不需要放置手术区域引流或膀胱引流。

值得注意的是，术后发热（38℃或以上）经常在术后第2天或第3天出现，很可能与术中留下小部分肾组织边缘，以保证安全无血的肾实质离断，从而导致肾实质缺血有关。当然，延长的术后发热应进行足够的血液和尿液取样化验，以排除任何其他术后并发症。

25.7　讨论

腹膜后区域是一个人为创造的空间，因此创造一个足够的操作空间是经腹膜后腹腔镜手术的必要步骤。这个第一步对初学者来说可能会有问题，要根据患儿的大小来确定方向和创造足够的空间，需要很长的学习曲线才能掌握，所以可能会减慢技术的传播速度。

操作空间的创建可以通过直视下反复移动腹腔镜来获得，或者也可以通过经皮插入适当大小的球囊盲视扩张获得（自制球囊可以很容易地使用手术手套一指固定在一个大导管的尖端制作）。当使用球囊时，由于存在插入腹腔和随后的腹腔内胀气的高风险，经皮插入的理想位置可能不是在第12肋的尖端，而是沿着骶腰肌的外侧缘（图25.4），这个部位最终将成为手术最内侧的切口。

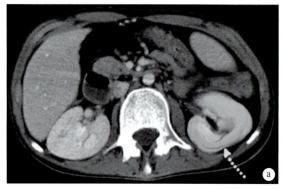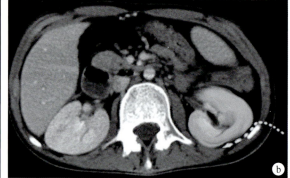

图25.4　腹部CT扫描示意图，显示第一个套管进入点。 a. 箭显示了球囊沿着髂棘肌外侧面插入的路径；b. 箭显示了在第12肋尖端入路的路径，注意腹膜外侧无效腔的存在

考虑到幼儿髂骨和第12肋之间的空间有限，患者的摆放位置也非常重要。在摆放患者时，通过使用可弯曲的手术台或靠垫来尽可能扩大这个空间。

在经腹膜后腹腔镜手术中，外科医师在这样一个不寻常的空间中的方向感可能会错乱，实际上主要依赖于一个标志：腰肌，它保持在一个固定的位置，通常在侧卧位的视野底部或俯卧位的视野上方。

重要的一点是，在完全控制血管结构之前，必须尽可能少地游离肾脏本身。事实上，肾脏的自然腹膜附着将有助于显露，避免需要额外的套管针，有限的空间有时很难插入。

25.8　俯卧位或侧卧位入路

两种入路都可以通过经腹膜后腹腔镜到达肾脏，具有相似的难度和学习曲线。侧位入路一直是经腹膜后腹腔镜手术的历史和常规入路，类似于开放肾手术的传统路径。然而，俯卧位后入路具有不可否认的优势，比如直接和早期地进入肾蒂。侧卧位通常需要将肾脏游离并保持在操作空间的"顶部"，以维持到达血管的通路，而俯卧位可以直接到达血管，并不需要任何器械保持这个空间的开放。俯卧位重力作用的好处是提供了一个更大的操作空间，而不需要充入过多的CO_2。后入路是一种非常通用的方法，特别是小婴儿，在有限的空间操作很关键。笔者认为，在需要细致、长时间地游离切断肾门时（肾部分切除），该方法优于常规的侧卧位入路，对于需要双侧手术的病例，它避免了改变体位的需要。俯卧位的另一个优点是，任何腹膜开放的意外对操作空间的影响非常有限，在手术过程中几乎不会被注意到。主要的缺点是，如果发生重大血管损伤，需要紧急改为开放手术，进入5～7岁较大儿童盆腔深部的时间受限。当大龄患儿必须完全切除输尿管下段时，侧卧位入路可将输尿管游离延伸至盆腔深部，超出髂血管分叉处。

25.9　经腹膜后腹腔镜：利与弊

肾脏手术选择经腹或经腹膜后入路一直是小儿泌尿外科医师的争论点。

腹膜后入路的一个主要争论点是，它完全再现了之前几十年来一直提倡的肾脏手术，肠粘连的风险不是理论，特别在涉及尿漏的手术中可能被低估。考虑患儿未来较长的生存期，在计划腹腔镜手术时这种风险必须被重视。

对于已经接受腹膜透析的终末期肾衰竭儿童，经腹膜后腹腔镜肯定优于经腹腹腔镜，因为它可以更快地恢复透析。虽然不常见双侧手术，但最好通过俯卧位后入路进行，这样就无须改变体位。

较小的操作空间以及外科医师在这种不寻常空间中思维定向的困难，构成了显著的限制因素，阻碍了该技术的广泛应用。指导式学习尤其受到推荐，标准化的手术步骤有助于减少并发症。在儿科相关文献中，随着微创技术的发展，很明显可以观察到从经腹膜后开放手术向经腹腹腔镜手术的转变，特别是对技术最具挑战性的适应证（半肾切除术、肾盂成形术、肾上腺切除术等）。然而，这一趋势可能被视为经验丰富的团队在充分的教学和安全的学习曲线后，广泛地通过经腹膜后腹腔镜手术证明了所有这些手术的可行性所带来的间接效果。

 要点

- 在相对罕见的适应证里，经腹膜后腹腔镜肾部分切除术是一个具有挑战性的手术。
- 操作空间的创造是最重要的一步。
- 在结扎任何血管之前，必须明确显露血管解剖结构。
- 保持肾脏表面的所有腹膜后附着物完整，能使肾门和血管更容易显露。

（于秀月　译）

第 26 章
逆行肾内手术治疗肾结石

Lorenzo Masieri，Alfonso Crisci，Alberto Mantovani，Chiara Cini，and Simone Sforza

⊘ 学习目标

- 分步介绍儿童逆行肾内手术（retrograde intrarenal surgery，RIRS）。
- 报道关于小儿RIRS的最新国际文献研究成果。
- 介绍RIRS的技巧和窍门，以及所有可能被用于RIRS的小儿泌尿外科新技术。

26.1 引言

逆行肾内手术（retrograde intrarenal surgery，RIRS）是一种遵循尿路自然解剖结构的微创手术策略。使用硬镜或软镜逆行进入上尿路并进行内镜诊疗，是现代尿路结石治疗的里程碑。

实际上，结石病是小儿泌尿外科一个重要程度与日俱增的临床问题。根据欧洲泌尿外科协会（European Urology Association，EAU）指南，RIRS是直径2cm以下肾结石的首选治疗方法之一。欧洲小儿泌尿外科协会（European Society of Pediatric Urology，ESPU）指南同样建议RIRS是治疗直径2cm以下结石的有效替代方法。

此外，正如最近的报道，随着越来越多的外科医师使用RIRS技术治疗儿童结石，RIRS的需求也越来越大。不同的研究均报道，与经皮肾镜碎石取石术（percutaneous nephrolithotomy，PCNL）相比，RIRS技术治疗的患者住院时间更短、辐射暴露剂量更少、并发症发生率更低，特别是对于直径1～2cm的结石。与此同时，有证据表明，尽管儿童尿石症相对于成人并不普遍，但儿童尿石症可伴发显著的并发症，且发病率有增长的趋势。实际上，随着内镜仪器的改良、腔内泌尿外科学的普及、具有大功率激光和先进仪器的内镜微创方式的被认可，医师不仅愿意将RIRS技术应用于成人，也愿意用于儿童。

在这种情况下，本章的重点聚焦于RIRS术前和围手术期的细节、实际操作中的技巧和窍门、手术结果及儿童RIRS相关文献的简要报道。

26.2 术前准备

为了掌握小儿RIRS，医师需要在成人手术方面或在拥有大量病例的儿科中心获得内镜手术的经验，不仅仅是临时操作，也需要熟悉不同的内镜器械和一次性用品。

术前诊断通常需要腹部超声和腹部X线检查。这些检查可提示结石的数量、位置、大小和透光性。为更好地处理结石，操作者需要在术中进行逆行肾盂造影，以设计取石路径，它可以清楚显示上尿路的一些细节，如先天性畸形或狭窄，与镜下视野相结合可为术者提供充分的解剖信息。

低辐射剂量非增强计算机断层扫描（non-contrast computed tomography，NCCT），可以让术者了解结石硬度信息（Hounsfield units，HU），以及肾盂肾盏的解剖结构，尤其是扩张的集合系统。

向患者家长解释RIRS手术的内涵：每个"单一"RIRS实际包含一系列分期操作（预置支架—手术—取出支架），总共需要三次全身麻醉。

告知家长分期手术和反复RIRS达到结石清除状态（stone-free status，SFS）的可能性和存在的风险。RIRS对直径小于1.5cm的结石首次结石清除率（stone free rate，SFR）可以达到80%。家长需要了解RIRS的原理、风险和其他可能的替代方案。

操作者必须对器械有充分的了解，并注意软镜和输尿管鞘（ureteral access sheath，UAS）的兼容性。

术前进行尿培养检查，并给予适当的抗生素治疗直至尿液转为无菌状态。对未接受过如厕训练的患者，可使用集尿垫收集尿液。

术前预防性使用广谱抗生素并持续至术后48h。对于未接受如厕训练的儿童，应持续给予抗生素预防性治疗，直至取出支架。

笔者认为在RIRS术前1～2周使用双J管被动扩张输尿管，这样无论在术中是否使用UAS，都可以显著降低主动扩张低龄儿童输尿管所致的并发症发生率。输尿管镜和RIRS在大龄儿童中可以安全进行。预置支架可以有效防止UAS所带来的严重输尿管损伤。一定要记住大多数梗阻性和症状性结石的儿童患者需提前放置双J管，所以这些患者来就诊行RIRS时就已经预置支架了。

26.3 体位

手术在全身麻醉下进行，采取蛙式位或截石位（图26.1，图26.2），并使用X线图像增强器。麻醉和外科医师比较关注婴儿在手术台上截石位的摆放。虽然标准的镫形物可以用来支撑截石位时青少年患者的腿部，但新生儿和婴儿不可能使用镫形物，因为它们的大小不匹配，腿经常晃来晃去，不能保证患儿安全。此外，镫形物不利于C形臂的摆放。利用婴儿髋关节的解剖特点，将固定的髋关节外展至90°，将会阴移至手术台边缘，这样双侧髋关节对称固定、处于外展和外旋位，同时在固定的膝部

下方两侧各放置一个大小合适的毛巾卷（图26.2）。由于毛巾卷很软，由压迫引起的神经系统并发症几乎不会发生。透光布卷也可以进行台上X线透视。

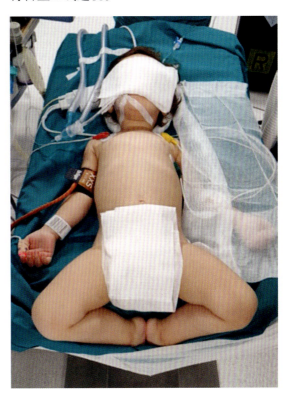

图26.1 蛙式位

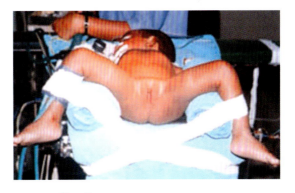

图26.2 截石位

26.4 手术器械

儿童输尿管内径比成人细，所以常会导致输尿管镜器械无法进入。手术的目的是清除所有结石，以降低结石的高复发率，同时要首先

保证患者安全，并且要顺应患者的解剖结构，需要使用更小型的器械。如果没有软镜的小型化、可主动弯曲（双方向270°弯曲）及优良的光学特性，不可能有RIRS今日的发展。这些仪器昂贵而精细，它们需要结构化的维护来有效地控制成本。光纤镜中，光和图像以模拟格式通过光纤传输，而数字镜中的照明由光纤或二极管产生，位于内镜远端的数字传感器完成图像捕捉。

Fr7.5的光纤软性输尿管肾镜Flex X^{2S}（Karl Storz，Germany）是市场上最细的软镜。Olympus的光纤软性输尿管肾镜URF-P7的直径为Fr7.95，可调节的尖端部分为Fr4.5。

成人可重复使用的数字软镜较传统光纤软镜具有更好的视觉质量，缩短了20%的手术激光使用时间。目前市场上最细的成人可重复使用的数字软镜是Fr8.5（Storz Flex XC和Olympus URF-V3）。它们适合于Fr11/Fr13和Fr12/Fr14的UAS。这些数字软镜价格更贵，直径更大，但重量更轻，已成为成人RIRS的标准器械。它们也应该成为小儿腔内泌尿外科医师医疗设备的一部分，但要注意这些数字软镜只适用年长患儿的输尿管。光纤和数字软镜都有一个Fr3.6的工作通路、67～69cm的长轴和6～8cm长的柔性尖端。

最近，一次性数字软镜已经上市，减少了与可重复使用软镜不统一的性能和维护的麻烦。它们不需要反复灭菌和维护费用，并减少了交叉感染的风险。一次性数字软镜重量轻，同时其人体工程学的设计也给医师带来良好的操作体验，这些设计的目的也是为患者和医院提供高性价比的获益。Boston Scientific的LithoView是目前最常使用的一次性数字软性输尿管镜，它的尖端直径为Fr7.7，外径为Fr9.5。Pusen 软镜的UE3022型号外径为Fr9.5。OTU WeScope软镜尖端为Fr7.4，外径为Fr8.6。

RIRS时代始于脉冲式钬激光的发展。现在已有各种型号的激光仪器，从低功率（≤20W）到高功率（120W）都有。高功率激光仪器有着更多的模式，脉冲能量（pulse energy，PE）、脉冲频率（pulse frequency，Fr）、脉冲宽度（pulse duration，PD）可调整，从而将结石粉碎。碎块样：高能量，低频率，短脉宽；粉末样：低能量，高频率，长脉宽（爆米花样：更高频率，小肾盏，纤维与结石接触）（图26.3）。

结石碎块可通过无尖端的镍钛合金网篮（≤Fr1.9/120cm）被取出，粉末化的结石可随冲洗液排出，不需要回收装置来回收。但在工作通路中放入网篮和激光光纤后会显著降低冲洗液的流量。

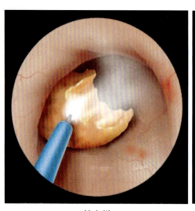
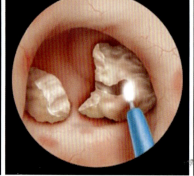
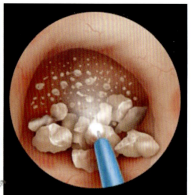

粉末样　　　　　　碎片样　　　　　　爆米花样

图26.3　不同模式的钬激光碎石（Desai and Ganpule；*BJUI Surgical Atlas*，2011）

铥激光光纤技术不断发展，并因其具有了脉冲发射能力而备受关注。与钬激光碎石术相比，它的粉末化碎石速度要快2～4倍，产生的颗粒更小，反推力更小甚至没有，并且没有任何明显的热量产生。铥激光光纤最近已被投入市场并用于泌尿外科的腔内手术。

Tuohy Borst适配器/端口密封连接器很小，但它是对RIRS起关键作用的配件。它可以控制输尿管软镜的工作通路，阻止工作通路中液体沿激光光纤/网篮周围回流，提高冲洗效率和视野清晰度，并保持激光光纤尖部与镜头的适当距离。

良好的冲洗对泌尿内镜手术是很重要的。术中常使用温生理盐水。80cm高度的重力冲洗可以有效减少集合系统的压力，结合手动冲洗，按需调控冲洗强度，以提供合适的视野。因此冲洗的调控是必不可少的，手动泵是最好的调节系统。这些手持设备应谨慎使用，因为它在操作通路无操作器械时会产生危险的高压。

UAS在上尿路内镜手术中被用于建立通路，它们是RIRS必不可少的辅助工具。大多数UAS都有亲水涂层和不透射线的标记，在扩张器和外鞘之间有利于转换的锥形尖端。UAS提高了视野的清晰度，降低了肾内压力，减少了手术时间和并发症，提高了SFR，并延长了内镜寿命，允许器械多次通过。UAS的长度为13～55cm，内径为Fr9.5～16。13cm长/Fr9.5～11.5的Flexor UAS（Cook Medical，USA）是市场上最短和最细的产品，但是它无法容纳最细的软镜。要确保灌注液体的安全回流，可考虑使用Fr10/Fr12或Fr11/Fr13的UAS（Cook，Boston Scientific，Olympus，Rocamed，Applied Medical，Richard Wolf等）。无论是最常用的一次性软镜（LithoView-Uscope）还是可重复使用的数字软镜都不适合用Fr9.5～11的UAS。操作者必须对操作器械有全面的了解，并知道软镜与UAS的适配性。

用于诊断和治疗的半硬性输尿管镜是RIRS的重要组成部分。Fr4.5～6.5，31cm或43cm长，Fr3.3 WC，半硬性输尿管镜（Needle Ureteroscope，Richard Wolf，USA）或Fr7.3，25cm长，Fr3.6 WC，半硬性小儿输尿管镜（Karl Storz，Germany）或Fr6.5、Fr7～9.9，34cm或43cm长，Fr4.2 WC，半硬性成人输尿管镜（Karl Storz，Germany），或Fr6.4～7.8，33cm或43cm长，Fr4.2 WC（Olympus，Japan）是目前可使用的最细器械。

每个外科医师在实施RIRS手术时都使用个人最喜欢用的导丝，但最重要的是我们需要一种坚硬且不透射线的导丝，其可弯曲的尖部可以引导软镜和（或）UAS的进入。Metallic-Polytetrafluoroethylene（PTFE）导丝更稳定，但会打结。而镍钛合金亲水导丝容易滑出，但不打结，更容易通过阻塞物。混合导丝是一个很好的选择。笔者更喜欢镍钛合金的亲水导丝（150cm/0.088 9cm），它工作时尖端灵活且可以作为工作导丝和安全丝用。

26.5　技术

RIRS腔内泌尿外科技术必须标准化并具有可重复性。操作者需要熟悉不同的内镜仪器和一次性器械。需要有丰富的成人腔内泌尿外科手术经验或在有大量病例的儿童中心工作的经验。从技术角度来讲小儿RIRS与成人RIRS并无区别。小儿RIRS可采用半硬或软性输尿管镜进行手术。与成人RIRS相比，小儿RIRS的一个特点是小儿输尿管直径更细，这往往会导致输尿管镜无法进入输尿管。2岁儿童的手术与12岁儿童的手术不同，需要根据患儿自身的解剖特点进行调整（表26.1）。

表26.1　根据患儿年龄统计的输尿管平均直径		
	输尿管平均直径（mm）	
年龄	CUSSEN 1967	HELLSTROM 1985
0～3个月	3.5	3.0
3～12个月	3.6	3.1
1～3岁	3.5	3.6
3～6岁	4.1	4.3
6～9岁	4.6	4.6
9～12岁	4.9	4.8

26.5.1　手术操作流程

· 手术在全身麻醉下进行，取截石位或蛙式位，X线图像监视器通常置于患者的左侧，内镜屏幕通常放置于患者右侧。

· 外科医师和第一助手/手术室护士是最佳的团队组合。

· 青春期前的患儿手术时需使用Fr11的膀胱镜。

· 如果放置了双J管则需要拔除（笔者认为对低龄儿童，尤其是3～4岁以下的儿童，应进行输尿管被动扩张）。

· 插入镍钛合金亲水导丝（0.088 9cm，150cm长），其尖部可弯曲，在透视监视下置入肾盂内。要始终注意导丝的尖端，因为它小概率会造成肾脏穿孔引起出血并发症。

· 使用Fr5～6的输尿管导管推入造影剂进行逆行肾盂造影（作为内镜操作时的指引，可测试上尿路的顺应性并确定结石的位置）。

· 诊断或治疗性半硬性输尿管镜检查。器械的大小必须根据泌尿系统的顺应性来决定。记得使用双导丝的技术来置入输尿管镜，留一根导丝作为安全导丝固定在手术洞巾上。安全丝是用来防止输尿管内意外发生的保护措施。

· 半硬性输尿管镜可对已经被动扩张的输尿管进行温和的主动扩张，同时可以处理输尿管结石，检测输尿管是否有狭窄。较长的半硬性输尿管镜可置入35～36cm的UAS内。

· 半硬性输尿管镜激光碎石术也可有效处理集合系统顺应性较好的位于肾盂或肾上盏的结石。

· 如果你计划或需要使用输尿管软镜，尽可能顺利推进UAS，然后就可以顺利完成手术。在治疗成人患者时，使用软性UAS可缩短手术时间，减少并发症，提高SFR，延长内镜使用寿命。

· 在连续透视下，UAS通过硬的工作导丝到达近端输尿管。UAS的尺寸必须适应生理解剖特性。

· 软性输尿管镜和结石的镜下视野：确保灌注液体从UAS中回流通畅。

· 80cm高的温生理盐水重力冲洗结合手动控制的冲洗系统可提供所需的灌注液体压力，以获得清晰的视野。

· 对于小结石（直径小于1cm）和软结石（小于1000HU），当预判粉末化碎石效果会很好且不需要软镜反复取石时，可以在工作导丝引导下直接放入软镜，不需要UAS，采用钬激光粉末化碎石。

· 手术时间控制在60～90min，保持肾盂内低压，以减少肾盂静脉反流，避免尿源性脓毒血症的发生。

· 使用200～275μm钬激光光纤对结石进行汽化或粉碎。与粗光纤相比，细光纤具有相同的效果，且更灵活，液体灌注量和后推力更小，允许软镜进行更合适的弯曲。

· 钬激光发生器可设置为结石粉末样参数（如0.2～0.5J；20～80Hz；LP），结石碎块化参数（如0.8～1.2J；6～10Hz；SP）或爆米花式参数（如0.5J；80Hz；SP）。在处理肾结石时，一个完整的粉末样技术包括两个阶段：首先是激光接触碎石术（绘图式和削切式），其次是非接触式激光碎石术（爆米花样）。

· 手术的目标是使患者达到无石状态。在结石激光治疗结束后，所有可见的碎片除了粉末，都需要使用取石篮取出（Fr1.9/120cm的镍钛合金无尖取石篮兼顾了镜鞘容纳度和结石碎块大小），并需要送检分析。

· 手术完成后，直视下取出UAS，以评估最终的输尿管损伤和结石的情况。

· 记住尽可能减少儿童辐射。

· 如果你使用了UAS，或者当你觉得操作稍微复杂手术时间长时，在手术结束时，一定要放置双J管（支架管型号取决于患者的年龄和身高，Fr3～6，10～28cm）。如果操作时间短或简单，可仅放置单J输尿管导管24h。

· 放置Foley导尿管。

26.6 术后护理

通过结合碎石术后即刻内镜下和随访影像学检查的结石清除情况来判定无结石状态。儿童患者的无结石状态尤其重要，因为小儿结石复发风险较高。

通过静脉输液保持患儿体内的水分充足。无并发症者留置导尿管12～24h。

查体以检查患儿是否有血尿和发热。无并发症者术后24～48h出院。

对结石标本进行X射线衍射晶体学或红外光谱分析。

RIRS术后10～15d在全身麻醉下取出双J管。

如果需要第二次RIRS来确保完全的无结石状态，则必须在2～3周后进行相应操作（通常在拔除双J管时）。

在患儿术后1～3个月和6个月时进行随访，之后每年进行腹部超声、尿液分析和尿培养检查。

将患儿转诊给小儿肾内科医师进行全面的生化代谢分析。

26.7 结果

Silay等最近发表了一篇很好的非系统评价，分析了小儿泌尿外科结石手术治疗和ESWL的现状。在分析中，他们报道了四项关于RIRS的研究，总结RIRS治疗直径2cm以下

肾结石的成功率为80%～100%，但低龄儿童可能需要预置支架管。对于低龄儿童ESWL通常需要在全身麻醉下进行多次碎石。

与其他技术相比，回顾性对比研究表明，对于儿童中等大小肾结石，RIRS的结石清除率与mini PCNL相当。Resorlu等进行了更大样本的多中心研究，探讨mini PCNL与RIRS治疗1～3cm肾结石的疗效。研究共纳入201例患儿，其中106例行mini PCNL，95例行RIRS。RIRS组的首次SFR为84.2%，mini PCNL组为85.8%（P=0.745）。采用辅助治疗后，两组的SFR分别提高至92.6%和94.3%。在mini-perc组和RIRS组中，Clavien Ⅰ级或Ⅱ级等轻微并发症发生率分别为17%和8.4%。mini PCNL组有7例患儿接受了输血治疗，而RIRS组无患儿需要输血（P=0.015）。

Wang等比较了micro PCNL（组1）和RIRS（组2）用于治疗小于3岁的直径1～2cm单发肾结石患儿的情况。第1组有27例患儿，第2组有30例患儿，患者平均年龄分别为（19±9.9）个月和（21±7.8）个月（P=0.462）。第1组的结石直径为（1.60±0.3）cm，第2组为（1.7±0.2）cm（P=0.217）；第1组手术时间为（52±7）min，第2组为（48±9）min（P=0.163）；术后1个月第1组SFR为88.9%，第2组为86.7%（P=0.799）。第1组和第2组的并发症发生率相近，分别为14.8%和16.7%（P=0.714）。

Suliman等最近报道了一组病例经验治疗结果良好。56例中42例（75%）初次RIRS成功，11例行二次软镜，累积结石清除率为89%；对于直径大于1.7cm的结石，首次RIRS的结石清除率大于70%。这样的结果与成人患者治疗结果相近，他们还治疗了17个月大的婴幼儿，并展示了如何在一次治疗中处理多发结石。重要的是，无输尿管即刻并发症，也无输尿管狭窄等远期问题，随访中也无输尿管扩张的迹象。

Erkurt等报道另一项大型研究，评估了

RIRS治疗学龄前（小于7岁）患儿肾结石的有效性和安全性。共65例患儿，结石直径为（1.466 ± 0.612）cm（$0.7 \sim 3$cm），相对短的手术时间（46.47 ± 18.27）min。作者报道了5例（7.69%）患儿的初次手术软镜未能到达肾集合系统，仅留置了猪尾支架管。一期和二期术后结石清除率分别为83%和92.3%。6例（9.2%）术后血尿（Clavien Ⅰ级），10例（15.4%）尿路感染伴发热（Clavien Ⅱ级），2例（3%）输尿管壁损伤（Clavien Ⅲ级）。

Li等最近发表了一项大型队列研究，对45例上尿路结石患儿采用RIRS联合钬激光碎石术治疗。结石直径为1.7cm（$0.8 \sim 3.3$cm），2cm以上结石11例。总体手术成功率为97.8%（44/45）；1例（2.2%）术中并发输尿管撕脱，中转腹腔镜肾盂切开取石，并输尿管膀胱再植术。第1次RIRS后，38例（84.4%）结石完全清除，6例（13.3%）需要二期或三期碎石。术后1例出现严重肉眼血尿，2例出现高热。

尽管有学者担心器械的粗细可能会限制软镜在儿童中的应用，但这些大型研究证明了RIRS在儿童患者中的安全性和有效性。

大多数关于儿童RIRS的文献是基于青少年的。对于低体重和低龄患儿，Berrettini等评估了RIRS联合UAS的安全性，重点关注体重小于20kg的患儿。他们分析了13例接受了16次RIRS的患儿资料，年龄为（3.91 ± 1.8）岁。受试者体重$10 \sim 20$kg，平均（14.88 ± 3.8）kg；结石直径（1.55 ± 0.38）cm，中位1.6cm。所有患儿均预置支架管，其中15例（93.8%）使用了UAS，首次术后SFR为81.3%，辅助治疗后达100%。3例（18.8%）术后血尿（Clavien Ⅰ级），经水化、清除血块后缓解；2例（12.5%）尿路感染伴发热（Clavien Ⅱ级），1例（6.3%）肾盏积液（Clavien Ⅲ b级）。结石位于肾下盏（$P=0.024$）和混合成分结石（$P=0.036$）的患儿相比于其他部位其他成分结石的并发症发生率更高。作者证实RIRS联合UAS治疗体重

小于20kg的患儿是可行的、安全的和有效的，随访22.4个月后无输尿管狭窄、膀胱输尿管反流、尿路感染或肾积水发生。与该文所述一致，年龄较小的患儿可能会有较高的并发症发生率。

实际上，当外科医师处理肾结石时，另一个重要的问题是结石本身的性质。ESWL对胱氨酸结石无效，所以胱氨酸结石是儿科最具挑战性的结石类型之一，它们具有快速复发的高风险，特别是在存在残留结石的情况下。虽然胱氨酸结石患者可能在较大年龄时出现，但大多数患者在儿童期就被诊断并需要多次侵入性治疗。Yuruk等描述了14例患儿接受RIRS治疗此类结石，年龄（10.9 ± 2.2）岁（$7 \sim 15$岁），结石直径为（1.36 ± 0.24）cm（$1 \sim 1.8$cm）；12例（85.7%）患者使用了UAS。4周随访时，SFR为100%。作者报道的手术时间非常短，手术时间为（38.2 ± 7.2）min（$30 \sim 50$min），提示胱氨酸结石对钬激光治疗非常敏感。1例术中出现输尿管轻度撕裂伤，1例术后第2天出现发热。随访时间为（25.7 ± 5.2）个月，1例结石复发。作者认为RIRS是治疗胱氨酸结石可选的外科治疗方法。

综上所述，笔者最近报道了一项关于对比儿童组（A组）和成人组（B组）手术结果的队列研究，以评估成人腔内外科医师的学习曲线。A组和B组患者在性别、侧别、结石大小、住院时间、手术时间［A组：70（$60 \sim 80$）min，B组：80（$63 \sim 105$）min；$P=0.466$］方面均无统计学差异。两组结石表面积［A组：90（$80 \sim 144$）m^2；B组：100（$90 \sim 165$）m^2］无统计学差异（$P=0.137$）。此外，两组的结石清除率无统计学差异（$P=0.624$）。A组术后结石清除率为86.7%（13/15），B组为80%（12/15）。儿童组2例（13.3%），成人组3例（20%），在第1次手术后未达到SFS，接受第2次RIRS手术后达到SFS，无须进一步治疗。两组均有1例出现血尿和发热（Clavien Ⅱ），需要抗生素治疗，住院时间延长。

🔆 技巧和窍门

- 激光光纤应该在软镜伸直状态下放入，如果在UAS中操作更好。

- 当用钬激光碎石时，记得根据结石的性质调整。从低能量和低频率设置开始，以观察结石的反应。深色的结石比浅色的结石更坚硬。如果结石很硬且小于1cm时，比较好的策略是将激光设为碎块化模式并将结石碎块用取石篮取出。要非常小心地控制结石碎块以便能够顺利从UAS取出而不至于被卡住。

- 一个直径为2cm的结石会产生至少64个直径为0.5mm且需要取出的碎块，这使得整个过程既耗时又具有一定危险性。对于这样的结石，一个更好的策略是粉末样碎石。爆米花样碎石可有效处理残余碎块。

- 当长时间的粉末样碎石影响到视野时，花点时间用冲洗液逐步冲洗掉结石粉末。

- 尽可能将下盏结石移至肾盂或肾上盏，以提高器械使用寿命，提高SFR。

- 每10～15分钟用金属剪刀切割一次激光光纤，以减少光纤尖部性能的减退。为了避免激光光纤重复插入带来的潜在危害，切割时不要从软镜中取出光纤。

- 记得在手术中检查膀胱的充盈度，并在软镜/UAS旁插入一根小导尿管或行耻骨上膀胱造瘘来排空膀胱，在手术结束时拔除。

- 由于可重复使用的软镜很脆弱，在软镜损坏风险很高的棘手病例中，使用一次性软镜是个明智的选择。

- 在RIRS期间，确保不移动/推进UAS。为了避免损伤输尿管，你只能沿导丝并在插入闭孔器时移动UAS。

- 如果UAS不能顺利插入，你可以尝试移除安全导丝，以方便插入。

- 如果患者较大的呼吸幅度影响了碎石的精确性，增加了出血等并发症的风险，请记住要求麻醉医师控制患者的呼吸，降低呼吸的幅度或提供短时间的呼吸暂停。

- 尽量选择与你熟悉的助手、团队一起进行腔内手术。

26.8 讨论

自从1988年Ritchey等发表了第一篇输尿管镜手术（ureteroscopic surgery，URS）治疗儿童结石的论文以来，输尿管镜治疗儿童结石患者越来越普遍。近年来，RIRS作为一种有效的碎石手段，可用于输尿管上段、肾集合系统，尤其是肾下盏结石，与PCNL相比，创伤性更小。事实上，RIRS可以通过人体自然腔道进行碎石和清除结石。与PCNL、腹腔镜和开放手术相比，RIRS手术造成的泌尿道创伤、出血等并发症明显减少。缩短了手术时间和住院时间，有着令人满意的可重复性和较短的学习曲线。

RIRS相较于PCNL创伤更小，因此是治疗有出血倾向肾结石和复发性胱氨酸结石患者的首选方法。该方法具有高效、微创、可重复性等优点。

其他适应证包括抗ESWL结石、多发肾结石、肾结石伴发输尿管结石，以及1.5cm的肾下盏结石。

RIRS可监视穿刺目标盏的肾乳头以减少经皮肾镜手术的并发症，或作为肾内联合手术（endoscopic combined intrarenal surgery，ECIRS）的构成部分。

对于2cm以上的大结石，RIRS与PCNL两种式式进行比较，RIRS具有辐射显露少、并发症少、住院时间短等优点，但PCNL的结石清除率更好。同时，RIRS在治疗儿童，甚至是小于1岁的婴儿中也是安全的，现已成为治疗直径≤2cm输尿管上段结石和肾结石的常用方法。

对于双侧肾结石患者，虽然同时进行RIRS在技术上是可行的，但出于安全考虑，还是应分两次手术。

最近的一项系统综述报道了RIRS治疗儿童肾结石和输尿管上段结石的总成功率为87.5%，并发症发生率为10.5%。当统计结果仅限于儿童肾内结石时，输尿管软镜（flexible ureteroscopy，FURS）单次治疗可达到58%～91%的结石清除率。作者的研究数据表明，结石位置和结石负荷是影响治疗成功的重要因素。

Whatley等撰写了最新的系统综述，检索1990—2018年≤18岁患者接受FURS的所有英文文献。他们汇总了11项研究，涉及431例患者，平均年龄为8.5岁，结石直径为0.15～3cm，平均1.3cm。SFR为87%（58%～100%），并发症发生率为12.6%（0～31.3%），76%的患者术后需留置输尿管支架管。5篇文章来自土耳其，2篇来自美国，2篇来自英国，法国和澳大利亚各1篇。尽管目前关于FURS治疗儿童结石的研究较少，但RIRS的数量在不断增加，且安全有效。最常见的并发症是发热和尿路感染、血尿和术后疼痛，包括支架管造成的不适。该研究中未提到Clavien V并发症（输尿管撕脱）的情况，但Li等在2019年报道了1例输尿管撕脱需要行输尿管膀胱再植术的案例。文献中未见关于小儿URS术后输尿管狭窄发生的报道。

并发症发生率随着手术时间延长、结石负荷增加而增加。同时对于更年幼的儿童，并发症发生率也会增加。这表明RIRS需要精细的手术操作，对年龄较小的儿童建议慎行。不要为了获得更高的SFR而强行扩大首次RIRS的适用范围，应分期进行手术。手术时间过长，会导致肾内压升高时间延长，脓毒血症风险增加。

大多数关于儿童RIRS的文献主要包括青少年患者。SFR降低与结石负荷、年龄、肾盂肾下盏夹角较小的肾下盏结石有关。对大于2cm的结石和鹿角结石的治疗失败风险高。

虽然EAU/ESPU的指南认为ESWL是治疗肾结石的首选方案，但对ESWL效果的批判性观点以及RIRS器械的不断进步使美国和欧洲医师的临床实践发生了转变，ESWL的应用率低于RIRS。ESWL的远期效果尚不清楚。在一项比较ESWL和RIRS治疗直径2cm以下肾结石的前瞻性系列研究中，Ibrahim A等发现单次RIRS的结石清除率高于ESWL（86.6% vs. 70%），但差异无统计学意义，可能与病例数少有关。在一项回顾性分析中，Freton L等证实FURS的单次SFR优于ESWL，尽管FURS组结石更复杂（多发、肾下盏结石等），并发症发生率并未增加。对于直径小于2cm的单发结石，SRF分别为78.6%和50%；P=0.06。肾下盏结石的SFR差异很大。

另一个问题是儿童术前预放支架管和UAS的使用。

大龄儿童可以与成人一样安全地进行初次URS/RIRS。对于年龄较小的患儿，无论是否使用UAS，由于其输尿管的口径小，在RIRS术前1～2周使用双J管进行被动输尿管扩张，可显著降低主动输尿管扩张所带来的潜在并发症。预置支架管确实可以让镜鞘更安全地进入输尿管（在学龄前儿童中，UAS几乎100%顺利插入，而在不预放支架管的情况下，成功率约为50%）。针对成人的回顾性研究已发现，预放支架管与较短的手术时间和更高的结石清除率相关。由于需要考虑患儿体重和身体发育等其他影响因素，确定是否需要预放支架管的年龄阈值是不太可能的，但考虑到输尿管直径（表26.1），可建议3～4岁以下的患儿预置支架管。无论如何，与预放支架管可能改善结局相比，额外麻醉的风险获益比值得进一步研究。

由于UAS口径较大，可能造成输尿管损伤和膀胱输尿管反流，因此UAS在儿童中的应用仍存在争议。预置支架管可以预防UAS引起的输尿管损伤。最近的数据显示，UAS

在儿童患者中，甚至用于20kg以下的儿童都是安全的。

时至今日，进行初次还是二次RIRS（预置支架管），以及是否使用UAS，很大程度上取决于外科医师的腔内外科手术经验和可用的内镜器械类型。

医师应告知患儿家长自己的想法和RIRS并发症，并与他们讨论其他可能的替代方案。

为了克服术式的缺点，在未来需要进一步缩小RIRS器械的尺寸，以提高安全性，但这会让手术更耗时。取出结石碎块不能采用机械方法，而应采用流体力学的方法，以减少手术时间。由于使用了铥激光激光器，这种粉末样碎石技术必须在不同的激光设置上加以调整以发挥最大的作用。

最后也是非常重要的一点，正如笔者之前所报道的，该手术的学习曲线。人们通常认为RIRS在儿童中实施相对困难，因为其空间较窄，使操作更具挑战性。

此外，在儿童患者中超声检查代替了CT进行诊断评估，儿童患者通常缺乏术前解剖和结石信息。

尽管存在这些局限性，但在三级转诊中心的日常临床实践中，对小儿结石治疗的需求不断增加，导致成人外科医师在缺乏儿童专业知识的情况下对患儿进行RIRS。笔者认为在成人手术领域具有高度专业知识的外科医师也可以在小儿患者中完成手术，手术的疗效和安全性与成人手术相当，即使是外科医师的初次手术，操作起来也非常程序化。

小儿泌尿外科医师和有经验的成人腔内泌尿外科医师合作手术在儿童患者中获得了良好的效果。在中高样本量的研究中，结果也同样积极。

综上所述，输尿管镜在儿童肾结石治疗中的应用逐渐增加，RIRS是一种安全有效的选择，SFR高，并发症发生率低。与成人相比，儿童患者在手术和技术上更具挑战性，必须高度重视并做好准备。

要点

- RIRS可安全用于儿童，SFR高，甚至可用于1岁以下的婴儿，已成为治疗输尿管上段结石和直径≤2cm肾结石的一种主流方法。
- 儿童泌尿外科医师在有良好URS经验的成人泌尿外科医师指导下才能更好地进行RIRS，而成人泌尿外科医师在儿童泌尿外科医师指导下才能更好地进行RIRS。
- 标准化的技术，使其具有可重复性。你必须有完善的器械知识，并了解软镜与UAS的适配性。
- 告知患儿家长RIRS手术的治疗效果和治疗肾结石的可能替代方案。
- 向患儿家长阐明单次手术/单次RIRS的概念：每一次"单次"RIRS都是分阶段手术（预置支架—手术—支架取出），需要多达3次全身麻醉。
- 使器械与输尿管相适应，不要强行进镜或退镜。使用最细的设备。
- 为了安全起见，一定要使用安全导丝。
- 应注意确保在操作过程中尽量减少对儿童的辐射显露，因为现在有充分的证据证明辐射剂量与继发性恶性肿瘤相关。

（王文营　译）

第27章
标准通路/微通路经皮肾镜手术治疗肾结石

Paolo Caione, Giuseppe Collura, Michele Innocenzi, Mauro De Dominicis, Laura Del Prete, Ermelinda Mele, and Nicola Capozza

学习目标

- 讨论经皮肾镜碎石取石术（percutaneous nephrolithotomy，PCNL）及不同微创术式治疗儿童肾结石的最新进展。
- 介绍使用负压吸引经皮肾镜手术设备行微通路PCNL的步骤。
- 介绍使用Fr4.8可视穿刺针行超微通路PCNL的步骤。
- 介绍儿童微通路和超微通路PCNL的注意事项和技巧，以提高疗效、减少并发症的发生。

27.1 引言

当前，针对儿童肾结石的治疗方法还有待在诊断技术和手术方案上进行进一步的优化。虽然相比成人，儿童上尿路结石的发病率为0.1%～5%，但受代谢失调和饮食习惯变化的影响，近几十年来西方国家儿童结石的发病率正逐渐上升。需要特别注意的是，儿童结石的发病率和复发率均高于成人。因此，针对儿童结石的治疗，首要目标是清除结石。在治疗儿童结石方面，泌尿外科技术及设备不断被改进，这些进步很大程度上借鉴了成人结石治疗的成熟经验，并针对儿童特别是学龄前儿童的独特解剖结构进行了专门的调整和优化。依据欧洲泌尿外科学会（European Association of Urology，EAU）与欧洲小儿泌尿外科协会（European Society for Pediatric Urology，ESPU）的指南，体外冲击波碎石（extracorporeal shock wave lithotripsy，ESWL）仍被视为儿童结石治疗的首选方法。然而，得益于输尿管镜和经皮肾镜技术以及手术器械的不断进步，近年来这些手术的成功率已大幅提升，同时并发症发生率也显著降低。在儿童结石的治疗方案中，输尿管镜碎石术（endoscopic ureterolithotripsy，ULT）、逆行肾内手术（retrograde intrarenal surgery，RIRS）、经皮肾镜碎石取石术（percutaneous nephrolithotomy，PCNL）及其微创术式（如微通路和超微通路PCNL）已被广泛应用。

本章将深入阐述近期在儿童结石治疗领域，尤其是PCNL方面的技术进展，并将特别聚焦于新兴技术和观念的探讨。

27.2 术前准备

在实施任何治疗措施之前，必须详尽地收集患者的家族病史、个人病史，并进行周密的术前评估。这包括进行多轮尿常规和尿培养检测，血液检查（涵盖血细胞计数、凝血功能、血清肌酐、蛋白质及电解质等指标）。此外，术前必须确认患者的血型，以便在必要时进行红细胞输注。对于儿童结石的治疗而言，高质量的影像学检查发挥着至关重要的作用。在充分进行肠道准备后，采用肾脏超声（renal ultrasonography，US）和腹部X线检查作为标准的影像学诊断方法（图27.1a）。

如今，在结石负荷的定量评估中，低剂量非增强的腹盆腔CT已逐渐替代X线，可更为精确地确定肾盏、肾盂及输尿管中结石的数量和具体位置（图27.1b）。在治疗前，通过CT测定结石的 Hounsfield 单位（Hounsfield units，HU）密度，可区分较硬的结石（通常由半胱氨酸或磷酸盐构成）与其他类型的结石。这些信息有助于泌尿科医师制订最适宜的碎石治疗方案。在碎石前，可能还需要进行放射性核素肾显像（DMSA或MAG3），以评估肾脏的功能状态并检测是否存在尿路梗阻。

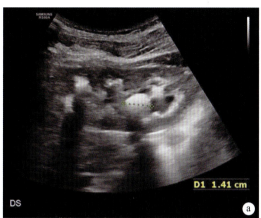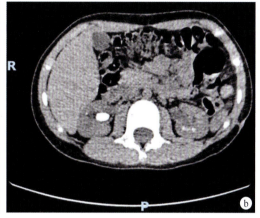

图27.1 结石成像。a. 超声图像显示一名7岁男孩右肾盂下部有一直径1.4cm的结石；b. 通过腹部CT扫描，更准确地确认了这名男孩肾盂内结石的存在，其密度为1150HU

在选择治疗泌尿系结石的方法时，如SWL、ULT、RIRS、PCNL以及微通路PCNL和超微通路PCNL等微创方案或开放手术时，医师需根据患者的具体情况进行综合评估、权衡利弊，并做出最合适的决策。

27.3 体位

适用于肾造瘘术的俯卧位是经皮肾镜手术穿刺过程中最常用的体位。虽然仰卧位及衍变体位的普及增加了多通路经皮肾穿刺术的复杂性，但是斜仰卧截石位因其多项优点而受到高度评价：它能缩短手术时间，降低体位固定难度，提高碎石清除效率，减少结肠损伤的可能性，并便于麻醉医师进行呼吸管理。

在斜仰卧截石位中：患儿仰卧于泌尿外科手术台上，其同侧肩部和臀部下方分别垫有一小枕。同侧手臂在胸前交叉至对侧肩膀，而对侧腿部则屈曲并向外展开（图27.2），同时标记腋后线和第12肋的位置。这种特定的体位设计，确保了可以同时进行逆行输尿管肾镜和顺行经皮肾镜的操作。

27.4 器械

与成人结石手术指征相似，PCNL同样是治疗直径＞2cm儿童结石的首选标准方法。虽然有研究表明使用成人规格的器械在安全性方面是可接受的，但在儿童PCNL中采用微型化的器械能够显著降低对儿童的手术创伤。

仪器和设备的选择主要遵循成人泌尿外科的标准，包括为手术室配备高清晰度的超声设备。在进行肾盂造影时，手术台旁必须配有C形臂X线机，以便精确地定位肾盂和肾盏内的结石。通过超声造影和逆行肾盂造影技术，可以引导经皮穿刺针精准地进入集合系统，保证手术的准确性和安全性。

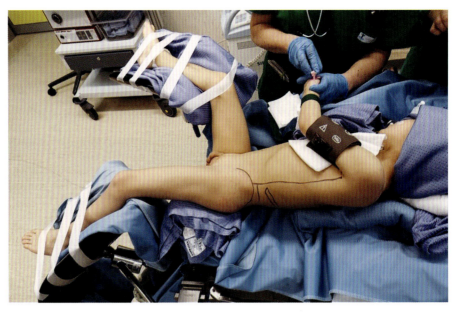

图27.2   斜仰卧截石位在小儿经皮肾镜碎石取石术中的应用

建立经皮肾通路时，使用肾穿刺针及相关器械对侧腹壁进行穿刺和扩张。自20世纪80年代起，Alken推荐的Fr24（French）规格的聚氨酯AmPlatz扩张器或金属扩张器已被广泛采用。笔者通常选择使用高压"球囊"扩张系统，可迅速扩张腹壁至肾脏的通路，有效降低由血管损伤引起的肾实质损伤和出血风险。进行肾镜手术时，需要根据情况选择Fr14～24规格的AmPlatz导管鞘，并配备直径在0.008 89～0.004 5cm的金属或亲水导丝（表27.1）。

表27.1 标准、微通路和超微通路PCNL手术所需设备	
一次性	非一次性
Pollack输尿管导管（Fr4～5）	B超
肾穿刺针18G	C形臂X线机
标准导丝（0.063 5～0.088 9cm）	儿科手术膀胱镜套件（Fr8～9.8；Fr12；Fr14）
亲水性5cm尖端镍钛诺+聚四氟乙烯芯混合导丝140cm	光学输尿管硬镜5°（Fr6.5～7.5，60cm；Fr4.～6.5，57cm）
AmPlatz导丝145cm，0.088 9cm（超硬，极硬）	输尿管软镜（Fr7.5，67cm 先端弯曲270°，视野88°）
AmPlatz扩张器（最大Fr24）	肾镜Fr12（微通路PCNL）
配有AmPlatz鞘的高压球囊扩张器（17cm，Fr24；16cm，Fr18）	肾镜Fr24（PCNL）
网篮Fr1.9～2.2	钬激光机30W
配有（微通路PCNL）抽吸系统的负压吸引经皮肾手术设备（Fr16，13cm）	EMS（超声+气压弹道）
尖端开放式输尿管导管（Fr10，50cm）	超微通路PCNL套件
双腔导尿管（Fr10，50cm）	钬激光适配的200～550μm光纤
用于EMS的34cm，Fr10.3（PCNL），34.1cm，Fr5.7（微通路PCNL）的探头	
钬YAG激光器适配的200～550μm光纤	
双J输尿管支架管Fr4.5～6（14～24cm）	
造影剂	

对于较大儿童和青少年，标准的PCNL使用Fr22的肾镜（Karl Storz，Germany）。为了减少手术造成的创伤及出血风险，可以采用较小的经皮通路（Fr16～18 AmPlatz导管鞘）和Fr12肾镜（Karl Storz）进行微通路PCNL。软性肾镜或输尿管软镜（Karl Storz、Wolf、Girus Acmi等）可通过网篮或激光碎石技术清除残留结石。碎石过程涉及多种能量形式：包括1.9mm（0.8～2.5mm）探针的气压弹道（Lithoclast，Swiss），超声波能量，以及200～500μm钬激光光纤（Sphinx 30W laser machine，LISA Laser，Pleasanton，California，United States）。超微通路PCNL采用特殊套件，包括一个Fr4.85的针头、一根0.9mm的光纤和一根200μm的激光光纤（图27.3和图27.4）。

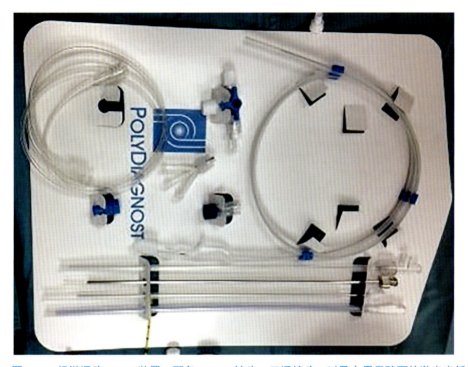

图27.3　**超微通路PCNL装置，配备Fr4.85针头、三通接头，以及专用于碎石的激光光纤**

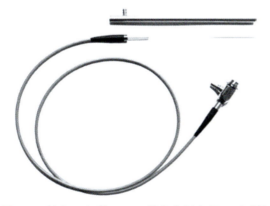

图27.4　接入三通的**272μm**激光光纤和用于手动控制、低压冲洗的注射器

进行经皮肾镜手术时，必需的手术相关准备包括：儿童膀胱镜检查、置入输尿管支架管、逆行肾盂造影、Fr4～5 Pollak输尿管导管以及留置先端开放的输尿管导管。如果逆行手术（如ULT或RIRS）与经皮肾镜手术联合碎石，还需要准备Fr6～8的输尿管硬镜和软镜。在任何经皮肾镜碎石手术前，手术室内必须配备一整套适用于儿童泌尿系统的操作器械。

27.5 手术流程

27.5.1 标准、微通路 PCNL 步骤

在全身麻醉、气管插管的情况下，患儿截石位斜仰卧于手术台上，标记其腋后线、第12肋和髂嵴。通过膀胱镜行患侧输尿管导管置入术，并在肾盂-输尿管连接处经尖端开放的输尿管导管缓慢注入造影剂。联合C形臂X线机与超声定位以获取肾盂-肾盏的清晰图像。若条件允许，也可以单独使用超声进行操作。

在X线引导下，穿刺针准确进入肾盂，并通过高压球囊或AmPlatz扩张器逐步对穿刺通路进行扩张。标准PCNL允许通路扩至Fr26，微通路PCNL可达到Fr16，而所谓的超微通路 PCNL（简称UMP）则限于Fr12。根据手术需求放置Fr24、Fr14～16或Fr12的AmPlatz鞘。将第2根"安全"导丝置入通路以增加操作的安全性。为确保生理盐水充分灌注和碎石有效排出，肾镜的口径应该比通路小Fr3～4。在实际操作中，我们使用Fr12的儿童肾镜配合Fr16的通路行微通路PCNL，旨在保持清晰的视野和有效的冲洗，同时减少与标准PCNL相关的创伤。最近，笔者引入了一种名为"ClearPetra系统"的设备。该设备配备了一次性的Fr14～16鞘管，能够直接进入肾盂实现连续的吸引和冲洗。通过肾镜内的通路冲洗，流量为60～80ml/min，负压吸引通过鞘管的侧孔实现手动控制，压力为150～200mmHg（图27.5）。结石碎片会被吸引至通路口，从而在无结石漂移风险的情况下进行激光碎石手术。使用272μm光纤传递的钬激光（Holmium YAG laser）具有低能量、高频率的特性，有助于结石碎片在鞘管与肾镜之间通过，并通过侧孔收集至瓶中。当肾镜部分回退时，较大的碎片将被吸入ClearPetra鞘内。结束手术后，应留置Fr10的肾造瘘管、Fr4.5的双J管和导尿管，以确保术后的顺利恢复。

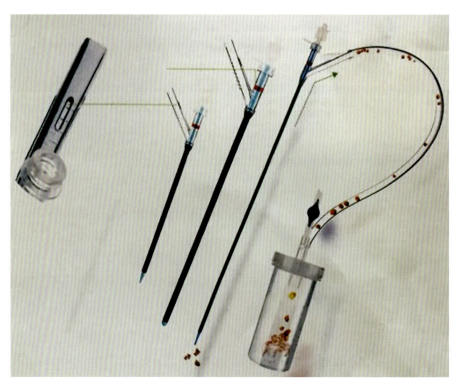

图 27.5 可手动控制抽吸通路的 ClearPetra 系统

27.5.2 超微通路 PCNL 步骤

最近，一种创伤直径 < 2mm 的经皮肾镜术（超微通路 PCNL）被应用于治疗肾下极结石，标志着微创手术技术的进步。术中采取斜仰卧截石位，以便在肾盂-输尿管连接处放置尖端开放的输尿管导管。该技术采用 Fr4.85 可视穿刺针单步经皮穿刺肾盏。穿刺到达集合系统后，取出针芯，连接三通管道到穿刺针的外鞘上。随后，将连接至目镜的 0.9mm 高分辨率光导纤维置入鞘管（拥有 10 000 像素）。另一侧端口用于手动控制进行的间歇性生理盐水灌注（图 27.3 和图 27.4）。将一根 200μm 的激光光纤穿过三通的中央端口，在直视下使用高频率、低能量（0.6～0.8J）进行碎石。在拔除穿刺针前，通过直视和 C 形臂 X 线机检查结石是否已完全碎裂并清除。手术结束后，无须留置肾造瘘管，术后 18～24h 拔除导尿管。

27.6 术后护理

患儿在微通路 PCNL 术后 3d 给予广谱抗生素治疗以防感染，同时进行大量补液。对于 4 岁以下的儿童，通过疼痛量表（face-legs-activity-cry-consolability，FLACC）评估术后疼痛程度，而对于年龄较大的儿童，则借助"视觉模拟量表"（visual analogic scale，VAS）进行评估。根据需要给予儿童对乙酰氨基酚，剂量：15mg/kg，必要时 6h 1 次。此外，密切监测血红蛋白水平的变化和潜在的并发症。若血尿得以控制，术后第 2 天夹闭肾造瘘管，术后第 3 天拔除肾造瘘管，并于出院前拔除导尿管。

术后 1 个月及 3 个月时，通过超声和腹部 X 线检查评估结石清除情况。若检查结果未见残余结石或仅见直径小于 4mm 的无症状残石，便视为结石已被清除。对于存在代谢异常（如特发性高钙尿症和胱氨酸尿症）的儿童，将进行针对性的治疗，并长期采取预防结石复发的措施。

术后护理措施较简单，由于术后疼痛程度较轻，患者主要依靠少量的对乙酰氨基酚进行疼痛管理。通常在术后 18～24h 拔除导尿管。随后患者可以出院，并需要继续服用 2 周抗生素以预防感染。与标准 PCNL 手术相似，术后患者将接受超声检查和腹部 X 线检查（如果必要），以及长期的随访，以确保顺利恢复并监测可能的复发。

27.7 结果

表 27.2 提供了结石成分分析的概览。采用超微通路 PCNL 和微通路 PCNL 治疗的最小患儿分别为 13 个月大和 18 个月大。手术时间介于 58～150min，平均时间 88min，其中超微通路 PCNL 的手术时间相对较短。微通路 PCNL 的一期结石清除率可达 83%。在长期随访期间，有 5% 的患儿观察到无症状残留结石。在微通路 PCNL 术后，约 12% 的患儿需要进行二次手术，手术时机为在拔除双 J 管时，通过 RIRS 处理肾盂和肾盏中的残石。

表 27.2 儿童泌尿系结石成分	
二水草酸钙	39.5%
一水草酸钙	16.2%
磷酸镁铵	23.5%
胱氨酸	10.4%
尿酸	2.3%
其他及未知	8.1%

（引自 Salerno et al.）

术后患儿疼痛程度较轻，行超微通路 PCNL 和大多数行微通路 PCNL 的患儿术后 FLACC/VAS 评分 < 3 分。对乙酰氨基酚的使用仅限于术后前两天。在采用超微通路 PCNL 的情况下，患儿术后出血量极少，而微通路 PCNL 通常术后 3～5d 有出血情况，血红蛋白下降 5～21g/L。患儿术后无肉眼血尿，但 2 例患儿在微通路 PCNL 中接受了有限的输血。

在11例接受超微通路PCNL的患儿中，1例因结石移至肾盂而改为RIRS，1例在术后出现因尿路感染导致的短暂发热，其余未出现严重的并发症。这表明微通路经皮肾镜手术是一种相对安全的治疗方法，虽有少数并发症发生，但大多数情况下不会引起重大不良事件。

💡 技巧和窍门

- 对儿童肾结石进行经皮手术治疗具有一定的挑战性。精确掌握和运用肾镜技术对于确保手术的安全和效果至关重要。因此，笔者强烈推荐在进行此类手术时，应在有丰富经验的泌尿科专家的指导下进行。为了独立完成标准通路PCNL及其相关手术，医师至少应在专家的指导下完成20例PCNL手术及其衍生式。这一建议旨在提高手术安全性，确保医师具备必要的技能和经验来应对可能的挑战。

- 采用斜仰卧截石位有利于联合RIRS与PCNL治疗。在肾盂输尿管连接处留置尖端开放的输尿管导管能有效避免结石或其碎片进入输尿管，从而降低手术风险并提高治疗的安全性。

- 在成功进入目标肾盏并定位鞘管后，将第2根"安全"导丝留置到肾盂和输尿管的近端。微通路PCNL手术结束时，建议放置一个Fr10的肾造瘘管。对于超微通路PCNL，无须实施肾造瘘术，而是将输尿管导管固定于导尿管上。

- 必须强调的是，在任何手术过程中都不应使用暴力。操作不当可能会导致肾实质损伤、尿道穿孔和大量出血等严重后果。出血风险是手术中不可忽视的一部分，已有报告显示出血率可高达8%，在某些情况下甚至可能演变为严重的并发症。因此，医师在手术时需保持高度的警惕性，精细操作，以最大程度降低患者的风险。

27.8　讨论

文献表明，全球发达国家的肾结石发病率正逐渐增高，肾结石会导致肾脏和肾路受累的症状，其药物、手术治疗难度较大，在年龄较小的儿童中更为常见。因此，所有治疗方法的目标均应是彻底清除患儿体内结石。幼儿的泌尿系统解剖结构较小，这给相关治疗带来了挑战。目前尚无治疗儿童肾结石最有效、最安全方法的共识。术后管理措施，如增加液体摄入、限制食盐摄入和对代谢紊乱进行治疗，对于预防结石复发至关重要。同时，使用α受体阻滞剂可以促进输尿管内小结石的排出。据报道，尽管ESWL在儿科领域仍是一线治疗方案，但其在儿童身上的效果不一，有时仅部分有效，并且需要进行全身麻醉、预先留置双J管，还有反复治疗的可能。

在过去几十年中，儿童结石治疗逐渐借鉴了成人泌尿外科的先进技术和经验。有证据表明ULT或RIRS等逆行内镜手术对于处理输尿管结石或有限负荷的肾盂-肾盏结石（直径＜2cm）特别有效。然而，这些手术不仅成本较高，而且所需的小型柔性器械耐用性较差。如果输尿管的直径非常小，手术难度会大幅增加，往往需要预先留置支架管以便进行手术。

PCNL在处理大型或复杂鹿角状肾结石中显示出优异的疗效，其结石清除效率高达90%～95%。但其主要并发症（即出血）的发生率为6%～8%。近来，微通路PCNL、UMP及超微通路PCNL等微创技术的出现，以及这些微型化内镜设备已经在儿科泌尿外科手术中得到了广泛应用，显著提高了手术的安全性和可行性。

129例接受微通路PCNL的患儿相较于采用标准PCNL的115例患儿结石清除率显著提升（$P＜0.001$），并发症发生率也显著降低至5.1%。根据笔者的临床经验，微通路PCNL已逐步成为治疗肾盂-肾盏结石的首选方案。与标准PCNL和RIRS相比，微通路PCNL在提高结石清除率的同时，减少了手术并发症的风险。

基于临床经验，使用配备Fr14或Fr16一次性鞘的ClearPetra系统能显著提升微通路PCNL的治疗效果。该系统支持通过Fr12肾镜实施连续灌注，且能够通过设备的侧孔实现手动控制的负压吸引（图27.5）。通过这种方式，结石及其碎片被有效吸引至ClearPetra鞘管开口，从而显著减少了结石碎片反流的可能性，增加了手术的安全性和效率。

根据临床经验，采用负压吸引经皮肾镜手术设备系统的侧孔进行持续负压吸引的方法带来了多项显著优势：它有助于降低尿路内压力，并通过减少术中出血和清除结石碎片，进而提高术野的清晰度。此外，它防止了碎石过程中结石的漂移，进而缩短手术时间，并提升手术的效率与安全性。

Desay等进一步探讨了UMP的应用，通过使用Fr11肾镜配合Fr13 AmPlatz通路在62例（其中2例术式更换为微通路PCNL）儿童患者中实施UMP，达到了86.6%的结石清除率，同时并发症的发生率较低。尽管如此，UMP与微通路PCNL之间的实质性优势还未完全被证实。输尿管镜碎石术已被认定为小输尿管小结石以及肾盂或肾盏内残余结石碎片的标准治疗方法。除了存在严重骨骼畸形、尿路梗阻或内镜治疗失败的儿童结石患者，应尽量避免行开放手术或腹腔镜手术。

Desay等2011年介绍了超微通路PCNL技术，该技术采用Fr4.85的可视穿刺针进行单步骤的肾盏穿刺（图27.3和图27.4），随后通过三通接头的中央端口插入10 000像素的光纤，两侧通路分别连接低压冲洗系统和272μm激光光纤，实施激光碎石术，实现了经皮肾镜手术的进一步微创化。超微通路PCNL已被证明是一种创伤极小的手术，能够在直视下完成碎石，同时允许对下极肾盏和肾盂进行微创穿刺。手术时间短，住院时间少以及镇痛需求低，使得该技术成为下极肾盏碎石治疗的新选择。然而，此技术有其明显的局限性。执行该手术的医师需要拥有丰富的经验，并且应严格把控适应证：下极肾盏或肾盂内直径较小且数量有限（1个或2个）的结石。由于肾镜操作视野受限，要求手术区域内无出血。经皮肾穿刺术的手术过程需要极其精细，利用超微通路PCNL中Fr4.85的可视穿刺针实现单次短路径穿刺，无须安全导丝。因此，其穿刺进入目标肾盏的难度较大，且相比于微通路PCNL，出血风险可能更高。鉴于这些考虑，笔者近期倾向于将配备ClearPetra系统的微通路PCNL作为经皮治疗肾结石的首选方法。

近年来，在儿童结石治疗领域，笔者见证了显著的技术进步，改良了微创可视化的手术方法，并且提高了治疗的安全性与效率。展望未来，随着更为先进技术的开发与应用，笔者有理由期待能够进一步增强现有手术方案的疗效和安全性，从而最大程度减少手术创伤及并发症的发生。

要点

- PCNL是一种在经验丰富的医师指导下实施的微创手术，其结石清除效率极高，可达95%。
- 为确保手术顺利进行，手术室必须配备先进的内镜设备。
- 在手术操作过程中，医师必须格外谨慎，忌使用暴力。强烈建议使用安全导丝，确保手术安全性。
- 手术过程中，出现操作不顺利或手术视野受阻的情况时，应立刻中断手术操作，并实施尿道引流，以保障患者安全。

（李　钧　杨博宇　译）

第28章
腹腔镜与机器人手术在尿路结石中的应用

H. Steyaert and S. Luycks

28.1　引言

　　尿石症在发达国家并不常见。多年来，非手术疗法被用于大多数儿童肾和输尿管结石的治疗。

　　药物排石治疗（medical expulsion therapy，MET）是大多数小于1cm结石的儿童患者一线治疗方式，但其他的替代治疗方案有时也需要。

　　对于MET治疗失败的小于2cm的肾结石，欧洲泌尿外科学会（European Association of Urology，EAU）、欧洲小儿泌尿外科协会（European Society for Pediatric Urology，ESPU）和美国泌尿外科学会（American Urological Association，AUA）指南推荐体外冲击波碎石术（extracorporeal shock wave lithotripsy，ESWL）作为一线治疗。ESWL是一种有效的微创手术。

　　然而，随着儿童输尿管软镜、经皮肾镜碎石取石术（percutaneous nephrolithotomy，PCNL）、激光碎石的发展，通过较少的手术可以获得更好的无石率（图28.1）。最终，只有不到5%的病例仍然需要真正意义上的手术。

　　当安排手术时，采用微创入路（腹腔镜或腹膜后腹腔镜，或者机器人辅助）是基本原则。目前，开放手术的适应证比较特殊，但在儿科较为常见。

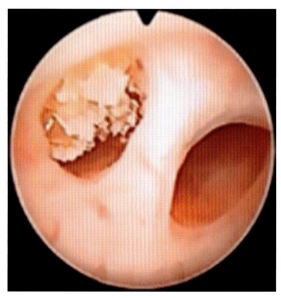

图28.1　可通过多种腔内泌尿外科技术处理的小结石

28.2　适应证

　　目前腹腔镜治疗肾结石的适应证是明确的。可以分成以下5类：

　　－肾脏的解剖异常，如盆腔异位肾或马蹄肾，部分肾脏旋转不良。

　　－存在先天性异常，如肾盂输尿管连接处梗阻，可以同时治疗。

　　－有症状的憩室内结石，经自然腔道入路的手术方式不易到达结石位置。

　　－巨大的嵌顿性肾结石（最终导致肾脏功能丧失）。

－直径＞1cm的肾盂结石，或初次ESWL术后复发的结石。

即使在这些情况下（例如肾旋转不良或马蹄肾）联合手术，腹腔镜引导下的PCNL也可成为一种选择。

最终，最佳入路的选择将取决于可用的设备和手术团队的经验。由于这两个原因，儿童泌尿系结石的处理最好在病例数量较大的医疗中心，其中的专家可以更便捷地使用先进的设备。

当决定手术入路时，微创入路可以降低开放入路的并发症发生率，但代价是肾脏重建具有极大的难度，特别是解剖异常的肾脏。因此，越来越多的团队提倡使用机器人辅助。有越来越多的报道出现在大多数成人病例中，表明使用机器人可以提高结石清除率且需要的辅助程序更少。

28.3　术前准备工作

术前评估应包括超声检查和核素扫描。尿路结石患儿代谢异常的往往有着高患病率，提示应进行肾单位代谢评估，这种评估可以在处理结石之前或之后进行。磁共振尿路造影（magnetic resonance urogram，MRU）或增强CT是确切了解尿路解剖结构的必要检查，也可查看由肾脏位置异常导致的血管走行异常。

这可能有助于决定选择经腹膜后或经腹腔入路，即使是在马蹄肾和肾脏旋转不良的情况下，经腹腔入路似乎也是最适合的选择。

术前需预防性使用广谱抗生素或根据儿童的尿液检测选择合适的抗生素。所有的家长和患者（取决于他们的年龄）都必须在手术前签署知情同意书。

患者需实施肌松和气管插管下的全身麻醉。

在对患者实施腹腔镜手术之前，需要进行膀胱镜检查并放置双J管。这个双J管也通过经皮肾镜的通路置入并取石，这取决于外科医

师的偏好和患者的尿路解剖结构。在患者体位摆好后，必须有放置荧光镜检设备及材料的空间。因此，"一体化手术室"可将显示屏固定在自上而下的机械臂上，更有助于设备管理。

28.4　体位

28.4.1　非机器人微创手术

28.4.1.1　经腹腔入路

患者60°斜侧卧位（手术肾朝上）。所有的受力点都需垫上防压材料。

外科医师和助手站在手术肾脏的对侧。外科医师、手术部位和屏幕（在患者的后面）需保持在一条线上。

必须小心放置患者的手臂。大多数情况下，同侧的手臂放置在头部附近，以避免臂丛神经阻滞的延长。需用2根绕过胸部和腿部的约束带将患者固定于床上。

对于儿童，通过脐部的一个开放入路是必要的，用于第一个腔镜套管针的置入。主要使用的是5mm的光学系统，但10mm可以提供更好的视野，也可作为一个备选，以便用于去除较大的结石。

30°镜可以更方便地探查结肠，可能有助于减少结肠的游离或大龄儿童需要定位套管针在脐外的情况。

工作套管针放置在光学套管针周围；通常一个在上腹部，一个在同侧髂窝，距髂嵴约数厘米。对于马蹄肾，将根据肾脏的位置调整工作套管针的位置，使之最靠近肾盂和中线。两个工作套管针基本上可以满足需要。这些套管针的大小（3mm或5mm）将取决于外科医师的经验、儿童的年龄，以及最终计划的辅助经皮手术。在显露不佳的情况下，上腹部置入一个辅助套管针专门用于推开肝脏。

28.4.1.2　经腹膜后入路

患者需保持侧卧位，并在肢体下放置一个

支撑的袋子，以便最大限度地打开第11肋和髂嵴之间的空间。对于年龄较大的儿童，可以通过手术台的弯曲增加这种效果。必须注意患者的手臂，大部分情况下是手术同侧的手臂放置于头部附近。用分别通过胸部和腿部的2根约束带将患者固定在床上。

外科医师和助手站在患者的后面。如果护士有自己的屏幕，可以站在前面。

28.4.2　机器人微创手术

由于笔者只有机器人经腹腔入路的手术经验，下面将只描述这种方法。

套管针的放置可能因所使用的机器人系统不同而有所不同。由于笔者没有使用最新一代Da Vinci机器人（Intuitive*），套管针的位置与传统腹腔镜方法基本一致。对于最新一代的机器人，所有的套管针都要与脐部的光学套管针保持在一条线上。单孔机器人操作也是可行的，但笔者尚未获得这方面的经验。由于儿童的肌壁非常薄弱，即便是做机器人手术，他们也要将所有的套管针都固定到皮肤上。

需要关注的问题是确保套管针之间至少分开5～8cm，这对于幼儿有时是很困难的。这就是为什么体重小于20kg的患者在机器人手术方面大多有限制。如果外科医师愿意为低龄儿童使用这种机器人，就必须用一个厚床垫将儿童在手术台上垫高，以便为机械臂在床垫外获得数厘米的活动空间。

机器人手术中的另一个问题是需要一个辅助套管针。这种套管针的放置，须方便助手在良好的屏幕视野内操作手术器械，同时保证套管针在机器人手臂的活动区域之外。

这个套管针大部分被放置在对侧的髂窝。如果孩子年龄超过10岁，就需要较长的器械。

如果需要荧光镜检查，建议解除与机器人的对接，以便经皮操作。

有经验的操作者对接及解除对接的过程需要数秒。

28.5　器械

需要备好不同型号的膀胱镜和双J管（取决于患者的年龄）。必须在手术开始前核查所有的材料。

根据腹腔镜手术的需要，使用5mm或10mm的30°镜。准备两把无损伤抓钳，抓握组织。用一个弯曲解剖器可获得良好的解剖效果（在血管、输尿管等周围）。笔者更倾向于使用双极电凝系统，即便单极电凝也可以完成这项工作。钩状电凝器更好用，其解剖速度更快。或其他的电灼系统也可以，如谐波手术刀（用于结肠组织的游离）或血管闭合器（Ligasure*）取决于可用性和外科医师的习惯。

其他需要的仪器是1个冲洗-吸引系统，1把剪刀，1个或2个弯曲持针器，内镜取物袋，有时还需要夹钳。

根据儿童的年龄，3mm或5mm的设备都可应用，但5mm设备优先，特别是需辅助操作时。

需要准备一台术中超声设备。

即使大多数论文报道使用了8mm设备在机器人手术中的应用，学者们目前正在使用的仍是5mm Da Vinci（Intuitive*）套装。这个套装有3个主要缺点：

–这不是一个可以360°转动的机器人设备。

–仪器设备的活动半径较长，在腹部内部需要更多的空间。

–可用器械设备较少。

低龄儿童应用起来诸多限制，但大龄儿童使用限制少得多。

切记：有很多设备通过辅助套管针进入，比如吸引-冲洗系统、腔内取物袋、结扎夹，所以准确定位套管针是重点。

根据术前的决定策略，软性膀胱镜与各种各样的网篮可能大有用处。细小的染料激光或钬激光光纤可用于击碎或汽化较大的结石。

如需同时行膀胱镜检查，使用两个影像头是最好的选择。

28.6　技术（经腹腔）

28.6.1　肾盂和肾盏结石

第一步是沿着Told白线显露结肠。谐波手术刀使操作变得容易。一旦肾盂被游离出来，输尿管（通过预留的输尿管支架管）和主要血管就能被识别，通过凸出的部分辨认结石位置，用镊子触碰结石，如果需要，可通过术中超声进一步帮助确认结石。

一旦发现结石，在肾盂上做一个倒"V"形切口，为了让解剖刀避开结石，注意切口不要太靠近肾盂输尿管连接部，避免在该区域使用电灼。用较大的镊子提取石头，然后放进腔内取物袋里。如果可能的话，要避免石头的破碎（图28.2）。也可以使用手套的指端（非乳胶），而且可能更容易操作。一旦结石排出，使用4-0或5-0可吸收缝合线关闭肾盂切口。注意在腔外打结。

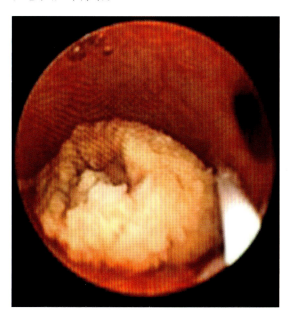

图28.2　肾盂大结石（UPJ梗阻），最好完整取出

如果结石位于一个较边缘的肾盏，灵活的软性设备是很有用处的（图28.3）。该仪器最好通过与待治疗肾盏对齐的套管针进行操作。如果所有的工作套管针都不顺手的话，为了方便移除结石，笔者建议多加一个套管针。

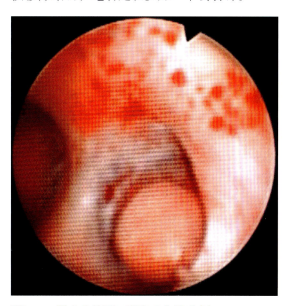

图28.3　肾乳头结石：联合手术的适应证

28.6.2　肾盂结石和UPJ梗阻

如果UPJ梗阻伴有结石，手术开始的方式与上述方法完全相同，但"V"形切口需更靠近UPJ。一旦外科医师处理了结石，在切开输尿管之前，将肾盂通过经皮的缝线悬吊固定到前腹壁。进一步的操作取决于外科医师的偏好。最好的选择是在开始缝合前不要将输尿管与肾盂完全分开。一些团队通过第2根经皮线悬吊固定输尿管，一开始会特别有用，因为操作起来更稳定。一般来说如果肾盂切口距离UPJ不太远，只需两次连续缝合。这也取决于取出的结石大小。如果是较大的肾盂切口，需进行3次连续缝合以关闭肾盂。一些学者也使用间断法缝合吻合口部分。

由于机器人手臂赋予了更强的运动能力，机器人辅助这个手术显得极有优势。

28.6.3 肾切除术治疗结石病

罕见黄色肉芽肿性肾盂肾炎需要肾切除术。由于粘连和解剖结构扭曲，此类肾切除术具有挑战性。

手术首先需要游离显露结肠。第二步是同时识别输尿管和肾盂，输尿管支架管有助于做到这一点。第三步是识别和游离肾门的血管。Hem-o-lok在这一手术过程中非常实用，因为一旦被固定，在解剖肾脏其他部分的时候，它们也不会滑落。使用谐波手术刀可以更轻松地分离与周围组织的粘连。必须注意不要进入感染的肾脏内，必要时在 Gerota 筋膜以外进行解剖游离。在肾上极，尽量注意相近的肾上腺，以避免不必要的肾上腺切除。最后，输尿管残端需双重夹闭，从中间离断，以避免脓液溢出。必须使用腔镜取物袋取出受感染的肾脏。

28.7 技术（经腹膜后）

28.7.1 憩室

光学套管针置于第11肋缘下，两个操作套管针更靠近尾部一点，在髂嵴上方（一个靠前，另一个靠后）。

通过切开肌肉层进到Gerota筋膜，充气创建一个操作空间。然后，在直视下置入两个操作套管针。可见的标记点：腰大肌、输尿管和位于上部的肾脏。

根据憩室的位置，一部分肾脏不与腹膜直接接触。在切开一个非常大的憩室时，在血管周围放置一个束带来帮助控制出血是很有用的。超声波探头可以用于定位结石。如果没有，可以直接穿刺识别结石。将肾皮质最薄的部分切开，如有必要，可以用谐波手术刀部分切除憩室，以便取出结石。

一旦结石被移除，就需要将憩室与肾盏之间的交通缝合关闭。如果单极电凝无法控制出血，应使用粗缝合线（理想情况下使用补片）闭合肾实质。止血网也很有用。双J管用于引流尿路。

28.7.2 肾切除术

黄色肉芽肿性肾盂肾炎的肾切除术也可通过经腹膜后入路进行。

套管针的位置与上述描述的相同。

识别3个标志（腰大肌、输尿管、肾盂）后，显露肾门。这种方式的优势是血管更容易显露在术者面前。在夹闭和切断肾血管后，可以开始剥离肾脏。与腹腔的粘连将使得这个过程变得异常艰难，随时有腹膜破裂引起气体"泄漏"进而导致操作空间减少的危险。

这种情况需要考虑以下几个选择：

–通过在脐部插入气腹针增加气体量（放出腹腔内气体并膨胀腹膜后空间）。

–如果腹膜破损不太大，可以用针缝合破损处。

–放置一个更靠前的辅助套管针，以封闭两钳口之间漏气的洞口。

–将洞口扩大，外科医师和助手移到患者的前面，通过经腹腔途径继续手术。

28.8 术后护理

在手术结束时，所有的套管针孔都应在筋膜水平被关闭，即使是儿童用的3mm套管针。

患者从复苏室出来后就开始经口进食，从流食开始。根据医院的诊疗规范给予镇痛药。大多数情况下，术后不需要二级或三级镇痛药。

通常使用抗生素48～72h。术后第1天或第2天拔除导尿管。不建议在双J管留置期间使用抗生素预防性抗感染。患者可于术后第2天或第3天出院。多在术后2周至1个月时取出双J管。随访计划将取决于手术的类型和结石的成分分析结果。

28.9　结果

成人系列报道很少见。

关于使用联合技术（腹腔镜和腔内泌尿技术）治疗马蹄肾肾结石的描述可见相关报道。大多数报道的病例不超过15～30例。

一些论文表明同时治疗尿石症和UPJ梗阻取得了良好效果。

有越来越多的关于机器人治疗尿石症的报道。

关于儿童的系列报道非常少。除了一篇描述青少年鹿角石治疗的论文外，全球范围内的研究结果都是良好的。单次机器人辅助手术后具有良好的清石率。由于儿童结石具有较高的复发率，因此通过完全清除结石来防止结石复发尤为重要。

💡 技巧和窍门

- 良好的术前策略是结石治疗成功的关键。
- 在开始结石疾病的微创手术之前，备好所有必要材料和准确定位是需重点关注的问题。
- 拥有一个良好的冲洗系统很重要（吸入/冲洗）。
- 蓝色染料可用于检查缝合后的泄漏。
- 术前输尿管支架管置入有助于解剖和辨识结石。
- 如果显露不好，不要犹豫放置辅助套管针（即便是3mm的）。

28.10　讨论

随着现代化和小型化的内镜技术的发展，腹腔镜或腹膜后腹腔镜治疗儿童上尿路结石的适应证正在逐渐减少。

在指南中，即使是在鹿角结石的治疗中，ESWL仍然是一线治疗的金标准。相对禁忌证是感染性结石。它们体积大，具有软基质，不太适合ESWL。

在结石较大的情况下，需要反复的ESWL，这就面临反复麻醉的问题。经皮肾技术实际上可以治疗大多数病例。在幼儿中，输尿管软镜可以完成大部分手术。低龄儿童可能会损伤尿道（尤其是男孩），经皮肾镜技术（PERC和micro PERC）正在成为金标准。然而，这些技术并非没有潜在的并发症，如出血、脓毒血症和辐射显露。最后，结石复发是经常出现的，因此有必要了解所有的技术设备。

此外，这些尿路腔内技术很难应用于解剖结构异常的肾脏，并可能增加结石碎片扩散的风险。在这种情况下，微创手术结合尿路腔内技术可能是一种选择。侵入性较低的手术方式失败时，微创手术可被认为是一种抢救措施。对于UPJ梗阻伴有结石的病例，第一次微创手术入路的选择对同期解决UPJ结石和梗阻两种问题起到至关重要的作用。在这种情况下，机器人是一个完美的工具。

当需要肾切除时，微创手术也是理想的治疗方法，特别是通过经腹膜后入路。但是经腹膜后入路基本上用于憩室内结石（肾切开取石术），这是最合乎逻辑的肾脏入路。然而，笔者不得不承认，经腹膜后入路肯定不是大多数处理肾脏疾病的手术团队的首选。

总之，即使一些论文认为，与成人系列相比，儿童肾结石的开放入路比例很高（高达20%），笔者认为，在设备齐全的国家，没有支持开放入路更多的适应证。单一腔内入路、腹腔镜联合腔内入路或单一微创手术方式（经腹腔或腹膜后）之间的讨论主要取决于几个因素，如肾脏结石的大小、类型和位置，肾脏解剖、可用的设备及材料、患者年龄和团队经验。在充分解释后，可与家长讨论手术方式的选择，最终由外科医师及家长做出最后的决定。在选择做微创手术的情况下，机器人的帮助将使这个手术更加容易。

要 点

- 儿童结石很罕见，特别是在发达国家。
- 越来越多的腔内泌尿外科或经皮肾技术出现。
- 需求量大的昂贵材料和经验集中在病例数多的医疗中心。
- 微创手术入路的优点在于，其能够一次性处理大多数结石以及可能并发的先天性异常，而其他策略可能需要多次全身麻醉。
- 通常情况下，儿童肾结石的治疗已经不需要开放手术了。

（赵天望　李创业　译）

第 29 章

单纯性肾囊肿的微创治疗

Maria Escolino，Fulvia Del Conte，Vincenzo Coppola，Mariapina Cerulo，and Ciro Esposito

> **⊙ 学习目标**
>
> - 描述腹腔镜及机器人手术治疗单纯性肾囊肿的步骤。
> - 介绍微创技术的长期随访结果。
> - 报道目前儿科文献中关于治疗单纯性肾囊肿可信的证据。
> - 展示机器人辅助治疗单纯性肾囊肿的图片资料。
> - 描述微创手术技巧和窍门以及所有可提高手术效果的新技术。

29.1 引言

单纯性肾囊肿（simple renal cysts，SRC）是一种良性、单侧和孤立性的病变，发生在肾实质外，与集合系统无交通。儿童期罕见，成人发病率上升。肾囊肿可分为单纯性和复杂性两类。诊断单纯性肾囊肿的超声标准包括：①内部无回声；②后部回声增强；③圆形或椭圆形；④壁薄光滑。该病通常无症状，都是偶然发现的，少数患者（5%）可能出现症状，表现为腹部或腰部疼痛，少见高血压、血尿、反复尿路感染、囊肿破裂和肾盂结石。

目前，对于儿童肾囊肿的监测、影像检查或治疗的最佳方案未达成临床共识。外科治疗通常适用于有症状或快速增大的肾囊肿（＞6cm）和有恶性风险的复杂肾囊肿。有症状的肾囊肿有多种治疗方案选择，包括注射或不注射硬化剂情况下的囊肿穿刺抽吸，经皮囊肿切除术、开放手术或腹腔镜手术囊肿去顶减压术。儿童经皮穿刺手术困难，复发率高，需要再次手术。腹腔镜治疗已成为一种有效的替代方法，且该方法损伤小。然而，在目前的儿科文献中，关于SRC微创治疗的证据非常有限。本章介绍了腹腔镜和机器人手术治疗儿童单纯性肾囊肿的方法。

29.2 术前准备

术前检查包括肾脏超声检查、2, 3-二巯基丁二酸（DMSA）放射性核素肾脏显像、磁共振成像（magnetic resonance imaging，MRI）或计算机断层扫描（computed tomography，CT）（图29.1），基于MRI或CT检查结果的Bosniak分类法，肾囊肿分为四类。Ⅰ、Ⅱ类占SRC的95%，被认为是单纯性或良性的病变，而Ⅲ、Ⅳ类血管丰富，被认为是复杂的或潜在恶性的病变。最近修订的Bosniak分类将大于3cm的SRC自动归为ⅡF类（F指随访），并建议进行一系列随访研究以证明其性质温和。术前影像学检查对于辨别囊肿是否与集合系统相交通，以及制订手术方案都至关重要（图29.2）。患者术前均需完善尿液细菌培养及药敏试验。口服西甲硅油、灌肠、流质饮食等肠道准备工作，尤其对于年龄小的患者。术中均需预防性应用抗生素。

全麻诱导后经口气管插管，留置Foley导尿管，留置鼻胃导管，保持术中胃部排空。

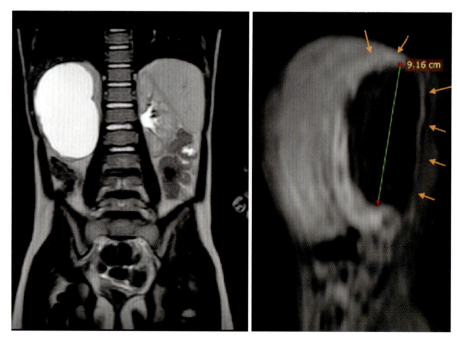

图29.1　巨大肾囊肿术前CT：显示被囊肿压迫变薄的肾实质（箭）

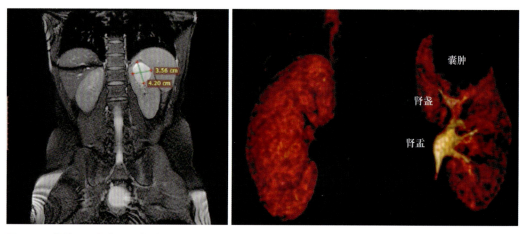

图29.2　术前CT成像显示肾囊肿的大小和位置，排除囊肿和集合系统之间的交通

29.3　患者体位

在腹腔镜和机器人辅助入路中，患者体位为标准的肾脏侧位，将手术床一侧向上旋转30°～45°，在患者下方放置硅胶垫。

腹腔镜入路放置3个套管针：应用开放路径在脐部放置Hasson套管针，经此套管针可使用30°10mm镜头。建立气腹后，直视下沿着锁骨中线在上腹部和下腹部分别置入2个5mm套管针（在某些情况下，可能需要第4个套管针抬起肝脏，尤其是在右侧）（图29.3）。

机器人辅助手术需放置4个套管针：第一个8mm观察通路通过开放Hasson技术置入脐下，使用30°8mm机器人摄像头。建立气腹后，直视下将两个8mm的操作通路放置在锁骨中线上，一个在肋缘下2cm，另一个在腹股沟韧带上3cm。最后，第四个5mm的辅助操作通路位于腹直肌外侧缘上，距离机器人相机通路约6cm（图29.4），这是三臂配置的da Vinci Xi机器人。

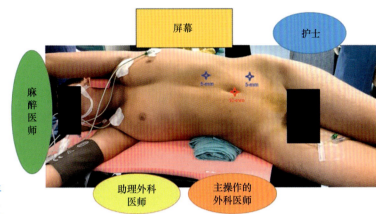

图29.3　经腹腔镜入路治疗肾囊肿手术中患者、显示器和手术团队的位置

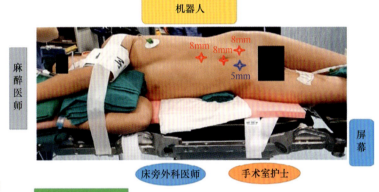

图29.4　机器人辅助治疗肾囊肿手术中患者、显示器和手术团队的位置

29.4　手术器械

腹腔镜技术：

－5mm腹腔镜无损伤抓钳（带孔）。

－5mm腹腔镜弯分离钳。

－5mm腹腔镜单极电钩。

－5mm腹腔镜剥离器（可选）。

－5mm腹腔镜智能双极电刀（可选）。

－5mm腹腔镜穿刺针。

－5mm腹腔镜剪刀。

－5mm腹腔镜冲洗/抽吸装置。

机器人辅助技术：

－5mm腹腔镜器械（包括剪刀、抓钳、冲洗/抽吸装置、打胶器），通过5mm辅助通路使用。

－8mm机器人单极手术弯剪。

－8mm机器人Cadiere抓钳。

－8mm机器人 Maryland 双极钳。

29.5　手术步骤

29.5.1　腹腔镜技术

该技术可以通过经腹腔或经腹膜后入路实现。

29.5.1.1　经腹腔入路腹腔镜

切开Toldt线，显露肾脏，定位囊肿，分离粘连。打开囊肿顶部，用剪刀和单极电钩切除囊壁。为了能更好地处理囊肿边缘，可以先经皮或腹腔镜用针头吸出少量囊液（进行细胞学检查），以减小囊肿张力使其更便于钳夹。使用单极电钩或智能双极电刀在囊肿壁与肾实质的交界处切除囊肿壁一圈，并将切除的囊肿壁部分送组织病理学检查。用单极电钩电凝封闭紧邻肾实质的囊壁部分，以防止囊肿内壁产生囊液。电凝封闭囊肿边缘，将肾周脂肪放置在囊肿底部（填塞技术）。手术区域周围放置引流管，可吸收缝线关闭套管针切口。

29.5.1.2　经腹膜后入路腹腔镜

首先，在髂嵴和肋缘之间的腋后线上做一长 2cm 的皮肤切口。沿切口向下分离肌肉和腰部筋膜，伸入示指进一步钝性分离，使其有足够的空间放置球囊。常规放置 3 个套管针。在一些囊肿位于肾上极的患者，需要增加第 4 个辅助通路。一旦确定为肾囊肿，那么它的顶部表现为圆形，其边缘比较清晰。先用经皮或腹腔镜针头吸出少量囊液（用于细胞学检查），切除囊肿顶部，电凝封闭囊肿边缘，将肾周脂肪放置在囊肿底部。最后，放置引流管，可吸收缝线关闭切口。

29.5.2　机器人辅助技术

将结肠推向内侧后，打开 Gerota 筋膜，显露肾脏。在 SRC 的同一侧，分离网膜与腹壁的病理性粘连。显露肾囊肿后，经皮穿刺针抽吸，排空囊液并送细胞学检查。采用吲哚菁绿（indocyanine green，ICG）荧光成像技术可以更好地识别囊肿顶部。Gerota 筋膜切开后，静脉注射 ICG 溶液（2.5mg/ml）[剂量 0.3mg/（ml·kg）]，注射后 60s，可以清楚地区分无血管囊肿顶壁相对应的"非荧光"区域和正常灌注肾实质相对应的"绿色荧光"区域（图 29.5）。应用机器人单极剪刀切除囊肿顶部，送组织病理学检查（图 29.6）。在囊肿边缘喷洒一层 2-氰基丙烯酸丁酯（Glubran® 2；GEM）以减少手术部位渗出，并使用带蒂肾周脂肪组织瓣填充囊肿凹陷（图 29.7）。再喷一层 2-氰基丙烯酸丁酯，将皮瓣固定在囊腔边缘。肾周留置引流管，可吸收缝线关闭切口。

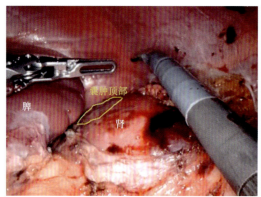
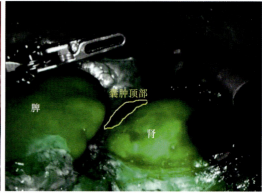

图 29.5　ICG 荧光增强技术非常有助于区分"非荧光"无血管囊肿顶壁和"绿色荧光"肾皮质

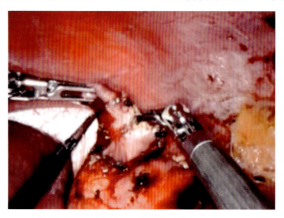

图 29.6　使用机器人剪刀切除囊肿顶部

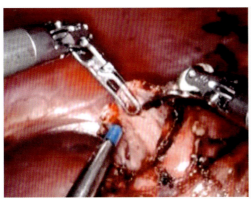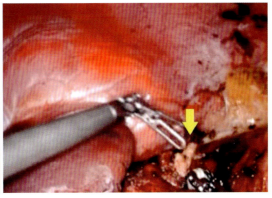

图29.7 囊肿凹陷处喷2-氰基丙烯酸丁酯，填塞肾周脂肪组织瓣（箭所示）

29.6 术后护理

术后放置膀胱导尿管24h，如未出现漏尿情况，可于术后24～48h拔除肾周引流管。术后当天可进食。可以通过口服镇痛药物（对乙酰氨基酚15mg/kg，每8小时1次）控制疼痛。

术后1个月、6个月和12个月进行临床和随访，此后每年随访1次。

29.7 结果

正如笔者近期发表文章所述，腹腔和腹膜后腹腔镜手术的中位手术时间为50min（范围35～90min）。机器人手术的中位手术时间为85min（范围65～120min），包括手术和器械准备时间。均未出现术中并发症。中位住院时间为2d（1～4d）。所有患者在随访期间（2～42个月）均无症状。根据笔者的经验，术后超声检查发现囊肿底部出现少量液体。

由于在随访期间未出现症状、液体体积也没有变化，这些病例均予以保守治疗。最后1例采用脂肪组织填塞技术治疗的患者，术后超声未检测到任何液体。组织病理学分析一致显示，囊肿内壁为移行上皮组织，无恶性证据，符合SRC诊断。

💡 技巧和窍门

• 难以正确识别与肾实质颜色相同的囊肿顶部为手术难点。ICG荧光增强技术可能非常有助于区分低荧光的异常囊肿顶部与绿色荧光显影的肾实质部分。该技术应用方便，荧光模式可以由手术外科医师通过在腹腔镜手术中踩下脚踏板，或在机器人手术中按下控制台操纵杆上的按键直接激活，荧光视觉效果几乎立即出现。使用ICG荧光增强技术，可以安全地进行囊肿穿刺和去顶。

• 如果是肾囊肿位于肾中部，毗邻集合系统，术中可采用同侧输尿管支架管置入，膀胱充盈亚甲蓝，以检查肾囊肿去顶术后集合系统的完整性。

• 在经腹腔和经腹膜后腹腔镜手术中使用Ligasure等止血设备，在机器人手术中使用单极剪刀或Maryland双极钳，对于缩短解剖时间并降低出血风险可能很有帮助。

• 根据报道，肾囊肿去顶术后最常见的并发症是囊肿复发。建议使用单极钩电凝封闭肾表面的囊肿壁，以防止囊肿内壁产生液体。笔者在手术实践中采用了一个实用技巧：在囊肿边缘涂抹少量2-氰基丙烯酸丁酯，以隔离上皮层并防止液体渗漏。

• 肾周脂肪或网膜组织瓣填塞囊肿凹陷是防止囊肿复发的一种方法。笔者在手术实践中采用了一个实用技巧：喷洒一层2-氰基丙烯酸丁酯将皮瓣固定在囊肿凹陷边缘，可以防止其移位。避免使用缝合线固定皮瓣，可以防止对下面的肾实质造成损伤。

29.8　讨论

症状型肾囊肿的治疗仍然存在争议，一方面由于儿科文献非常匮乏。对于没有并发症的无症状型肾囊肿，"观望"策略似乎是更好的解决方案，尤其是对于儿童。如囊肿突然增大、疼痛加剧、血尿和复发性绞痛，或出现高血压，则需要侵入性治疗。严格的超声监测、穿刺抽液及无水乙醇注射、手术治疗均可供选择。据报道，经皮穿刺抽液及注射硬化剂，2年内复发率高达43%～90%。此外，硬化剂可继发严重不良反应，如硬化剂全身吸收、钙化或局部疼痛。

腹腔镜技术因其具有创伤小，囊肿复发率较低的特点，已成为一种有效的治疗方法。近期有报道介绍了一系列腹腔镜治疗肾囊肿的病例，在治疗效果、成功率、复发率、手术时间和住院时间等多方面都有着非常好的效果。对于美容效果，患者的满意度也非常令人鼓舞。已有通过腹腔或腹膜后入路进行SRC去顶术的儿科病例的报道，术后效果良好。最近，机器人手术也被报道为SRC的一种可行性治疗的选择。然而，在目前的儿科文献中，关于SRC 微创治疗的证据非常有限，到目前为止，只有5例应用机器人手术治疗儿童SRC的报道。笔者团队分享了机器人手术治疗的丰富经验，并介绍了两种新的技术：ICG荧光增强技术识别肾囊肿，以及囊肿内填充脂肪组织以减少囊肿复发。

关于手术方法，腹腔镜或机器人技术的使用取决于SRC的位置、外科医师的经验和可使用的机器人器械。

经腹腔入路的腹腔镜SRC去顶术可能是最简单的手术方案。然而，肾后部的SRC经腹膜后入路手术可能是更好的选择。对于那些可以采用机器人手术的患者来说，机器人手术能够仔细而精准地进行组织解剖和操作，它具有与腹腔镜入路相当的效果，以及人体工程学的优势。此外，机器人平台已经集成了ICG软件，该软件可以即时激活，以改善解剖结构的术中可视化。简单的静脉注射ICG溶液，可在手术过程中的任何时刻获得实时荧光图像。ICG荧光增强技术被证明非常有助于区分"非荧光"无血管的囊肿圆顶和"荧光"灌注的肾实质。这样，就可以安全地进行囊肿穿刺抽吸和去顶开窗，不会对肾实质造成损伤或大出血。对于巨大SRC，肾脏结构已受压变形，ICG荧光增强技术甚至更有意义。

已有学者报道了囊肿去顶后对囊肿边缘进行电凝的技术可作为预防囊肿复发的一种手段。笔者认为，考虑到肾脏大血管损伤或集合系统渗漏的风险，必须极其谨慎地进行这种操作。根据笔者的经验，更倾向在囊肿基底喷涂一层薄薄的2-氰基丙烯酸丁酯，以封闭具有分泌功能的囊肿内壁上皮，并固定用于填塞囊肿腔的脂肪组织瓣。2-氰基丙烯酸丁酯喷涂和囊肿腔内脂肪填充可能在预防囊肿复发方面发挥作用。

如果比较手术时间，机器人手术比腹腔镜快，但患者体位摆放、机器人对接和解除对接的时间仍然比标准腹腔镜更长。机器人学习曲线的快速改善将缩短这一差距。

根据现有证据，笔者概述了以下几点需要考虑的因素。首先，鉴于恶性肿瘤可能性（＜1%）和并发症发生（＜5%）的风险较低，保守治疗应是无症状型肾囊肿的首选治疗方案。基于超声修改的Bosniak分类法是区分Ⅲ、Ⅳ类SRC与Ⅰ、Ⅱ类SRC的可靠工具。对于Ⅰ、Ⅱ类SRC，笔者建议在囊肿形态或患者没有任何症状变化的情况下，持续超声随访。所有Ⅲ、Ⅳ类SRC或有症状Ⅰ、Ⅱ类SRC都需要手术治疗。基于现有报道的高成功率、低复发率和术后的快速康复，使用腹腔镜和机器人辅助的微创技术将囊肿去顶，并行脂肪组织填充可被视为症状型Ⅰ、Ⅱ类的治疗金标准。Ⅲ、Ⅳ类SRC病变必须完全切除，以排除恶性肿瘤。

要点

- 准确的术前影像学检查对于排除肾囊肿与集合系统相交通和制订手术方案至关重要。
- 腹腔镜或机器人辅助囊肿去顶术是有症状Bosniak Ⅰ、Ⅱ类肾囊肿的一线治疗方法。
- 术中ICG荧光增强技术可能有助于引导囊肿穿刺和囊肿去顶，尤其是因巨大囊肿导致肾结构变形的患者。
- 肾周脂肪组织填塞技术有助于减少囊肿去顶术后复发。
- 2-氰基丙烯酸丁酯喷涂可能有助于隔离囊肿边缘的分泌上皮层，并固定脂肪组织瓣以防止其移位。

（关　勇　吴　勇　译）

第30章
腹腔镜根治性肾切除术治疗肾母细胞瘤

Aurélien Scalabre，François Varlet，Aurore Bouty，Thomas Blanc，and Yves Heloury

学习目标

- 逐步描述腹腔镜根治性肾切除术（laparoscopic radical nephrectomy，LRN）。
- 描述机器人辅助LRN。
- 最新的文献综述报道。

30.1　引言

根据国际儿科肿瘤学会（International Society of Pediatric Oncology，SIOP）的方案，肾母细胞瘤（Wilms' tumors，WT）必须首先接受新辅助化疗和开放性根治性肾切除术。数年来总生存率一直保持在90%左右的高水平，因此相关方案试图减轻化疗和放疗的负担。一些外科医师也在考虑通过腹腔镜根治性肾切除术（laparoscopic radical nephrectomy，LRN）减轻手术负担，尤其会改变长期存活者的生活质量，以及与粘连相关的术后小肠梗阻等并发症和瘢痕。因此，新的SIOP- Umbrella方案纳入了腹腔镜切除WT的适应证：①手术必须遵循肿瘤学原则，进行经腹腔的根治性肾切除术，包括淋巴结取样；②仅适用于小的中心性肿瘤，且肿瘤边缘有正常肾组织；③将标本装入袋中提取，不切割肿瘤，并涉及适当的腹壁切口；④如果可行保留肾单位手术，则需要进行开放手术。方案中还规定了腹腔镜手术的禁忌证：①肿瘤浸润肾外结构的范围超出脊柱同侧边界；②存在肾静脉或腔静脉瘤栓；③不适合行保留肾单位手术的位于肾脏周边的肿瘤；④化疗不敏感者，此种肿瘤更易于破裂；⑤术者腹腔镜肾切除术经验少或没有经验（考虑转到其他中心或获得更有经验者的帮助）。这些SIOP-Umbrella LRN标准是保守和安全的，但对于有经验的肿瘤外科和微创手术团队来说，适应证可以扩大。但应注意避免腹腔镜手术中出现任何肿瘤破裂或失控的播散，否则将需要进行放疗，增加手术负担。

30.2　术前准备

必须在手术前和化疗后与放射科医师一起进行高质量CT扫描或MRI分析，以评估腹腔镜手术是否可行。如果可行保留肾单位手术，应当进行。肾静脉或腔静脉瘤栓仍是一个无可争议的禁忌证。显然，肿瘤浸润肾外结构也是需要进行开放手术的，但大多数情况下肿瘤浸润很难在手术前通过CT扫描或MRI确定。在这种情况下，可先进行LRN，术中如遇禁忌证，迅速转开放手术。伴有肿大淋巴结的WT不适合腹腔镜手术（图30.1）。当确诊时肿瘤

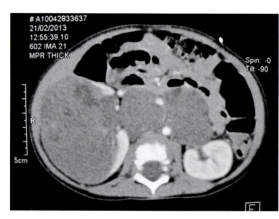

图30.1　化疗后大血管周围的巨大淋巴结

已破裂者，腹腔镜手术存在争议，因为腹腔内已经有肿瘤溢出，但有1例患者还是接受了LRN手术，结果良好。

在征得家长同意之前，应向他们解释腹腔镜手术的风险、肿瘤破裂、大血管损伤的风险、淋巴结取样的益处以及转开放手术的可能。

30.3　体位

在摆体位之前，必须绘制耻骨上切口，以便取出标本，并为有可能转开放手术的患者绘制开放手术切口。患者的体位是45°～60°侧卧位，这样做的目的是结肠松解后很好地显露腹膜后区域（图30.2）。

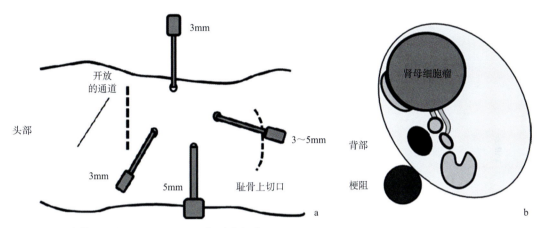

图30.2　a.套管针和切口；b.45°～60°侧卧位摆位

视频柱放置在患者的后方，外科医师和助手站在患者的前方。套管针置入与肾切除术相似：采用Hasson技术经脐部置入1个，在肋下置入1个，通常用5mm的套管针，以引入密封装置，在下腹部置入1个，第4个套管针位于剑突下，以帮助挑起肝脏或脾脏，有时也用于肿瘤牵引。

30.4　设备

必须使用30°镜头，以确保手术过程中的良好视野。如果使用0°镜头，则必须将脐部套管针更换到脐部和侧腹之间的上部位置。根据患儿的情况，需要使用5mm或10mm的镜头，可以使用3mm或5mm的器械。所需的器械有剪刀、无创伤钳、剥离器、单极钩、双极钳、诸如Ultracision™（Ethicon Endo-surgery，Cincinnati，Ohio，USA）或LigaSure™（Valleylab，Boulder，Colorado，USA）等切割闭合装置、无创伤牵开器、Hem-o-lok®（Teleflex，Morrisville，NC，USA）、吸引器。

30.5　技术

目的是在Gerota筋膜外进行单侧肾切除术，同时进行淋巴结取样，需要沿下腔静脉（右侧者）或腹主动脉（左侧者）大范围游离，以收集肾门水平上方的淋巴结。对于小肿瘤，指南建议首先结扎肾蒂，最好先结扎肾动脉再结扎肾静脉，以避免肿瘤肿胀，但有时肾静脉会将肾动脉隐藏起来，因此必须先进行解剖和结扎。对于较大的肿瘤，最好从髂血管下方开始解剖，当确定输尿管后，从右侧解剖腔静脉，左侧解剖主动脉，以到达肾蒂。如果肿瘤和膈肌之间出现薄粘连，则可通过膈肌进行剥离，切除肿瘤延伸部分。如果粘连较厚并广泛浸润肌肉，则需要进行转换。必须行开放完全切除术。

右侧WT的步骤如下：

－从盲肠到肝曲释放结肠，以获得肾蒂的良好显露、腔静脉的良好解剖并顺利到达盆段输尿管。

－挑起肝脏。

－在肾蒂水平打开腹膜后腔，游离静脉和动脉，然后用Hem-o-lok®（Teleflex，Morrisville，NC，USA）先结扎动脉，主动脉侧两个夹子和肾脏侧一个夹子；肾静脉也同样结扎（图30.3）。

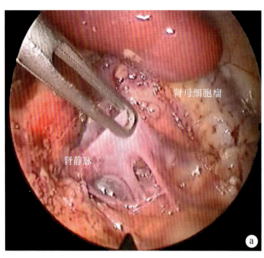 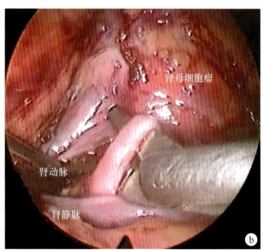

图30.3　左侧肾母细胞瘤。a. 肾静脉和生殖静脉；b. 肾动脉

－如果肿瘤较大，无法经腹膜后入路，则在到达腔静脉之前先从髂静脉入路，然后沿髂静脉向头部方向解剖，直至肾蒂上方，以充分显露肾上方的腔静脉。右侧性腺血管可能会被保留下来，但必要时会进行结扎。

－游离十二指肠和胰腺以观察腔静脉左侧和主动脉右侧，因为指南要求靠近主动脉结扎肾动脉，并在肾蒂水平以上的大血管之间取淋巴结。

－结扎肾蒂后，沿肾脏上方腔静脉松解肾脏，根据多学科会诊的决定是否保留肾上腺，上极肿瘤最常切除肾上腺，然后沿着靠近腰肌的Gerota筋膜游离。新的切割闭合装置大大方便了后一步的操作，可以安全地避免出血。

－尽可能低地向下解剖输尿管并结扎。

－进行耻骨上切口，并在腹膜上开一个小孔，以导入15mm的套管针，用来放置标本

袋；这样就可以保持气腹，并将标本和淋巴结一起放入袋中。完成这一步骤后，扩大腹膜切口，通过适当的切口将标本取出，以避免肿瘤破裂。

左侧WT的LRN与之相似，差别不大：

－由于脾和胰腺尾部在游离过程中会下坠，因此必须松解结肠脾曲和脾外侧缘，以便很好地显露肾和肾上腺。

－如果肿瘤较大，应先从髂血管入路，然后再解剖主动脉，并沿着主动脉到达肾蒂上方。

－沿着脾静脉和肾静脉充分游离脾和胰腺，对主动脉和腔静脉之间的淋巴结进行取样。

引流不是必需的，但通常会留置引流管，以显示术后出血或淋巴漏的情况。

尽管缺乏触觉反馈被认为是一个潜在的限制，但机器人辅助腹腔镜手术（robot-assisted laparoscopy，RAL）具有三维视觉、7个自由

度和精准摄像头控制等诸多优势。RAL可能会增加实施高难度手术的可能性，尤其是诸如小儿肿瘤等深且狭小区域的手术。在进行RAL全肾切除术时，患者取仰卧位，沿中线放置4个机器人通路，并在计划的Pfannenstiel切口设置一个辅助通路，以便随后取出标本。然后，进行上述相同的手术。

30.6　术后护理

手术结束后，可以拔除导尿管和鼻胃管。如果使用硬膜外镇痛或吗啡镇痛，最好保留膀胱导尿管以避免潴留。术后8～12h可重新开始进食。通常术后1～2d服用一级镇痛药就足够了。除出血或渗出外，几天后即可拔除引流管。在评估肠蠕动恢复和疼痛得到控制后，住院时间通常很短。大多数患者术后2～3d即可出院。

30.7　并发症

术后初期可能会出现出血或淋巴渗出液。出血可能需要急诊手术。必须留置引流管1～2周，等待淋巴渗出液干涸。肺炎和肠穿孔也有报道，需要使用抗生素或重新手术。

组织学结果有望确认局部疾病Ⅰ期或Ⅱ期。有时，切片中可能会出现意想不到的肾静脉瘤栓或者淋巴结转移，从而使WT的分期升为Ⅲ期，需要进行放射治疗。肿瘤破裂也会导致类似的治疗。

30.8　结果

最近一篇论文报道了笔者2006—2018年对50例WT患儿的治疗结果。患儿的中位年龄为38（6～181）个月，按照SIOP 2001或UMBRELLA SIOP-RTSG 2016方案接受新辅助化疗和经腹腔LRN治疗。16例（32%）肿瘤跨越脊柱外侧缘，其中3例跨越中线，37.5%（6/16）需要转为开放手术。这些WT均不适合进行保留肾单位手术。即使需要转为开放手术，也没有发生肿瘤破裂和肿瘤升期的情况。中位随访34（2～138）个月后，47例患者病情完全缓解。2例患者在LRN术后7个月和9个月出现局部复发，均为Ⅰ期和中危，需要进行新的化疗；1例患者在术后4个月出现肺转移，为Ⅲ期和高危；但无死亡病例。有几篇论文报道了RAL结果，随访情况良好，但患者人数较少，随访时间较短，无法进行分析。

> **技巧和窍门**
>
> - 在摆位前绘制未来的切口（Pfannenstiel切口，可能的开放手术）。
> - 半侧卧位，4个套管针，以获得良好的显露。
> - 在肿瘤较大的情况下，从髂血管沿腔静脉或主动脉向头侧游离。
> - 在耻骨上取宽切口提取标本，以避免肿瘤在标本袋内破裂，否则，如果在腹腔镜手术或提取标本时发生破裂，组织学专家和外科医师无法进行正确的分期。

30.9　讨论

根据连续的SIOP方案，经腹横切口的开放根治性肾切除术和区域淋巴结取样被认为是治疗大多数儿童恶性肾肿瘤的标准方法。自2003年起，单侧WT保留肾单位手术被提出用于化疗后的某些小肿瘤，SIOP也将这种保肾手术纳入了新的方案中。2004—2011年，LRN的报道相继发表，腹腔镜手术越来越多，并取得了良好的疗效。最后，腹腔镜被纳入UMBRELLA SIOP-RTSG 2016方案，并制定了适应证和禁忌证。50例LRN治疗单侧WT（占同期WT的19%）的系列研究表明，无死亡病例，3年无事件生存率为94%，局部复发率为4%，开放手术转化率为12%，且肿瘤未升期。禁忌证必须讨论：

－ 关于肿瘤浸润肾外结构，这一禁忌证是

无可争议的，需要进行开放手术，但大多数情况下，很难在手术前通过CT扫描或磁共振成像确定肿瘤浸润。在这种情况下，可以先行腹腔镜手术，如果镜下无法安全地将肿瘤完全切除，应迅速转为开放手术。

－关于肿瘤延伸至脊柱同侧边界以外的问题，笔者首先建议只有当WT未跨越脊柱外侧边界时才进行LRN，以确保手术安全。然而，笔者在系列研究中证明，经过培训，即使肿瘤越过了这条线或有时越过了中线（16/50），该技术也是可行的，其中37.5%（6/16）在转为开放手术中无肿瘤破裂。但最好还是从小肿瘤开始做LRN。

－肾静脉或腔静脉内瘤栓仍是禁忌证，但术前CT扫描可能会漏诊小的瘤栓，而多普勒彩色超声似乎更有效。如果在LRN过程中发现瘤栓，则需要转为开放手术。

－肿瘤位于周边，周围没有正常肾组织，这将是一个禁忌证，但绝大多数WT周围都没有正常肾实质，与大多数的研究结果一样，没有不良的肿瘤学结果。

－由于肿瘤破裂的风险，肿瘤对化疗没有任何反应也是有争议的，因为类似开放手术，绝不能在进行微创手术时造成任何破裂。有不少腺瘤、肾细胞癌和透明细胞肉瘤已经通过腹腔镜手术被切除，且没有发生任何破裂。

－最后一个禁忌证是毋庸置疑的，只有训练有素的肿瘤和腹腔镜外科医师才能进行LRN手术。

对于单侧WT，保留肾单位手术尚未达成共识，但如果认为肾部分切除术可行，应当首选。经过新辅助化疗后，WT可以显著缩小，使保留肾单位手术变得可行。目前，保留肾单位手术的最佳适应证似乎是肿瘤直径小于4cm、远离肾门且至少保留50%的肾实质。在对294例保留肾单位手术的文献回顾中，保留肾单位手术的切缘阳性率高于根治性肾切除术（8.5%，根治性肾切除术为0.5%）。然而，总生存率和无事件生存率相似，根治性肾切除术后出现轻度至中度肾功能不全的比例更高（42%，保留肾单位手术为10%）。一些保留肾单位腹腔镜手术的报道似乎是可行的。新的成像技术，如三维重建技术，有望观察到肾内血管的情况，从而使术者能够为该手术选择最佳参数。

在LRN系列手术中，局部复发率为4%，SIOP 93/01方案中的开放手术（2.8%）和国家范围内的肾母细胞瘤研究（4%）也有类似的结果，低于英国的经验（7.9%），但该系列报道的Ⅲ期病例更多。

没有关于LRN术后小肠梗阻的报道，SIOP和国家肾母细胞瘤研究报道开放手术的小肠梗阻率分别为2.5%和5.4%，但随访时间太短，无法得出结论。患者及其父母对腹壁可见小瘢痕和耻骨上隐形瘢痕的美容效果非常满意。

与腹腔镜相比，RAL可以克服肿瘤越过中线时解剖肾蒂的困难，保持肿瘤范围的视野清晰，方便、安全地解剖受累器官和修复膈肌，有时还可以进行胰腺尾部切除、脾切除、淋巴结切除和部分膈肌切除，以确保宏观上的完全切除。在成人肾癌中，肾外结构的肿瘤浸润不被视为RAL的禁忌证。

要点

- 必须与放射科医师讨论术前CT扫描或MRI，以选择适合进行保留肾单位肾切除术、LRN或RAL、开放手术的患儿。
- 与开放手术相同，LRN的目的是获得宏观上的完全切除（R0）。
- 对于小的WT，可以直接进入肾蒂。对于较大的肿瘤，必须从髂血管水平开始解剖，然后右侧沿腔静脉，左侧沿主动脉向上移动。
- 必须在肾蒂上方和腔静脉与主动脉之间进行淋巴结取样。
- 与肝、脾或膈肌的紧密粘连以及静脉瘤栓会导致转为开放手术。

30.10　结论

对于选定的患者，由训练有素的腹腔镜外科医师进行LRN是可行且安全的，其总生存率和无事件生存率与开放手术相同。局部复发率约为4%，目前还没有关于LRN术后小肠梗阻的报道。

（毕新刚　译）

第31章
小儿肾脏肿瘤机器人手术

Thomas Blanc，Luca Pio，Enrico Brönnimann，Yves Heloury，and Sabine Sarnacki

---

> ⏀ 学习目标
>
> - 小儿肾脏肿瘤机器人手术步骤。
> - 手术技术要点和技巧。
> - 笔者最新结果与国际研究结果的比较。

31.1 引言

小儿肿瘤微创手术（minimally invasive surgery，MIS）面临操作空间有限，存在受累血管带来的挑战以及肿瘤破损外溢风险等问题。

2004年Duarte等首次报道对接受新辅助化疗的肾母细胞瘤（Wilms' tumors，WT）患儿实施微创手术。Barber等于2009年报道对未经术前治疗的肾母细胞瘤患儿进行微创手术。2014年，国际儿科肿瘤学会肾肿瘤治疗策略专家组（Renal Tumor Strategy Group of the International Society，SIOP）发表了微创手术治疗肾母细胞瘤最大的队列研究结果。同年，SIOP发布了关于腹腔镜肾切除术标准的Umbrella共识。2018年，Bouty等分析了88篇文章，世界范围内100多例肾母细胞瘤腹腔镜肾切除术病例，结果表明在高度选择性的病例中，该手术方式对患者预后无不良影响。最近，同一研究小组发表了2006—2018年肾母细胞瘤肾切除的微创手术的国际多中心研究结果。

机器人辅助腹腔镜（robotic-assisted laparoscopy，RAL）系统凭借其三维视野、七个自由度的内镜腕、震颤过滤和精确的视野控制，提高了实施和重复高难度手术的可能性。特别适合进行术区深而窄，而又需要精细的解剖来处理脆弱组织的操作，如儿科肿瘤手术。

缺乏触觉反馈被认为是该系统存在的潜在缺陷，特别对于像肾母细胞瘤这类需要保持完整的肿瘤。

2012年，Cost等首次报道了小儿肾肿瘤经机器人辅助腹腔镜肾部分切除术，他们在2014年又报道了1例青少年肾母细胞瘤机器人辅助腹腔镜肾切除术。迄今为止，文献报道的小儿肾肿瘤机器人辅助腹腔镜手术不到10例。

最近，我们发表了机器人辅助腹腔镜肾肿瘤手术的初步经验。

本章的重点是小儿肾肿瘤的机器人手术技术，包括肾输尿管切除术和肾部分切除术。

31.2 术前准备

患者在全身麻醉下行气管插管，术前留置经鼻胃管和导尿管。

31.3 肾输尿管切除术（经腹腔入路）

31.3.1 患者体位

正确的患者体位摆放是手术成功的一个关键因素。

患者在TruSystem™ 7000dV（Trumpf Medical）手术台上取仰卧位。da Vinci® Xi™手术系统通过一体联动功能（Integrated Table Motion）与TruSystem™ 7000dV（Trumpf Medical）手术台对接，这样即使在外科医师进行手术时，也可以动态调整患儿体位。这种同步调整手术台的功能可使腹腔内容物能够远离手术区域，从而提供最佳术野。摆放体位无须使用凝胶垫、鸡蛋箱泡沫垫、枕头或婴儿沙包。如施行左肾手术，则需留置肛管以排空乙状结肠气体。

分别在胸部乳头连线水平和膝关节水平，用宽胶带将患者固定在手术台上（图31.1）。在麻醉医师的帮助下，手术开始前确认体位正确，气道和静脉通路已充分建立。

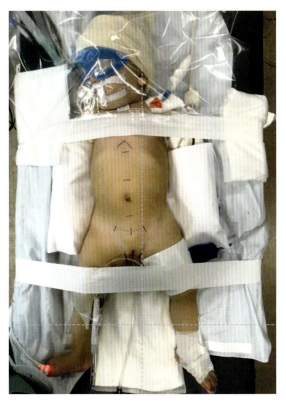

图31.1 经腹腔入路机器人辅助腹腔镜肾切除术的患者体位

31.3.2 初始通路、气腹的建立和穿刺套管分布

开放Hassan法建立通路。在脐部，直视下放置一个8mm的镜头套管针，快速且安全。所有机器人机械臂套管针分布于一条直线上（图31.2）。均8mm，直视下放置。将所有套管针向外牵拉使腹壁外凸以提供更大的腹内空间，有利于较小患儿的手术成功实施。辅助通路套管针采用的是8mm的AirSeal® iFS系统，

置于健侧髂窝处。该系统的优势在于可保持稳定的气腹压、持续除烟且通路无阀门。

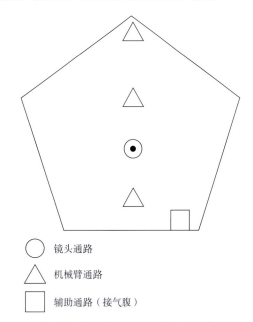

○ 镜头通路

△ 机械臂通路

□ 辅助通路（接气腹）

图31.2 经腹机器人辅助腹腔镜肾切除术套管针分布（右侧）

31.3.3 手术机器人Xi系统的对接

手术机器人Xi系统从患侧平脐（镜头通路）水平进行对接。在不移动手术台的情况下，旋转调整机械臂到手术部位。对接完成后，将手术台倾斜20°。

31.3.4 器械

手术使用的器械包括：
- 单极弯剪/热剪。
- 有孔双极钳和Maryland双极钳。
- 端头向上有孔抓钳。
- 血管闭合器。

31.3.5 手术技术

以右肾肿瘤为例。使用单极弯剪将升结肠和结肠肝曲向中线方向游离。采用Kocher手法游离十二指肠，直至显露腔静脉。于性腺静脉的外侧和深面找到输尿管并用血管闭合器结扎。用血管闭合器结扎性腺静脉。然后游

离右肾静脉，寻找、游离肾动脉。留置血管束带，轻柔牵拉肾动脉以便于上结扎夹。肾动脉上Hem-o-lok夹后切断。同样结扎肾静脉。在Gerota筋膜内钝性游离，整块切除肾脏和肾周脂肪。尽可能保留肾上腺。在切除患肾并进行肾门和腹主动脉周围淋巴结活检后，将标本置入标本袋，经Pfannenstiel切口（下腹横切口）取出。勿使用组织粉碎器粉碎标本。不留置引流管。

31.4 肾部分切除术（经腹膜后入路）

31.4.1 患者体位

正确的患者体位摆放是手术成功的一个关键因素。

患儿靠近手术台边缘侧卧，不折叠手术台，腰部垫腰垫以拉伸肋-髂间距离。用非弹性胶带固定患者体位，防止其前后移动。上腿伸展，下腿屈曲，双腿间不接触，避免受压。

31.4.2 初始通路、气腹的建立和穿刺套管针分布

3个8mm机器人套管针和一个12mm AirSeal® iFS系统辅助通路套管针均置于从髂脊角到髂窝的连线上（图31.3）。

· 于腋中线，髂嵴与第12肋尖端间连线中1/3与下1/3交界点做第一个切口，长约15mm。钝性分离肌肉建立腹膜后通路。用0号PDS线荷包缝合肌肉并固定第一个套管针，确保切口不漏气。套管安装Hasson锥以向外牵拉，可扩大操作空间。腹膜后间隙运用镜头（8mm；0°）钝性分离和气体扩张形成，无须手指或球囊扩张。

· 在髂嵴与竖脊肌外缘所构成的夹角处，直视下置入第2个套管针。

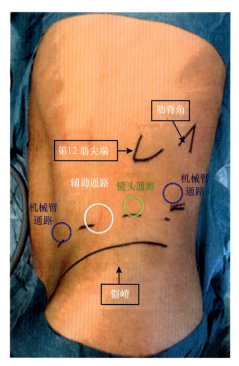

图31.3 腹膜后机器人辅助腹腔镜肾部分切除术套管针分布（左侧）

· 在腹直肌外缘，髂窝处置入第3个8mm机械臂套管针。为避免穿刺时误入腹腔，应事先充分扩张腹膜后空间，直至显露腹前壁肌肉，并在穿刺时用腹腔镜双极钳将腹膜推向中线。

· 然后在镜头通路与髂窝通路套管针之间，置入12mm的AirSeal® iFS系统（ConMed Corporation）辅助通路套管针。气腹压力不超过12mmHg，CO_2流量设置为5L/min。

使用Hasson锥可实现机器人镜头通路套管针稳定持续向外牵引，这对于腹膜后原本有限的操作空间而言是非常大的优势。所有套管针尽量向上和向外提，使总体空间增加1~2cm，可增加手术操作的安全性，降低腹膜破损的风险。

31.4.3 Xi机器人系统的对接

Xi机器人系统从患儿的前面对接（图31.4）。不需要倾斜手术台。

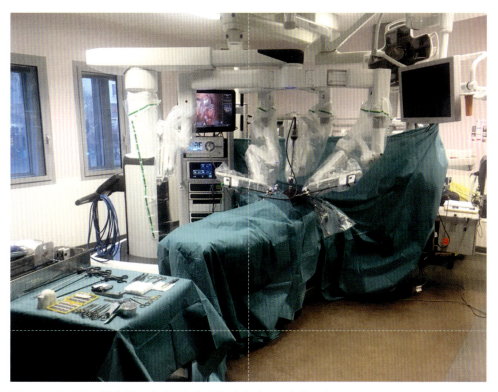

图31.4 腹膜后机器人辅助腹腔镜肾部分切除术（左侧）的手术间设置

31.4.4 器械

手术使用的机器人器械包括：
- 单极弯剪/热剪。
- Maryland双极钳。
- 大持针器。
- Scanlan血管夹3795-59。

31.4.5 手术技术

机器人操作系统对接并安装好机械臂后，用单极弯剪于靠近腰方肌处纵行、充分地剪开Gerota筋膜。在气腹压力和重力作用下，肾脏被推往中线方向，相应地显示在视野的上部。

不要首先游离整个肾脏，而应仅游离肾脏背侧，显露肾门。然后游离肾动脉并留置血管束带轻柔牵拉，以便上血管夹。从肾脏后方很容易找到周围型的肿物。一旦确定了肿瘤的边界，用Bulldog血管夹阻断肾动脉血流，保持手术区域无出血，以便更好地完成肿瘤切除和

创面缝合。避免直接对肿瘤进行手术操作。用单极剪刀整块切除肿瘤。要进入肿瘤与正常肾实质之间的正确平面，使切下的肿瘤带有邻近正常的肾实质，以确保手术切缘阴性（图31.5）。使用4-0 PDS缝线、Hem-o-lok夹和小片止血纱，以 Sliding-clip技术缝合锥形缺损，确保止血（图31.6）。在完成肾实质缺损缝合

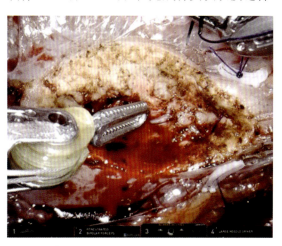

图31.5 肾部分切除后锥形缺损

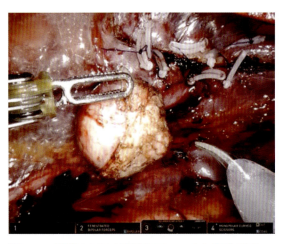

图31.6 使用 **4-0 PDS** 缝线和 **Hem-o-lok** 夹的 **Sliding-clip** 缝合技术

后移除血管夹，检查确认无活动性出血。将标本置入 EndoCatch 标本袋，经机器人操作通路切口取出。勿使用组织粉碎器粉碎标本，不放置引流管。

31.5　结果

2016年12月至2020年6月，20例肾肿瘤患者接受了机器人辅助腹腔镜手术（表31.1）。中位年龄为5.5岁（7个月至14.1岁）。同期施行了包括泌尿外科、普通外科、肿瘤科、耳鼻咽喉科、胸外科和经口的机器人手术，共325例。

	年龄（岁）	既往病史	入路	手术方式	更换术式	病理	淋巴结（个）
				表31.1　接受机器人辅助腹腔手术患者特征			
1	5.1		经腹	肾根治术	是	肾母细胞瘤，1期	7
2	5.2		经腹	肾根治术	否	肾母细胞瘤，2期	6
3	4.2	肾母细胞瘤	经腹	肾根治术	否	肾母细胞瘤，3期	2
4	3.6		经腹	肾根治术	否	肾母细胞瘤，2期	2
5	4.7	肾母细胞瘤（对侧）	腹膜后	肾部分切除术	否	肾母细胞瘤，1期	0
6	3.2	肾母细胞瘤	腹膜后	肾部分切除术	否	肾母细胞瘤，1期	0
7	14.1	肝母细胞瘤行肝移植	腹膜后	肾部分切除术	否	管状乳头状癌	0
8	10.1		经腹	肾根治术	否	肾母细胞瘤，1期	5
9	12.8		经腹	肾根治术	是	肉瘤	10
10	3.5		经腹	肾切除术+脾切除术+胰尾切除术*	否	肾母细胞瘤，3期	15
11	9.8	肾母细胞瘤（对侧）	腹膜后	肾部分切除术	否	肾母细胞瘤，1期	0
12	0.9		经腹	肾根治术	否	肾母细胞瘤，2期	5
13	5.0		经腹	肾根治术	否	肾母细胞瘤，1期	1
14	8.2		经腹	肾根治术	是	肾母细胞瘤，1期	22
15	0.6		经腹	肾根治术	否	肾母细胞瘤，1期	2
16	3.7		经腹	肾根治术	否	肾母细胞瘤，1期	20
17	5.2		经腹	肾根治术	否	肾母细胞瘤，1期	4
18	2.5		经腹	肾根治术*	是	肾母细胞瘤，3期	8
19	2.8	肾母细胞瘤病	经腹	肾根治术*	否	肾母细胞瘤，1期	10
20	5.2		腹膜后	肾部分切除术	否	肾源性残余	0

*膈部分切除术

15例机器人辅助腹腔镜肾切除术中，14例为肾母细胞瘤，1例为LMNA/NTRK转移性肾肉瘤。14例肾母细胞瘤患者中，有8例肿瘤超过了脊柱同侧边界。

未中转改变术式的机器人辅助腹腔镜肾切除术操控台操作的中位时间为270min（180～360min）。中位淋巴结活检数为8个（1～22个）。3例患儿需切除部分膈肌。中转改变术式的4例：病例1：肾静脉损伤，无须输血；病例9（肾肉瘤）：肾门分离困难；病例14：肾静脉出血，紧急撤机；病例18：膈部分切除术后气胸，继发急性呼吸衰竭。

5例机器人辅助腹腔镜肾部分切除术中3例为肾母细胞瘤，1例为管状乳头状癌和1例肾源性残余。肿瘤体积2～11.6ml，操控台操作时间110～140min，热缺血时间19～40min。

无机器人机械故障、系统故障或并发症。所有手术均实现了肉眼可见病灶的完全切除。中位住院时间为4d（2～7d）。术后病情平稳。

💡 技巧和窍门

- 术中出血可用纱布压迫。
- 放置肛管以减少乙状结肠扩张。
- 手术台20°倾斜。

31.6　讨论

笔者最近报道了机器人辅助腹腔镜肾切除和肾部分切除术的初步结果，证实了在仔细选择患者且遵循肿瘤手术原则的前提下，这种术式可行。有趣的是，本中心之前并无腹腔镜肾肿瘤手术的经验，直接从开放手术转变为机器人辅助手术。据笔者所知，这个研究队列的病例数在机器人辅助腹腔镜手术治疗小儿肾肿瘤的报道中是最多的。这组患儿占本中心同期接受肾肿瘤手术患儿人数的37%，与之前报道的肾母细胞瘤腹腔镜肾切除术的数据相似。所有机器人手术的适应证均经肿瘤委员会讨论。本研究8例肿瘤超出了脊柱同侧边界。自

Varlet等首次发表肾肿瘤腹腔镜肾切除术SIOP Umbrella共识至今，这种情况一直被列为手术禁忌。Burnand等最近的一系列腹腔镜肾切除术的报道也涉及此类情况。他们强调要消除腹腔镜手术中这一风险，有赖于术者高超的技术。然而，其中一位作者（YH）强调了机器人辅助腹腔镜手术对于超过中线的肿瘤术中肾蒂解剖具有优势。在病例10中，与普通腹腔镜相比，机器人手术的好处是显而易见的：不但保持了肿瘤边界清晰，而且解剖相关脏器和修复膈肌也变得容易、安全。该患者在确诊而治疗尚未开始时就存在腹腔积血，因此无论术中情况和术后组织学结果如何，都需要进行腹部放疗。我们施行了扩大肾切除术，包括尾胰切除术、脾切除术、淋巴结切除术和膈部分切除术，以确保新辅助化疗后肿瘤的完全切除。这种处理方法也适用于开放手术。最后，还因为对于成人肾癌患者，肿瘤侵犯肾周结构并非机器人辅助腹腔镜肾切除术的禁忌证。

术中未使用机器人手术导致手术难度升级。病例3的肾静脉血栓误诊是与MRI检查不完善相关的并发症，而与手术方式无关，因为这种情况在开放手术中同样可能发生，从而导致手术难度升级。这凸显了术前系统地进行多普勒超声检查的益处，特别是对肾母细胞瘤的腹腔镜或机器人辅助腹腔镜肾切除术的病例。为了保证手术安全和瘤控，有20%的手术转为开放。第一例是在开展机器人手术早期，因术中肾静脉损伤（病例14）而中转开放。但根据笔者现在的经验，这种情况在机器人手术方式下可以处理。另一例是因术中肾静脉大出血，这是自儿科多个学科机器人开展以来唯一的一次，最终导致紧急撤机。

机器人辅助腹腔镜行淋巴结活检可将分期过低的风险降低到最小。在本研究中，淋巴结活检与最近诸多MIS系列报道相似，优于开放手术。此外，由于具有三维高清视野，笔者可以重复开放手术的各个步骤，同时缺乏触觉反馈也并未造成障碍。

长期以来，采用保留肾单位手术治疗德尼-德拉什综合征、11p缺失综合征和其他 *WT1* 基因相关的单侧肾母细胞瘤已被广泛接受。最近，该术式也被用于治疗符合Umbrella共识指征的单侧肾母细胞瘤。根据笔者的经验，保留肾单位通常经腹腔入路行开放手术。但对于术前已经接受了大量治疗的患儿，为了保持腹膜腔完整性（以防万一术后出现新病变），腹膜后入路是一个更好的选择。当切缘呈阳性时，该入路可使术后放疗局限于腹膜后间隙，从而避免对腹部进行全面照射。

对于新辅助化疗后的肾肿瘤患儿，经仔细筛选，可行机器人辅助腹腔镜肾切除术和腹膜后机器人辅助肾部分切除术。笔者的肿瘤委员会对此类病例进行严格筛选，以确定符合施行机器人辅助腹腔镜手术的患者。这有助于改善患者预后和缩短住院时间。笔者最近的研究表明，与开放手术组相比，机器人辅助腹腔镜组住院时间更短（$P=0.01$）。该手术只能在机器人手术流程建立后，由具备丰富的复杂肿瘤和MIS手术经验的外科医师施行。机器人辅助腹腔镜可使外科医师以微创的方式完成复杂的手术，并且在遵循相同肿瘤手术原则的前提下复制肾肿瘤开放手术的所有步骤，具有住院时间短的优势。最重要的是选择合适的患者，这需要对儿童肿瘤有深入的了解，并需要长期的多学科参与，特别是肿瘤和放射专家的协作，以避免机器人手术方式过度和不受控制的使用。

- 机器人手术术者需具备丰富的腹腔镜和肿瘤手术的经验。
- 肿瘤委员会进行严格的病例筛选以确定适合接受机器人辅助腹腔镜手术的患者。
- 术中注意保持无出血的视野。

（徐晓峰　陈宇豪　译）

Luca Pio，Yves Heloury，Sabine Sarnacki，and Thomas Blanc

🎯 学习目标

- 阐述小儿肾上腺肿瘤术前诊断及手术准备。
- 逐步阐述小儿肾上腺切除术的多种微创手术方式。
- 阐述小儿肾上腺切除术的远期疗效。

32.1　引言

在小儿肾上腺肿瘤中，神经母细胞瘤是最常见的类型。2017年，Fascetti Leon在一项国际系列研究中报道，神经母细胞瘤在小儿肾上腺肿瘤中占52%。

起源于肾上腺皮质或髓质的非神经母细胞瘤在儿童发病率较低，包括嗜铬细胞瘤、肾上腺皮质癌、腺瘤和腺泡状肉瘤。

一些罕见的肾上腺大结节和微结节性肿块在综合征性疾病如Carney综合征（一种常染色体疾病，以肌瘤、斑点状皮肤色素沉着和内分泌过度活动为特征）和McCune Albright综合征[以外周性性早熟，咖啡色皮肤斑点和内分泌疾病如肢端肥大症、甲状腺功能亢进和促肾上腺皮质激素（adrenocorticotropic hormone，ACTH）、非依赖性库欣综合征为特征]中被发现。

小儿肾上腺肿瘤可无临床症状，也可表现为出汗、视力异常、行为异常、头痛和与糖皮质激素过多相关的症状（如恶性高血压、凝血功能障碍、高脂血症、肥胖、骨质疏松、葡萄糖耐量受损和糖尿病）。

血、尿生化检测在肾上腺肿瘤的鉴别诊断中具有重要作用，其中包括高香草酸（homovanillic acid，VMA）和甲基肾上腺素的测定。

目前，已有多种微创手术入路应用于儿童肾上腺肿瘤的治疗，包括经腹腔入路（90%以上的病例选择此入路）和经腹膜后入路。

32.2　术前准备

肾上腺肿瘤的术前鉴别诊断方法包括尿去甲肾上腺素检测，以及血浆肾素活性、皮质醇、醛固酮、ACTH、硫酸脱氢表雄酮（dehydroepiandrosterone sulfate，DHEAS）检测等。

如果考虑神经母细胞瘤，术前定位诊断方法包括CT（图32.1）和（或）MRI（图32.2），以明确肿瘤的大小，并从影像学角度评估是否存在血管或邻近器官侵犯等高危因素。

对于有功能的肿瘤，需要进行[131]I-间位碘代苄胍（metaiodobenzylguanidine，MIBG）PET扫描，以进一步明确是否为嗜铬细胞瘤、腺瘤或神经母细胞分泌性肿瘤。

对于合并高血压的患者，术前需服用降压药。通常情况下，单一使用α受体阻滞剂，单一药物治疗效果不佳时需联合应用β受体阻滞剂。

术前无须肠道准备，预防性使用头孢菌素类抗生素可有效预防术后感染。

全身麻醉下实施手术，可不留置导尿管，放置鼻胃管可确保术中充足的手术操作空间。

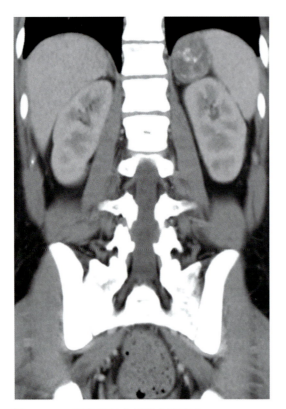

图32.1　CT冠状位示左侧肾上腺肿瘤

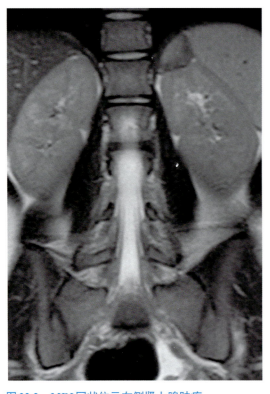

图32.2　MRI冠状位示左侧肾上腺肿瘤

32.3　手术体位

32.3.1　根据手术入路选择相应的体位

经腹腔入路，患儿采取侧卧位，使用软垫抬高。首先，在脐部置入1个直径为10～12mm或5mm（根据患儿体格大小而定）套管针，经此套管针置入30°腹腔镜；随后根据肿瘤位置在上腹部和右/左下腹部各置入1个5mm套管针，形成良好的三角关系。最好使用5mm套管针，便于使用血管闭合装置。通常术中需增加1个3mm或5mm套管针用于牵拉肝脏或脾脏。CO_2气腹压力维持在12mmHg，进气流量为2L/min。

对于经腹膜后入路，首先在第11肋缘和髂嵴连线的中点切开皮肤约2cm，逐层分离组织至Gerota筋膜，无须使用气囊系统，经此切口置入10mm套管针。于椎旁置入1个5mm套管针，第2个5mm套管针则放置在髂嵴处（图32.3）。

CO_2气腹压力维持在8mmHg，进气流量为2L/min。

尽管机器人手术在小儿腹部肿瘤中的应用已有文献报道，但其手术入路仅由Uwaydah教授详细描述。首先在患儿脐部上方置入1个12mm套管针，随后在剑突下置入1个8mm套管针，并在髂骨前缘置入第2个8mm套管针，第4个助手通路位于耻骨上中线处。CO_2气腹压力维持在12mmHg，进气流量为2L/min。

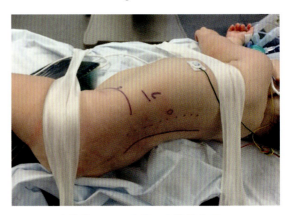

图32.3　患者体位及经腹膜后套管针位置

32.4 手术器械

在传统微创手术中，通常会使用5mm或10mm 30°腹腔镜和5mm手术器械。对于传统微创手术（腹腔镜手术和经腹膜后腹腔镜手术），所用手术器械包括：有孔抓钳，用于游离血管的弯钳，单极电钩及血管闭合器械（LigaSureTM，Covidien，Boulder. CO，80301–3299 USA）。血管闭合器械足以完成肾上腺血管的处理，一般很少使用腹腔镜夹。通常10mm的标本袋足以将切除的肾上腺肿瘤经脐部或耻骨上切口取出。

在机器人手术中，大部分使用可弯单极剪刀进行肿瘤的游离，其他手术器械包括双极钳等。机器人血管闭合器足以妥善处理肿瘤血管。

32.5 技术要点

对于经腹腔入路，传统微创手术和机器人手术的技术要点是一致的。

第一步，需要进入肾上腺区，根据肿瘤的位置，可从结肠肝曲或结肠脾曲处切开腹膜。

第二步，根据重要血管解剖标志游离肾上腺（右侧为下腔静脉，左侧为腹主动脉）。处理右侧肾上腺肿瘤时，术中游离瘤体过程中需注意辨认十二指肠，以免术后发生十二指肠穿孔。

肾上腺血管可能起源于肾血管、腹主动脉、腔静脉或膈下血管，因此，在游离肾上腺肿瘤时要格外小心，肾上腺血管可通过血管闭合器进行处理。

肿瘤切除后，可将其装入标本袋，经脐部或耻骨上切口取出。

经腹膜后入路首先打开Gerota筋膜和侧腹膜之间的间隙（避免损伤腹膜），用闭合器处理血管后，由中间向外侧进行游离。将标本装入标本袋或手套的第一指套，经腹腔镜套管针所在的切口取出。

通常无须放置引流管。

不推荐将肿瘤粉碎后取出，因为需要充分评估肿瘤切缘情况，并避免标本袋破裂。此外，仅在术中发现局部淋巴结肿大时方可行淋巴结清扫。

32.6 术后护理

术后无须使用阿片类镇痛药，术后当天即可进食，术后住院时间为2～4d。

行双侧肾上腺切除术患者，于术后第1、2、3、5和7天进行相关激素水平检测及评估。

为防止患者出现肾上腺皮质功能不全，术后需经静脉补充可的松，一直持续到患者进食，随后逐渐过渡到口服激素治疗。

术后1个月，需与肿瘤学专家共同制订控瘤计划。根据肿瘤组织学类型，安排影像学复查（CT或MRI）。

32.7 结果

最近，欧洲的一项多中心研究报道了最大样本量的儿童肾上腺切除术。

微创手术治疗儿童肾上腺肿瘤是安全、有效的，肿瘤最大体积达145cm^3。

肿瘤紧邻肾蒂等影像学相关危险因素与术后复发及并发症之间没有相关性。

在本项多中心研究中，无中转其他手术方式的病例。对于双侧肾上腺肿瘤患者，行保留肾上腺的肿瘤切除术存在较高的肿瘤复发风险，本项研究复发率为50%。而先前的研究报道为38%。

微创手术治疗小儿肾上腺肿瘤多选择经腹腔入路，92.8%参与调查的欧洲小儿外科医师选择经腹腔入路。

单侧手术需3～5个套管针，双侧手术则需要7～8个套管针。

多因素分析表明，术中使用套管针数量与住院时间呈正相关。

58.4%的病例术中未使用血管夹，手术时间平均减少35min，并且出血控制良好。

单因素分析显示，肿瘤体积与住院时间和手术时间存在相关性。

现有系列研究表明，机器人手术治疗小儿肾上腺肿瘤是可行的，但其适应证仍存争议。其是否优于传统微创手术尚需进一步证明。

技巧和窍门

- 对于具有内分泌功能的肿瘤，术前药物治疗至关重要，有助于围手术期麻醉管理。
- 患者体位对于术中获得良好的肾上腺区手术空间至关重要。
- 术中仔细识别重要血管，如下腔静脉、腹主动脉，有助于更安全地进行肿瘤切除（图32.4）。

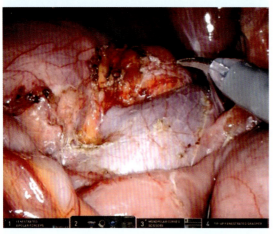

图32.4　机器人术中视野：右侧肾上腺肿瘤紧邻肾蒂（影像学相关危险因素）

- 肿瘤滋养血管和肾上腺血管直径若大于5～7mm时，血管封堵器可以安全、有效地处理血管。
- 术后可以不留置腹腔引流管，以便患者术后活动和减少患者术后疼痛。

32.8　讨论

过去10年，小儿微创肾上腺切除术已成为一种被广泛接受的技术。此类手术可适用于小儿肾上腺良性及恶性肿瘤，包括功能性肿瘤。

与开放手术相比，微创手术具有诸多优势，包括术后疼痛轻、术中图像放大以及更佳的美容效果。

现有多种微创手术入路。根据本研究多个手术中心的经验，小儿泌尿外科医师倾向采用经腹膜后入路，而小儿普通外科医师则更倾向经腹腔入路。

现有文献推荐，此类微创手术应该集中在患者数量较多的医学中心进行，因为这些中心的手术治疗效果更好。手术医师除了具备微创手术经验外，还必须具备肿瘤外科技术，因为同时必须遵循肿瘤外科原则。

为了防止术前、术后发生与肿瘤分泌ACTH或儿茶酚胺相关的并发症，需进行充分的术前准备。

在过去，文献报道了一些外科危险因素，比如肿瘤大小（直径＞5cm）和影像学相关的危险因素。然而，最近的一项多中心研究发现，这些手术危险因素与术后并发症发生率增加并无相关性。

对于双侧肾上腺肿瘤，应考虑保留肾上腺的手术，可使术后需终身激素替代治疗的概率降低78%～90%。

技术的进步也提供了多种有效处理血管的微创手术设备。

近年来，机器人手术在小儿肿瘤外科领域越来越受到重视。然而，与传统微创手术相比，其在手术适应证和术前、术后的肿瘤控制效果方面的优势仍有待进一步证实。

总之，微创手术治疗小儿肾上腺肿瘤是有效的，它可以提供良好的肿瘤控制效果。在未来，机器人的革新有望进一步改进微创手术方式，以增加手术适应证和提高手术效果。

要点

- 微创肾上腺切除术要求外科医师具备肿瘤外科技能和腹腔镜手术经验。
- 仔细辨别手术区域的血管及主要解剖结构有助于减少围手术期并发症的发生。
- 血管闭合器有助于血管的良好控制，且缩短手术时间。

（张国玺　刘林伟　译）

3

第三部分
输　尿　管

第33章
原发性梗阻性巨输尿管的内镜治疗

José María Angulo，Rubén Ortiz，Laura Burgos，Beatriz Fernández，
Javier Ordoñez，and Alberto Parente

🎯 学习目标

- 详细描述原发性梗阻性巨输尿管（primary obstructive megaureter，POM）的内镜球囊扩张（endoscopic balloon dilation，EBD）技术。
- 报道 EBD 的结果、并发症和长期疗效。
- 报道有关该技术的国际论文的最新结果。
- 介绍 POM 行 EBD 的技巧和窍门。这些技巧和窍门适用于小儿泌尿外科其他内镜手术。

33.1 引言

大多数原发性梗阻性巨输尿管（primary obstructive megaureter，POM）患儿都能在出生后几个月内自愈，只有少数需要手术治疗。

然而，POM 的治疗方法仍存在争议，因为在过去20年中，治疗方法一直在发生变化，尤其是考虑内镜与传统治疗的效果差异。

输尿管再植合并或不合并输尿管裁剪术一直被认为是治疗这类患者的金标准手术。但是，在婴儿小膀胱中重新置入严重扩张的输尿管会很困难并带来潜在的并发症。

近10年来，通过高压球囊扩张膀胱输尿管连接处（vesicoureteral junction，VUJ）的内镜治疗取得了良好的效果，与标准手术方法相差无几。多位作者表明这些结果可长期保持，并发症发生率低且可接受。因此，内镜球囊扩张术（endoscopic balloon dilation，EBD）是手术治疗 VUJ 的首选方法。这使得内镜球囊扩张术成为手术治疗 POM 的首选方案，即使是小婴儿也不例外。

本章主要介绍内镜下高压球囊扩张术在治疗符合手术标准 POM 病例中的应用，报道最新的结果、并发症、疗效和争议。

33.2 术前准备

术前检查的重点是诊断 POM，排除其他泌尿系统疾病。POM 的定义和处理根据该疾病的国际指南和共识。超声波用于测量肾盂、肾盏、肾实质和输尿管的前后径。输尿管肾积水（ureterohydronephrosis，UHN）的分级是根据胎儿泌尿外科学会分类和尿路扩张分级系统的指南。在出生时（产前已诊断的情况下）、出生后1个月进行超声检查，以及随后在使用小剂量抗生素预防性保守监测的情况下，每3个月进行一次超声检查。所有患者都要通过排尿期膀胱尿道造影排除膀胱输尿管反流。^{99m}Tc-MAG-3 利尿性肾图以了解肾功能和输尿管排泄情况，如果注射呋塞米后的半排时间 >20min 并且放射造影剂在输尿管区域进行性累积则考虑为梗阻。

手术治疗适用于抗生素预防治疗后仍有发热性尿路感染症状的 POM、肾功能损伤或在监测期间输尿管肾积水恶化并伴有肾实质变薄的病例。

父母必须在手术前签署一份专门制定的知情同意书。患者在手术前30min服用咪达唑仑（0.3～0.5mg/kg），然后使用喉罩进行全身麻醉。术前预防性使用抗生素（阿莫西林-克拉

维酸30mg/kg）。

33.3 手术体位

将患者摆放为截石位，如果患者是婴儿或15kg以下儿童，每条腿下放一个泡沫滚轴（适合婴儿大小），如果患者为较大的儿童则放置足够的腿圈。使用加热包或加热毯覆盖患者的身体。术者和助手站在可以接触到患者尿道的手术台边缘。放射线C形臂X线机放置在手术台的一侧，膀胱镜显示屏放置在手术台的另一侧，X线片显示屏放置在术者的前方（图33.1）。

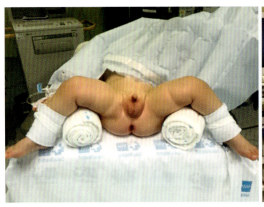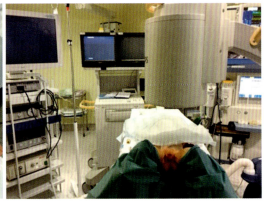

图33.1 患者体位

33.4 手术设备

关于膀胱镜检查，我们使用的是具有Fr 5工作通路的Fr 9.5膀胱镜。如果想在EBD之前进行逆行肾盂造影，则需要一根带孔的Fr 3输尿管导管和放射造影剂（用生理盐水1∶1稀释）。

在进行扩张之前，必须将导丝穿过受影响的膀胱输尿管交界处。导丝应亲水且顶端柔软。通常使用规格是0.045cm（Radiofocus，Terumo®）或0.035cm（choice PT™ J-tiP，Boston Scientifc）。仔细使用导丝很重要，导丝可以使球囊导管轻松前进。笔者为扩张手术选择的球囊是半顺应性的Fr3.1高压球囊导管，球囊标准直径为5～7mm，长度为2cm（RX Muso™，Terumo）。这些管径小的球囊可轻松穿过膀胱镜工作通路，在膀胱镜视野下进行扩张手术。大于Fr5的其他球囊导管也可用于该技术，但它们不能穿过膀胱镜，因为可能会使手术复杂化。充盈球囊需要压力输注泵。

在内镜球囊扩张术后，放置双J管。对于1岁以下的婴儿，笔者通常使用Fr3（8～12cm）（如Sof-Flex多长度输尿管支架，Cook Medical Europe™）；对于1～3岁的儿童，使用Fr3（14cm）；而对于3岁以上的儿童，则使用Fr4.8（16～20cm，图33.2）。

33.5 手术技术

首先进行膀胱镜检查，检查男性患者的尿道和正常输尿管开口的位置。开展这项技术早期，在进行扩张之前，笔者会先通过Fr 3输尿管导管注入造影剂进行逆行肾盂造影（图33.3）。

先将亲水导丝（0.035～0.045cm）置入并通过VUJ，然后是将扩张球囊通过VUJ。当球囊位于VUJ处时，在直视和X线透视监视下，用造影剂将其充盈到标准压力（14～16个Atm），直至狭窄完全消失。当狭窄凹陷切迹完全消失即可认为扩张成功，立即取出球囊（图33.3和图33.4）。扩张后，将膀胱镜置入输尿管远端来评估VUJ，然后放置双J管。术后留置导尿管24h以预防并发症。

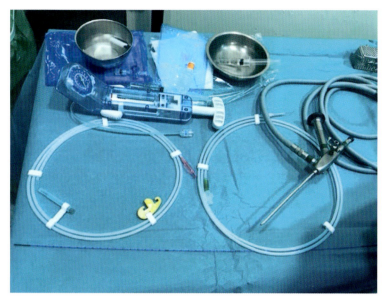

图33.2　所需材料：膀胱镜（Fr9.5）、输尿管导管（Fr3）、导丝（0.035～
0.045cm）、内镜球囊导管、压力充气泵、放射造影剂、双J管

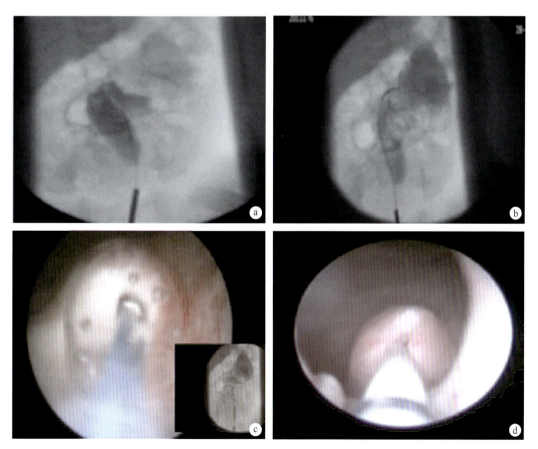

图33.3　在透视引导下进行逆行肾盂造影和EBD。a. 通过输尿管导管注入放射造影剂显影；b. 将导丝
置入肾盂；c. 在X线透视和内镜引导下将球囊置于VUJ处并充盈；d. 置入双J管（肾盂膀胱）

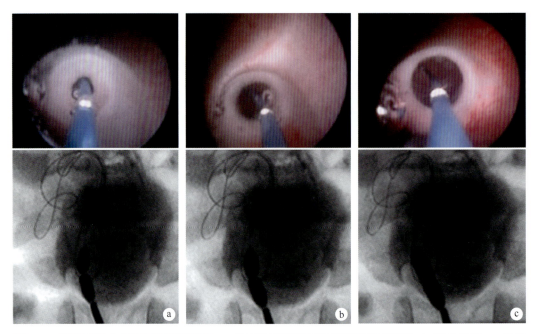

图33.4 扩张过程中内镜和放射影像图。a. 出现狭窄凹陷切迹时开始球囊扩张；b. 逐步扩张；c. 球囊完全张开，狭窄环消失

33.6 术后护理

患者手术后1～2h开始进食。所需的镇痛药物为美他咪唑（10～40mg/kg）或对乙酰氨基酚（10～15mg/kg），每隔8h 1次。术后患者口服镇痛药并预防性应用抗生素，通常在24h后拔出导尿管，患者自行排尿后即可出院。

术后4～6周进行第二次膀胱镜检查，取出双J管。

随访方案包括在双J管移除后的3个月、6个月、12个月和18个月复查超声，然后每年复查一次超声。6个月和18个月时进行^{99m}Tc-MAG-3利尿性肾图。如果超声显示输尿管肾积水有所改善，或术后核素利尿肾检查显示肾脏排泄良好，则停止预防性抗生素治疗。在近几年中，如果输尿管肾积水已明显减轻，则无须在术后 18 个月进行肾核素检查。膀胱造影仅适用于随访期间出现泌尿系感染或肾核素检查显示无梗阻但尿路持续扩张的无症状患者。

33.7 结果

我们最近报道了本机构自2004年以来连续的79例POM经验，中位随访时间为5.6年（1.5～13.5年）。

中位手术年龄为4个月（0.5～44个月），中位手术时间为20min（10～60min），中位住院时间为1d（1～7d）。术中4例（5.1%）出现并发症。2例患儿因导丝未能通过VUJ而无法进行EBD，随后接受了输尿管再植术；2例患儿术中出现假道，扩张困难，需要行临时肾造瘘术，然后再进行开放性输尿管再植术。6例（7.8%）患者出现了早期并发症，其中5例是在内镜手术后或在移除双J管后出现泌尿系感染（Clavien-Dindo 1级）。1例患者术后出现输尿管双J管移位，并出现早期严重再狭窄伴脓肾，需要进行肾造瘘术（Clavien-Dindo 3级），数周后进行开放式输尿管再植术。

内镜球囊扩张术后，输尿管肾积水分级明显改善，尿路扩张逐渐减轻，干预前肾实质变薄者的肾实质也有所改善。在肾积水等级、输尿管直径和肾实质变薄方面，术前和术后均有显著差异，且长期保持不变（表33.1）。

表33.1	EBD成功后的肾脏超声结果			
	术前超声	术后早期超声	术后远期超声	P值
肾盂直径平均值（mm）（n=74）	19.2±4.9	10.3±5.5	5.2±3.5	＜0.001
输尿管直径平均值（mm）（n=74）	14.9±2.9	9.2±4.2	6.6±6.5	＜0.001
肾实质厚度平均值（mm）（n=49）	4.1±1.6	5.5±2.2	8.3±2.4	＜0.001

统计分析显示，内镜治疗前后，利尿肾动态显像的肾排泄相 [$t_{1/2}$ ＞50min $vs.$（9.8 ±4.5）min；P＜0.001] 和分肾功能（differential renal function，DRF）[（44.4% ± 6.3%）$vs.$（46.2% ± 5.9%）；P＜0.05] 存在显著差异，且均无后续功能恶化病例。

在长期监测过程中，有17例（21.5%）患者术后出现继发性膀胱输尿管反流（vesicoureteral refux，VUR）。13例患者（76.4%）成功接受了内镜输尿管黏膜下注射 Defux™ 的治疗，4例（23.6%）治疗失败，需要进行开放手术。9例（12.2%）发生长期再狭窄。8例患者（88.9%）在术后中位时间9.5个月（5～63个月）成功进行了新的 EBD 手术。只有1例患者出现再狭窄复发，最终进行输尿管再植术。

内镜方法进行POM手术的长期成功率为69/79（87.3%）。笔者对该技术失败的病例（n=5）进行了输尿管再植手术。其中5例是因该技术早期失败进行手术，另外5例是由于难治性继发性反流（4例）和再狭窄复发（1例）而在远期进行了手术。尽管如此，如果笔者只关注输尿管梗阻是否解除，92.4%（73/79）的病例可以达到尿液排泄正常和保留初始肾功能的远期疗效。

2011年以前，笔者在透视引导下采用最初的 EBD 技术治疗了43例POM。后期36例患者在没有透视引导的情况下接受了 VUJ 扩张手术，并且术中留置双 J 管。统计分析表明，在技术失败、术后并发症、继发性 VUR、再狭窄、远期输尿管再植和最终结果方面，在手术中是否透视引导并没有明显差异（表33.2）。

表33.2	EBD过程中是否透视引导				
	初始失败	术后早期并发症	2级VUR	远期再狭窄	远期输尿管再植	最终预后（失败/成功）
透视（n=43）	2	3[a]	10	5	3	6/37
非透视（n=36）	2	3	7	4	2	4/32
	4	6	17	9	5	10/69

[a] 术后早期并发症为：5例UTIs和1例严重的再狭窄并伴有双J管移位和脓肾，需要进行开放式输尿管再植术（透视组）
Spearman 相关检验（P＞0.05）

💡 技巧和窍门

- 在渡过了重要的学习曲线后，一旦该技术得到了巩固，笔者意识到该手术只在膀胱镜下就可以进行，从而避免了大多数患者不必要的辐射。因此，自2011年起，笔者开始在没有透视监视的情况下进行球囊扩张。通过狭窄的输尿管管腔进行逆行输尿管造影是具有挑战性的，并会产生黏膜炎症、水肿或出血，从而使随后的内镜手术复杂化。同样，用导丝越过输尿管袢可能对技术要求较高、耗时较长，而且会对婴儿造成不必要的辐射暴露。因此，导丝和双J管并不是为了到达肾盂，而是将其留在扩张的输尿管中。实际上，笔者省去了逆行肾盂造影，导丝直接置入输尿管，仅在膀胱镜下进行EBD，手术过程中没有辐射暴露。完全解除狭窄后，膀胱镜置入输尿管远端，取出球囊，在扩张的输尿管和膀胱之间"原位"留置双J管（图33.5）。

- 然而，EBD技术的成功在于根据儿童年龄使用适当的内镜器械。选择合适的亲水性导丝（0.035～0.045cm）、小管径（Fr3）球囊导管以及适合患者年龄和体型的双J管，对于该技术的成功和避免并发症至关重要。认为任何泌尿道腔内材料都能用于这种方法是一个常见的错误，这往往会导致技术困难、并发症和失败。

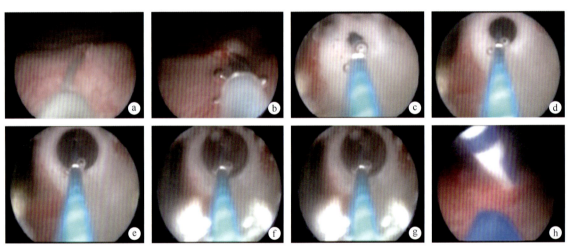

图33.5　无透视引导的内镜下球囊扩张术。a. 将导丝插入输尿管；b. 通过导丝推进球囊并将其定位在VUJ；c～f. 在膀胱镜监视下的球囊扩张过程；g. 远端输尿管镜检查并取出球囊；h. 放置双J管（输尿管膀胱）

33.8　讨论

在小婴儿膀胱内进行输尿管再植手术来治疗严重扩张的输尿管是具有挑战性的，并可能引起潜在的并发症，因此，近几十年里，内镜等微创手术变得非常流行。

1998年，Angulo等首次描述了内镜下球囊扩张术作为复杂POM患儿的初始治疗方法。此后发表的几篇文章（患者人数少、随访时间短）证明，EBD是一种可行、安全的、创伤较小的POM初始治疗方法，即使对于年龄很小的患者也是如此。2007年，Angerri等报道了包括6例患者的初步治疗经验，在中位随访31个月后，这些患者的尿路梗阻消失，且未出现相关并发症。Torino等介绍了5例1岁以下患者的治疗情况，平均随访23.8个月后尿路梗阻症状消失。Christman等于2012年报道了治疗17例儿童的经验，随访时间为3.2年。

他们对输尿管狭窄超过 2cm 的患者增加了一个激光切口，并同时在输尿管中放置 2 个双 J 管。71% 患者的肾输尿管积水消失。García-APparicio 等对 13 例患者进行了研究，中期成功率为 84.6%（11/13），其中 3 例患者需要进行输尿管再植手术（2 例患儿 UHN 持续存在，1 例患者存在难治性继发 VUR）。

近期发表的文章主要关注 EBD 作为 POM 治疗方法的长期有效性，证实其疗效良好，相关发病率极低。Romero 等于 2014 年报道了 2010 年前治疗的 29 例患者的经验，中位随访时间为 47 个月。研究得出结论，在随后的随访中，患者恢复良好：UHN 消失，肾图证实肾脏引流充分，持续无症状且情况稳定。Bujons 等在 2015 年报道了 19 例患者治疗效果良好，其中 90% 的患者在首次扩张术后获得了远期成功，随访时间长达 6.9 年。1 例患者因再次狭窄而需要进行第二次扩张术，1 例患者则需要内镜治疗 2 级 VUR，结果均良好。Casal 等于 2018 年报道了一项 13 例患者研究，结果良好，其中位随访时间为 10.3 年（4.7～12.2 年），这肯定了球囊扩张作为 POM 治疗方法的可靠性。最近，Kassite 等发表了一项由法国四家转诊中心开展的多中心研究，介绍了他们在 2012—2017 年通过内镜 HPBD 治疗 42 例的初步经验。4 例需要手术，90% 避免了输尿管再植，中位随访时间为 24 个月。并发症 50% 与双 J 管有关。

有学者对最初的 EBD 手术提出了技术改进，并取得了令人鼓舞的结果。Capozza 等发表了用切割球囊™扩张 VUJ 的文章，使用该技术对 3 例内镜高压球囊扩张术后仍存在狭窄环的患者进行了治疗，完全解除了持续存在的狭窄，术后中期恢复良好。

尽管 EBD 具有上述优点，但 POM 的内镜治疗仍存在争议。需要讨论的问题主要集中在继发性 VUR、再次狭窄的可能性以及放射线等方面的问题。此外，由于文献报道的经验较少，且缺乏前瞻性的比较研究，很难评估其作为 POM 治疗方式的可靠性。

关于继发性 VUR，García-APparicio 等报道了 27% 的继发性 VUR（6/22）。作者得出的结论是，同侧输尿管口旁憩室的并存是继发性 VUR 的一个危险因素，但病例数非常少（4 例中有 2 例）。在 Bujons 等发表的系列研究中，19 例病例中仅有 1 例出现继发性 VUR，并在内镜下得到解决。笔者报道了 23% 的患者患有继发性 VUR，其中 13 例患者（76.4%）通过内镜注射治愈。在这些继发性反流的患者中，3 例患者的同侧输尿管口旁有憩室，但仅仅 1 例患者需要进行再植手术。根据笔者的经验，输尿管口旁憩室并不是内镜治疗 POM 不良预后的因素，因为在 12 例病例中，有 10 例预后良好。Kassite 等的多中心研究未报道任何继发性反流病例，但需要更长时间的随访。

Romero RM 最近将 IDEAL 框架模型作为工具，用于对通过内镜高压球囊扩张术治疗的 POM 进行系统性评审。IDEAL 框架及其建议可对既往报道的证据质量进行系统的分析。现有证据表明，高压球囊扩张术是治疗 POM 的有效方法，其预后发病率低，长期成功率高达 87.7%。

要点

- 内镜高压球囊扩张术治疗 POM 是安全的、可行的真正微创。
- 手术成功并且减少并发症的关键是根据儿童的年龄和体型使用适当的内镜器械。
- 要求术者具备一定的内镜技术经验。不过，与其他手术相比，这种技术相对简单，可重复性强，学习曲线短。
- 这种技术可以使大多数患者避免膀胱手术。即使失败了，也可以再进行输尿管再植术治疗。

（刘　鑫　刘　舸　译）

第 *34* 章
原发性梗阻性巨输尿管的腹腔镜治疗

Manuel Lopez, Romy Gander, Gloria Royo, and Marino Asensio

⏱ 学习目标

- 逐步地描述腹腔镜输尿管膀胱外再植术（laparoscopic ureteral extravesical reimplantation，LUER）的手术过程。
- 报道本研究的长期结果并与现有文献进行比较。
- 展示笔者在技术上的演进。
- 介绍手术技巧和窍门。

34.1 引言

原发性梗阻性巨输尿管（primary obstructed megaureter，POM）占泌尿系统疾病的10%，临床特征显著患儿可在产前检查中被发现。总发病率在1∶2000～1∶1500。目前认为，在妊娠30周后，膀胱后输尿管直径＜7mm为异常情况。

指南提出，肾核素显像提示分肾功能（differential renal function，DRF）＜40%，或连续检查显示DRF下降≥5%，以及超声检查显示输尿管进行性扩张，提示存在输尿管梗阻。大多数POM患者均可采用保守治疗，也是目前临床的主要治疗方法。回顾发展史，首选的手术治疗方法是经膀胱外或膀胱内入路的输尿管再植术。通常需要裁剪输尿管远端以达到足够的输尿管长度与直径比，这是抗反流再植术成功的关键。

目前，微创治疗手段较多，包括内镜、腹腔镜和机器人手术。腹腔镜下原发性梗阻性巨输尿管的矫治包括经膀胱外或膀胱内再植术。Kutikov等在2006年首次报道了腹腔镜下原发

性梗阻性巨输尿管矫治术。随后，又有不同的报道证实，微创手术的成功率与开腹手术相似，在原发性梗阻性巨输尿管的治疗中应用前景广阔。

本章主要介绍腹腔镜辅助体外输尿管裁剪整形术（laparoscopic-assisted extracorporeal ureteral tapering repair，EUTR）和腹腔镜输尿管膀胱再植术（laparoscopic ureteral extravesical reimplantation，LUER）的手术过程，以及笔者的技术进展。

34.2 术前准备

所有患者在术前均行肾脏超声、排尿期膀胱尿道造影（voiding cystourethrogram，VCUG）和 ^{99m}Tc-MAG-3利尿性肾图。在目前的临床实践中，手术干预的指征包括DFR＜40%，输尿管扩张加重，肾功能下降和（或）合并临床症状，如发热性尿路感染、疼痛或结石。

患者可在手术当天入院。术前酌情灌肠完成肠道准备，且可在家中自行完成。有便秘病史的患者强烈建议进行术前灌肠，以利于术中更好地显露输尿管远端。预防性使用抗生素应在术前60min内进行。

34.3 体位

在全身麻醉下，患者双腿分开取仰卧位。手术开始时予留置导尿管。尿管外接60ml注射器，以便在术中充盈和排空膀胱。

术者站于患者头部，助手和器械护士根据

情况分别位于患者两侧。腹腔镜显示器放置于手术台尾部，手术台调整为Trendelenburg位。

所有患者均使用三个通路：经脐切口置入5mm套管针，使用30°腹腔镜镜头，在左、右下腹部分别置入3mm套管针作为操作通路（图34.1）。

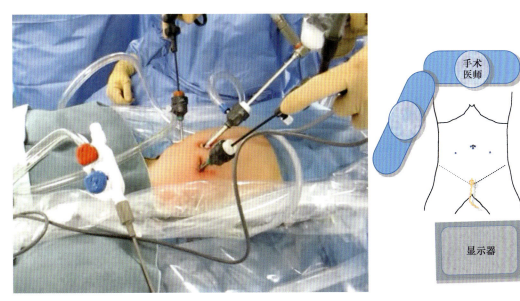

图34.1　套管布置和医师站位

34.4　手术器械

行腹腔镜输尿管膀胱外再植术，笔者使用3mm腹腔镜操作器械，包括2把无损伤抓钳，1把弯分离钳，1把带单极电凝的剪刀，持针器和3mm血管封堵器（Bolder外科）。

34.5　缝线、胶条和支架管

显露膀胱输尿管连接部：经腹壁置入两根牵引缝线，分别缝合膀胱后壁的两侧，将膀胱前壁向上牵引，充分显露VUJ。根据患者年龄和腹壁厚度，建议使用长针以穿过腹壁，如19mm、24mm或27mm Poliglactin缝线。

输尿管膀胱吻合术：5-0或6-0 Polydioxanone缝线。

膀胱逼尿肌的缝合：3-0 Polyester缝线。

牵引胶条：输尿管周围使用牵引胶条，以避免在输尿管游离过程中出现损伤。

输尿管支架管：在腹腔镜下，经皮通过膀胱置入Blue支架管/pipi-salle支架管（Urosoft Bard）。输尿管支架管通过输尿管直接对肾脏引流。支架管的远端通常经耻骨上区域膀胱壁穿出并置于体外。术后7d无麻醉下取出。

34.6　手术步骤

步骤1：自髂血管下方沿输尿管表面向膀胱输尿管连接部切开后腹膜，识别并分离输尿管远端。将胶带提前绕过输尿管进行牵引，这样可在解剖游离过程中避免过度钳夹输尿管，且可以牵拉输尿管进行充分游离，从而保证输尿管能进行无张力再植。在输尿管游离过程中，为避免并发症的发生，保护输尿管外膜丰富的血供和避免热损伤非常重要。在需要止血时，建议使用3mm的血管闭合系统、单极或双极钳电凝止血。

步骤2：对男性患者，注意识别并保护输精管以避免损伤。对于女性患者，解剖游离输尿管远端时，需在子宫圆韧带前方切开后腹膜。

步骤3：将两根牵引线穿过腹壁，分别缝合膀胱后壁的两侧，将膀胱前壁向上牵拉，充分显露膀胱输尿管连接部。完全游离输尿管末端狭窄段后，向膀胱内充入气体。使用单极剪刀切开膀胱表面腹膜，显露逼尿肌。在膀胱充盈情况下，用剪刀仔细将逼尿肌纵行切开，充分显露膀胱黏膜，建立长度约为输尿管直径4倍的黏膜外隧道（Paquin原则）（图34.2）。

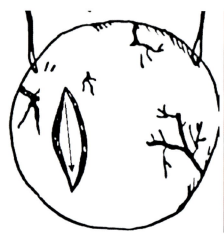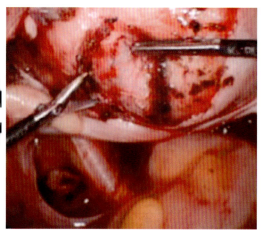

图34.2　从膀胱顶向膀胱输尿管连接部行逼尿肌切开术

步骤4：在输尿管末端狭窄处横断输尿管。若术前存在膀胱输尿管反流，则可简单缝合关闭输尿管残端；其他情况下，输尿管残端可予旷置。

步骤5：在进行输尿管裁剪整形时，将输尿管经扩大的同侧操作通路拖出至腹壁外，动作轻柔避免撕裂。采用Hendren锥形切除法裁剪输尿管。然后用6-0 Polydioxanone缝线连续缝合已经裁剪的输尿管。

步骤6：在新建的黏膜外隧道顶部切开膀胱黏膜，然后进行输尿管膀胱吻合术（图34.3）。吻合采用两根6-0 Polydioxanone缝线连续缝合。术中经皮通过膀胱置入双聚氨酯猪尾巴软支架管（Urosoft Bard）。输尿管支架管通过输尿管直接引流肾脏。支架管的远端通常经耻骨上区域膀胱壁穿出并置于体外（图34.4）。将裁剪整形后的输尿管置于黏膜外隧道内，然后用不可吸收的3-0 Polyester缝线缝合逼尿肌（图34.5），术后无须留置腹腔引流管。

34.7　技术的演进

为了优化该技术，需要进行不断改进。

首先需要改变输尿管与膀胱的吻合位置。因为操作困难、耗时费力，最初认为在新建黏膜外隧道底部进行吻合是最具挑战的手术步骤之一。为降低手术操作难度，笔者将输尿管与膀胱吻合位置移到了黏膜外隧道的顶部。

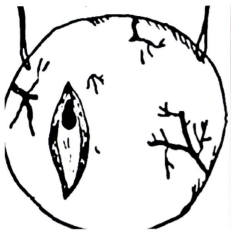
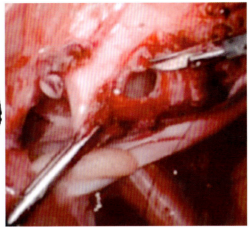

图34.3　在隧道顶部切开膀胱黏膜

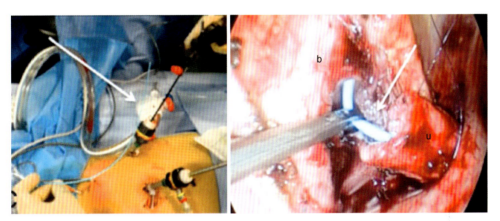

图34.4　术中于腹腔镜下经膀胱置入双聚氨酯猪尾巴软支架管（b所示）；输尿管支架管通过输尿管直接引流肾脏（u所示）。输尿管支架管远端部分置于体外（箭所示）；它通常经耻骨上区域膀胱壁穿出腹部

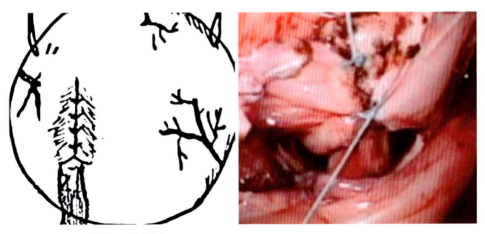

图34.5　在输尿管表面间断缝合逼尿肌

第二个要点是避免为取出支架而进行二次手术。目前，笔者使用双聚氨酯猪尾巴软支架管，于术中腹腔镜下经皮置入膀胱。并在术后1周首次复查时，在非麻醉下取出。

近来，根据Shanfeld输尿管膀胱乳头再植技术，改良推出了一种简化的技术。这种方法可以缩短逼尿肌切开的长度，仅需2～3cm就足以建立黏膜外隧道，这是因为抗反流效果取决于输尿管膀胱壁内段的瓣膜机制。在隧道顶部切开膀胱黏膜后，将1～1.5cm的输尿管远端置入膀胱内。然后用可吸收缝线将输尿管与膀胱黏膜缝合固定4针，从而减少了吻合时间（图34.6）。如果输尿管张力较高，可以采用"U"形缝合将输尿管固定在逼尿肌上，以便于输尿管膀胱吻合。最后，用3-0聚酯纤维非吸收缝合线缝合逼尿肌。这种方法既不放置腹腔引流管，也不留置输尿管支架管，且无须进行输尿管裁剪。

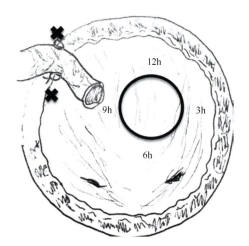

图34.6 改良Shanfeld术式：将长1～1.5cm的输尿管远端置入膀胱内，输尿管与膀胱黏膜四点缝合固定，以形成瓣膜样抗反流机制

34.7.1 术后护理

患儿在术后3h内开始恢复流质饮食。术后镇痛可使用咪达唑仑和对乙酰氨基酚。通常在术后48h拔除导尿管。在前14例患者中，于术后1个月在全身麻醉下取出双J管。另外12

例使用皮氏管支架的患者则于术后7d在无麻醉下取出。所有患者均预防性使用抗生素甲氧苄啶/磺胺甲噁唑，直至输尿管支架取出。

出院后1个月、3个月和6个月定期复诊随访。术后1个月、3个月需进行肾脏超声检查，之后进行VCUG和利尿肾核素显像检查以排除膀胱输尿管反流和梗阻。手术成功的标准是术后肾积水得到改善，无膀胱输尿管反流和梗阻发生。

34.8 结果

32例患者均采用腹腔镜手术，无中转开腹。前26例采用Lich-Gregoir技术，行伴或不伴输尿管裁剪的腹腔镜输尿管膀胱再植术。其中7例在新建黏膜外隧道的底部行输尿管膀胱吻合，另外19例患者则在隧道的顶部进行吻合。

20例患者进行了腹腔镜辅助体外输尿管裁剪整形术，平均手术时间为141（130～170）min。6例患者因输尿管直径小于2cm而无须行输尿管裁剪，平均手术时间为100（75～120）min。所有患者均行逼尿肌纵行切开术。术中无并发症发生。平均住院时间为2～4d（1～4d），术后平均随访时间为40（7～84）个月。术后均无尿漏及排尿功能障碍发生。1例患者于术后3个月出现发热性尿路感染，通过VCUG诊断为膀胱输尿管反流Ⅲ级。再次进行了腹腔镜手术，术中对再植输尿管进行适当松解，并延长黏膜外隧道以增加抗反流的长度。然后使用Lich-Gregoir技术进行腹腔镜输尿管膀胱再植术，手术过程顺利。中期随访时，所有患者均无临床症状，无梗阻性巨输尿管及膀胱输尿管反流复发。

最后6例患者采用改良的Shanfield技术进行腹腔镜输尿管膀胱再植术。在新建黏膜外隧道的顶部进行吻合。平均手术时间为144（120～160）min，该术式无须裁剪输尿管，术中和术后均无并发症。平均随访时间为15.83

个月，所有患者术后均无临床症状，无梗阻性巨输尿管及膀胱输尿管反流复发。

💡 技巧和窍门

- 应避免直接钳夹输尿管进行牵引，以防意外损伤输尿管导致严重术后并发症的发生。
- 注入气体充盈膀胱，这样可以在进行输尿管膀胱吻合时，维持较大的膀胱黏膜张力。
- 行膀胱逼尿肌切开时，从顶部向膀胱输尿管连接处切开更利于手术操作。
- 在新建黏膜外隧道顶部切开膀胱黏膜，可以明显降低输尿管膀胱吻合操作难度。
- 在采用 Lich-Gregoir 技术进行腹腔镜输尿管膀胱外再植术时，置入支架管经输尿管直接引流肾脏，使用 "Pipi salle" 支架管可以避免二次麻醉取出支架。
- 在采用改良 Shanfield 技术行腹腔镜输尿管膀胱再植的患者中，四针四点缝合就已足够。使用 "U" 形缝合逼尿肌，可以保证输尿管膀胱无张力吻合。采用这种术式时，无须进行输尿管裁剪。

34.9 讨论

不同的系列报道表明，超过 80% 的 POM 患者通过保守治疗可避免手术。肾功能是决定是否进行手术矫正的依据。

治疗 POM 的金标准包括开放手术、切除无蠕动和（或）狭窄的输尿管段、缩减远端扩张的输尿管直径，以及将输尿管以抗反流方式重新置入膀胱，不同报道的手术成功率为 90%～96%。

腹腔镜和机器人辅助技术已经发展成为开放手术的替代方法。据报道，各种输尿管再植术在手术效果、减少术后疼痛、缩短住院时间和更快康复等方面都具有可行性。然而，即使是经验丰富的腹腔镜外科医师，在腹腔镜重建手术中仍面临技术上的挑战。2006 年，Kutikov 等首次报道了 5 例经气膀胱腹腔

镜手术治疗 POM 患者，其中 1 例术中行输尿管裁剪的患者在术后发生了输尿管膀胱吻合口狭窄。同一组研究表明，对于容量 < 130ml 的小膀胱，尤其是需要进行输尿管裁剪时，使用腹腔镜膀胱内输尿管再植术具有挑战性。Jayanthi 等分析了气膀胱腹腔镜手术运用于无须行输尿管裁剪的患者中，对于 2 岁以下小龄儿童，手术空间要求变小并降低了手术操作难度。

2015 年，Kim 等报道了 11 例原发性单侧巨输尿管患者的腹腔镜膀胱内输尿管逼尿肌缝合术。平均随访时间为 12.6 个月，所有患者的肾盂肾盏和输尿管积水扩张情况均有改善。

经腹入路为输尿管再植术提供了较大的手术空间，而且不会限制对膀胱和输尿管的操作。2006 年，Ansari 等首次报道了 3 例采用 Lich-Gregoir 技术进行腹腔镜输尿管膀胱外再植术的患者，并采用 Hendren 锥形切除法对输尿管进行裁剪。术后随访 1 年，所有患者均未出现膀胱输尿管反流，且肾功能均得到了良好保护。2012 年，Abraham 等报道了 13 例接受腹腔镜输尿管膀胱外再植术治疗的 POM 患者。所有患者的输尿管和上尿路扩张均较治疗前缓解，并改善了排尿情况。

2020 年，Bondarenko 报道了腹腔镜输尿管膀胱外再植术治疗 76 例患者 78 侧 POM 的多中心研究结果。其中 34 例进行了输尿管裁剪整形，无论选择何种输尿管再植术式（输尿管裁剪或不裁剪），还有患者年龄均不影响腹腔镜输尿管膀胱外再植术的成功率。术后并发症发生率为 10.5%，其中 2 例为输尿管狭窄梗阻，7 例出现膀胱输尿管反流。

笔者在早期开展的腹腔镜输尿管膀胱再植术治疗膀胱输尿管反流中积累的手术经验，为笔者开展 POM 的治疗提供了技术基础。

最初在 POM 的手术治疗中，笔者在新建黏膜外隧道的底部进行输尿管吻合。7 例患者采用 Lich-Gregoir 术式进行了腹腔镜辅助体外输尿管裁剪整形术和腹腔镜输尿管膀胱外再植

术，但这种方法非常耗时费力且技术要求高。为了降低技术难度，笔者将输尿管膀胱吻合的位置移至新建隧道的顶部，缩短了手术时间，并在一定程度上提高了吻合质量。手术矫治过程的另一个要点是输尿管支架管的使用。从一开始，笔者使用标准的双J管，在术中经腹腔镜置入，并于术后6周在全身麻醉下取出。

目前，为了避免二次麻醉，笔者使用双聚氨酯猪尾巴软支架管（pipi-salle支架管）。于术中腹腔镜下经皮置入膀胱，引流肾脏，支架管的远端置于体外，在术后1周首次复诊时非麻醉下取出。在笔者的研究中，所有26例患者均从腹腔镜输尿管膀胱再植术中获益，无论是否同期行腹腔镜辅助体外输尿管裁剪整形术，成功率为96%。在这26例患者中，1例（3.84%）患者于术后3个月出现发热性尿路感染，通过VCUG诊断为膀胱输尿管反流Ⅲ级。遂使用Lich-Gregoir技术再次行腹腔镜输尿管膀胱外再植术，长期随访结果良好。

笔者技术的最新进展是根据Shanfeld输尿管膀胱乳头再植技术原理，将1～1.5cm的输尿管远端置入膀胱内，形成抗反流的瓣膜样机制。因为抗反流效果主要取决于输尿管膀胱壁内段的瓣膜机制，而不完全取决于黏膜外隧道的长度，因此仅需切开逼尿肌2～3cm就足够。从而避免了复杂的输尿管膀胱吻合过程且无须进行输尿管裁剪。6例患者接受了该手术，所有患者的肾积水得到缓解，未出现输尿管梗阻及膀胱输尿管反流。

在笔者的实践中，所有患者均为单侧原发性梗阻性巨输尿管，均在腹腔镜下完成手术，无中转开放。无1例出现尿漏或排尿困难。患者年龄不是手术效果的影响因素，笔者为小于1岁的患者进行了手术，效果与大龄患者相似。经过长期随访，所有患者均无临床症状，无梗阻性巨输尿管及膀胱输尿管反流复发。综上所述，笔者认为腹腔镜输尿管膀胱外再植术是治疗原发性梗阻性巨输尿管的可行方法，其手术成功率与开放手术相似。该术式单次手术成功率高，适用于所有年龄段，手术效果良好，是一项很有前景的技术。然而，它的局限性在于外科医师需要接受腹腔镜重建手术的培训。尽管如此，仍需要进一步的临床随机试验来证实这些有利的结果。

- 只有积累了长期的腹腔镜输尿管膀胱外再植术治疗膀胱输尿管反流的经验后，才可以开始进行POM的腹腔镜治疗。
- 使用胶条牵引输尿管以避免造成损伤。
- 利用缝合牵引线可以很好地显露输尿管膀胱连接部。
- 进行此手术必须使用30°腹腔镜镜头。
- 远期结果对于评估疗效至关重要。

（安妮妮　彭金普　吴谋东　李慕婕　译）

第 35 章

机器人辅助腹腔镜裁剪输尿管再植术

Waleed Eassa and Ramnath Subramaniam

35.1　引言

巨输尿管被 Caulk 于 1923 年首次描述。在儿童中，它被定义为从妊娠 30 周起膀胱后输尿管直径超过 7mm。最初由 Smith 将其分为三类：梗阻性、反流性和非反流/非梗阻性，每个类别又分为原发性或继发性。King 对这一分类进行了更实用的修订，增加了第四个反流/梗阻类别。原发性梗阻性巨输尿管（primary obstructed megaureter，POM）占产前肾积水患者的 23%。对于这种被描述为功能性梗阻的疾病，提出了多种发病机制。其中包括过度胶原沉积、肌细胞节段性变化、周围组织带以及输尿管平滑肌中密集的非肾上腺素神经支配。还有学者认为这是胎儿输尿管延迟成熟的过程，包括输尿管平滑肌细胞和 Cajal 间质细胞的分化，他们起始于输尿管中部，并向头端和尾端延伸；这一理论解释了许多患者自发消退的原因。

如今，输尿管肾积水大多在产前诊断。通常要求在产后早期进行超声检查，然后行排尿期膀胱尿道造影（voiding cystourethrogram，VCUG），以排除反流和膀胱出口梗阻（bladder outlet obstruction，BOO）后，^{99m}Tc-MAG-3 利尿性肾图诊断梗阻并评估肾功能。

大多数 POM 患者都采取保守治疗。手术干预的指征是初始分肾功能（differential renal function，DRF）＜40%，尤其是伴有中重度输尿管肾积水或保守治疗失败（突破性发热性泌尿系感染、疼痛、输尿管扩张进行加重或连续扫描显示 DRF 恶化）等情况。

尽管开放式输尿管再植术（裁剪输尿管或不裁剪）是手术治疗的金标准，但在对来自 30 个国家的 123 例小儿泌尿科医师的调查中发现，1/3 的医师会为患者提供微创手术。

传统的腹腔镜输尿管再植术学习曲线较长，会给外科医师造成相当大的肌肉骨骼负担（对较小的儿童进行手术，这种情况会更严重），而且其疗效与开放手术的疗效不一致。随着 da Vinci 手术系统的问世，微创手术使外科医师能够以更短的学习曲线来完成越来越复杂的手术，并取得更好的疗效，这要归功于三维可视化、具有 270° 活动范围的关节式器械、消除震颤以及符合人体工程学的外科医师友好型的设计。因此，机器人辅助腹腔镜输尿管再植术（robot-assisted laparoscopic tapered ureteral reimplantation，RAL-TUR）治疗膀胱输尿管反流（vesicoureteral refux，VUR）的疗效已可与开放手术相媲美。

早在 1957 年 Bischoff 就描述了将扩张的输尿管进行裁剪逐渐变细后再植入，随后 Hendren 在 1969 年也进行了描述。Weiss 和 Biancani 解释了裁剪背后的机械原理，因为较窄的管腔有助于产生较高的管腔内压力来输送尿液。

RAL-TUR 技术要求高，属于复杂的机器人辅助手术。

关于描述儿童采用RAL-TUR治疗POM的出版物数量有限。本章将描述RAL-TUR手术技术的步骤。

35.2　术前准备

通常超声、VCUG和^{99m}Tc-MAG-3核素利尿性肾图足可完成POM的诊断。MRU有助于准确描绘解剖结构。

笔者不要求术前进行任何特殊的肠道准备、灌肠或特殊饮食。术前6h开始禁食，直到术前2h禁水。选择敏感抗生素在手术当天清晨预防性使用。如果之前没有阳性培养结果，通常会使用第三代头孢菌素。在将患儿送往手术室前1h使用咪达唑仑（0.5～1mg/kg）有助于减少分离焦虑并促进麻醉诱导。

在手术室建立血管通路，并使用预防性抗

生素。

如果对解剖结构仍有疑问，并且没有行MRU，则可能需要行膀胱镜检查和（或）逆行输尿管肾盂造影。置入导尿管并保持无菌。

35.3　定位、对接和通路设置

患儿完全仰卧位。笔者将无菌导尿管的远端带入无菌区，以便在手术过程中控制膀胱充盈。首先，使用Hasson开放式切口，将12mm摄像头套管针插入脐下。然后通过套管推进30°摄像头，以检查腹腔并确定解剖标记。然后直视下将2个8mm的套管针放置在双侧锁骨中线肋缘下方（图35.1）。不使用辅助通路，使用da Vinci机器人。将推车推至患者左侧，并与手术台平行对接，手臂朝向头颅和内侧，与"侧面对接"的端口对齐（图35.1）。

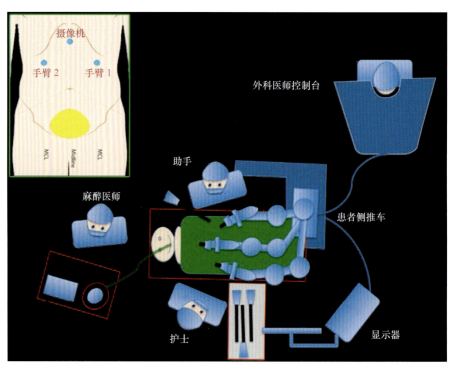

图35.1　患者位置、通路设置和机器人侧面对接

35.4 器械

解剖：笔者通常左臂使用抓取器械（Prograsp®钳），右臂使用解剖器械（Maryland双极钳或EndoWrist® PK解剖钳）。修剪输尿管和切开膀胱黏膜：使用单极剪刀。缝合：使用Black Diamond®微型抓钳和大号持针器。

35.5 操作步骤

35.5.1 解剖

将膀胱固定在腹壁上，在女孩的左圆韧带远端和男孩的输精管远端打开后腹膜。确定输尿管后，仔细游离输尿管，直到清楚地识别出输尿管膀胱连接处和狭窄的远端段及靠近狭窄的扩张段。

35.5.2 膀胱逼尿肌切开

从膀胱和输尿管连接处垂直向上切开足够大膀胱肌层，使膀胱黏膜隆起。在此步骤中，将部分充盈膀胱。游离两侧膀胱肌层，以确保有足够的宽度包裹输尿管，以便进行膀胱外再植。

35.5.3 裁剪

在狭窄近端解剖巨输尿管，以确定需要裁剪的部分，然后用两针将其固定在前腹壁上。划定切口线，然后切除输尿管使之变细（图35.2a、b）。使用5-0 PDS Ⅱ®缝线对切除部分进行缝合（图35.2c）。在原膀胱与输尿管交界处切除狭窄的输尿管远端。

35.5.4 支架管置入术

经腹壁的宽孔套管，将导丝推进入修剪过的输尿管内，然后置入双J管，拔出导丝。

35.5.5 新成形输尿管与膀胱吻合

在新输尿管膀胱造口处用5-0 Vicryl®或PDS Ⅱ®缝线将成形输尿管的远端在6点钟位置与逼尿肌切开的远端（下端）进行吻合，然后打开该部位的黏膜，创建新输尿管开口（图35.2d）。将双J管的下部圈放入膀胱内。然后使用5-0 Vicryl®或PDS Ⅱ®缝线继续进行吻合。

35.5.6 膀胱逼尿肌包裹

使用5-0 Vicryl®或PDS Ⅱ®缝线在切开的膀胱逼尿肌边缘间断缝合并包裹新成形的输尿管。逼尿肌切开术顶端的近端缝线与输尿管相连，以确保重新置入的输尿管有足够的通路。然后，使用Vicryl®或PDS Ⅱ®缝线间断地继续向远端（自上而下）缝合膀胱逼尿肌，直到将新成形的输尿管完全埋入长宽比至少为3：1的隧道中（图35.2e）。

35.6 术后护理

回到病房后，患儿逐步恢复经口进食，先从流食开始。很少需要镇痛，术后必要时可口服对乙酰氨基酚，剂量15mg/kg，每8小时1次。术后口服抗生素7d，双J支管拔除前需要维持预防剂量抗生素治疗。患儿可以尽快恢复活动，手术当晚或第2天就可以下床活动。第2天拔除导尿管，可以出院回家。4周后再次入院取出双J管。通常术前要做尿路平片（KUB），以确保双J管没有向近端移位。取出支架管后，患儿即可出院。继续预防性使用抗生素，直到术后3个月超声随访。如果输尿管肾积水情况稳定或有所改善，均停止使用预防性抗生素，并术后第一年每3个月复查一次超声，之后每6个月复查一次，再后每年复查一次，直到完全好转为止（随访的频率可根据每个患者的情况和输尿管肾积水的缓解情况来决定）。

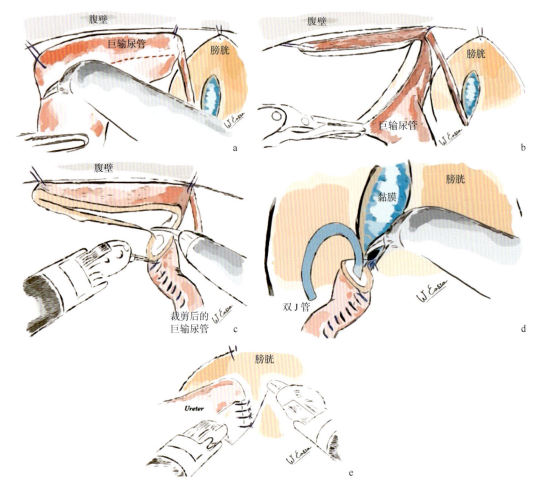

图35.2 机器人辅助儿童腹腔镜裁剪输尿管再植术（RAL-TUR）的步骤。a. 在游离狭窄的输尿管段和切开膀胱肌层后，确定需要裁剪的部分，将其固定、并标记切口线；b. 裁剪巨输尿管；c. 成形巨输尿管，经皮置入支架管；d. 吻合膀胱输尿管；e. 膀胱肌层包埋输尿管（插图：Syed Salahuddin）

35.7　结果

笔者介绍的手术病例是1例8岁女性患儿。她因左腰部经常疼痛就诊，被诊断为左侧POM。左侧SRF为22%。手术时间为126min。没有大出血。术后第2天就可以完全活动。1d后拔除导尿管。8周后取出双J管，3个月后超声检查显示左侧输尿管肾积水消退，^{99m}Tc-MAG-3利尿性肾图显示梗阻消除，SRF改善至28%。总随访时间为18个月（图35.3）。

笔者共有7例儿童实施了RAL-TUR术，

其中3例患儿为反流性巨输尿管，4例患儿为POM，4例女孩，3例男孩。平均年龄为4.2岁（1.5～8岁），均为单侧。症状都是反复泌尿系感染，而且肾功能都在恶化。平均手术时间为113min（93～148min），所有患者的失血量都可以忽略不计。术后第2天出院。

笔者衡量手术成功与否的标准是：超声提示输尿管肾积水得到缓解，^{99m}Tc-MAG-3利尿性肾图判断肾功能或梗阻是否得到改善。所有患者都符合一项或多项标准，无1例需进一步手术。

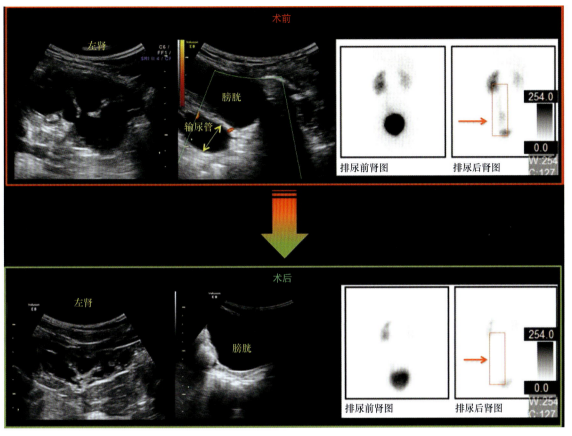

图35.3　1例因左侧POM而接受LAP-TUR术的8岁女童的术前和术后图像

💡 技巧和窍门

- 笔者倾向于仰卧位；不要倾斜手术台或采用截石位。这样就不需要任何绑带。这也是麻醉医师最喜欢的体位。
- 侧面对接比传统对接更好，尤其是对儿童而言，因为侧面对接可以进入生殖器区域进行任何逆向操作（如果需要的话），而无须脱离对接。
- 倾向使用8mm的仪器，因为它们的活动范围更大，与5mm的瘢痕相比，通路瘢痕的外观差异可以忽略不计。
- 由于儿童的腹腔较小，任何轻微的气体泄漏都会迅速导致压力丧失和手臂移位。因此，我们在摄像头通路周围使用2-0线进行皮下环形缝合，并牢牢地固定在摄像头上，并使用免缝胶带（Steri-Strips™）对绑带进行额外固定。

- 为了在完全对接后获得更多空间，需要轻轻抬起摄像头通路，以抬高腹壁。
- 在膀胱逼尿肌切开时，必须保持膀胱部分充盈，以避免损伤脆弱隆起的膀胱黏膜。
- 为了避免隧道狭窄，膀胱逼尿肌切开构建的隧道宽度也很重要。
- 对于支架管置入，通过导丝使用大口径导管是一种简单快捷的方法。可能需要用手术刀尖在插管部位皮肤上剪一下，以便置入较粗的支架管。
- 应遵守至少1:3（输尿管宽度与隧道长度）的比例，以通过建立瓣阀抗反流机制来避免反流。
- 缝合包埋输尿管隧道时应从近端向远端（当膀胱被悬吊固定住时，从上到下）。第一针最为重要，因为它可将输尿管固定到位。

35.8 讨论

有关机器人辅助输尿管再植术（robotic-assisted ureteral reimplantation，RAL-UR）在儿童中应用的大部分文献都是用于治疗VUR。该技术与RAL-TUR相似，但更简便，因为它不需要解剖游离和裁剪输尿管成形，而这两个步骤对技术要求都很高，描述RAL-TUR用于POM的报道很少。

RAL-TUR治疗POM最早用于成人患者。2009年，Hemel等报道了对7例患者（平均年龄28岁）进行了8次输尿管再植的经验。患者通常采用低位截石位和Trendelenburg体位。

6例患者在体内进行输尿管裁剪，2例患者脱离对接后在体外进行裁剪。使用了1个12mm摄像通路（脐部）和其他4个通路（3个机械臂和1个5mm辅助通路）。平均控制手术时间为127min，平均住院时间为3.2d。在16个月的随访中，梗阻解除成功率和肾功能保留率均为100%。他们认为该技术治疗POM方面可行、安全和有效，并强调了机器人辅助腹腔镜相比传统腹腔镜手术的优势，以及体内裁剪比体外裁剪更有优势，但机器人的脱离和重新对接会更麻烦。

2011年，Goh等对1例51岁的成年患者实施了RAL-TUR术。他们也采用了相同的截石位和相同数量的手术通路。输尿管裁剪成形是在体内进行的。总手术时间为262min，失血量为150ml，平均住院天数为4d。

第1例儿童RAL-TUR手术是2014年Faasse等发表的报道。1例9岁儿童进行了反流性（非梗阻）巨输尿管矫正手术，因此没有进行输尿管裁剪。与成人不同的是，患儿采取仰卧和Trendelenburg位，作者仅在脐下水平使用了3个通路（12mm的脐部通路用于摄像头，另外2个8mm的通路位于锁骨中线）。为了方便裁剪，术前放置输尿管支架管，并在指定修剪的输尿管段前方固定了几条缝线。

他们从近端到远端依次提起缝线，以便在使用CO_2激光进行裁剪时稳定巨输尿管。

在笔者的系列手术中，患者完全仰卧，这样既方便了外科医师和护士，也方便了麻醉团队。也只使用3个通路，但笔者更喜欢将通路设置在腹部较高的位置。笔者认为这样做的好处是可以为机器人臂提供更多操作空间，尤其是对于膀胱相对更靠近脐部的患儿来说，这样做还可以防止机械臂相互碰撞。术前不放置输尿管支架管，因为如果输尿管严重狭窄，就很难进行这种手术，有时甚至无法找到输尿管开口。我们通过两针将输尿管固定在腹壁上，相比用几根固定缝线更方便、更快捷，而且还能在修剪时空出一条机器人臂。使用机器人单极剪刀进行切割，比使用CO_2激光更实用。

2015年，Villanueva报道了1例11岁儿童因梗阻性巨输尿管行RAL-TUR术。患儿取截石位，在体外进行输尿管裁剪。采用了隐蔽切口内镜手术（hidden incision endoscopic surgery，HIDES），在比基尼处做切口，以达到良好的外观效果。但仍需将机器人脱离和重新对接，而笔者的技术则省去了这一耗时的步骤。

2017年发布的一段视频，展示了14例反流和梗阻输尿管RAL-TUR的手术技巧，但由于没有定位、对接或输尿管梗阻的数据，因此报道非常简短。他们采用了Faasse等报道的相同技术，包括术前放置输尿管支架管，并沿输尿管前壁放置一系列间断固定缝线以进行辅助操作。

许多外科医师在RAL-UR手术中从远端新输尿管膀胱吻合口部位开始（从下到上）缝合膀胱逼尿肌包裹输尿管。而笔者自上而下进行膀胱逼尿肌缝合包裹术，该技术操作快捷，无须在这一步处理输尿管。

35.9 结论

笔者首次全面系统地报道了RAL-TUR治

疗儿童POM的研究，所展示的技术避免了之前报道的许多复杂程序，它不需要患者摆特殊体位或术前放置输尿管支架管。侧面对接速度快且远离会阴，因此在手术过程中随时都可进行逆行操作。输尿管裁剪在体内进行，速度快，对输尿管的操作极少。如果遵循逐步标准化技术，RAL-TUR治疗POM是可行且安全的，其结果可与金标准开放手术相媲美。

> **要点**
>
> - 儿童RAL-TUR是可行的，其效果与开放手术相当。
> - 固定套管针，因为儿童很容易发生快速失压和套管针脱落。
> - 在膀胱逼尿肌切开时，部分充盈膀胱，形成良好的肌层隧道。
> - 将巨输尿管固定悬挂起来，以便于裁剪和减少操作。
> - 支架管可以通过一根穿过患儿皮肤的金属导丝置入。
> - 遵守至少1 : 3的Paquin比例（输尿管宽度与隧长度之比）。
> - 从近端到远端的膀胱逼尿肌包裹缝合，避免了输尿管过多损伤。

（任玉乾　郝春生　译）

第**36**章
儿童腔静脉后输尿管的治疗

María Santos，Carolina Acuña，and Pedro-José Lopez

🎯 学习目标

• 逐步描述经腹腔途径腹腔镜手术治疗腔静脉后输尿管。
• 描述经腹膜腹腔镜手术的技巧和窍门。
• 描述腔静脉后输尿管的一般情况，以认识这种疾病。

36.1　引言

　　腔静脉后输尿管（retrocaval ureter，RU）是一种罕见的先天性异常，输尿管向内侧偏移，穿过下腔静脉（inferior vena cava，IVC）后方，并围绕它在其前方回到相应的同侧（图36.1）。约每

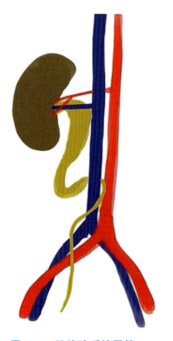

图36.1　腔静脉后输尿管

1000例患者中可出现1例，男女比例为3∶1。通常在30～40岁被发现，在儿童人群中并不常见，通常见于右侧，并且可能与其他IVC或肾脏异常有关。大多数患者是在常规放射检查过程中发现的，并没有症状。当出现症状时，可能会出现腹部绞痛、泌尿道感染或血尿。在超声检查中，可以通过迂曲扩张的近端输尿管或继发于假性输尿管梗阻的肾积水（hydronephrosis，HN）来检测到。其病因被认为是由于输尿管腹侧右后下主静脉异常的持续存在而导致IVC胚胎发育异常。

　　腔静脉后输尿管有两种类型：Ⅰ型为"低袢"型，其中输尿管在第3和第4腰椎前方呈反向"J"形弯曲，穿过IVC后方通过下腔静脉。这是最常见的形式，常会导致中度至重度肾积水。Ⅱ型为"高袢"型，很少见，通常不会导致肾积水。此时，输尿管呈镰刀形弯曲，肾盂和输尿管的上段在肾盂输尿管交界水平或其上方较高水平的IVC后方通过。有症状患者的治疗包括切断和重置输尿管使其位于IVC的前方。

　　最初的患者是采用Anderson-Hynes离断式肾盂成形术进行治疗，但现在微创手术是首选方法。腹腔镜手术方式是金标准，经腹膜腔入路比腹膜后入路更容易。机器人辅助手术已显示出良好的效果，如果可行的话，它也是一个非常好的选择。

　　本章重点介绍经腹膜腔腹腔镜处理儿童腔静脉后输尿管的手术技术。

36.2　术前准备

RU的诊断和分类需要影像学检查。静脉肾盂造影和逆行肾盂造影是最常用的方法。当静脉肾盂造影无法确诊时，也可联合使用腔静脉造影。

在过去数年中，泌尿系统CT扫描（图36.2和图36.3）或泌尿系统MRI已取代侵入性检查技术，不仅侵入性较小，这些检查也提供了更详细的解剖信息。利尿肾显像可用于评估功能性梗阻的程度。

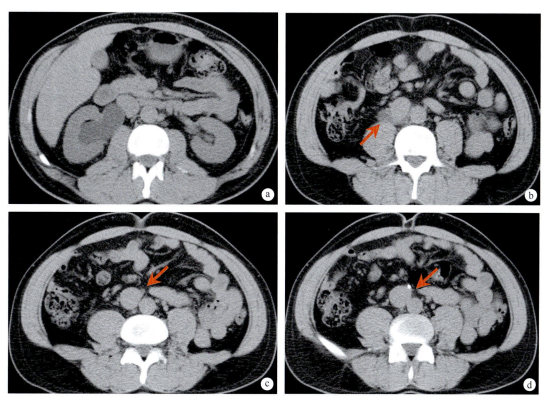

图 36.2　腹部计算机断层扫描显示右侧腔静脉后输尿管。a. 右肾积水；b. 右输尿管位于下腔静脉旁边和后方；c. 右输尿管位于下腔静脉左侧；d. 右侧输尿管结石

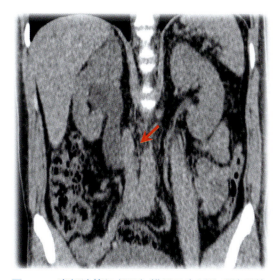

图 36.3　腹部计算机断层扫描显示右侧腔后输尿管

36.3　体位

首选使用3个套管针的经腹腔入路腹腔镜方法。与经腹膜后入路相比，提供了更大的操作空间，扩大了视野，提高了可操作性。输尿管可以完全地被处理到，并恰当地解剖，且有利于体内缝合和打结。将患者置于75°侧卧位，患侧肾脏向上，面向外科医师，位于手术台边缘，并用胶带固定（图36.4）。这有利于操作器械的自由移动，不受工作台的妨碍。带有显示器的腹腔镜平台系统应放置在外科医师对面，与患者背部形成直线（外科医师-患者-腹腔镜平台）。目镜通过脐部通路（5mm）

进入，并引入 2 个小通路（3 或 5mm）；一个位于右侧髂窝（如果手术右侧输尿管），另一个位于符合人体工学标准的乳头线上的肋缘下方。

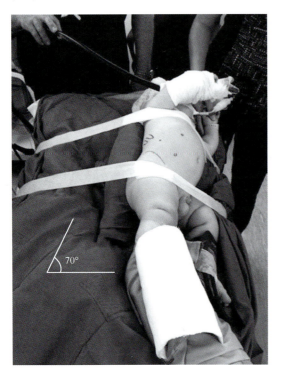

图 36.4　患者体位

36.4　操作器械

所需的仪器取决于患者的年龄。对于低龄患者，一般使用 5mm 30° 光学器件和两个 3mm 操作通路。对于年龄较大的儿童，可以使用 10mm 30° 光学器件和 2 个 5mm 操作通路。

所需的完整腹腔镜器械套件包含：

·1 个 5mm 或 10mm 的 Hasson 通路。

·2 个用于 3mm 或 5mm 器械通路。

·1 个肠道抓钳。

·1 个直角解剖钳。

·1 把 Metzenbaum（尖头）剪刀。

·1 把肾盂成形术剪刀。

·1 个电钩。

·1 个持针器（3mm）。

·1 个抽吸 / 冲洗装置。

·用于输尿管输 - 尿管吻合术的 5-0 可吸收缝合线。

14 号 Branula 穿刺针。

Fr3.7 至 Fr5.2（8～20cm）的多长度硅胶双 J 管和导丝。

·Foley 导尿管。

36.5　技术方法

在开始手术前进行全身麻醉并插入 Foley 导尿管，使膀胱自然引流。第 1 个通路通过开放技术（Hasson 通路）置于脐部区域，并用皮肤缝合线固定。这个切口可以利用脐部皱褶进行顺向切口。气体流量开始为 1L/min，直至腹膜腔充满气体，然后可升高至 8L/min。气腹压设定在 10～12mmHg。在直视下放置 2 个工作通路：1 个位于肋缘下方，另 1 个位于同侧髂窝。用于持针器的后一个通路（3 号通路）的位置至关重要，因为它必须与吻合口对齐以利于缝合。

通过切开侧腹膜向内侧掀开结肠或在合适的情况下左侧通过切开结肠系膜来显露肾脏。通过切割而不是电凝输尿管进行细致的解剖，注意不要破坏其血供，并充分游离下段输尿管以实现无张力的输尿管 - 输尿管吻合术。肾脏的前表面应保持完整以保持其黏附；解剖中极和下极的后表面足以显露上段输尿管。最困难的部分是输尿管和下腔静脉之间的解剖，此处的解剖可能无法在直视下进行，但仍然可以找到这两个结构之间的正确平面。然后，通过 1 个马蹄形技术，使输尿管可以在 IVC 后面自由移动。当输尿管完全松解后，在腔静脉后进行切断。如果输尿管太靠近 IVC 且未完全游离，则应尽可能靠近 IVC 切断输尿管，然后游离。腔静脉后段被游离并移至 IVC 之前（图 36.5）。吻合前应以相反的方式劈开近端和远端。"搭接缝合"可用于提供稳定性并促进缝合，在小婴儿中使用直针（3-0或4-0 Prolene）或常规5-0 Prolene，直接穿过腹壁，和（或）通过branula穿刺针放入。有时可以为此操纵置入第4个3mm套管针。如果输尿管末端较宽，则应在输尿管的前侧（面向外科医师的一侧）和输尿管的后侧（远离外科医师的一侧）进行双向连续缝合。如果担心连续缝合会造成狭窄，间断缝合也是一个不错的选择。

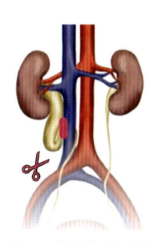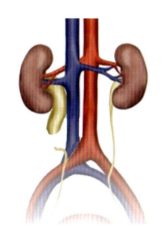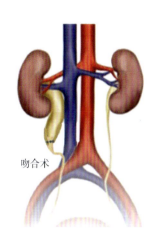

吻合术

图36.5　输尿管切断与吻合

当后侧吻合完成后，通过14G branula穿刺针将双J管经腹壁置入。导丝通过输尿管与凡士林油一起进入膀胱。然后，双J管通过导丝推进并放置在肾盂和膀胱之间。双J管顺行插入，首先置入膀胱，然后插入肾脏。根据笔者的经验，这种方式更容易，效果也更好。帮助实施此技术的一个重要技巧是预先通过branula穿刺针插入双J管；应该扩张要插入肾脏的末端的侧孔（理想情况下是第2个或第3个远端侧孔）。如此，将双J管与导丝一起通过吻合口插入膀胱，然后移除导丝。再将导丝穿过扩张的侧孔插入并抓住双J管的移动端。最后，将导丝与双J管一起经过近端输尿管插入肾脏。当双J管完全置入后，小心地拉出导丝（图36.6）。要检查双J管是否在膀胱中，可以让膀胱充盈并检查是否有尿液从双J

管中流出，或者用亚甲蓝注入膀胱并确认亚甲蓝从双J管中上升并流出。

双J管置入完成后，在吻合口前壁完成缝合。若输尿管末端较窄，可间断缝合，并可使用打结器方便打结。可以使用5-0或6-0聚卡普隆25（Monocryl）或6-0 PDS线进行吻合。

移除"搭接缝合"线，并将吻合口置于"新的"正常解剖位置。复位结肠并无须缝合侧腹膜。如果使用经肠系膜方法，则可以关闭肠系膜窗口。

仔细检查止血情况。不需要额外的肾周引流。在直视下移除套管针，并用3-0 Vicryl关闭筋膜，使用5-0 Monocryl或Dermabond缝合皮肤。

术后留置Foley导尿管自然引流2～3d。

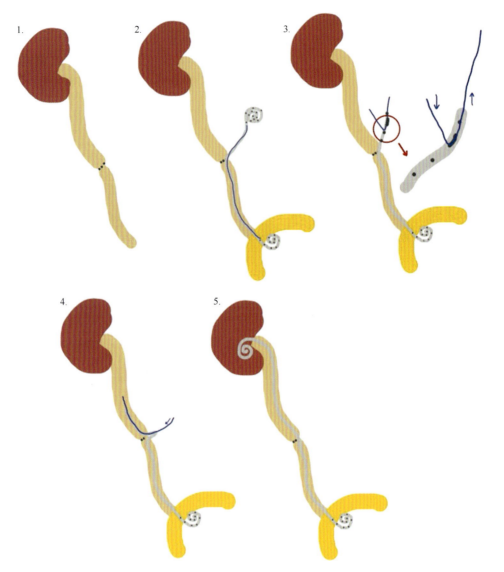

图36.6　双J管经吻合口置入技巧与窍门。1.吻合后壁；2.将双J管和导丝插入膀胱；3.通过扩张的侧孔插入双J管的导丝；4.将导丝和双J管引入肾脏；5.双J管处于正确位置

36.6　术后护理

患者在手术后数小时开始经口喂养。仅在需要时才口服和静脉注射镇痛药。前3d口服对乙酰氨基酚（15mg/kg）。

患者第2天即可出院，但如果手术是在早上第一台进行，则可能是日间手术。

术后留置Foley导尿管2～3d，术后6～8周通过膀胱镜取出双J管。有些机构会将双J管保留10～14d，拉线从尿道中取出。

预防性使用抗生素直至取出双J管后24 h。

术后1个月、3个月、6个月和12个月应进行超声检查，以评估梗阻的缓解情况。仅当超声显示持续扩张迹象时才应进行^{99m}Tc-MAG-3利尿肾图检查。

36.7　结果

由于腔静脉后输尿管是一种罕见的异常

情况，文献中对此描述不多；笔者没有足够的患者来进行一系列描述性的队列报道。文献中显示的结果及笔者经历的少数案例都非常好。最可能的并发症是漏尿和输尿管梗阻。Peycelon等描述了5例接受腹膜后入路的患者，并得出结论认为这是一种安全有效的技术。Escolino等比较开放式与腹腔镜手术，他们发现腹腔镜手术在镇痛要求、住院时间和美容效果方面有更好的术后效果。除了腹腔镜组中有1例患者出现并发症（输尿管吻合口狭窄），在再次手术后得到解决，报道的其他所有患者的梗阻均已完全解决。其他有报道称腹腔内入路治疗梗阻没有增加并发症的发生。

笔者在腹腔镜经腹膜腔入路方面的经验是成功的，没有并发症，梗阻也得到了解决。

🔆 技巧和窍门

- 输尿管-输尿管腹腔镜吻合术具有挑战性，但一些技巧可以帮助使其变得更容易。笔者的第一个建议是在切割模式下用电钩进行精细的解剖，而不是电凝，以避免输尿管损伤和进一步狭窄。固定输尿管并避免额外活动的搭接缝合线有助于吻合。另一个有助于治疗末端较窄的纤细输尿管的技巧是用间断缝合代替连续缝合进行吻合。
- 扩张双J管近端（肾脏端）的其中一个侧孔将有助于插入导丝并将双J管引入肾脏。

- 最后仅使用3个通路并通过branula穿刺针引入双J管会有所帮助，因为无须使用第4个通路，这可能非常有用，尤其是在学习曲线期间。

36.8　讨论

腔静脉后输尿管是输尿管梗阻的罕见表现或原因。仅当有症状和（或）因输尿管梗阻导致中度至重度肾积水时才需要手术矫正这种异常。矫正可以通过开放、腹腔镜或机器人方法来完成。微创手术（MIS）可以是经腹膜后手术或经腹膜腔手术。无论采用哪种方式处理输尿管，都可以通过两种主要的技术：输尿管-输尿管吻合术或输尿管肾盂吻合术。众所周知，近年来腹腔镜手术取得了长足的进步，因此可以通过MIS进行腔静脉后输尿管矫正手术。文献中描述了经腹膜后手术，并在近50%已发表的患者中使用。他们描述经腹膜后和经腹膜腔方法之间的结果没有差异。然而，笔者认为，经腹膜腔的腹腔镜技术提供了更好的显露，为输尿管解剖提供了足够的空间，保护其血供，这是该手术最关键的步骤之一。如果解剖不仔细，血供受损，随访时可能会出现输尿管的狭窄。另一方面，经腹膜腔方法可以实现平滑的学习曲线。

要点

- 仅当出现症状或发生中度至重度肾积水时才需要手术。
- 如今，微创手术是这种疾病的主要手术方式，其中经腹膜腔入路的腹腔镜下手术是一项出色的技术，可为初学者和资深的外科医师提供良好的输尿管和下腔静脉的显露。
- 该手术的关键步骤之一是注意保护输尿管血供，避免其损伤和造成此后输尿管吻合口的狭窄。

（潮　敏　张　殷　译）

第37章
儿童输尿管结石的微创治疗

Lorenzo Masieri，Giulia Bortot，Simone Sforza，Chiara Cini，and Alberto Mantovani

⏱ 学习目标

- 概述儿童输尿管结石的治疗方法。
- 阐明药物排石治疗和手术治疗的指征。
- 描述输尿管镜手术、手术步骤、并发症和净石率。

37.1 引言

近数十年以来，儿童肾结石（nephrolithiasis）的发病率呈逐步上升趋势，而且根据平均3年的随访数据显示，20%的患者会经历复发，这些数据进一步提醒专业医疗机构应更加重视肾结石患儿。尤其是医疗机构中那些拥有充沛的资源、齐全的技术手段的外科医师，可以更合理、规范和及时诊治此类患者，同时能够完成全面、细心的长期随访。

输尿管结石（ureteric stones）是临床中常见的急诊之一，最常见的临床表现是腰痛、不同程度的血尿和新发的上尿路扩张。对于直径＜10mm的结石，首选药物排石治疗（medical expulsive therapy，MET），它可以获得良好的治疗效果，最常用的药物以α受体阻滞剂（如多沙唑嗪、坦索罗辛等）为主，可选择联用非甾体抗炎药（NSAIDs）。在儿童中，MET同样可明显提高自然排石的可能性。但需要根据不同的体重和（或）年龄调整具体剂量，多沙唑嗪推荐次剂量为0.03mg/（kg·d）；坦索罗辛推荐剂量：对于年龄大于4岁的儿童为0.4mg/d，小于4岁的儿童为0.1～0.2mg/d。多数情况下，通过药物治疗数日便可成功排石，若患者存在药物使用禁忌或药物排石失败，则建议行输尿管镜手术（ureteroscopy，URS）（表37.1）。

对于直径大于10～12mm的结石，通过MET通常无法获得比较满意的疗效，需要输尿管镜手术治疗。儿童患者手术通常有两种方案可选，即一期手术和预留输尿管支架管（双J管）的二期手术，通常认为预留双J管数周后择期行二期输尿管镜手术是安全的。双J管不仅可解除梗阻并引流上尿路积水，同时可提升输尿管的可塑性，被动扩张输尿管及膀胱输尿管开口，可提高后期手术的安全性和成功率。相比于年龄较大的儿童、青少年和成人，输尿管结石对年龄较小的儿童造成的影响相对较小，因为发病率相对较低。但是成人和较大患儿可以选择不预留双J管的一期输尿管镜手术，尤其是输尿管远端和末端的结石（表37.1）。

表37.1 药物排石治疗和输尿管镜/预留支架选择标准						
MET	直径＜10mm	输尿管末端结石[a]	疼痛控制良好	未行IVU	单侧输尿管结石	无上尿路扩张
输尿管镜	直径＞10mm，无法自然排出	MET（至少8d）	疼痛控制不佳	行IVU或感染性结石	孤立肾	合并上尿路扩张[b]

[a] 输尿管中段和上段结石亦可行MET治疗，但排石率相对较低。

[b] 疼痛开始发作的阶段，输尿管上段扩张可能少见。然而，新发的扩张可认为是尿路梗阻的表现。

值得注意的是，体外冲击波碎石（extracorporeal shock wave lithotripsy，ESWL）也是治疗选择之一，尤其是输尿管近端结石，可在全身麻醉下实施ESWL，但大多数学者通常不会作为首选。

37.2 术前准备

对于择期手术，可以手术当天入住。尿常规和尿培养是非常重要的术前评估，尿培养阴性方可安排手术；术前肠道准备非必需。笔者建议围手术期使用单剂量广谱抗生素，如头孢克肟等预防感染，于麻醉诱导阶段通过静脉滴注方式输注。有些患者既往可能有明确的尿路感染病史，这种情况下，可根据尿培养和药敏试验结果来选择合适的抗生素方案。

37.3 手术体位

采取蛙式仰卧位或膀胱截石位（图37.1），有些泌尿外科医师喜欢患侧下肢稍下沉并向外侧展开的体位，认为能使患侧输尿管被牵引、拉直，便于输尿管镜操作；而头高足低位（反Trendelenburg体位）则可在一定程度上避免输

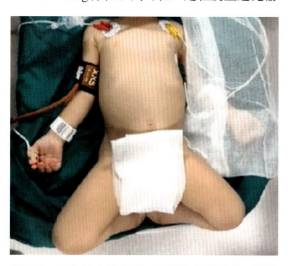

图37.1 18个月女性患儿，采取蛙式仰卧位，因输尿管末端结石行URS手术

尿管镜碎石过程中结石碎片被较高的灌注水压灌入肾盏内。在开始手术前，提前将C形臂安放至适当的位置，能够定位患侧肾脏，同时注意避免接触或干扰手术台面的使用。

37.4 手术器械和材料

各种手术器械和材料基本构造较为类似，但根据使用者的经验和不同的医疗机构，使用的具体手术器械型号和规格可能略有差异。手术需要准备的常用器械和物品主要有以下几种：

－ 硬性输尿管镜：

· 直径：Fr7；

· 工作通路长度：34～43cm；

· 工作通路直径（可放入的设备粗细）：Fr3～4；

－ 亲水涂层导丝：长度150cm、直径0.89mm（0.035in）的直头导丝（亦可选择弯头导丝），直径0.635～0.457mm（0.025～0.018in）的更细导丝也是必要的准备之一；

－ 固定芯导丝（fixed core guide-wire）：长度145cm、直径0.89mm（0.035in），直头或弯头；

－ 输尿管导管（open-end ureteral catheter）：长度70cm、直径Fr4；

－ 输尿管支架管（双J管）：不同型号、规格；

－ 导尿管：不同型号、规格；

－ 激光光纤：为粗细两种；

· 细：直径Fr1.5（230μm），为儿童输尿管镜手术最常用的型号；

· 粗：直径Fr2（365μm）/Fr3（600μm）；

－ 输尿管软镜：长度67cm，直径Fr7.5。

37.5 手术

通过膀胱镜确定膀胱输尿管开口。首先，

使用输尿管导管进行逆行肾盂输尿管造影，确定输尿管结石位置，观察了解上尿路解剖形态。将0.035in亲水涂层导丝通过输尿管开口置入输尿管直至肾盂。通过术中X线透视可清楚看到导丝位置，当导丝达到理想位置后，助手将导丝体外部分固定至手术无菌区域，此时术者可通过输尿管镜进行下一步操作。如果遇到输尿管过度迂曲影响手术视野时，通过输尿管镜可放置另一根0.035in亲水涂层导丝，可支撑输尿管腔，改善手术视野。当固定好2根输尿管导丝后，输尿管镜即可安全地在输尿管腔内移动，达到结石梗阻位置并进行碎石。手术过程中，为避免膀胱过度充盈，建议留置小尺寸导尿管并保持通畅引流。除非是体型较小的婴幼儿，导尿管和两根输尿管导丝可以和输尿管镜并放至尿道。如果不可能放置Fr5～10耻骨上导管，在手术过程中保持开放是一种选择。

当结石位于输尿管镜视野后，即可开始碎石，由于小尺寸输尿管镜工作通路较小，碎石开始前需要检查输尿管镜末端水灌注是否充足，以便在碎石过程中能够将一些小的结石碎块冲洗干净。为了碎石过程的顺利进行，可通过压力带加压灌注水袋提高灌注水压力；或者可在输尿管镜工作通路连接三通注射转换器，助手可用注射器手动进行水灌注，此方法虽然需要人力操作，但可保证足够的灌注压并且压力可控，可根据需求随时暂停或调整。另一种水灌注方法是使用手动高压水泵，不需要连接三通注射转换器，需要助手操作辅助（图37.2）。笔者发现在手术过程中最后一种方法是保证手术视野清晰最好的手段。

手术碎石和取石分别是激光和取石网篮技术的结合。钬激光是目前最常用的碎石设备，粉末化、碎块化和爆米花技术碎石（popcorn techniques）方法共同结合可取得非常好的结石粉碎效果。对于儿童，230μm（Fr1.5）细光

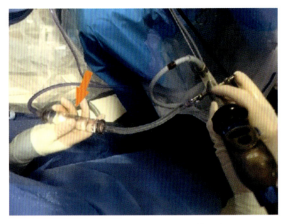

图37.2　手动高压水泵装置（橘黄色箭头指向）

纤足以在短时间内完成碎石。术中随着结石不断被粉碎，会产生越来越多的结石碎块并脱离激光发射区域，此时，可将能量集中持续激发于管腔内某处的小结石碎块堆中，直至所有的小块结石成为粉末化颗粒（爆米花效应），达到最大程度粉末化结石的目的。取石过程中，取石网篮是目前最好的选择，可将结石碎块取出放入膀胱内，直到输尿管腔内操作结束后可取出体外（图37.3）。

手术目的是去除所有结石碎片，进而解除输尿管梗阻。手术进行到后期，可以见到输尿管内残留很多细小的结石碎块，这些碎块需要被清理至输尿管腔外。清理干净输尿管内结石碎片后，取出膀胱内结石碎片，在输尿管中留置一根新的双J管，并留置导尿管。由于儿童体型多样，没有固定的双J管型号，可根据以下公式选择长度合适的双J管：

双J管长度＝患儿年龄+10。

即可找到相对合适的双J管长度。导尿管选择方面，如果是大龄儿童，为了更好地进行术后清洗，可选择末端开孔导尿管。

手术中，输尿管软镜的准备也非常重要，当输尿管结石位移至肾盂肾盏或输尿管近端结石硬镜无法到达时，输尿管软镜可提供非常好的补救措施，输尿管软镜相关技术已在RIRS章节详细描述。

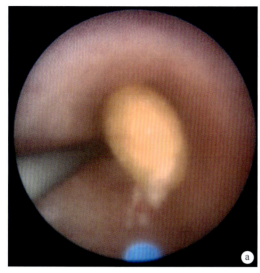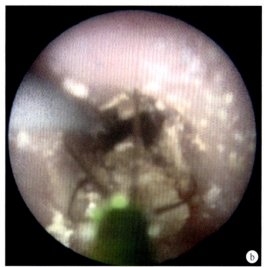

图37.3　同图37.2患儿。a. 输尿管结石粉碎前；b. 输尿管结石粉碎后，取石网篮取出最后的残余碎片

37.6　术后护理

全身麻醉数小时，患者术后苏醒良好后可适当饮水进食；建议术后至少给予3d的抗生素治疗。为了患者更好地恢复，可适当静脉输液，提升尿量、促进结石碎片的排出；术后血尿改善后可拔除导尿管，通常为术后2～3d。此后，患者可出院观察，3～4周后复查并取出双J管。

超声检查是术后常用的影像学随访手段。儿童代谢评估和筛查目前已在很多医疗机构开展，包括儿童肾病科医师参与下的多学科模式是代谢筛查的保证，对后期预防和治疗有重要意义。

37.7　结果

根据文献报道，儿童输尿管镜碎石术后结石净石率差异普遍较大，但一般为80%～98%。在最近发表的一项包括作者所在中心的多中心回顾性研究中，报道了149例因输尿管结石接受输尿管镜碎石术的患儿临床资料，平均结石负荷为10.3mm（5～17mm），均采用钬激光（Holmium-YAG laser）粉末化技术，总的术后净石率达97.3%；术中并发症包括出血5例（3.3%）和结石移位至肾脏7例（4.7%），术后并发症包括双J管移位2例（1.3%）和结石残留4例（2.7%），其中输尿管近端的残余结石患者需要接受二期手术治疗。最近的另一项回顾性、大样本、单中心研究显示，输尿管近端结石的并发症发生率较高，而输尿管远端结石、单一结石和年龄大于36个月的儿童的SFR较高。在Isheii等2015年发表的一项系统性回顾研究中报道，小于6周岁的输尿管结石患儿为83%，总的手术并发症发生率为24%，而更年长的儿童发生率为7.1%。

💡 技巧和窍门

- 由于双J管存在移位可能，取出双J管前建议行X线片或超声检查。此外，X线片可显示输尿管内残余结石，尤其当患者双J管留置时间超过预期时有重要参考意义。若怀疑存在输尿管残余结石，建议提前准备输尿管镜手术器械和床旁X线透视仪，以备取出双J管困难时需要进一步行输尿管镜手术；切忌暴力拉扯双J管，以防输尿管损伤，甚至输尿管撕脱的发生。

- 作者们认为0.035in亲水涂层导丝实用性很强，但是需要术中妥善固定并定期检查以避免滑落。若输尿管条件较好，亦可选择固定芯导丝，虽然相对更硬，但可更好地支撑输尿管管腔。

- 对于梗阻时间长的输尿管结石，由于结石嵌入输尿管黏膜内，存在导丝无法通过结石梗阻处的可能。此类情况虽少见，但比较棘手，需要经验丰富的术者反复多次尝试，并要求精准的激光碎石来达到碎石目的；术中X线透视确定导丝和输尿管镜位置非常重要，以避免因进入输尿管黏膜下造成假道甚至穿孔，此类情况并非少见。对于嵌顿性输尿管结石，建议以解除梗阻顺利置入双J管为首要目标，择期行二期手术处理残余结石。

37.8　讨论

对于任何部位的输尿管结石，MET为首选，尤其是直径<10mm的输尿管结石。在Mokhless的一项研究中，对比了坦索罗辛口服排石治疗和单纯镇痛药物治疗的排石率，平均结石直径为8mm，坦索罗辛组排石率为87.8%，而单纯镇痛药物组为64.2%。此外，α受体阻滞剂组平均排石时间也明显较短（8.2d和14.5d）。部分输尿管结石患者，口服药物治疗存在一定的禁忌，包括预计无法自然排出的大输尿管结石、感染性结石、孤立肾和免疫抑制状态。如果ESWL可用，可成为输尿管结石非常好的可选治疗方法。Lu等的研究报道中，115例儿童输尿管结石患儿接受了ESWL，平均结石负荷为7.4mm（4～21mm），结石净石率为95%，但16%的患儿需要接受二次治疗ESWL；没有出现明显的并发症，并且任何位置的输尿管结石均可进行ESWL。对于MET失败的输尿管结石患儿，作者选择URS，而并非ESWL。当提到URS，仍然存在关于什么才是最好策略的争论，大多数学者支持手术前预留置双J管的做法：这样似乎可以降低手术并发症并提高净石率。这很大程度上是根据泌尿外科医师的经验、结石大小和位置所决定的。一般来说，对于体积较大和输尿管近端的结石，预留支架管是更安全的选择。

手术时间仍被认为是非常重要的影响因素，虽然尚未有明确的证据证明在儿童URS手术中，手术时间和手术率有明确的相关性。但在肾结石手术中表现的影响较为明显，尤其是在经皮肾镜碎石取石术（percutaneous nephrolithotripsy，PCNL）中。PCNL手术时间越长，手术并发症发生率越高，最常见的是发热相关泌尿道感染，是肾盂和肾盏长时间术中高压水灌注的结果。在作者的多中心队列研究中，URS平均手术时间为29.8min（20～95min）。

对于儿童，推荐术后常规留置双J管，然而，在成人，随着经验和各种研究结果的不断积累，术后留置双J管出现了质疑。因为发现相对简单的输尿管镜手术中，术后留置双J管对术后并发症的发生没有积极的影响。在Tang等的一项系统性回顾研究中，相比于术后留置支架管患者，未留置支架管的URS患者出现尿路症状和血尿的可能性更低；同时术后需要使用镇痛药物、泌尿道感染、输尿管狭窄的发生率和净石率无明显差异。在儿童，尤其幼儿，仍然建议术后留置双J管；相反的，青春期和青春期前的儿童，若URS手术不复杂，双J管为非必需选择，但仍要根据输尿管的损伤和水肿程度做出相应的选择。如果未留置双J管，短期皮质类固醇治疗可减轻水肿的程度。

要点

- 若无明确禁忌，对于＜10mm的输尿管结石，MET是较好的选择。α受体阻滞剂可选择联用非甾体抗炎药（NSAIDs）。
- URS被广泛应用于输尿管结石的治疗，术前预留双J管被普遍认为是安全、可靠的选择，但术者可根据具体情况选择一期或分期手术。
- URS手术中，相比于输尿管近端、结石负荷大、年龄较小的儿童，输尿管远端、结石负荷小、年龄较大的儿童手术并发症发生率更低、SFR更高。

（阿不力孜·司马义　塔来提·塔依尔　译）

第38章
儿童罕见输尿管病变的微创治疗

S. Gerocarni Nappo and S. F. Chiarenza

⏱ 学习目标

- 描述上段、中段、下段输尿管的微创手术入路。
- 描述罕见的先天性输尿管疾病的微创治疗，如纤维上皮息肉、输尿管狭窄和瓣膜。
- 描述罕见的获得性输尿管疾病的微创治疗，如输尿管创伤、获得性输尿管狭窄。
- 描述腹腔镜输尿管端端吻合术为肾输尿管部分切除术的替代选择，并展示该技术。
- 描述如何取出移位的双J管并展示该技术。

38.1 患者体位

在输尿管镜手术中，患者取截石位，患者仰卧，双腿屈膝外展置于托脚架上。术者站在患者的两腿之间，助手站在术者的一侧，内镜显示器置于术者的前方，X线显示器置于内镜显示器的一侧。硬镜手术通路选用儿童膀胱镜Fr5、Fr8、Fr9.5，必要时，可选用儿童软性输尿管镜，大小为Fr4.5/6.5、Fr6.5/7.5或Fr8/9.8。一些腹腔镜手术需要术前留置输尿管支架管。

对于输尿管上段和中段的腹腔镜经腹腔手术，患者取30°~45°的改良侧卧位，腰部垫一个枕头。对侧的手臂外展置于托手板上。同侧手臂与对侧手臂平行置于升高的托手架或枕头上。术者和助手都面对患者，显示器置于患者的后方（见经腹腔肾盂成形术的位置）。穿刺通路选择如下：取脐部作为观察孔，第2个套管针在上腹部中线朝向观察孔刺入，第3个套管针在同侧腹壁或脐下中线刺入，根据情况，

必要时可在同侧季肋部置入第4个套管针。观察孔进腹可通过大多数小儿外科医师较为青睐的开放式Hasson法，也可以使用Verres针。

对于需要行下段输尿管腹腔镜手术时，患者取仰卧Trendelemburg体位，术者和助手分别站于患者头端两侧，显示器置于患者足侧。穿刺通路选择如下：取脐部作为观察孔、第2个和第3个套管针分别置于右侧和左侧腹壁（见腹腔镜输尿管再植术位置）。

如果患者的解剖层次清晰，可通过结肠旁系膜入路快速进入到左输尿管附近。在切开Toldt白线、结肠弯曲、降结肠或升结肠的内侧腹膜反折后，可分别进入左中、下输尿管或右输尿管。此时需要特别注意仔细小心分离输尿管。

在经腹膜后入路中，患者取侧卧位，术者和助手均站在患者的背侧，显示器置于患者前方。穿刺通路选择如下：第7肋尖作为观察孔，第2个套管针孔放置于肋脊角，第3个套管针放置于腋中线髂嵴上缘（见腹膜后肾盂成形术位置）。可根据需要增加1个套管针，放置于第7肋下腋中线上或腋中线前、后方。

对于机器人辅助的上段和中段输尿管手术，其位置与腹腔镜手术相同。或者患者取仰卧位，折叠手术台以抬高患侧。用软垫仔细充填所有的受力点。患者取平卧位以利于穿刺通路的建立。首先通常在脐部置入观察孔，然后直视下置入其他操作孔。对于达·芬奇机器人，操作通路放置必须成三角形，选择头端通路作为镜孔，其余的通路作为操作孔。理想情况下，为了避免相互碰撞干扰，各个操作通路应间隔一手掌宽度。对于第三代达·芬奇系

统Si，需要1个12mm的套管针放置镜头，第2和第3个套管针根据器械尺寸选择5mm或8mm。对于第四代达·芬奇系统Xi，镜头孔和操作孔均为8mm，最佳打孔的位置需在同一直线上。在小儿手术中，套管针可放置在中线上，以最大程度地增加操作空间。同时，还需要多放置1个助手的辅助孔。

38.2 输尿管支架管

输尿管支架管置入术可以作为单一的手术方式进行，也可以在内镜或腹腔镜手术的开始或结束时进行。输尿管插管可以经膀胱镜逆行置入，或在腹腔镜手术中顺行插入（经腹腔或腹膜后入路）。

与成人相比，儿童使用的双J管的尺寸和长度更小。它们的尺寸为Fr3、Fr3.7、Fr4和Fr4.8，固定长度10～26cm，或可变长度8～20cm。新生儿和婴儿选用10cm和12cm的Fr3支架。对于年龄较大的儿童，患者的所需的长度可以根据Palmer公式计算：

即导管长度（cm）=年龄+10
或根据Forzini等的公式，
即导管长度=年龄+12。

逆行置管时，使用Fr8或Fr9.5膀胱镜，并采用Fr5硬镜手术通路。用生理盐水使膀胱处于半充盈状态，用尖端开口的Fr3～5输尿管导管通过输尿管口，注射造影剂进行逆行肾盂造影，以观察输尿管解剖和存在的病变。在逆行造影时，必须注意肾盂形态，避免导管在通过UVJ时发生移位和引起上尿路高压。在肾盂造影完成后，通过输尿管口置入一导丝。导丝有不同的材料，如尖端有亲水材料的亲水导丝或非亲水导丝，也存在不同型号（儿童一般使用0.025in或0.035in导丝）。如条件允许，可以从已在位的尖端开口的输尿管导管内置入导丝，以减少VUJ损伤的风险（Fr4输尿管导管匹配0.025in导丝，Fr5输尿管导管匹配0.035in导丝）。导丝如果在位，双J管适当润滑后，

可轻松地沿导丝推入。通过X线观察双J管近端和通过膀胱镜观察双J管远端位置是否良好。

顺行放置双J管时，在腹腔镜手术中切开泌尿道（输尿管或肾盂），直视下经皮放置1个14号的套管，通过输尿管近端套管插入导丝，用腹腔镜器械协助推入膀胱。然后将双J轻轻地套到导丝上。使用稀释的亚甲蓝充盈膀胱可协助判断双J管远端是否在位：一旦支架在位，蓝色液体将从近端流出。

38.3 输尿管外伤

输尿管位于腹部深处，沿着腰肌走行，管壁薄而富有弹性。因此，儿童中创伤后的输尿管损伤非常罕见。穿透伤不常见，钝性损伤更罕见，其作用机制通常是减速性损伤（车祸、从高处坠落等）。钝性损伤的发生常和先天性的尿路畸形有关，并常伴有其他腹腔内脏器的损伤。

输尿管损伤多为医源性损伤，发生在开放、内镜或腹腔镜手术中。对于医源性损伤，特别是输尿管不全损伤，建议立即进行膀胱镜检查和双J管置入。

钝性或穿透性创伤后发生输尿管损伤不易被发现。通常在创伤后几天患者主诉腹痛、腰胀或发热才被诊断。腹部超声显示腹膜后无回声或混合无回声信号。CT增强扫描可鉴别尿性囊肿或血肿，并明确输尿管损伤。如果病程较长且合并不全性输尿管损伤，建议尝试双J管置入和延长留置导尿时间。也可以留置腹膜后引流管。

如果合并输尿管完全性损伤，则需要行暂时性肾穿刺造瘘术。后续将进行的手术：对输尿管下段损伤行输尿管再植术或联合采用膀胱Boari瓣（或同时行腰大肌悬吊），对中段输尿管损伤进行输尿管-输尿管直接吻合术，必要时可进行输尿管替代术。该重建手术常使用开放方法。最近，有报道称，在少数儿童中腹腔镜/机器人阑尾代输尿管术作为挽救性治疗，

可替代肾切除术或自体肾移植（见38.9）。

38.4 输尿管息肉

输尿管纤维上皮性息肉是一种罕见的引起上尿路梗阻的良性间充质肿瘤，组织学构成主要由中胚层纤维组织结构表面覆盖正常尿路上皮形成。病因尚不清楚，但已被报道可引起反复感染、创伤、结石和免疫功能紊乱。纤维上皮息肉多发生于学龄儿童，病例中男性占58%～98%，左侧占比75%。临床表现包括间歇性腹痛、血尿和肾积水，因此常被误诊为UPJ梗阻，常需要在术中才得以确诊。Adey等报道了约0.5%儿童在UPJ梗阻行手术治疗中发现纤维上皮性息肉。泌尿系超声很少用于该病的诊断。如果可疑，通过CT或MRI或术前逆行肾盂造影很容易看到息肉。大多数息肉位于UPJ或输尿管近端，也可出现在输尿管中部，或输尿管远端，或同时出现在多个部位。正确的术前诊断对于有效的治疗是必要的。

虽然早期文献提倡开放手术切除，但内镜顺行和逆行使用钬激光和网篮对输尿管息肉的治疗也具有很高的成功率。然而，术后的输尿管狭窄或复发的风险不可忽视，内镜治疗不适合较大的或多灶性息肉。

最近，许多文献报道了经腹腔和经腹膜后路径的腹腔镜或机器人辅助治疗儿童输尿管息肉的病例效果良好。腹腔镜下切除或皮瓣肾盂成形术似乎是上段输尿管息肉一个很好的选择，而输尿管部分切除术和输尿管直接吻合术已被提倡治疗输尿管中段病变。术前输尿管造影是必需的，可以避免不必要的长段输尿管切除。为了减少术后输尿管狭窄发生的风险，推荐术后行双J管置入。

38.5 先天性输尿管瓣膜及狭窄

先天性输尿管瓣膜和狭窄是导致输尿管梗阻的其他罕见原因。它们在诊断和微创治疗上类似，因此可以一起描述。

1952年，Wall和Watcher从解剖学上定义瓣膜为含有大量平滑肌纤维输尿管黏膜的横向褶皱，常导致不明原因的上尿路阻塞的改变。Rabinowitz进一步修改了相关标准，指出真正的瓣膜的存在只需在瓣膜底部发现肌纤维，即使尿路上皮正常，也要符合瓣膜的诊断标准。

胚胎学关于输尿管瓣膜的发生发展，目前仍不清楚。有3种假说存在：Chwalla膜的持续存在导致输尿管远端瓣膜的发生，胎儿生理褶皱的持续存在及输尿管胚胎发生的异常。最后一种假说是基于发病率高提出的，高达57%的患者存在尿路异常，包括膀胱输尿管反流、重复肾畸形或异位输尿管开口。

在输尿管中，儿童输尿管瓣膜的分布：50%在输尿管近端，17%在输尿管中段，33%在输尿管远端。

先天性输尿管狭窄的组织学特征是输尿管肌组织增加、减少或排列紊乱，无论是否伴有粘连，在没有瓣膜的情况下，输尿管管腔变窄。有假说认为，狭窄是由发育过程中的相对缺血引起的，当狭窄位于输尿管中段时，可能是由中段分支动脉的畸形引起，或者输尿管盆段狭窄由于输精管的压迫引起。产前诊断为肾积水和产后肾积水的进行性加重是常见的临床表现。对于纤维上皮性息肉，病变位于输尿管近端的输尿管瓣膜和先天性输尿管狭窄，术前都可能被误诊为UPJ梗阻，若病变位于输尿管远端可能被误诊为UVJ梗阻，通常在手术中才能进行正确诊断。如果准确的US和MAG3扫描怀疑输尿管瓣膜或狭窄，术前最好行MRI、CT扫描或逆行肾盂造影进一步确诊（图38.1）。一些学者建议术中行逆行肾盂造影，以更好地评估输尿管远端的通畅性。

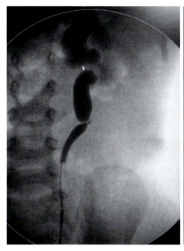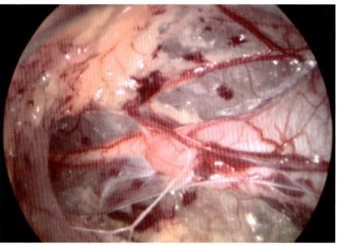

图 38.1　输尿管近端瓣膜：经腹膜后腹腔镜镜下观察

　　先天性输尿管瓣膜和狭窄传统上采用开放性手术治疗，也可通过微创手术成功治疗（图 38.2）。对于短节段狭窄，用 Heinecke–Mikulicz 手术修复是足够的。对于较长的狭窄，腹腔镜修复输尿管狭窄已在成人和儿童中应用。一些技术要点值得一提：根据狭窄部位选择合适的打孔位置，操作通路所形成的三角形的位置对于缝合是否容易至关重要。与肾盂成形术一样，经腹腔入路对于输尿管近端的缝合更有帮助。应尽量减少远端正常输尿管组织的机械性损伤，以确保输尿管血供良好。在将狭窄段完全切除后，顺行劈开远端输尿管，以确保与近端输尿管不扭转，无张力，通畅吻合。在足够大小的双 J 管上用 5-0 的缝线缝合吻合口。如果手术过程很顺利，则不必进行引流。对于肾盂成形术，尿道留置 Foley 导尿管 48h。Chandrasekhram 报道了 7 例年龄小于 1 岁的先天性输尿管中段狭窄患者，他们接受了腹腔镜下狭窄段切除和直接输尿管-输尿管吻合术的治疗：平均手术时间为 87min；中位随访 18 个月；所有患者肾积水均有改善，输尿管整形效果良好。

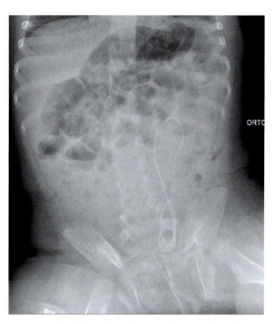

图 38.2　婴儿肾盂成形术后远端输尿管支架管移位

38.6　输尿管肾盏吻合术治疗复发性 UPJ 梗阻

　　输尿管肾盏吻合术是 UPJ 梗阻和肾下盏明显扩张患者的一种选择。Neuwirt 于 1932 年首次描述，通常作为肾盂成形术失败，UPJ 有明显瘢痕、肾盂内和肾下盏扩张患者的补救方法。

腹腔镜和机器人输尿管肾盏吻合术在成人中以小样本量病例进行了描述，在大多数病例中取得了良好的结果。在儿童方面，Casale等首次报道了9名3～15岁复发性UPJ梗阻儿童机器人辅助输尿管肾盏吻合术。平均手术时间为168min，平均住院时间为21h，所有患者在随访6～12个月时进行的MAG-3扫描显示梗阻解除。腹腔镜技术类似于开放的技术。首先行膀胱镜检查和输尿管支架置入术以辨别瘢痕组织中的输尿管。套管位置的选择参照肾盂成形术。切开Toldt白线，广泛游离结肠并切开Gerota筋膜，在髂血管水平游离输尿管至狭窄段。注意保护输尿管血供。切开并缝合狭窄的UPJ。可以先分离出门静脉（尽管几乎不需要进行夹闭）。在清除肾下极的肾周脂肪后，用烧灼法广泛切除下极的薄壁组织，露出肾下盏的黏膜。这个步骤容易造成出血。在输尿管近端外侧广泛切开（因为血管位于内侧），并通过间断缝合直接缝合到肾下盏外翻的黏膜上。Casale等描述了顺行放置双J管后，使用5-0聚乙醇酸PGA可吸收缝合线间断缝合。在缝合中需小心地翻转肾盏黏膜。然而，仍然有复发性狭窄的风险。

最近，在成人中，有学者建议在机器人辅助的输尿管肾盏吻合术中使用近红外荧光（NIRF）成像和静脉IGC，以评估近端输尿管是否有足够的血管分布，防止狭窄复发。

38.7 重复肾输尿管畸形的输尿管端端吻合术

普通人群中，1%的人存在重复肾输尿管畸形。它可能与上段（输尿管膨出、异位输尿管）或下段（膀胱输尿管反流）的异常有关。复发性尿路感染UTI、输尿管异位导致尿失禁或持续严重肾积水，则需要手术矫正。该情况下，手术遵循重建或切除原则，不同的手术的步骤过程已被描述，包括输尿管再植入术、肾部分切除术、肾盂输尿管成形术或输尿管端端吻合术。手术方式的选择通常基于患侧肾脏的功能、膀胱输尿管反流的存在、输尿管的宽度、术者和父母的喜好。

输尿管端端吻合术（低位）或肾盂输尿管成形术（高位）都是肾部分切除术的有效替代方案，如果担心"Yo-Yo效应"，低位吻合术后常没有该并发症发生。这两种技术都可使用腹腔镜辅助、腹腔镜或机器人辅助手术。

Liem等描述了一种单孔后腹腔镜辅助输尿管吻合术，其技术与单孔腹腔镜肾盂成形术有所不同。腹膜后空间形成后，放置1个10mm的套管针和1个腹腔镜摄像头，将两条输尿管向远端游离一小段，放置牵引带，并通过操作通路牵拉至体外。然后以开放的方式进行吻合。作者在9名儿童中使用了该技术，平均手术时间为78min，平均术后住院时间为2.6d，所有患者的肾功能和整形效果良好。

关于腹腔镜和机器人辅助手术，Lee等比较了25例机器人辅助输尿管端端吻合术和19例开放式手术，发现手术时间和并发症发生率方面无差异。该手术的建议和技巧如下：第一步膀胱镜检查和在合适位置置入双J管。然后患者侧卧位进行腹腔镜手术。对于高位肾盂输尿管吻合术，套管针放置类似于肾盂成形术。对于中低位输尿管端端吻合术，套管针放置在中线。尽量少游离输尿管。"受体"输尿管在外侧纵行切开，"供体"输尿管与"受体"之间用5-0或6-0 Polydioxanone线进行输尿管末端吻合。如果与受体输尿管宽度不一致，可以将供体输尿管裁剪变细。在吻合过程中可调整膀胱镜检查中放置的双J管。留置Foley导尿管约48h。一般不必放置引流管。

研究表明，在患儿中使用该技术，具有操作简单，并发症发生率低的特点。McLeod等回顾了41例输尿管端端吻合术，12例腹腔镜手术，仅有2例并发症，其中1例需要行重复肾输尿管切除术。此外，过去开放手术行输尿管吻合患者的长期随访显示，通过动脉压的监测，随访中未发现与保留功能不良肾上极相关的并发症。因此，腹腔镜或机器人辅助的输尿管端端吻合术可以被认为是腹腔镜重复肾切除术的有效替代选择，无论该极的肾功能、吻合部位的高或低以及供体输尿管的大小。罕见的并发症大多是输尿管吻合口狭窄，需要再次行腹腔镜重复肾输尿管切除术。

38.8　婴幼儿移位双 J 管的取出

在泌尿系统开放或微创术后，通常使用双J管作为临时内引流。双J管的末端从膀胱回缩至下段输尿管是一种罕见又复杂的并发症。据报道，在成人中有1%～4%的发生率，而在儿童中的发病率尚不清楚。双J管过短、最初置管时位置错误、双J管长期留置、近端盘曲于上盏和远端盘曲不全是其危险因素。常见的病例是行肾盂成形术的患儿，同时存在UVJ梗阻而未被发现：在这种情况下，通常放置双J管3～6周后内镜下拔除，但在膀胱中却没有发现双J管。

成人双J管移位一般通过输尿管镜或荧光内镜技术拔除：使用不同的抓钳、螺旋篮或输尿管球囊扩张器尖端。然而，如果盲目使用这些抓取器械，就存在输尿管损伤的可能性。

虽然在年龄较大的儿童中，输尿管镜检查是可行的，但在婴儿和幼儿中，这些在小儿泌尿外科接受重建手术的绝大多数儿童，输尿管口可能无法寻及。在这种情况下，Koral等报道了在3名婴儿中采用肾镜方法顺行拔除和Jakumar等报道了3例患者在X线定位下使用鹅颈圈拔除。本文的其中一个作者（SGN）的个人经验是用高压球囊导管扩张UVJ，用于原发性梗阻性巨输尿管的腔内治疗，在输尿管远端临时插入输尿管镜或小号膀胱镜，并在直视下取出移位的双J管。UVJ扩张后通常留置单J管24h。该技术应用于8例<3岁的病例，所有病例均成功（个人未发表的数据）。该技术的一大优点是与患者父母约定的膀胱镜检查的

计划保持不变。唯一的担忧是VUJ扩张后膀胱输尿管反流的进展，但在原发性梗阻性巨输尿管行EHPBD后这种情况很少报道。

38.9　输尿管替代

输尿管缺损是在UPJ和（或）UVJ手术失败后或输尿管创伤后发生的一种罕见和严重的事件。输尿管远端短段缺损可以通过膀胱Boari瓣腰大肌悬吊进行修复，但长端输尿管缺损的重建对小儿泌尿外科医师来说具有很大挑战。近年来，根据Yang-Monti技术，采用阑尾或回肠替代输尿管已成为长输尿管缺损的成人和儿童患者的一种可行的替代治疗方法。

在儿童中使用微创手术进行此类手术已有相关报道。Cao等最近报道了为4例平均年龄为2岁的患者成功进行腹腔镜阑尾代输尿管术。输尿管狭窄的平均长度为4.5cm，右侧2例，左侧2例。放置套管针在中线上。游离结肠后，在骨盆分离狭窄的输尿管。小心分离阑尾，特别注意避免扭转阑尾系膜。切除阑尾远端，用生理盐水冲洗阑尾管腔。用6-0可吸收线将阑尾一端与肾盂缝合，另外一端与输尿管缝合。顺行性插入一条双J管。平均手术时间238min，平均住院时间7.3d，2例患者发生UTI，2个月随访时评估吻合口通畅程度。

如果阑尾无法使用（既往已行阑尾切除术，无法充分游离阑尾替代左侧输尿管缺损），有报道称机器人辅助下回肠代输尿管术或Young-Monti改良回肠代输尿管术具有恢复快、创伤小的特点。Liu等报道了使用机器人辅助Young-Monti回肠代输尿管术用于治疗6例平均年龄8岁、输尿管缺损平均5.8cm的儿童。该手术由机器人成功完成，平均手术时间为314min。然而，只是初步数据，随访时间短，机器人手术的优势尚待证明。此外，回肠输尿管重建的并发症也不容忽视（尿路感染、黏液分泌），该手术适用于已做好充分的术前准备且没有其他更好选择的患者。

要点

- 先天性输尿管疾病，如息肉、瓣膜或狭窄，以及后天性疾病，如创伤性病变或狭窄，在小儿泌尿外科的日常实际中很少遇到。诊断并不容易，可能需要复查肾盂造影、CT、MRI等。
- 文献数据表明，通过微创手术成功治疗这些疾病是可行的，但病例的数量很少，无法得出真正有优势的结论。
- 在选定的复杂病例中，小儿腹腔镜医师可以考虑对输尿管进行微创手术作为常用治疗方式。腹腔镜/机器人肾盂输尿管吻合和输尿管端端吻合被认为是肾部分切除术或输尿管膀胱吻合术的替代方案。在复发性UPJ梗阻的情况下，类似的腹腔镜输尿管肾盏吻合术也是一种选择。
- 当进行输尿管微创手术时，必须记住这是十分精细的手术。术者应为专业的腹腔镜重建医师，能够轻松地进行上腹部、下腹部的解剖和肾盂成形术的精确缝合。输尿管的处理应特别小心，以尽量减少创伤和缺血性损伤，并使用固定缝线进行悬吊，避免输尿管扭转。这些情况对于成功完成腹腔镜输尿管重建手术来说是十分重要的。

（周辉霞　文渚媛　杨焱培　陈贵龙　杨云杰　张　巍　译）

4

第四部分
膀　　胱

第39章

小儿泌尿外科微创技术：膀胱输尿管反流的内镜治疗

Hiroyuki Koga，Hiroshi Murakami，and Atsuyuki Yamataka

◎ 学习目标

- 通过指导，逐步掌握内镜下聚糖酐透明质酸共聚物治疗（Deflux® treatment，DT）技术。
- 通过回顾中期结果，了解 DT 的疗效。
- 了解 DT 的最新进展。

39.1　引言

膀胱输尿管反流（vesicoureteral refux，VUR）是最常见的尿路畸形之一，儿童发病率为 1%～2%，其中 25%～40% 的儿童有发热性尿路感染（urinary tract infections，UTIs）病史。VUR 具有不同的严重程度和处理方式，包括一系列的治疗理念和模式，从连续使用或不使用预防性抗生素到积极的外科手术治疗。事实上，VUR 的最佳治疗方法尚未确定，因为并非所有患者都需要临床干预。对于那些从干预中获益的患者，其适应证取决于 VUR 分级、UTIs 复发史和父母的选择。然而，是否应采用开放手术干预，目前尚存争议。自 Puri 于 1984 年第一个发表了关于膀胱黏膜下注射（subureteral transurethral injection，STING）的报道后，VUR 的治疗方法发生了重大变革。从那时起，STING 技术不断得到改进，如输尿管口黏膜下注射（hydrodistension implantation technique，HIT）法和双重 HIT，提高了 VUR 的治愈率。多种组织增强剂被用于输尿管黏膜下注射，如聚四氟乙烯、胶原蛋白、硅胶、自体软骨细胞和聚糖酐透明质酸（dextranomer/hyaluronic acid，Dx/HA，Deflux®）等。随后一些新的材料又陆续出现。例如，2010 年，Ormaechea 等报道了关于新

材料"聚丙烯酸酯多元醇共聚物"（polyacrylate polyalcohol copolymer，PPC，Vantris®）的多中心前瞻性研究结果。虽然 DT 被认为是输尿管梗阻的潜在因素，但是 Deflux® 仍然是使用最广泛的植入剂。

儿童 VUR 的治疗目标是：①预防发热性UTIs；②预防肾损害；③身体/精神压力得到最大程度的改善。在此，介绍我们有关内镜治疗VUR 的技术，以及一种首创的简单无创操作，用于发现 DT 治疗后输尿管梗阻和存在输尿管梗阻风险的患者，特别是迟发性输尿管梗阻患者。

39.2　术前准备

术前超声检查是观察肾脏形态和判断是否存在肾脏损害的初步影像学检查。如果存在肾脏损害，或肾实质体积缩小，或肾脏呈高回声，或肾皮质-髓质连接部模糊，则行 ^{99m}Tc-DMSA 肾脏显像，进一步术前评估肾功能和肾脏引流。如果肾功能差（<10%），应考虑肾脏和输尿管切除，而不是矫正 VUR。在任何 VUR 的手术干预之前，膀胱造影是必需的。要么使用经典的膀胱造影检查，它可以显示膀胱和输尿管的形态，详细描述 VUR，并对 VUR 进行准确分类，但辐射量较高。可采用膀胱闪烁照相技术，优点是辐射量较少，但对形态的呈现不够确切，对 VUR 的分类也不够准确。

39.3　材料

39.3.1　植入剂

Deflux®：由 Stenberg 和 Lackgren 研发的聚

糖酐透明质酸钠微球悬浮液。目前，它是应用最广泛的注射植入剂。在大多数情况下，0.5～1.5ml可有效纠正VUR。

膀胱镜和针头

笔者多使用带偏移镜头的Fr8.0或Fr9.5小儿膀胱镜（Karl Storz，Inc.，Tuttlingen，Germany）来注射Deflux®，因为偏移镜头可以确保Fr3.7针头直接穿过输尿管，而不需要弄弯注射Deflux®针。

39.4　体位

全身麻醉以常规方式诱导，通过气管插管或喉罩管理气道，不需要其他特殊的设施。患者取仰卧位，双腿略微下垂并张开足够宽度，以便手术医师的操作能够到达极度外侧的输尿管口，手术医师必要时站在患者的双腿之间。不需要特殊的成像设备（图39.1）。

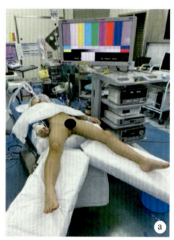
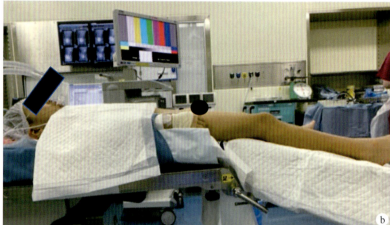
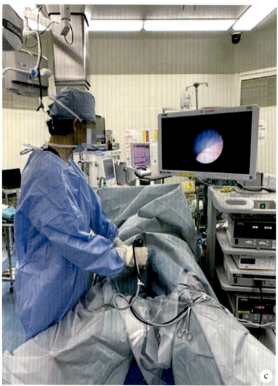
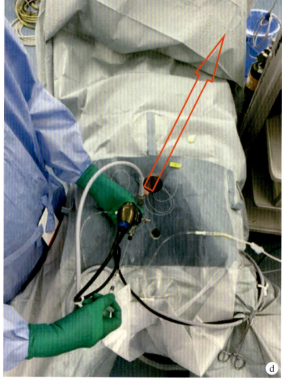

图39.1　标准手术室布局。 a. 此图显示了左侧DT手术的标准手术室布局。b. 患者脚的位置略低于躯干，以便更好地使用膀胱镜。c. 进行左侧DT时，手术医师站在患者右侧，而进行右侧DT时，手术医师站在患者左侧，如果进行双侧DT，手术医师则站在患者双腿之间。d. 手术医师的观察方向与膀胱镜的方向一致（大红色箭）

39.5　操作技术

膀胱镜检查后，适当排空膀胱至足够空间，以便观察三角区。当膀胱充盈不明显时，更容易识别输尿管口和输尿管壁内隧道。通过膀胱镜侧通路插入软头硬膜外麻醉导管（20号，Perifix®）（B. Braun，Melsungen AG，Germany）。硬膜外导管被插入输尿管后，撤出膀胱镜，将硬膜外导管留在输尿管和尿道中（图39.2）。然后小心地将膀胱镜重新插入尿道，硬膜外导管保持原位，并将针头从膀胱镜侧通路插入。将针头推进到足以到达三角区的位置，但不要太远，以免注射到Waldeyer鞘外的逼尿肌或膀胱外间隙。必须插入针刚好到黏膜下，在确认Deflux®注射针进到指定位置后，根据O'Donnell报道的技术，将Deflux®注射到黏膜下。首先，非常轻柔地注射，以评估注射剂的去向。紧接着，在硬膜外导管拔出之前，通过其注入1～3ml 20%的靛蓝胭脂红溶液，确认染料在合理的时间内从治疗侧的输尿管口流入膀胱（图39.3）。如果观察至少15min后染料仍未通过，则不要拔出和夹闭硬膜外导管，因为患者存在输尿管梗阻的风险。患者应留置硬膜外导管回病房过夜。如果次日尿中有染色，则患者出院，如果无染色，则需行超声检查肾盂积水情况，肾盂积水是输尿管梗阻的特征性表现。若超声检查无输尿管梗阻迹象，则次日在病房拔除硬膜外导管。若超声检查显示有输尿管梗阻征象，则在输尿管内留置双J管。出院后3周，进行首次常规门诊随访，并行肾脏和膀胱超声检查。

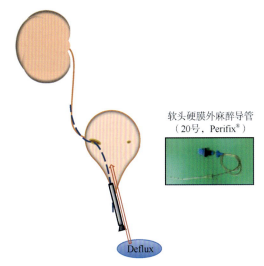

软头硬膜外麻醉导管
（20号，Perifix®）

图39.2　硬膜外导管操作示意图。该操作包括将硬膜外导管插入到接受Deflux®处理的输尿管，以及注射靛蓝胭脂红溶液观察染料是否能通过

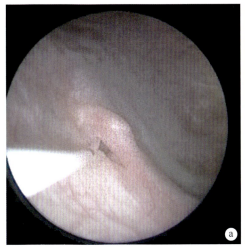

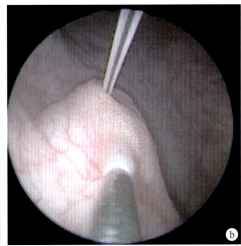

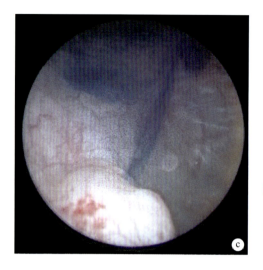

图39.3　硬膜外导管操作图。a. 将硬膜外导管插入到输尿管；b. 然后在6点钟位置插入Deflux®针头，并注射Deflux®；c. 染料从处理过的输尿管口流入膀胱

39.6　术后护理

患者需预防性使用抗生素3个月，然后进行排尿期膀胱尿道造影。如果VUR已被治愈，则停止使用抗生素，并建议患者警惕UTIs的早期迹象。除非需要，排尿期膀胱尿道造影不作为常规检查。每年进行一次肾脏和膀胱超声检查，评估植入物的部位、大小和位置。有一点很重要，患者和照顾人员必须注意到，如果植入物发生移位或断裂，VUR可能会复发。如果有任何令人担忧的因素或者任何UTIs迹象，应立即返院进行评估。

39.7　结果

2011—2019年，我们用这种方法共治疗175例分级为Ⅱ～Ⅴ级的VUR患者，共259侧输尿管。其中男性109例，女性66例。259侧输尿管中，VUR严重程度分别为Ⅱ级50例（19.3%），Ⅲ级84例（32.4%），Ⅳ级103例（39.7%），Ⅴ级22例（8.4%）。首次接受DT治疗的患者平均年龄为4.7岁（0.7～29.8岁）。平均手术时间为29.4min（9～45min）。术后平均随访时间为5.9年（0.2～9.3年）。

"治愈"定义为VUR完全消失或降至Ⅰ级。一次DT后总治愈率为58.3%，两次DT后

为78.8%，三次DT后为84.2%（表39.1）。按照VUR的最初分级，Ⅱ级患者一次DT后治愈率为72.0%；Ⅲ级为63.1%；Ⅳ级51.5%；Ⅴ级为40.9%。二次DT后Ⅱ级患者治愈率为90.0%；Ⅲ级为75.0%；Ⅳ级84.4%；Ⅴ级为59.1%。三次DT后Ⅱ级患者治愈率为92.0%；Ⅲ级82.1%；Ⅳ级87.4%；Ⅴ级59.1%（表39.2）。治愈Ⅱ级患者平均需要DT次数为1.35次；Ⅲ级1.39次；Ⅳ级1.52次；Ⅴ级1.80次。

表39.1　总治愈率与DT次数		
1次DT	**2次DT**	**3次DT后**
总治愈率　58.3%（151/259）	78.8%（204/259）	84.2%（218/259）

表39.2　治愈率与VUR分级和DT次数				
VUR分级	**1次DT**	**2次DT**	**3次DT**	**3次DT后的总治愈率**
Ⅱ	72.0%（36/50）	90.0%（45/50）	92.0%（46/50）	92.0%（46/50）
Ⅲ	63.1%（53/84）	75.0%（63/84）	82.1%（69/84）	82.1%（69/84）
Ⅳ	51.5%（53/103）	84.4%（87/103）	87.4%（90/103）	87.4%（90/103）
Ⅴ	40.9%（9/22）	59.1%（13/22）	59.1%（13/22）	59.1%（13/22）

DT. Deflux®治疗

接受治疗的259侧输尿管中，观察15min后仍未见到染料通过的有6例（2.3%），其中2例需要手术干预。1例为10岁男童，观察15min后无染料流出。遂原位保留导管，夹管后会出现腰痛。于第2天超声检查发现有明显肾积水，留置双J管后疼痛和肾积水缓解。1个月后取出支架管，之后患者稳定随访，一直再无疼痛。另外1例为1岁男童，在确认染料流出之前，就移除了硬膜外导管。由于Deflux®引起了严重的肾积水，遂留置双J管（图39.4）。目前双J管仍在原位。

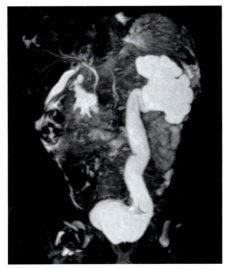

图39.4　Deflux® 治疗后出现输尿管梗阻的磁共振尿路成像图。1例接受DT而未确认染料通过输尿管的患者，磁共振尿路成像显示输尿管梗阻

💡 技巧和窍门

- 患者保持两腿尽可能张开的舒适姿势。进行左侧DT时，手术医师站在患者右侧操作；进行右侧DT时，手术医师站在患者左侧操作；进行双侧DT时，手术医师则站在患者两腿之间操作。手术医师的观察方向和膀胱镜的方向保持一致。

- DT期间，注射结束后过快取出针头，Deflux®将从注射部位泄漏。因此，注射结束后，针头应在注射部位稳定地保持至少60s，以防止Deflux®泄漏。然而，少量的泄漏是不可避免的，并且会自动停止。

- 注射过程中如果没有隆起，则可能是进针过深，针进入至输尿管周围而不是黏膜下。应放弃注射，取出针，在正确的位置重新注射Deflux®新的剂量。

- 注射过程中如果隆起不在正确的位置，请不要取出针头。改变针的角度或旋转针头，再次非常小心地尝试注射，检查隆起的位置是否更合适。

- 熟能生巧。正如Kirsch等报道，成功的DT取决于手术医师的专业知识和经验；DT的结果与注射材料的位置和手术医师的经验有关。

39.8　讨论

尽管治疗儿童VUR的方法有很多种，但内镜下DT是目前公认治疗VUR的技术。虽然输尿管再植术多年来一直是治疗高分级VUR的金标准，但它创伤大，住院时间长，并伴有膀胱输尿管梗阻等并发症。内镜治疗VUR是一种微创手术，需要手术干预的并发症发生率很低，<1%。术后输尿管梗阻的发生率不到治疗病例的1%，这似乎与注射的填充剂、容量和技术无关。有趣的是，也有报道称输尿管梗阻仅仅是由围手术期水肿引起。最近发表的一篇关于迟发性输尿管梗阻的研究报道中，定义迟发性输尿管梗阻为Deflux®或Vantris®注射8周或更长时间后新出现或进展的肾盂积水。研究发现注射Deflux®或Vantris®后迟发性输尿管梗阻发生率为1.9%，出现迟发性输尿管梗阻的平均时间为13.4个月。尽管笔者的平均随访时间（5.9年）长于最近报道的迟发性输尿管梗阻发展的平均时间（1.1年），迄今为止，尚未发现迟发性输尿管梗阻的发生。

一项针对203例Ⅲ～Ⅳ级VUR患儿的随机对照研究结果显示，在大多数情况下，内镜下注射Deflux®可使大多数VUR得到缓解或减轻。Elder等进行的一项荟萃分析显示，4种最广泛使用的注射物质单次注射的成功率为

57%～77%，总体缓解率为72%。换句话说，如果不进行多次注射，约50%的高分级VUR儿童将无法治愈。Friedmacher等强调，使用内镜注射Deflux®对Ⅳ和Ⅴ级VUR有较高的治愈率。对于治疗失败的病例，额外增加注射也很容易重复操作，其治愈率也很高。Elder的荟萃分析报道显示，多次治疗的成功率为85%。因此，这种微创手术作为治疗儿童原发性VUR的一种选择，已被纳入2010年AUA诊疗指南。

因此，即使DT的治愈率不如开放手术，且还需额外的麻醉，大多数父母依然更倾向选择DT而不是开放手术。同时，越来越多的父母倾向选择DT而不是预防性使用抗生素。

一项对100例儿童VUR照顾人员的调查发现，若有选择的机会，80%选择内镜注射，而不是预防性使用抗生素或开放再植手术。因此，对DT的需求可能会增加，并发症的预防将成为一个重要问题。

笔者相信，硬膜外导管操作策略能有效识别有输尿管梗阻风险的患者，包括急性梗阻和迟发性梗阻。如果染料流出延迟或缺失，笔者的方案会明确应采取的措施，以便早期诊断、早期治疗。另外，术后应积极随访。

随着微创内镜技术的不断被接受、手术成功率的提高以及注射剂副作用的减少乃至消失，该技术将继续保持其作为VUR一线治疗的重要地位。

要 点

- 不管注射剂量和技术如何，注射剂形成一个高而结合紧密的小丘与VUR的缓解存在相关性。
- DT失败通常与注射剂流失或从输尿管口下方移出，从而导致创面形成不足有关。
- 在失败的情况下，可以安全地重复DT，而且随后的治愈率也很高。
- 笔者采用的硬膜外导管操作策略能有效识别输尿管梗阻的高危患者，包括急性梗阻和迟发性梗阻。
- 由于治疗VUR的DT突然兴起，大多数机构尚未积累足够的数据来客观评估其长期疗效。特别是，注射植入材料的稳定性及其变性或降解、迁移以及可能发生的化学反应等，都可能随着时间的推移而成为问题，但目前仅在文献中有报道。

（张国玺　谢天朋　译）

第40章

膀胱输尿管反流：腹腔镜下 Lich-Gregoir 术

François Varlet，Aurélien Scalabre，and Sophie Vermersch

40.1　引言

膀胱输尿管反流（vesicoureteral reflux，VUR），定义为输尿管与膀胱连接处解剖结构异常，致膀胱内尿液永久性或间歇性反流至上尿路。VUR 的病理生理学尚不明确，但普遍认为感染性尿液的肾内反流可导致肾脏损伤（反流性肾病）。VUR 可能是膀胱输尿管连接部形态异常（原发性畸形 VUR）的结果，或继发于下尿路功能障碍。合并尿路扩张的原发性 VUR 产前诊断的概率更大。本病常见于男性患儿，且消退率低。继发于下尿路功能障碍的 VUR 更常见，通常好发于膀胱和肠道功能较差的女性患儿。本病可以通过排尿训练和预防性抗生素治疗，其治愈率较高。目前尚未就 VUR 患儿的手术指征达成共识。然而，尽管进行了排尿训练治疗或预防性使用抗生素，但患儿反复出现的肾盂肾炎，并且放射性核素检查所提示的肾功能下降均是手术治疗的有力论据。

关于 VUR 的手术治疗存在多种方案。1969 年描述的 Cohen 技术通常被认为是金标准。为了减轻术后疼痛、预防术后血尿、缩短住院时间，近年来微创手术技术得到极大发展，包括内镜治疗、膀胱镜检查和腹腔镜下输尿管膀胱再植术。

Lich-Gregoir 手术是 Lich 等于 1962 年和 Gregoir 于 1964 年报道的膀胱外输尿管膀胱再植术，近年来被逐渐应用于腹腔镜手术。该技术通常用于单侧反流的患儿，但因术后尿潴留的风险，通常被限制用于双侧反流的患儿。然而，双侧膀胱再植术仍具有可行性，因为腹腔镜器械可以很容易地进入膀胱后壁，并保留膀胱的神经支配。

40.2　术前准备

手术前应行肾脏放射性核素、超声和排尿期膀胱尿道造影（voiding cystourethrography，VCUG）检查，VCUG 是对反复发热性尿路感染儿童 VUR 进行分级的标准方法。手术应根据肾脏超声检查、放射性核素检查、临床病史决定，但目前小儿泌尿外科和肾脏科医师关于药物与手术的时机尚未达成共识。手术前需向患儿及其父母解释可治疗 VUR 的不同技术及其潜在并发症。手术前几天应行尿液细菌培养，以确保尿液无菌。

40.3　麻醉

常用的麻醉方式为全身麻醉，辅以骶尾部麻醉。全身麻醉诱导时常规经静脉给予广谱抗生素。

40.4　术前膀胱检查

如果需要明确膀胱功能，可首先进行膀胱镜检查，尤其具有双重系统的患儿，以评估输尿管口的位置并检查解剖结构。对于双侧 VUR 级别不同的患儿，可在行单侧 Lich-Gregoir 手术前，对低级别反流侧进行内镜治疗。

40.5 体位

患儿取仰卧位，双臂沿身体平放。外科医师站在患儿的头侧，助手和护士站在一侧，通常与反流的输尿管相对。显示屏置于患儿足侧（图40.1）。当患儿身高过高时，外科医师必须相反站立，右侧为左侧输尿管，左侧为右侧输尿管。

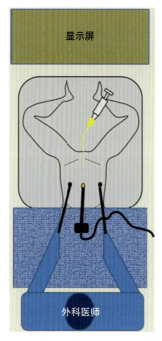

显示屏

外科医师

图40.1 患儿、外科医师和显示屏的定位

40.6 器械

完成腹壁准备后，置入导尿管。在操作过

程中必须能够按照步骤进行膀胱充盈或排空。使用5mm 30°镜头和3mm器械：钝性抓钳、双极钳、钩子、持针器和剪刀。

40.7 手术

采用经腹腔途径。在视野下通过侧方或经脐切口设置5mm的通路，避免损伤内脏。直视下左、右两侧各置入2个3mm套管针。＜2岁的患儿应在脐水平插置入套管针，年龄较大的患儿套管针的位置应较低。在手术开始时，使患儿排空膀胱并呈Trendelenburg体位，以便完整显露盆腔。

40.7.1 游离输尿管

输尿管与髂外血管的交叉处易于辨认。向下打开腹膜至输尿管-膀胱交界处（图40.2）。

为了避免过度分离输尿管，在输尿管周围进行环形悬吊，并且易于操作（图40.3）。男性患儿需分离输精管与输尿管。女性患儿需打开阔韧带，由此开口拉起输尿管。游离输尿管至足够长度，以进行无张力再植。笔者建议谨慎分离输尿管下段周围的组织，避免广泛的电凝以保留膀胱神经，尤其是在双侧Lich-Gregoir手术中，以预防术后尿潴留。

膀胱穹顶通过固定缝合线悬挂在腹前壁上，以显露输尿管-膀胱交界处。

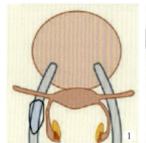 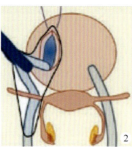 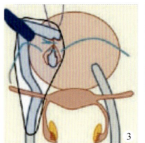 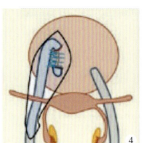

图40.2 1.腹膜开口；2.逼尿肌切开；3.逼尿肌修补；4.再植完成

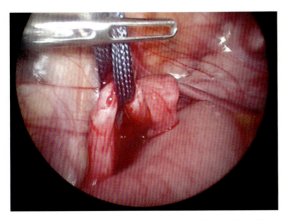

图40.3　使用缠绕在输尿管上的牵引带牵拉输尿管

40.7.2　切开逼尿肌，显露膀胱黏膜

向膀胱内注满生理盐水，充分显露膀胱后壁。旋转镜头180°。使用单极凝血钩，沿着肌肉方向和长度进行切割，遵循Paquin法则：黏膜下通路的长度应至少为输尿管直径的4～5倍。固定肌纤维，用剪刀或单极钩将肌纤维分割至膀胱黏膜（图40.4）。

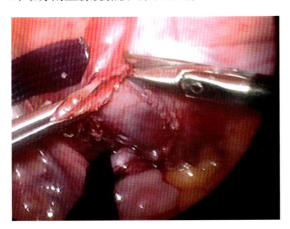

图40.4　切开逼尿肌

开放通路至输尿管末端水平。应尽量减少解剖膀胱侧壁，避免损伤盆腔神经。当黏膜撕裂时，笔者更倾向于闭合内环口，而不是直接缝合（需要排空膀胱）。

40.7.3　缝合逼尿肌

将输尿管放置在逼尿肌的双侧边缘间，并通过用于移动输尿管的牵引带定位缝合位置，

并始终保持输尿管位置固定（图40.5）。

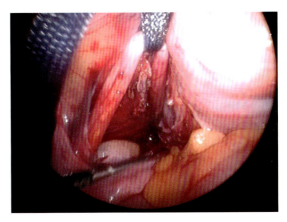

图40.5　沿逼尿肌放置的输尿管

若合并输尿管重复畸形，则同时游离输尿管并一同植入肾盂内。然后用3～4针可吸收或不可吸收的3-0或4-0缝合线将逼尿肌重新包绕在输尿管上方（图40.6）。通常从下至上缝合。缝合完成后需撤除经腹腔悬吊物。膀胱内的新输尿管口应适当扩大，避免输尿管梗阻。若输尿管张力过大，则将输尿管向近端松解。

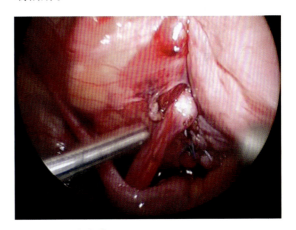

图40.6　再植完成

40.8　闭合

膀胱内液体不需要完全排出。取出套管针并缝合切口，拔除导尿管。在门诊手术时，可在膀胱中留置100～150ml的生理盐水，以便

术后出院前快速排尿。

40.9 双侧再植术

在腹腔镜条件下，可对双侧输尿管进行同样的手术，但要特别注意在解剖输尿管远端时，避免发生凝血（图40.7）。

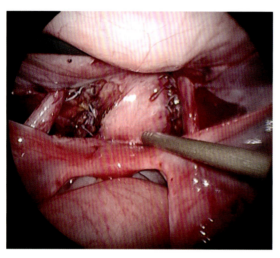

图40.7 1例女性患儿双侧再植术成功

40.9.1 术后护理

Lich-Gregoir单侧再植手术可作为日间手术，患儿在正常排尿后即可出院。术后仅需服用镇痛药。进行双侧再植术的患儿，笔者倾向于让患儿住院到第2天，以确保没有尿潴留。患儿需要居家休息8d，1个月内不能运动。术后1个月复查泌尿系彩超。此外，VCUG不作为开放手术的常规检查。

40.10 结果

笔者在过去的13年中实施了145例手术（共203个肾单位），包含58例双侧VUR和87例单侧VUR。在58例双侧VUR患儿中，37例采用双侧Lich-Gregoir手术，21例采用单侧Lich-Gregoir手术，对侧内镜下输尿管注射

治疗。在此期间，行Lich-Gregoir手术的输尿管182侧，1例为巨输尿管，1例为输尿管重复畸形。31例患儿出现双侧输尿管下段反流，包括5例双侧膀胱输尿管反流。8例患儿合并Hutch憩室，在膀胱镜下行预防性缝合术。单侧再植术的平均手术时间约为90min，双侧再植术的平均手术时间约为2h。6例患儿逼尿肌切开术中发生黏膜穿孔，需立即行修补治疗。

平均住院时间为24～30h，近期15例患儿接受了日间单侧手术治疗，术后恢复顺利。

3例接受双侧再植术的患儿术后出现暂时性尿潴留。全身麻醉状态下，置入耻骨上导尿管，10d后拔除，顺利恢复。无1例患儿发生长期膀胱麻痹。在笔者的初期进展中，2例患儿分别在术后7d和15d因输尿管穿孔需要再次手术。1例采用Cohen术，1例置入双J管及并行输尿管缝合术。

笔者近期进行的一项长期回顾性研究发现，Lich-Gregoir术有8例失败（约5.5%），经VCUG检查后确诊为新发的肾盂肾炎。2例双侧VUR的患儿手术失败，1例为双侧Lich-Gregoir术，以及1例对侧内镜下输尿管注射治疗。6例单侧VUR患儿手术失败，分别为2例双侧和4例单侧Lich-Gregoir术。共采用内镜下注射（3例）、Lich-Gregoir非计划再次手术（2例）、Cohen术（1例）、观察治疗（2例）。

本手术对于发热性尿路感染（urinary tract infections，UTIs）的治愈率为91.4%（131/145例）。共14例患儿术后发生UTIs，8例为手术失败的患儿，4例接受内科治疗后恢复良好，但仍有大小便功能障碍；另有2例患儿术后数月出现一过性尿路感染，但随访5～10年后未再发。

- 手术开展之初，2例术中输尿管穿孔，因此笔者对手术技术稍作修改。回顾手术录像并未发现造成穿孔的原因。笔者推测，损伤原因可能是长时间操作输尿管引起的缺血、单极钩状剥离的烧伤，或过度关闭逼尿肌。为了避免造成此并发症，笔者选择在输尿管周围包绕一条质软的牵引带进行操作，并严格控制烧灼的温度和持续时间。进行了以上改进后，未再发生术中输尿管穿孔（＞120例）。

- 通过经腹留置缝线悬吊膀胱，是正确显露膀胱后壁和膀胱沟的好方法，不需要额外增加套管针，笔者经常将这种技术用于其他手术。有时第二次经腹悬吊可以更好地显露膀胱后壁。

- 为降低术后尿潴留的风险，儿外科医师必须非常小心，避免大面积进行单极烧灼，尤其是在神经环绕的膀胱输尿管下段。

- 如果术中发生黏膜穿孔，可立即行内镜下黏膜修补术。

- 同样重要的是检查再植后的输尿管直径是否过于狭窄。如果缝合处过紧，则必须拆除近端缝合线。

- 所有的腹腔镜手术都有视频记录，这有助于与学生、住院医师和同道分享笔者的经验和技术。笔者也会在术后回顾和评估笔者的手术，以便在出现并发症时改进手术技术。

40.11 讨论

VUR的围手术期管理仍存在争议。关于预防性使用抗生素、手术适应证、手术年龄及随访管理等方面尚无明确共识。根据AUA推荐，Lich-Gregoir的手术适应证为：VUR分级Ⅲ级以上、肾功能不全（DMSA＜40％）、放射性核素肾显像图显示肾脏瘢痕，经过药物治疗仍复发的肾盂肾炎。

任何抗反流手术的目的都是恢复输尿管膀胱连接处的抗反流结构。开放Cohen输尿管膀胱再植术被认为是金标准，成功率达98%以上。然而，Lich - Gregoir技术也具有较高的成功率，且术后疼痛较轻，术后恢复快，以及住院时间短，此外还有良好的美容缝合效果。该技术避免了术后膀胱痉挛和血尿等开放手术带来的膀胱并发症。此外，输尿管仍处于初始位置，在未来更易进行泌尿系统的相关检查。

该术式存在的主要问题为，有8%～15%的患儿经开放性手术后并发尿潴留。这可能是因为术中损伤输尿管，或膀胱分离过程中损伤神经、血管。David在2004年提出的神经保留技术可以减少这种并发症（仍有2%的患儿出现暂时性膀胱尿潴留）。2012年，Bayne等学者报道了一组采用Lich-Gregoir技术行腹腔镜下膀胱外输尿管膀胱再植术的患者，其中双侧再植术后尿潴留的发生率为6.5%。在笔者的经验中，仅有3例患者在双侧膀胱再植术后出现暂时性排尿障碍。应控制输尿管和膀胱的外侧壁剥离程度，以避免损伤盆腔神经，建议在输尿管下段周围减少软组织剥离，避免进行大面积电凝。笔者认为术后不需要留置导尿管。此外，与开放手术相比，腔镜手术恢复更快，手术后几小时即可出院。如今，机器人辅助腹腔镜下膀胱外再植术可作为一种值得尝试的替代方案，术后效果同样良好。

腹腔镜下膀胱外输尿管膀胱再植术最常见的手术并发症之一是由过度处理输尿管或过度缝合输尿管而导致输尿管损伤或梗阻（缺血）。Lakshmanan和Kasturi分别在2000年和2012年报道了6.3%（3/47）和0.6%（1/150）的腹腔内尿漏，以及需要引流和放置双J管治疗2个月的病例。Bayne等学者报道了2.04%的输尿管瘘发生率，Esposito等学者观察到开放Cohen术式中有1.33％的相同并发症。笔者建议控制单极电凝的使用，并且使用质软的牵引带悬吊输尿管以避免该并发症。120余例在上述操作的手术中未再出现输尿管穿孔。

开放式Lich-Gregoir术治疗单侧VUR同样是一种效果良好的门诊手术。与开放手术相比，腹腔镜手术的优势在于能更好地显露膀胱壁并减少术后瘢痕。

腹腔镜下Lich-Gregoir术式的术后效果与气膀胱镜下再植术相仿。然而，在手术开始时，具有挑战性的技术是正确封闭膀胱并形成气膀胱。此外，气膀胱再植术需要行术后引流。另一方面，气膀胱镜可以治疗输尿管瘘和Hutch憩室，而腹腔镜只能治疗小型憩室。

40.12　总结

腹腔镜下Lich-Gregoir膀胱外输尿管膀胱再植术是治疗儿童VUR一种安全有效的方法。其效果与开放手术相仿。该技术缩短了住院时间和术后恢复期。它适用于单侧 VUR、双侧VUR 和双输尿管系统。在仔细解剖的情况下，双侧再植术后发生尿潴留的风险极低。

（徐　迪　何少华　译）

Jean Stephane Valla

学习目标

- 逐步介绍将套管针置入膀胱的步骤。
- 介绍在手术结束时如何关闭穿刺伤口。

41.1 引言

在成人中使用CO_2充盈膀胱以进行膀胱镜操作最早可追溯到1966年。而在儿童中，1982年报道了套管针和内镜经耻骨上进入液体充盈的膀胱，用于后尿道瓣膜切除和填充剂注射。对于输尿管位置发生改变的患者，例如横过膀胱三角区输尿管再植术或肾移植术后，也可通过这种耻骨上入路方式进行输尿管镜检查或输尿管导管插入。事实上，小儿泌尿外科医师首先将气膀胱作为实用手术技术Yeung、Borzi和Valla 21世纪初合作发展了这项新技术。虽然在微创手术开展初期通过经腹腔途径来治疗上下尿路疾病，但它并不是泌尿外科传统开放手术的首选替代方法。除了经腹膜后腹腔镜手术，气膀胱手术是一种特殊的泌尿外科技术：可向膀胱内置入内镜和手术器械，并完成在传统手术中需要较大膀胱切口的所有操作。因此，精通经腹膜后腹腔镜和气膀胱技术，可以在不破坏腹膜腔和不干扰消化道的情况下，处理从肾上腺到膀胱颈的所有泌尿系统疾病。这一概念听起来似乎很合理，但要将其付诸实践却相当困难；这也就解释了为什么接纳这项技术需逐步进行。

气膀胱镜技术（图41.1）的原理基于以下两个情况：

-用气体填充膀胱可以提供清晰的膀胱内视野，远胜于液体填充膀胱时的视野。

-通过膀胱顶部置入内镜，可提供一个熟悉的朝向三角区和输尿管口的膀胱内视野，这与开放入路获得的视野类似。

因此，手术视野与术者位置相适应。

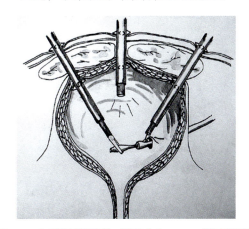

图41.1 气膀胱镜原理：膀胱充入CO_2，通过腹壁和膀胱壁置入1个内镜和两个手术器械。插图由Valla绘制

41.2 限制与禁忌证

-对于患者。主要的限制因素是膀胱容量。膀胱越小，操作空间越受限。尽管笔者治疗的最小患者年龄为4个月，但很小的操作空间确实增加手术难度，可能抵消该术式优势。因此，这种方法难在1岁以内或膀胱容量小于100ml的患者中应用。这可回答为什么即使理论上可以使用手术机器人来进行该类手术，但实际上却满足不了手术要求。

另一个限制因素是膀胱壁状态：在膀胱壁明显增厚或有炎症的情况下，手术可能相当困难。

尽管如此，之前行膀胱注射疗法或膀胱内外手术失败的情况不应被视为禁忌证。只要膀胱容量足够，该技术都可适用。

-对于外科医师。所有的该类手术都充满挑战。在有限空间内使用5-0或6-0缝线进行缝合操作，其学习曲线非常陡峭：简而言之，这类重建手术需要有腔镜经验的小儿外科医师才能驾驭。

41.3　术前准备

术前检查包括所有疾病相关的必要检查：超声、膀胱造影、MRI、肾显影、膀胱镜、尿动力学检查等。

术前应将手术方式选择、技术难点和并发症，以及转为开放手术的可能性告知患者父母，获得知情同意。

与开放手术一样，术前尿液检查确认无尿路感染。如果伴发便秘，可在术前一晚给予灌肠剂清空肠道。

准备气管插管的全身麻醉；根据麻醉医师的经验，可以进行硬膜外麻醉；肌肉松弛对确保良好的膀胱充气至关重要。在麻醉诱导时，常规经静脉给予广谱抗生素。通常不需要鼻胃管。

41.4　体位

-患者采取改良的截石位，大腿外展。小年龄患者可横放于手术台上（图41.2）；身材较高的患者摆放在手术台末端（图41.3）。进行腹部和生殖器部位术前消毒准备。在臀部下方放置垫子使骨盆倾斜。固定患者于手术台上，以防在台子移动时（头低足高位）滑动。

-外科医师在手术过程中需改变两次位置：在第一阶段（膀胱镜检查）时，外科医师站在患者双腿之间，显示器位于患者的左侧（图41.4）；在第二阶段气膀胱手术时，外科医师的位置根据儿童的体型而变化——对外科医师来说更符合人体工程学的位置是站在儿童头侧，与膀胱三角和患者双腿间的显示器成一轴线，线路沿患者左侧并固定在手术区的上方（图41.2）。摄像机支架固定在手术台的右侧，但这个位置只适用于小于5岁的儿童。对于年龄较大的儿童，外科医师的位置与开放手术时相似：外科医师（如果是右利手）站在患者的左侧，显示器放在患者右腿旁（图41.3）。

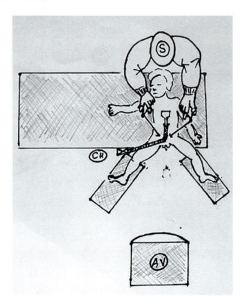

图41.2　在手术台上横向放置小儿患者；外科医师站在头侧，保持完美的人体工学姿势。经Springer许可改编自C. Esposito等（编辑）2010年的《儿科视频外科》

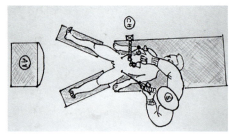

图41.3　在手术台上放置高个儿童患者；外科医师站在手术台的侧边。他的位置对他的背部和肩膀来说并不是很符合人体工学。经Springer许可改编自C. Esposito等（编辑）2010年的《儿科视频外科》

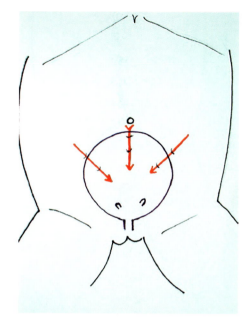

图41.4　年龄3岁或4岁以下儿童套管针的进入点和方向。经Springer许可改编自C. Esposito等（编辑）2019年的《欧洲儿科外科学会儿科微创手术手册》

41.5　仪器

-对于膀胱镜检，根据儿童的尿道大小使用硬性膀胱镜。为了方便提起膀胱壁，可使用特殊套管针（1GSPO1套管针）。

-对于气膀胱，使用直径为5mm或3mm、0°或30°的内镜，3mm的手术器械、钩子、抓钳、分离器、持针器和吸引器。用于内镜的5mm套管针和用于手术器械的5mm或3mm的套管针，以及带有稳定装置如气囊或伞形的特殊锁定套管针可有效避免滑出膀胱，但它们难以进入3mm孔径；一次性自展开套管针（钝针）较安全，容易穿刺成功但价格昂贵；普通的可重复使用套管针便宜，但尖锐，因此必须谨慎操作。在手术过程中的任何时候，如果需要，可以通过尿道置入第3个3mm的手术器械或导管用于吸引或冲洗。摄像头支架，无论是机械的、气动的还是机器控制的，都有助于稳定视野，尤其是在缝合时，就像所有在有限空间内的重建手术一样，这一点至关重要。

41.6　技术

41.6.1　开始步骤

41.6.1.1　膀胱镜检及第一个中央套管针的插入

导尿管和Credé手法清空膀胱后，通过硬膀胱镜的冲洗通路以最大8～10mmHg压力充入CO_2，创建气膀胱。当膀胱扩张后，在直视下将顶部固定至腹壁。固定方式有多种：若腹壁较薄，使用带2-0或0-0缝线弯针经皮穿刺固定即可，快速且有效；若腹壁较厚，则需要更多时间和特殊工具。Yeung报道使用2根18号长针，一根用于置入坚韧的单丝线，另一根用于置入可提取固定缝线的线圈；笔者使用缝合导引器来置入缝线，并通过膀胱镜的操作通路置入钳夹来操纵膀胱内的缝线。Abraham描述的另一种方法是使用弯曲的尿道扩张器，将其从膀胱内向腹壁顶起；也可使用"T形"杆。膀胱壁牢牢固定到腹壁后，通过穿顶设置5mm通路，并用线缝合固定于皮肤。随后移除膀胱镜，为第二阶段气膀胱手术进行术者和显示器的调整。

41.6.1.2　气膀胱及插入两侧套管针

通过穿顶对膀胱充气（压力8～12mmHg，流速2～3L/min）；即使女童也几乎不会通过尿道漏气，因此手术过程中无须封闭尿道；相反，无论女童还是男童，都可以通过尿道置入3mm手术器械，以取代膀胱镜抓钳。5mm内镜提供的视野比膀胱镜视野要好得多；外科医师站位应与膀胱三角和屏幕呈一直线。两侧通路位置的选择根据患者体型和膀胱大小而有所不同：小于4岁的儿童膀胱位置偏高，套管针更接近脐部，存在穿透腹膜的风险（图41.5），因此可能引起气腹，必须经脐部刺入Veress针放气。对于年长儿童，膀胱在骨盆中位置更深更低；两侧的穿刺点接近比基尼线，存在损伤腹壁血管的风险。膀胱两侧通路的穿刺点需谨慎选择，如果插入位置过低，套管尖端将过于接近输尿管口，使得操作困难。在插入套管针前可先置入细针，直视下明确穿刺方向和深度，并确保套管针一次就位，避免多次穿孔。悬吊膀胱壁于侧腹壁采用与中央通路相同的技术：直接经皮缝合固定、两根长针线圈固定、缝合导引器或"T形"杆固定。

再次强调，套管必须牢固地固定于腹部皮肤。

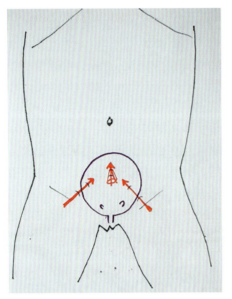

图41.5　5岁以下儿童套管针的穿刺点和方向。经Springer许可改编自C. Esposito等2019年的《欧洲儿科外科学会儿科微创手术手册》

41.6.2　结束步骤

关闭穿刺伤口的步骤与穿刺的顺序相反。

首先取出两侧套管针；取出后的穿刺孔看似可以保持开放状态，通过膀胱引流而自行愈合。但笔者更谨慎：对于3mm的穿刺孔，尤其是如果套管针穿过膀胱壁的路径是斜的，即黏膜孔不与肌肉层孔对齐，笔者赞成保持穿刺孔开放；但所有5mm的黏膜伤口，无论患者年龄或膀胱壁厚度如何，都必须关闭，以避免术后尿液外漏。一些外科医师建议在手术开始时将悬吊线缝合在套管针周围，并在手术结束时系紧；笔者建议在内镜监视下使用缝合导引器。

然后取出中央套管针。由于这个5mm的孔可以在直视下关闭，因此无须重新置入膀胱镜；通过导尿管持续向膀胱内注气有助于找到黏膜边缘。打结后，如果听不到气体泄漏声音，提示关闭成功。如果在关闭这个中央孔过程中遇到困难，安全措施是留置Fr10或Fr12导管作为耻骨上引流，持续数天。无须膀胱周围引流。皮肤伤口用5-0可吸收单丝线缝合。

41.7　术后护理

膀胱引流的时间因个体而异，通常1～4d，一般为2d。持续的轻度血尿是常见现象。由于硬膜外麻醉，术后疼痛通常较轻，口服镇痛药物即可缓解。术后抗生素治疗根据术前尿液分析结果决定。患者在术后几小时可开始进食，并在手术后第2天或第3天出院。如遇双侧输尿管再植入术中使用猪尾管作为输尿管支架管的情况，可使用经皮输尿管支架管，以避免为了将其移除二次全身麻醉。

随访计划根据原发疾病的严重程度和术后可能并发症安排；无论如何，术后1个月和6个月均需进行超声检查。

41.8　讨论

本章仅讨论该技术及其并发症。关于手术适应证将在下一章讨论。

– 为什么在手术开始时选择用气体充盈膀胱？当然，用液体充盈膀胱更为传统，且在置入套管针时提供了更强的对抗压力；这对于婴儿特别柔软的膀胱壁可能是一个优势，因为膀胱可能会被套管针尖端褶皱或推开而无法穿入。我们改用CO_2充盈有2个原因：首先，膀胱穿刺孔出血可能会使膀胱内液体浑浊不清；其次，液体外漏可能会导致膀胱壁坍塌，失去视野；而气体泄漏则会在几分钟内被吸收。

– 套管针的入路至关重要，因为某些并发症直接与此入路有关。置入套管针时要穿过两层组织，首先穿过腹壁，其在中线组织薄，但两侧肌肉组织厚（图41.1）；然后穿过膀胱壁，且不要误入膀胱外间隙。这就是为什么要将膀胱牢固悬挂到腹壁上的重要原因。

– 在手术过程中，转开放手术的主要原因是通路丢失；任何不慎都可导致套管针从膀胱滑出，因此再次强调套管针必须牢固地固定在皮肤上。

– CO_2膀胱充气的风险是什么？与腹膜不同，尿路上皮对CO_2相对不易渗透，因此CO_2吸收引起的生理性干扰最小。膀胱周围间隙的气体逃逸通常很少，可以解释轻度耻骨上或阴囊气肿的某些病例。即使有CO_2进入上尿路的情况，似乎也不会影响肾动脉或静脉血流，也没有气体栓塞的风险。

– 充气膀胱的优势是什么？

· 可视性好。

· 减少腹壁损伤。

· 减少膀胱壁损伤：无须开大膀胱切口，无纱布刺激黏膜，无膀胱内牵引器；这意味着相比开放手术，术后血尿减少，黏膜水肿减轻，膀胱痉挛减少。

· 不会发生如腹腔镜手术中的并发症或生理改变。

· 没有逼尿肌的神经肌肉损伤，所以没有排尿功能障碍或术后尿潴留的风险。

 要点

- 在进行气膀胱镜手术前，必须具备丰富的腹腔镜手术经验，尤其当计划进行重建手术时。
- 不要忽视由于婴儿膀胱容量限制带来的操作局限性。
- 气膀胱手术仅仅是介于内镜和经典开放手术之间的一种新的膀胱内治疗方法。不要改变适应证的选择。
- 现已证明，这种方法对于有经验的操作者，与开放手术一样安全、有效。
- 为了实现"理想"的微创膀胱手术，即真正的无引流日间手术，技术上仍需简化提升。

（刘 星 董军君 魏 仪 石秦林 译）

第42章
儿童机器人辅助膀胱外输尿管膀胱再植术

Ciro Esposito，Lorenzo Masieri，Fulvia Del Conte，Giuseppe Autorino，
Vincenzo Coppola，Mariapina Cerulo，and Maria Escolino

⏱ 学习目标

- 详细介绍机器人辅助膀胱外输尿管膀胱再植术（robot-assisted extravesical ureteral reimplantation，REVUR）技术。
- 展现REVUR技术的长期效果。
- 报道有关REVUR的主要国际论文的最新成果。
- 描述REVUR的技巧和窍门。

42.1　引言

在过去30年中，对儿童膀胱输尿管反流（vesicoureteral refux，VUR）的治疗方法经历了巨大的变革，从发现VUR就采用外科手术治疗的理念，转变到先使用抗生素保守治疗，近10年转变为使用内镜、腹腔镜或机器人辅助腹腔镜的微创治疗理念。机器人辅助膀胱外输尿管膀胱再植术（robot-assisted extravesical ureteral reimplantation，REVUR）在10年前被首次报道，从此它成为复杂VUR的首选方法。由于腹腔镜体内缝合和打结具有较高的技术水平，而REVUR相对操作更容易，因此逐渐取代了单纯腹腔镜膀胱输尿管再植术（laparoscopic extravesical ureteral reimplantation，LEVUR）。分析国际上相关文献，得到的结果显示似乎REVUR的成功率与开放式输尿管再植术完全相当。本章重点介绍采用Lich-Gregoir术进行的REVUR。

42.2　术前准备

术前检查包括超声、排泄期膀胱尿道造影（voiding cystourethrography，VCUG）/膀胱显像以及放射性核素肾脏显像。

所有患者及其父母在手术前必须签署知情同意书。患者采取全身麻醉，包括气管插管和应用肌松药。手术过程中需留置一个Foley导尿管，要保持无菌状态，以备术中充盈和排空膀胱时使用。

42.3　体位

患者采取仰卧位，手术台成15° Trendelenburg位。外科医师位于机器人设备控制台，助手和器械护士站在手术台两侧，助手和护士使用的监视器放置在患者脚部（图42.1）。我们采用3个8mm的套管针供机器臂使用和一个5mm的套管针供助手使用。套管针按照与镜头成三角形的方式放置，以获得更好的操作效果（图42.2）。

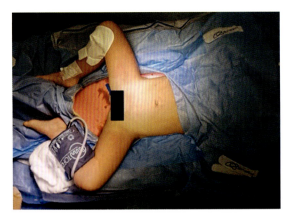

图42.1　患者体位

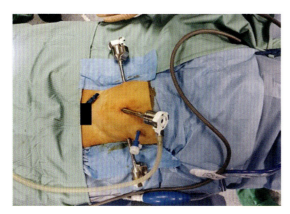

图 42.2　套管针位置

42.4　器械

关于机器人手术，我们采用了一个 8mm 的 30° 光学镜头，另外 2 个 8mm 的机器人器械套管针（持针器、剪刀、Maryland 分离弯钳和带孔抓钳）。为了进针、出针、切断缝线以及辅助显露或取出病理组织等，笔者还为床边助手置入了 1 个 5mm 的套管针。使用血管环或脐胶带来牵拉输尿管，避免器械直接对输尿管的抓握。通常标准的 REVUR 术不需要放置双 J 管。在输尿管憩室或需要裁剪输尿管的情况下，笔者需要放置双 J 管预防输尿管狭窄。

42.5　手术

在全身麻醉状态下完成所有手术操作。患者采取 Trendelenburg 位，da Vinci 机器人被放置在患者足部。手术由 2 名外科医师和 1 名器械护士完成。置入套管针后，主刀外科医师前往机器人设备的控制台，一助留在手术台旁边更换手术器械、置入缝针和裁剪缝线等。首先剪开患侧膀胱壁后上方的腹膜，然后游离输尿管。仔细解剖输尿管以避免损伤输精管或子宫动脉（图 42.3）。置入聚乳酸羟基乙酸缝线（polyglactin acid suture hitch stitch，PGLA）将膀胱拉向对侧，以更好地显露手术视野（图 42.4）。膀胱内充满生理盐水，裁剪长达 2.5~3cm 的膀胱肌层，深度直达膀胱黏膜层。然后将膀胱肌

层向两侧分离，形成用于构成肌层隧道的肌瓣（图 42.5）。然后将膀胱肌瓣包裹在输尿管周围，并使用 4-0 的 PGLA 缝线进行缝合（图 42.6）。对于重复输尿管，两条输尿管都以相同的方式重新植入到共同的膀胱肌瓣中。如果是双侧膀胱输尿管反流，则对侧行同样的手术操作。在标准的抗反流手术中需要留置 1 根 Foley 导尿管。

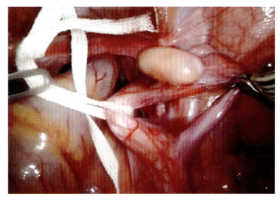

图 42.3　悬吊膀胱

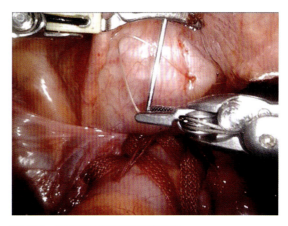

图 42.4　REVUR 标准输尿管游离

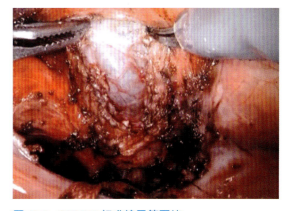

图 42.5　REVUR 标准输尿管再植

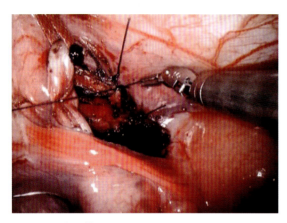

图 42.6   输尿管重塑

如果是巨输尿管或输尿管憩室，则必须将输尿管从膀胱中游离出来，以便于切除憩室或者对巨输尿管进行裁剪。然后将裁剪后的输尿管缝合到膀胱黏膜开口，再按照上面的方法重新再植输尿管。如果再植之前离断了输尿管，则需留置双 J 管。

拔除套管针，间断缝合套管针孔。术后均需留置导尿管，可不留其他引流管。

42.6   术后护理

术后几小时后患儿可开始进食，通常在术后 12～24h 使用对乙酰氨基酚（剂量为 15mg/kg，每 8 小时 1 次）镇痛，一般无须其他镇痛治疗。在术后第 1 天拔除导尿管，患儿可在手术后 24～72h 出院。术后第 7 天和第 1 个月复查，此后每年复查一次。手术后继续预防性口服抗生素 1 个月左右。术后 3 个月行超声检查，9～12 个月可行 VCUG 检查。

42.7   结果

对以往研究报道进行分析，机器人设备安装的时间为（16.2±3.4）min（5～30min）。从切皮开始计算的总手术时间为（92.2±8.6）min（50～170min）。无中转开放、大出血或其他术中并发症出现。术后 24h 视觉模拟评

分（visual analogue scale，VAS）量表得分为（2.9±1.2）分（1～6 分）。术后 VCUG 检查显示 96% 以上患者反流消失。笔者最后分析了手术费用，每个机器人手术的平均费用为 109 294 元。

> 💡 **技巧和窍门**
> - 关于患者的体位，15° Trendelenburg 位对于手术成功至关重要，因为这种体位，肠道会向下滑动，使膀胱和输尿管拥有更好的视野。在植入输尿管阶段，要将膀胱固定到腹壁上能更好地显露膀胱便于操作。
> - 对机器人团队（外科医师和护士）进行培训以缩短安装机械臂的时间，从而缩短手术时间。
> - 在手术过程中，手术台旁的助手在置入和更换缝针、裁剪缝线及辅助术者操作等方面的作用至关重要。
> - 笔者也需预备一套腹腔镜器械备用，以预防机器人手术转为腹腔镜手术。

42.8   讨论

在过去 15 年中，LEVUR 在临床被广泛应用，文献报道该手术成功率为 87%～100%。然而，这种手术需要非常熟练的腹腔镜技术，特别是腹腔内缝合和打结技术；此外，术中操作空间有限，尤其是行双侧手术时。因此，LEVUR 在小儿泌尿外科医师中的推广相对较少。

过去的 10 年里，REVUR 已被接受。相比经腹腔开放输尿管膀胱再植术，REVUR 可减少并发症发生率，包括术后血尿、膀胱痉挛的发生率较低，住院时间更短，膀胱导尿管留置时间较短。此外，与 LEVUR 相比，REVUR 手术操作更容易。

总体而言，膀胱外输尿管膀胱再植术保留了正常的输尿管解剖结构，这可能利于患者后面经输尿管镜治疗结石或其他疾病。

自2004年Peters等首次发表有关REVUR的系列论文以来，越来越多的小儿外科医师开始采用这种方法。

已发表的系列研究报道显示手术成功率77%～100%。

根据笔者的个人经验，相比腹腔镜Lich-Gregoir手术，REVUR似乎是一种简单、安全且快速的手术，据报道其手术时间更短。

第二个优势是外科医师可以将这种技术用于双侧输尿管再植，可取得同样良好的效果。

至于学习曲线，由于2个控制台在手术室可以被使用，经过在模拟器上强制性培训后，学习周期很短；此外，对于初学者来说，有一位经验丰富导师的帮助，会使REVUR的操作变得非常容易。

和报道的标准LEVUR手术相同，REVUR术后无痛且恢复非常迅速。无血尿和膀胱痉挛，住院时间非常短（平均2～3d）。

在笔者的系列研究中，成功率非常高（96.3%）。

REVUR的主要缺点：①机器对接时间对儿童来说仍然太长；②机器人套管针的直径；事实上，REVUR采用8mm套管针，而LEVUR通常采用3mm套管针。

然而，机器人手术最致命的缺点是手术成本高，器械寿命有限。事实上，在笔者的经验中，机器人器械在使用第6～7次后性能下降，如机器人剪刀开始变钝。

此外，机器人对于小婴儿来说显得非常庞大；因此，患儿必须被确切固定在手术台上，套管针必须用医用胶带或缝线固定在皮肤上，以防止脱位。

REVUR主要适用于复杂病例，如巨输尿管或输尿管憩室。相较于腹腔镜手术，机器人六自由度机械臂可以更容易地从膀胱分离输尿管、裁剪输尿管，然后将其再植到膀胱上。

在外科医师的观点中，机器人手术过程对整个手术团队来说是一次惊奇的体验，将诸如Lich-Gregoir输尿管膀胱再植术等复杂且耗时的手术变得非常简便迅速。

总体来说，REVUR是一种安全、有效的手术，在我们的系列研究中成功率为96%，适用于原发性单侧输尿管反流患者。

由于机器人具有六自由度机械臂，利用3D机器人手术简单迅速。与之前报道的内镜和腹腔镜手术一样，术后无不良事件发生，且无痛苦。

学习曲线较短，最好在第二个机器人控制台有一位熟练的机器人手术专家作为导师，更有益于积累机器人手术经验。

在小儿泌尿外科中，机器人应用的主要挑战仍然是高昂的成本和器械的直径。

 要 点

- 在开始REVUR之前，具有LEVUR的初步经验是很重要的。
- 在开始机器人手术之前，需要一个在机器人手术方面受过良好培训的团队（外科医师和护士）。
- 在学习曲线期间最好与一位专业的外科医师一起使用第二个机器人控制台。
- 助手对手术的成功至关重要。
- 在标准REVUR手术中，笔者仅留置Foley导尿管，而在巨输尿管或输尿管憩室手术中，笔者更倾向于在膀胱和输尿管中留置双J管。

（周　云　齐　灿　赵士猛　译）

第43章
输尿管膨出的微创治疗

Marco Castagnetti and Nicola Capozza

学习目标

- 探讨输尿管膨出内镜减压术的可行性。
- 描述在小儿泌尿外科中适用的输尿管膨出内镜减压新技术和技巧。
- 探讨输尿管膨出内镜减压再手术的指征。
- 介绍文献中报道的输尿管膨出内镜减压术后远期疗效。

43.1 引言

输尿管膨出是输尿管末端的囊状扩张。这种病例少见，大多数小儿泌尿中心每年不到10例。

输尿管膨出的病因尚不明确，最有可能的原因是胚胎发育期间，存在于胎儿输尿管口处的Chawalla膜自发重吸收失败。

输尿管膨出可发生于单集合系统的肾，也可发生于双集合系统的重复肾。后者输尿管膨出大多发生于肾上极。根据输尿管膨出位置与膀胱的关系，可将其分为两类：若囊肿完全局限于膀胱内则为单纯型输尿管膨出；若囊肿位于膀胱颈或后尿道则为异位型输尿管膨出。重复肾合并输尿管膨出（duplex system ureterocele，DSU）是最常见的变异，并且多为异位型输尿管膨出。由于80%是产前检出，故也称之为胎儿输尿管膨出。患儿出生时无明显症状，所以该疾病的早期发现及确诊困难，因此诊断及治疗具有挑战性和争议性。

从病理生理学的角度分析，输尿管膨出造成尿路梗阻，可导致受累肾单位从多囊性发育不良到功能几乎正常。在DSU中，输尿管膨出所对应的肾脏常发育不良，故其肾上极的功能可忽略不计。在膀胱水平，输尿管膨出使其周围的膀胱肌层发生压迫性萎缩，因此，单纯型输尿管膨出表现为逼尿肌和三角区的功能缺陷，异位型输尿管膨出表现为膀胱颈和后尿道功能缺陷。因此，输尿管膨出可能对三角区的功能产生不同影响，与相应部位（同侧和对侧）不同程度的梗阻或膀胱输尿管反流（vesicoureteral reflux，VUR）相关；并可能对膀胱功能产生不同的影响，与不同程度的逼尿肌收缩乏力、膀胱出口梗阻（bladder outlet obstruction，BOO）和（或）膀胱颈功能不全相关。这些功能异常是尿路感染（urinary tract infections，UTIs）和尿失禁的危险因素，据报道，尿路感染和尿失禁是输尿管膨出患儿所面临的2个主要临床问题。

输尿管膨出从诊断到治疗有多种手段，后者包括输尿管膨出切除、膀胱基底/颈部重建、联合同侧输尿管再植或不联合肾上极切除（如DSU）。相反，微创治疗适用于一系列上尿路手术（如肾上极切除术、上下极输尿管肾盂吻合术、梗阻部分夹闭术或上下极输尿管吻合术），这些手术可采用腹腔镜、经腹膜腹腔镜或机器人，以及输尿管膨出内镜减压术。治疗的参考因素包括患儿年龄、上尿路扩张的症状和程度（输尿管膨出和相关部位）、外科医师的经验和预期治疗目标。然而，没有确切的证据表明某一种优于其他方法。

本章将主要讨论输尿管膨出的内镜治疗，相关的上尿路手术在其他章节。

43.2　术前准备

在出现发热性UTIs的患儿中，首先进行抗感染治疗，不常规留置导尿管。如果药物治疗无效，可以考虑输尿管囊肿穿刺，引流出滞留在上尿路的感染尿液（图43.1）。否则，建议尽可能择期手术治疗。

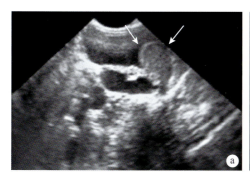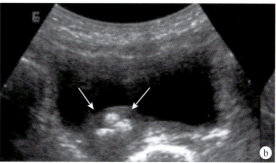

图43.1　膀胱超声。a.输尿管囊肿充满絮状漂浮物；b.输尿管囊肿内有结石

无症状的新生儿输尿管膨出，也建议初始保守治疗，并于出生后开始预防性应用抗生素。

在这期间可进行全面检查，包括泌尿系统超声，评估上尿路扩张的程度并确认膀胱内输尿管膨出的存在（图43.1）；排尿期膀胱尿道造影（voiding cystourethrography，VCUG），在低充盈状态评估输尿管膨出的程度，并排除VUR或BOO的存在（图43.2）；肾闪烁扫描评估肾功能（图43.3）。我们更倾向于应用^{99m}Tc放射性核素进行肾显像检查。

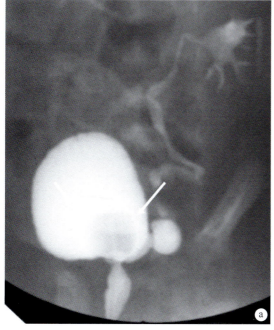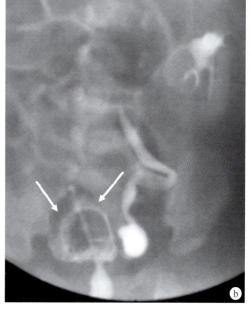

图43.2　VCUG。a.膀胱充盈时；b.膀胱低充盈状态

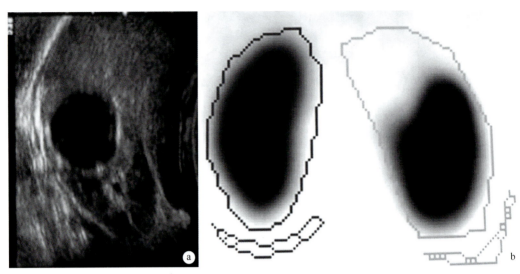

图 43.3　右肾上极无功能性扩张。a. 超声；b. 放射性核素肾显像

如果 VUR 不是导致输尿管膨出病情发展的因素，那么新生儿术前 VCUG 的实际需要可能会受到质疑。事实上，输尿管膨出减压后 VUR 状态会发生很大变化，因此，从临床角度来看，推迟这项检查乃至术后，可能是合理的。更进一步，VCUG 也可能只需用于内镜减压后发生 UTIs 的患儿。同样，如果外科医师的目标是将任何扩张的输尿管膨出部分切除，而不考虑其功能，那么也可以避免进行肾闪烁扫描，因为其功能通常可以忽略不计，并且如下所述，保留或改善输尿管膨出部分功能可能不是输尿管膨出减压的目标。

43.3　体位

手术体位采取截石位或婴儿蛙式位。对于任何膀胱镜检查，体位的主要目的是使腿充分展开，膀胱镜检查时的横向运动不受任何影响，便于观察评估整个膀胱。

该手术可以使用骶管麻醉加镇静。一般建议在诱导时经静脉给予单剂量抗生素。

女性患儿内镜检查之前，应先检查会阴，观察尿道口是否有输尿管膨出。

43.4　器械

根据尿道长度，除年长的，大多数患儿可使用 Fr8 ～ 9.5 膀胱镜。

输尿管膨出内镜减压术可使用多种器械，包括 Bugbee 电极、输尿管导管及导管丝、Collin 刀和激光。在所有病例中，输尿管膨出都可以穿刺或切开，目的是创造尽可能小的开口来实现令人满意的减压。因此，理想的器械可以在输尿管膨出中形成非常精准的针状孔。微小的激光光纤可能是最精准的，是实现这一目的最精确的仪器，使用 272μm 的纤维即可。为了使这样一个小纤维更坚固，更容易操作，可以将其通过一个 Fr4 开放式输尿管导管置入。使用钬-YAG 激光器，功率设置包括高频（10～20Hz）和低能量（约 1J）。可实现在穿刺点周围以最小的能量分散进行网状穿刺。激光的缺点在于其使用受限和高成本。因此，使用 Fr3 输尿管导管的导管丝成为了同道广泛使用的一个替代选择。为了降低周围组织损伤的风险并提高精度，将导丝从 Fr3 输尿管导管的切割端推出 4～5mm（图 43.4），将探针导丝的近端部分连接到电源，释放单极能量进行穿刺。建议设置为高功率（如 80W），纯切割能量。这种仪器随处可得，而且价格便宜。然而，在这种情况下，使用单极电流会降低穿刺的精确度，并在穿刺部位周围造成更多的热损伤（图43.5），可能增加术后穿刺孔闭合的风险。

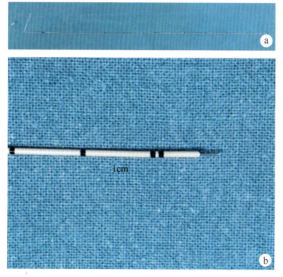

图43.4　准备Fr3输尿管导管的导管丝用于内镜减压。a. 带切割端的完整导管；b. 导丝从导管头端伸出的特写

43.5　手术

术前首先内镜下评估下尿路解剖结构，评估过程中，注意膀胱充盈时输尿管膨出部分往

往会塌陷，考虑与输尿管膨出大小相关，应该在膀胱低充盈状态下，评估输尿管膨出的大小范围（图43.6）。需要注意的是，如果在手术前进行了VCUG检查，约25%的病例可能出现输尿管膨出的影像学评估与膀胱镜评估之间的差异，即膨出部分仅局限在膀胱内还是异位有分歧。但是，膀胱充盈状态下输尿管膨出萎缩，很容易观察到对侧或下极输尿管开口。

内镜减压前，建议先将膀胱排空至最大容量的30%～40%，从而使输尿管膨出再充盈。

随时间推移，输尿管膨出内镜减压技术也在不断地发展。提出的第一个技术是输尿管膨出的广泛开窗，这将不可避免地导致输尿管膨出部分的大量反流，增加了UTIs发生的风险，必要时进行二次手术。然而，已有广泛证据表明输尿管膨出小开口，且尽可能近的在输尿管膨出与膀胱底交界处开口，会在输尿管膨出塌陷时重新形成抗反流机制。针对异位输尿管膨出，早期建议对延伸至膀胱颈或后尿道的膨出部分进行广泛开窗减压，以避免尿路梗阻。相反，如果输尿管膨出异位部分没有打开，BOO的风险也很小，而输尿管膨出部分的大开口会增加最终发生新发VUR的风险。据报道，这是异位型输尿管膨出比单纯型输尿管膨

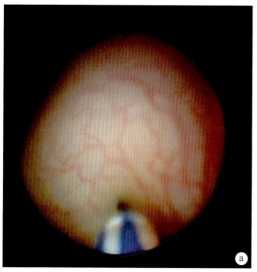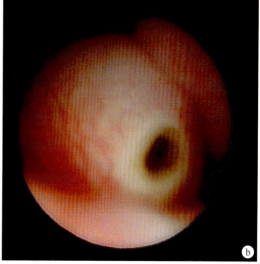

图43.5　a. Fr3输尿管导管的导管丝切口；b. 穿刺孔的外观

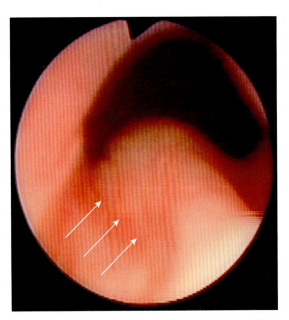

图43.6   内镜下见输尿管囊肿通过膀胱颈突入后尿道

出预后更差的主要原因之一。因此，在膀胱内输尿管膨出选择向内侧切开似乎是目前所有输尿管膨出开口的首选术式，无论其延伸程度如何。开口方式既可以是单部位，也可以多部位穿刺或切开，目前尚无有力证据支持其中一种。既往经验提示更多选择多部位小口穿刺，而不是一个大切口。

穿刺后可见输尿管膨出塌陷（图43.7）。减压有效的另一个表现是当挤压同侧肋腹部，穿刺点的尿流量增加。术中超声一般对评估减压效果无益，因为上尿路扩张改善需要时间。有时减压后，可以看到输尿管膨出下极的开口（图43.7），这就是为什么减压后VUR状态发生改变，因为未减压时，膨出的输尿管末端为输尿管下极部分提供一个支撑，而这个支撑会随减压而消失。

43.6   术后护理

如果术前不存在UTIs，术后护理一般采用日间手术流程。然而，大多数外科医师倾向术后留置导尿管24~48h。

通常推荐口服足量抗生素，持续5d。随

后再预防感染治疗，直至超声随访提示上尿路扩张改善。

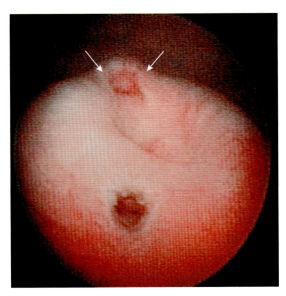

图43.7   输尿管膨出穿刺后塌陷。注意输尿管下极开口（箭）位于减压的输尿管膨出上方

随访内容通常有UTIs的临床监测和定期超声检查，从而评估上尿路扩张改善情况。超声检查结果应谨慎解读，上尿路扩张改善需要一定的时间，其恢复速度与最初扩张的严重程度呈负相关。根据经验，针对无症状患儿，通常推荐在内镜减压后的第2个月和第4个月进行两次超声随访，重新评估上尿路扩张情况。如果患儿情况良好，上尿路扩张改善，停止口服抗生素预防感染，并延长随访间隔。后期随访中，需要检查患儿的尿控并及时记录。

其他检查，例如VCUG、放射性核素肾动态显像等，需要针对持续存在临床症状的患儿个体化实施，主要是术后UTIs或者上尿路扩张未改善的患儿。

43.7   结果

输尿管膨出首次治疗成功与否完全取决于手术预期目标。一般认为，内镜治疗单集合系统和单纯型输尿管膨出的效果比双集合系统和异位型输尿管膨出效果显著。然而，双集合系统和异位型输尿管膨出通常不是独立的危险因素，因为80%的双集合系统输尿管膨出是异位的。因此，输尿管膨出的大小范围可能不会增加双集合系统输尿管膨出患儿二次手术的风险，因为后者更易检查出来。因此，单纯和异位输尿管膨出的研究报道结果是有误导性的，以下是两种合理的解释。①如前所述，单纯型和异位型输尿管膨出不同的切开方式增加了后者新发反流的风险；②异位输尿管膨出的延展性更强，比单纯型更易影响膀胱三角区功能，从而更易引起同侧和对侧相关输尿管功能障碍，比如梗阻或VUR，后者很少在囊肿减压后完全消失。如果根据术后不同症状及并发症，考虑二次手术的适应证，通常是针对无功能肾上极实施切除术；对内镜减压后持续或新发VUR者，无论有无症状，都进行输尿管再植术。目前普遍认为大多数患侧的肾功能起始较差，而且减压后鲜有显著改善。同样，很多患儿，尤其是DSU，术前常合并VUR，术后很少能完全恢复。因此，内镜减压术后预期肾功能显著改善和VUR完全改善是不现实的，在双集合系统和异位输尿管膨出中更是如此。然而，另一方面，不断有证据表明适当减压，可以保留功能不良的肾上极，极少会导致临床症状。同样，相关部位的VUR会随时间改善或者无症状。

综上所述，另一个重要的预期结果是控尿能力。早有文献提出输尿管膨出增加膀胱收缩乏力的风险，需要间歇性清洁导尿；而且也增加了膀胱颈功能不全的风险，需要后续手术来改善膀胱出口阻力。相比之下，最近的研究（包括笔者单位）表明尿控问题在输尿管膨出患儿中的确非常少见。

💡 技巧和窍门

- 逐渐从膨出部分切开过渡到穿刺，目的是用尽可能小的开口获得满意的减压效果，因为目前穿刺似乎是使减压部分新发VUR风险最小的手术。与此对应的是，切口越

小，再闭合和梗阻复发的风险越高。笔者认为，多处穿刺比单切口更能预防这种不良后果。关于内镜减压失败的风险，需要强调的是，判断输尿管膨出预后的一个主要特征是输尿管膨出壁的厚度。一些输尿管膨出壁非常薄，单部位穿刺后立即塌陷；相反，一些膨出壁厚的效果欠佳。基于这些不同情况，为了保证减压持久有效，有必要进行多次穿刺或切开减压。对于壁厚的输尿管膨出，可以尝试在穿刺点留置支架管48h，维持其开放，避免穿刺点愈合。另有文献报道，延长双J管留置时间可达到同等目的。不可否认，输尿管膨出壁厚度的评估仍有些主观。

- 关于是否进行输尿管膨出持续减压，另一个重要的提示是相关部位的VUR是否需要先行内镜治疗。如果考虑这种选择，术前有必要进行VCUG来评估VUR程度。笔者所在中心并不广泛推荐对无症状婴儿进行内镜治疗，若无UTIs症状，建议避免在出生后6～12个月行任何内镜治疗。然而，对有症状的年长儿，内镜治疗可能是合理的。

43.8　讨论

在许多中心，基于上尿路减压可以降低UTIs风险的假设，内镜下减压是绝大多数伴有上尿路扩张输尿管膨出患儿的初始治疗方法。根据这一逻辑，如前所述，术前可以只进行超声检查，避免任何术前VCUG或放射性核素肾显像。

然而，尽管普遍认为有症状或有尿路感染病史的患儿有必要治疗，但对无症状新生儿初次干预的最佳方式和时机目前尚存争议。

因此，内镜减压初始被认为是在任何UTIs出现之前进行早期治疗的机会。然而，随着时间推移，延迟治疗至少3～6个月，并

未显著增加并发症的风险。Husmann等观察32例新生儿期接受内镜减压的DSU患儿6月龄时的感染率（8% *vs.* 9%）与40例仅接受抗生素预防的DSU患儿相同（8% *vs.* 9%）。因此，无症状新生儿没必要急于进行早期干预，而且，延迟治疗也有利于患儿麻醉和新生儿母子关系的建立。

在某些情况下，保守治疗可以延长时间，避免任何形式的手术。保守治疗的指征并没有被广泛采用，但包括输尿管膨出部位无功能或功能差、无高级别VUR或无BOO。考虑保守治疗的患儿，需要在此之前进行全面检查。据报道，在利尿肾造影中，功能正常但上尿路引流良好的输尿管膨出，也可尝试保守治疗。而且上尿路引流通畅的患儿，如果选择保守治疗，通常建议使用抗生素预防，但建议的方案是从出生后的第一年到完成如厕训练，或者伴持续性VUR的情况直到5岁。

如前所述，有研究推荐上尿路途径治疗。根据患侧部分功能和外科医师的偏好，上尿路途径治疗包括肾上极切除术、上或下极输尿管肾盂吻合术、低位输尿管吻合术或低位输尿管夹闭术。对于DSU且无相关VUR的患儿，这种方法是最有效的，超过80%的病例疗效确切。然而，该治疗方法的优越性目前仍无定论，如果上述治疗采用微创入路，在侵入性方面才能与内镜减压术相媲美。

随访这些患儿需要重点关注的是，如果发生尿路感染，大多数情况下是发生在如厕训练过程中。此外，如果UTIs与持续性或新发VUR相关，后者可采用内镜治疗，尽管可能需要多次手术，但仍被认为比采用微创入路进行的一期重建、甚至单次肾上极切除术的侵入性更小。

要点
- 内镜减压治疗输尿管膨出有效。
- 对于囊肿和膀胱基底之间的输尿管膨出，应予以多点穿刺。
- 穿刺点小会降低新发VUR的风险，同时减压效果欠佳的风险增加。
- 输尿管膨出部分功能差或持续无症状VUR均不是二次手术的适应证。
- 输尿管膨出患儿的远期膀胱功能普遍正常。

（胡　岩　李东浩　许晴晴　译）

第 44 章

儿童膀胱肿瘤的微创治疗

Pascale Philippe Chomette，Alaa El-Ghoneimi，and Christine Grapin Dagorno

🎯 学习目标

- 描述能从微创手术治疗中获益的儿童膀胱肿瘤。
- 尿路上皮肿瘤的描述。
- 儿童和青少年膀胱肿瘤治疗的文献回顾。
- 经尿道切除纤维上皮息肉和乳头状尿路上皮肿瘤的手术操作。

44.1 引言

儿童膀胱肿瘤比较罕见，肿瘤可有不同的组织学来源和发生于不同的解剖部位。10岁以下患者以膀胱横纹肌肉瘤居多，10岁以上患者则以乳头状尿路上皮肿瘤为主。良性肿瘤主要包括纤维上皮息肉、成肌纤维细胞肿瘤和神经源性肿瘤。

微创手术是膀胱上皮肿瘤或良性病变的首选治疗方法，但其不能用于横纹肌肉瘤或脐尿管肉瘤等侵袭性病变的治疗。

由于膀胱横纹肌肉瘤预后较差，需要尽快手术和近距离放疗联合治疗，因其不是尿路上皮肿瘤的首选治疗，也不属于微创手术治疗范畴，在此不再赘述。

脐尿管肉瘤也需要采取大范围切除术而不能选择微创手术治疗。

微创手术可作为预后良好的儿童交界性肿瘤等乳头状尿路上皮肿瘤或罕见的良性肿瘤（如纤维性息肉）的治疗。

膀胱肿瘤的微创手术包括经膀胱镜膀胱内病变切除和经腹腔镜膀胱部分切除治疗脐尿管残端病变、肌纤维母细胞瘤或神

经源性肿瘤。

44.2 可从微创手术治疗中获益的儿童膀胱肿瘤类型

44.2.1 良性病变

44.2.1.1 乳头状尿路上皮肿瘤

乳头状尿路上皮肿瘤比较罕见，常因血尿或盆腔疼痛而偶然发现，是息肉样良性病变。在组织学上，有一个被正常尿路上皮覆盖的血管核，不伴非典型性病变。可经尿道切除，并通过超声和膀胱镜检查随访和观察复发情况。

44.2.1.2 纤维上皮息肉

纤维上皮息肉也是一种罕见病变，常因排尿困难和血尿而被发现，病理学特征是孤立单发的良性病变，无复发风险，经尿道切除术是治疗首选。

44.2.1.3 膀胱炎性肌纤维母细胞瘤

该类肿瘤罕见，源于膀胱壁，以肌成纤维细胞反应性增殖为特征。病因学尚不明确，可能与感染、创伤和淋巴瘤激酶基因 *ALK* 有关。治疗方法是将肿瘤完整切除，建议采用经腹的腹腔镜膀胱部分切除术。

其他病变如神经纤维瘤和神经源性肿瘤可采用经腹腹腔镜膀胱部分切除术。

44.2.2 恶性病变

低度恶性潜能乳头状尿路上皮肿瘤被认为是生长旺盛的外生性肿瘤（图44.1～图44.4）。

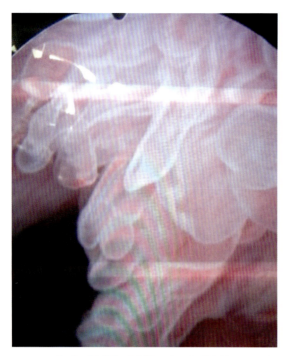

图 44.1　低度恶性潜能乳头状尿路上皮肿瘤的镜下观察

这种肿瘤常见于青少年和10岁以上的儿童。

肿瘤好发于膀胱后壁和输尿管开口处，常表现为小而孤立状，呈非侵入性生长，不转移。约有35%的乳头状尿路上皮肿瘤在完全切除后会复发，需严密随访，术后5年需定期行超声和膀胱镜检查。

尿路上皮癌在儿童中罕见，形态学上大多为低级别，但有些发生在具有癌症易感性的儿童中，如Costello综合征、遗传性非息肉病综合征或膀胱增大，通常是高级别的，呈浸润性和恶性生长。

44.2.2.1　脐尿管腺癌和脐尿管肉瘤

脐尿管异常是青少年或成人膀胱癌风险的高危因素（图44.5）。

脐尿管癌的预后差，复发风险高，建议预防性切除脐尿管残端，脐尿管囊肿可行经腹腹腔镜膀胱部分切除术。

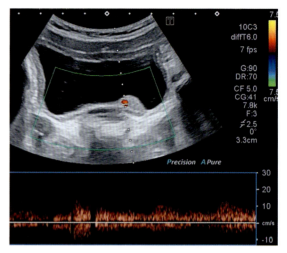

图 44.2　乳头状尿路上皮肿瘤超声表现

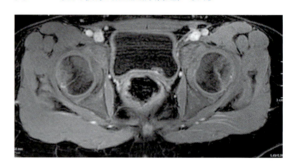

图 44.3　小乳头状尿路上皮肿瘤 MRI 表现

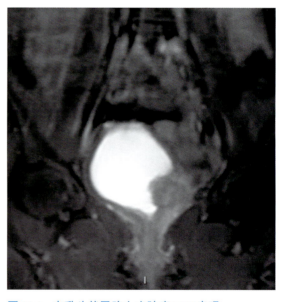

图 44.4　大乳头状尿路上皮肿瘤 MRI 表现

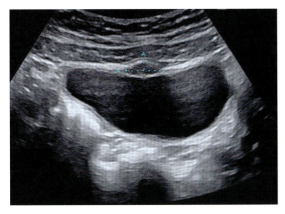

图44.5　脐尿管囊肿的超声表现

良性或交界性肿瘤，如乳头状尿路上皮肿瘤，能从内镜切除术中获益，即使对于大多数尿路上皮癌患者，经尿道肿瘤切除术也是可选的治疗方法。不推荐在切除术后辅助化疗，考虑到术中穿孔风险较高，建议膀胱增大或合并其他综合征人群行膀胱部分切除术。

儿童脐尿管残端和肌纤维母细胞肿瘤可以经腹腔镜手术切除，不仅可以完整切除囊肿，还可以切除部分膀胱，以获得切缘阴性，避免残留膀胱肿瘤组织。

44.3　症状

临床症状主要包括肉眼血尿、排尿困难和盆腔疼痛。在排除泌尿系感染相关血尿后需行内镜下探查，盆腔疼痛和排尿困难患者需要行影像学检查，以进一步明确肿瘤或脐尿管残端病变。

44.4　术前影像学检查

· 超声检查是最常用的初步评估：检查需要憋尿充盈膀胱以避免遗漏微小病变，灵敏度可达90%。

· 病变常为单发，多发性病变在儿童中很少见。

· CT和MRI能更好地显示病变特征及其对周围组织的浸润情况，低级别乳头状肿瘤的主要影像学表现为外生性生长。

44.5　治疗

肉眼血尿或影像学检查发现病变后需要进一步行内镜检查，患者在气管插管全身麻醉下行经尿道膀胱镜检查，并描述镜下病变情况。

44.5.1　活检

通常使用带有内镜活检钳的Fr9.5膀胱镜，病变可表现为孤立性单发或多发性息肉状，如考虑横纹肌肉瘤推荐行膀胱镜活检术。

乳头状尿路上皮病变有其特殊的方面，行膀胱镜下活检是获益的，对于孤立性和特殊的息肉可直接行诊断性切除。

如组织学检查果确诊为上皮病变，则需行内镜下治疗。

44.6　经尿道膀胱镜下切除

对于尿路上皮病变，建议使用单极或双极电刀行内镜下电切术。

术中需注意两侧输尿管开口，行电切手术时需切至黏膜和黏膜下层。

如果是特发性息肉，可使用冷活检钳进行切除。经尿道内镜检查可探查整个膀胱壁，以确定病变部位，并从息肉根部完整切除病变。冷刀切除可对息肉边缘进行良好的组织学检查以排除横纹肌肉瘤。

如乳头状尿路上皮肿瘤切缘阳性，需行二次切除术。不推荐儿童内镜下肿瘤切除术后行膀胱灌注化疗，但在术中可行丝裂霉素灌注化疗而不会引起相关并发症。

乳头状尿路上皮肿瘤不需要辅助化疗，推荐随访期间交替行超声和膀胱镜检查。

44.6.1　术后护理

导尿管留置24h以充分引流膀胱内血尿及避免尿潴留。

44.7　脐尿管残端或其他间叶性良性病变的治疗

气管插管全身麻醉，手术前留置Foley导尿管，且保持尿管无菌以便术中可以进行导尿管的无菌操作。

44.7.1　体位

患者取仰卧位，显示器在手术床的脚侧，术者在患者的两侧。

44.7.2　手术

于脐部置入1个10mm套管针，平脐水平两侧各放置1个5mm套管针作为操作通路。

使用无损伤抓钳和LigaSure™ Atlas来游离囊肿或脐尿管残端，贴着脐尿壁进行游离，直至脐尿管囊肿末端，术中充盈膀胱以精确地确定膀胱边界。可以通过夹闭导尿管或持续注入生理盐水以充盈膀胱来确定膀胱边界，使用5mm Endo GIA自动切割缝合器进行膀胱部分切除。需完整切除所有病灶以避免脐尿管肉瘤或腺癌残留复发。

病变组织被装入Endo袋取出后送病理组织学检查，导尿管留置48h。

44.8　讨论

膀胱肿瘤的主要首发症状是肉眼血尿，由于膀胱移行细胞癌在儿童中罕见，需排除横纹肌肉瘤的可能并行膀胱镜检查和活检术。

超声是检测膀胱内病变的有效检查，MRI有助于确定病变的浸润范围，很多研究表明儿童膀胱癌的预后比老年患者好。经尿道切除是可选的治疗方式，如果是乳头状尿路上皮肿瘤，可行术中丝裂霉素灌注化疗，但考虑到儿科人群该类肿瘤的惰性生物学特征，所以灌注化疗并不是必须的。免疫治疗可用于成人复发性肿瘤，但不推荐用于儿童患者。

来源于膀胱壁的肌纤维母细胞瘤或囊性肿瘤可选择经腹的腹腔镜膀胱部分切除术等微创手术治疗方式。

44.9　结论

儿童尿路上皮膀胱肿瘤基本可采用类似成人膀胱肿瘤切除术的内镜下经尿道切除术等微创手术方式进行治疗。

考虑其复发的风险，术后至少需要随访3年，交替行膀胱镜检查和超声检查。

对肌纤维母细胞瘤或脐尿管残端病变等间叶性良性膀胱肿瘤，推荐行经腹腹腔镜切除术，考虑到复发风险和预后不良，对脐尿管肉瘤或膀胱腺癌推荐行根治性膀胱切除术。

要点

- 通过影像学检查和病理活检明确膀胱病变的组织学类型。
- 经尿道内镜下切除术可以重复进行，但需要有一定的泌尿内镜手术经验。
- 脐尿管残端病变需要完整切除，微创治疗（minimally invasive treatment，MIS）是一种很好的方法。
- 脐尿管肉瘤和脐尿管腺癌不推荐行MIS。
- 随访对于监测疾病复发至关重要。

（周辉霞　陶　天　马立飞　曹华林　柳博文　赵嘉闻　译）

第45章

神经源性膀胱的微创技术

Emilio Merlini，Claudio Carlini，Ilaria Falconi，and Maria Grazia Faticato

🎯 学习目标

- 了解未经治疗的神经源性膀胱的相关风险以及其治疗的生理病理基础。
- 了解与正常膀胱相同的手术操作，神经源性膀胱的VUR的内镜治疗。
- 了解内镜、腹腔镜或机器人辅助腔镜等技术治疗尿失禁的方法，旨在减少膀胱过度收缩，增加膀胱出口阻力。

45.1 引言

膀胱是人体内一个独特的器官，因为它从自主神经系统和躯体神经系统接受三重神经支配。其中自主神经系统主要由交感神经（腹下神经）和副交感神经（盆神经）支配。躯体神经支配由阴部神经实现。在膀胱储尿期间，膀胱壁的黏弹特性和副交感神经兴奋性输出的缺失，使膀胱能够储存越来越多的尿液，保持低压。在此阶段，副交感神经输出被抑制，而交感神经则释放神经递质，使膀胱逼尿肌松弛，同时增加膀胱颈和后尿道张力。在充盈晚期过程中，躯体横纹肌张力也增加，有助于维持尿控。在排尿期，膀胱颈和尿道括约肌松弛，同时副交感神经输出抑制被终止，逼尿肌持续收缩，膀胱颈和尿道被打开从而引发排尿。因此，排尿在相对较低的压力下发生。自主神经和躯体神经的相互作用取决于脑桥排尿中枢的调节活动，而后者主要接受来自前额叶皮质、下丘脑视前区、前扣带回以及一些其他神经连接的抑制或兴奋输入。它们的平衡活动导致尿液在低压下正常储存，并在膀胱颈和尿

道没有过度阻力的情况下完全被排出。任何对这种复杂相互作用系统的损害都会严重干扰膀胱功能，导致神经源性膀胱（neurogenic bladder，NB）。NB最常见的是先天性原因，包括脊髓脊膜膨出或其他脊柱闭合不全或脑瘫；其次是后天性的，例如继发于脊柱和大脑的外伤或肿瘤。可根据2个主要因素进行简单分类，即逼尿肌收缩性和尿道外括约肌活动性（表45.1）。膀胱颈和尿道外括约肌功能不全的患者，无论膀胱逼尿肌如何，都会受到完全尿失禁的影响。括约肌过度活动和逼尿肌活动不足的患者可能会出现尿潴留，进而导致充盈性尿失禁。逼尿肌和尿道外括约肌均出现过度活动的患者，其中包括约55%的脊柱裂患者，将会导致尿失禁和逼尿肌功能恶化，这种情况对上尿路和肾脏尤其危险。逼尿肌-括约肌协同失调导致膀胱出口梗阻，导致膀胱内压升高和排空不完全，残余尿明显增多，逼尿肌肥大，膀胱顺应性降低，高压膀胱输尿管反流（vesicoureteral reflux，VUR）和反复的尿路感染（urinary tract infections，UTIs），从而导致渐进性肾损伤。

表45.1 根据逼尿肌收缩和括约肌活动进行的神经源性膀胱分类情况

逼尿肌收缩性	外括约肌活动性
正常	正常（协同或协调）
过度活动	过度活动（协同失调）
活动低下	活动低下

45.1.1 术前检查

所有受NB影响的患者在计划任何治疗干

预之前，必须进行全面的检查，从而选择最合适的手术方案。神经学评估及脊柱和脑部NMRI评估是确定神经情况的必要前提。尿动力学检查是精确诊断NB的重要手段，因为不同病理生理情况可能会导致类似的症状。而且建议尿动力学检查每2～3年重复，因为膀胱的功能特征会随着时间而发生变化。尿动力学检查中记录的参数既有解剖学的，也有功能性的。常用的解剖参数包括膀胱的大小及形状、膀胱颈的开口，以及是否存在VUR及反流的程度。NB可以是低活动性、大且无收缩性的，更常见的是过度活动的，表现为直径倒置，并呈现"圣诞树"外观，在排尿过程中表现为膀胱小梁形成和外括约肌不松弛。在重复膀胱充盈过程中获得的功能参数包括膀胱容量、压力、顺应性（$\Delta V/\Delta P$）、尝试排尿和膀胱过度收缩时盆底肌的肌电图行为（协同或不协同）。通过记录膀胱压力也可以区分VUR是在低压下还是在收缩过程中发生；如果VUR发生在收缩过程中，在矫正VUR前降低膀胱压力是至关重要的。尿流率测定及盆底肌的肌电图检查也具有重要参考意义，但由于大多数患儿不能自主排尿，因此很少能获得可靠的尿流率和盆底肌电图参数，但对于那些能够排尿的患儿来说，这是一项有用且易于重复的操作。更复杂的参数包括漏尿点压（leak point pressure，LPP）和Valsalva漏尿点压（Valsalva leak point pressure，VLPP），它们是膀胱出口阻力的间接测量值。尿动力学检查对于决定是否需要降低膀胱压力、抑制膀胱收缩、增大膀胱容量和（或）提高膀胱颈口阻力或避开阻塞性括约肌至关重要。

45.1.2　治疗目标

患儿NB的主要问题包括最常见的尿失禁和肾功能恶化，后者虽然不太常见，但非常重要。因此，NB治疗的目标是让患儿具有正常的肾功能和自主控尿；为了实现这个目标，患儿需要几乎正常的膀胱容量，在低压

（＜30cmH$_2$O）下充满和排空，没有或只有少量的残余尿量。最后，必须能自主控制排尿或排空膀胱。大多数患儿仅通过保守治疗就可以实现，但对于那些无法通过膀胱低压和上尿路稳定实现自主控尿的患者，需要更积极的治疗方法。近年来，微创方法治疗NB取得了巨大进展。

45.1.3　保守治疗

绝大多数NB患儿可以通过间歇性清洁导尿（intermittent clean catheterization，CIC）并结合对膀胱和（或）尿道括约肌有效的药物（最常见的是抗胆碱能药物）进行保守治疗。但并不是所有NB患儿都可以仅通过保守治疗实现治疗目标。括约肌不活动的患者会出现大小便失禁，因为这些患者的膀胱通常是排空的状态，因此仅通过CIC治疗是无效的；而合并膀胱纤维化的患儿对抗胆碱能药物的治疗没有反应。因此具有这两种情况的患者都需要更积极的手术方法实现自主控尿。最后，对于严重的VUR患者，降低膀胱压力，也需要一种更有效的手术方法。

45.2　神经源性膀胱的 VUR

3%～5%新生儿的VUR继发于脊髓脊膜膨出引起的NB，这通常与低顺应性、逼尿肌括约肌协同失调有关。如果不治疗，VUR的发生率会逐渐增加，5岁时最高可达30%～50%。对于可自主排尿或外括约肌完全失神经的低级别反流的患儿，可以低剂量抗生素预防治疗。而高度反流和膀胱不能排空的，尤其是逼尿肌过度活动和逼尿肌-括约肌协同失调的患儿，需要立即使用CIC和抗胆碱药物进行治疗；通过这种治疗，30%～55%的反流消失，上尿路得到保护。神经源性VUR抗反流手术的适应证与常规VUR的适应证相同，尽管对膀胱功能障碍已进行了最大限度的保守治疗，但若出现复发性肾盂肾炎、出现新的

肾瘢痕及持续的高级别VUR则必须行抗反流手术。

45.2.1 神经源性膀胱VUR的内镜治疗

O'Donnell 和 Puri 在 1986 年推广了 VUR 的内镜治疗。通过在输尿管下段或输尿管黏膜下注射填充剂，从而延长膀胱内输尿管的长度，减小输尿管的直径，并使输尿管更牢固地固定在膀胱三角区。任何治疗的必要先决条件是膀胱的顺应性及稳定性，通过CIC定期排空膀胱。

45.2.1.1 注射的位置与技巧

可通过任何类型的具有Fr4工作通路的膀胱镜注射，但大多数学者，包括笔者在内其实更喜欢具有直通路和偏移透镜的Fr8或Fr9膀胱镜，该通路方便使用金属针。在笔者看来，半刚性金属针优于柔性塑料针。注射时患者可以采取截石位，或根据笔者的喜好，可以使患者平躺在手术台上，双腿利用绷带悬吊于手术台边缘外。这个体位可避免骨盆的旋转，使膀胱三角与后尿道保持在同一平面上。

膀胱镜进入膀胱内首先找到输尿管开口位置。但是在多发小梁形成的膀胱内可能无法顺利找到输尿管开口，在这种情况下，借助输尿管导管寻找输尿管开口并完成注射是一种有效方法。注射时膀胱必须适度扩张，以避免膀胱内过度注射填充剂。

Puri 和 O'Donnell 最初是将针插入距输尿管开口远端3mm的6点钟位置，然后在黏膜下间隙推进5mm（STING式）。如果开口较宽且有裂口，可以使用膀胱镜的冲洗系统对裂孔进行水下扩张，并在输尿管开口内更近的位置进行注射（HIT式），并在黏膜下间隙形成丘。Cerwinka 等描述了注射技术的进一步改进，将HIT与输尿管裂孔处更远端的注射（"双HIT"）结合起来。他们建议，如果在双HIT结束时，输尿管口仍可被水扩张，则可以进一步行远端输尿管下注射。

45.2.1.2 注射剂

多种物质均可被用作注射剂。聚四氟乙烯（polytetrafuoroethylene，商品名Teflon®）糊剂是第一种被使用的注射剂，但后来由于聚四氟乙烯颗粒存在易迁移至肺和大脑等各种重要器官中的风险而被放弃。聚四氟乙烯还可引发强烈的炎症反应，在局部注射部位和颗粒迁移的其他器官中形成肉芽肿。可注射胶原蛋白是一种纯化的牛胶原蛋白悬浮液，可溶解，经过酶消化后可降低其免疫原性，并经过戊二醛交联以减少重吸收。交联胶原蛋白仍被用作注射剂，但它不像过去那么受欢迎，因为人们担心它可能具有免疫原性，并在胶原酶水解后重新吸收，从而导致治疗的结果只是暂时的。近年来，有两种药物在治疗VUR和尿失禁方面越来越受欢迎，即聚二甲基硅氧烷（polydimethylsiloxane，商品名Macroplastique®）和聚糖酐透明质酸（dextranomer/hyaluronic acid，Dx/HA，商品名Deflux®）。聚二甲基硅氧烷是颗粒硅树脂与聚维酮凝胶的混合物，其颗粒的大小可减少迁移到其他器官的情况发生。Dx/HA是右旋糖酐聚体和非动物透明质酸的混合物。它是目前患儿最常用的注射药物，主要用于纠正VUR。Dx/HA的微球是非免疫原性的，并且由于其尺寸而不会迁移至其他器官。

45.2.1.3 结果和讨论

正常膀胱VUR的内镜治疗效果取决于反流的程度（非扩张型输尿管为78.5%，V级反流为50.9%）以及注射的物质。

使用胶原蛋白注射剂治疗VUR（所有级别）的患者，其治愈率达50%；使用聚四氟乙烯和右旋糖酐的治疗率分别为66.9%和68.7%；而使用聚二甲基硅氧烷的治疗率可达76.5%。

神经源性膀胱VUR的内镜治疗已经有大量文献报道，但因为反流的程度及注射剂类型的差异，其治疗效果也各不相同。据文献报道，NB总体的治疗效果不如正常膀胱，其成功率为53%～86%。据Yokoyama等的文献报道，他们使用交联胶原蛋白注射剂，最开始的成功率仅为64%，但给予第二次治疗后可提高到100%。同样使用胶原蛋白作为注射剂，但Haferkamp等的研究却获得了不太有利的结果。据报道在他们治疗的患者中，经过16个月的随访，VUR的治疗率仅有15%。据文献报道，使用Teflon®糊剂的效果更好：Quinn等研究发现在两次注射聚四氟乙烯后可获得90.2%的成功率，Puri等在1986年也报道了类似的结果（成功率为86%）。早在1996年，Misra等报道了使用聚四氟乙烯注射的初始成功率为82%，但57例中的4例出现VUR复发，且1例患者出现双侧膀胱输尿管连接部梗阻。近年来，聚四氟乙烯被停止使用后，Dx/HA成为最受欢迎的VUR内镜治疗注射剂。2004年，Perez Brayfield等在文献中分享他们内镜下治疗复杂VUR病例的经验，其中包括NB患者的11条输尿管。一次植入治疗后，他们的总成功率为68%，但在NB患者中，79%的病例获得治愈的效果。Granata和Engel等对使用聚四氟乙烯内镜治疗与开放手术治疗VUR的效果进行了比较。Granata研究发现内镜下治疗VUR的成功率为72.5%，而在三角区输尿管再植手术成功率为95.5%。Engel等研究显示内镜下两次注射后的成功率为61%，而输尿管新膀胱造口术后治愈率为84.3%。近年，Mosiello和Neel等研究提出内镜下治疗神经源性膀胱VUR的新经验，即膀胱逼尿肌注射肉毒杆菌毒素A（botulinum toxin A，BoNT-A）与输尿管黏膜下注射Dx/HA结合起来。Mosiello等报道了7例患者，最大膀胱容量增大，最大逼尿肌压降低，其治疗率91.6%，仅1例患者复发。Neel等研究显示在膀胱容量和最大膀胱压方面获得了类似的结果，16例中有15例治愈（成功率达93.75%）。

近年来，腹腔镜和机器人辅助下输尿管膀胱造口术，包括膀胱外和膀胱镜，在治疗原发性VUR方面变得越来越流行，但据笔者所知，尽管它们越来越受欢迎，但尚未发表其用于治疗NB继发性VUR的具体研究结果。

45.3　尿失禁

控尿正常的患儿是指排尿间隔等于或超过4h，并且可以在不穿纸尿裤或其他防护用品的情况下参加活动。NB引起的尿失禁有不同的病因：可能因为膀胱低压下无法储存足够量的尿液，再加上膀胱过度活动或不活动的外括约肌，也可能仅由于外括约肌不活动，而与膀胱逼尿肌行为无关。膀胱容量减小和顺应性降低可能是由于逼尿肌广泛纤维化、膀胱失去弹性，或者逼尿肌过度活动导致。

45.3.1　逼尿肌的治疗

当尿失禁是继发于小膀胱或过度活动的膀胱时，可以先选择抗胆碱能药物治疗；如果抗胆碱能药物治疗无效，可以选择逼尿肌内注射肉毒杆菌毒素A，或者最后行膀胱扩张术。

45.3.1.1　膀胱内注射肉毒杆菌毒素治疗

少数患者仅通过口服抗胆碱药物治疗是无效的，或因相关副作用而不能耐受。在这种情况下，神经源性逼尿肌过度活动（neurogenic detrusor overactivity，NDO）可以通过膀胱内注射肉毒杆菌毒素A来治疗。BoNT-A已被批准用于成人NDO和膀胱过度活动症（overactive bladder，OAB）的治疗，但其在患儿中的使用仍不明确，尽管大量研究显示其在患儿人群中的副作用最小，但效果良好。

注射材料与技术

肉毒杆菌毒素（BoNT）是由革兰氏阳性细菌肉毒杆菌合成的一种强效神经毒素，免疫血清型分型从A型到G型共7种。膀胱内注射治疗中最常用的是A型，主要有两种商品：肉毒杆菌毒素A（ona-BoNT-A）（Botox®；Allergan Ltd.，Irvine，CA，USA）和肉毒杆菌毒素nA（aboBoNT-A）（Dysport®，Ipsen Ltd.，Slough，UK）。尽管这些产品有相似之处，但它们是不同的药物，具有不同的分子特征和剂量，因此绝不能视为相同之物。肉毒杆菌毒素是通过膀胱镜和柔性针头注射的。为了使柔性塑料针的插入更容易，笔者更偏向使用带直工作通路的膀胱镜。包括笔者在内的大多数学者，使用10U/kg，最多300U，稀释在30ml生理盐水中，在逼尿肌各处注射，但需避开三角区，总共注射20～30次，每次注射1ml。

结果与讨论

自2002年，文献共报道了约700例患儿注射肉毒杆菌毒素治疗OAB的结果，总结了关于增加最大膀胱容量和顺应性及降低最大逼尿肌压的相关数据（数据和参考文献来自Badawi的综述）（表45.2）。注射的效果通常持续约6个月，并且可以重复，但有时随后的注射疗效会降低，并且注射间隔缩短。人们普遍认为，肉毒杆菌毒素注射对过度活动的膀胱的疗效最大，而对纤维化膀胱和顺应性极低膀胱是无效的，因此，对于后面这两种情况，重复

注射都是无用的。45%～88%的患者通过导尿可实现自主控尿。Greer等报道了通过逼尿肌及括约肌内注射肉毒杆菌毒素，尿路症状减少了90%以上。最近，Kajibafzadeh等提出使用电动给药（electromotive drug administration，EMDA）将肉毒杆菌毒素输送到膀胱，不仅对逼尿肌过度活动效果也明显，而且对肠道运动效果明显。EMDA是离子电渗、电泳和电穿孔的结合，在2个电极之间施加电流，将药物均匀地输送到膀胱壁。实验研究表明，与注射后药物的不均匀分布相比，通过EMDA使肉毒杆菌毒素在膀胱各层的分布更为分散和均匀。临床上，最大膀胱容量平均增加116%，最大逼尿肌压平均减少48%，而80%患者的尿失禁症状得到改善。肉毒杆菌毒素注射治疗的主要缺点是其作用效果持续时间有限，平均为6～10个月，因此需要重复注射以降低膀胱压。此外，它们对于治疗纤维化膀胱是无用的。

降低逼尿肌压力和减少膀胱过度活动的一个永久方法是使用肠管去管化来扩大膀胱。

表45.2 逼尿肌肉毒杆菌毒素A注射治疗膀胱过度活动症的疗效分析

作者，时间	MBC	MDP	顺应性	持续时间（月）	治疗次数	控尿率
Schulte-Baukloh H et al. 2002	+27%		+45%			
Schulte-Baukloh et al. 2003	+35%	−40%		6		
Lusuardi et al. 2004	+118%	−45%	+183%			46%
Kajibafzadeh et al. 2006	+162%	−40%				88%
Altaweel et al. 2006	+56%	−48%	+156%	8.1	4	65%
Schulte-Baukloh et al. 2005	+72%	−39%	+109%	6	3～5	
Neel et al. 2008	+96%	−32%				83%
Horst et al. 2011	+33%	−17%				
La Nuè et al. 2012	+38%	−50%			3	
Khan et al. 2016	+46%	−43%	+104%	4.6	>2	45%

Data and bibliography modified from a review by J. K Badawi
MBC. 最大膀胱容量；MDP. 最大膀胱压

45.3.1.2 膀胱扩大术与阑尾膀胱造瘘术

膀胱扩大术可以使用回肠、盲肠或结肠，术后通常可使膀胱容量增加，同时降低储存压力和逼尿肌过度活动；但同时会出现排尿效率低下等缺点，因此在大多数患者需要通过CIC来排空膀胱。但由于大多数NB患儿已经在使用CIC，膀胱扩大术后不会给患者和护理人员带来更多的额外负担。

回肠膀胱成形术和可控导尿通路：机器人辅助技术

近年来，已经报道了使用腹腔镜或机器人辅助手术进行膀胱扩大术和阑尾膀胱造瘘术。2007年报道了第一例完全腹腔镜下患儿回肠膀胱成形术，但由于技术困难，该式式并没有得到普及。近年来，机器人辅助技术治疗患儿泌尿系统畸形发挥了越来越大的作用。与传统的开放手术相比，其优点是切口更加美观，失血量减少，恢复更快，术后疼痛更少。患有NB的患儿需要行膀胱扩大术时，机器人辅助下回肠膀胱成形术和阑尾膀胱造瘘术是一种安全可行的选择。尽管花费很高，但由于机器人辅助腹腔镜手术具有七度的运动自由度、三维视觉、放大率和精度，以及较小器械的可用性，机器人辅助腹腔镜在成人手术中已得到很好的应用，并在患儿中越来越受欢迎。在本书中，笔者描述了Mohan Gundeti等所报道的机器人辅助腹腔镜回肠膀胱成形术和Mitrofanoff阑尾膀胱造瘘术。

术前准备

该手术没有具体的精确纳入标准，但这种方法建议用于6岁以上的患儿，并且之前无重大手术史，无严重的脊柱后凸畸形。对于做过脑室-腹腔分流术的患儿，术前神经外科评估和手术过程中对分流术进行保护是必要的。肠道准备不是强制性的。建议使用头孢菌素和甲硝唑进行预防，并建议持续应用至少3d。对于老年患者，建议预防深静脉血栓形成。

体位

将患者置于仰卧位，然后调成30°Trendelenburg位，双腿置于低位截石位。使用硅胶枕头垫于所有受压部位。机器人通过将手术车放在患者两腿之间进行对接，通常先连接好3只机械手臂，第4只机械臂为最终使用做好准备。将膀胱Foley导管放置在无菌区，用于术中膀胱充气，并在手术结束时测试回肠膀胱成形术。此外，可以利用输尿管导管来更容易地识别输尿管开口位置。

手术器械

如果耻骨-脐距离等于或大于12cm，则经脐部切口放置12mm套管针进入光源；否则，它会被放置在更靠颅侧的位置。气腹建立成功后（10～12mmHg），再放置2个套管针：将2个8mm的机器人套管针置于光源所在线上，相距6～8cm。第4个8mm的机器人套管针放置在左髂窝腋前线上。这些套管针足以满足阑尾膀胱造瘘手术。如果计划进行回肠膀胱成形术，则在右髂窝锁骨中线上放置1个额外的12mm辅助套管针。使用的机器人器械有Prograsp抓钳、针头和剪刀；使用的腹腔镜器械有吸引器、Johannes抓钳和LigaSure。

手术技术

在探查腹膜腔后，确定将用于扩大膀胱的回肠袢；留置2根缝线，相距20cm；测试肠系膜长度和活动性；将肠袢在肠系膜蒂上分离。用端-端吻合术恢复肠管连续性，并关闭肠系膜孔。然后将阑尾与盲肠分离，盲肠壁分层关闭。仔细分离阑尾系膜，以获得足够的长度，在无张力情况下到达膀胱壁。充盈膀胱，沿右后壁进行逼尿肌切开术以容纳阑尾。切除阑尾尾端成铲状，在膀胱黏膜上开一个小口，通过Fr8导管完成阑尾与膀胱吻合。然后将逼尿肌折叠覆盖在阑尾上，以形成抗反流隧道。

膀胱在冠状面上充分双瓣化，以适应去管化回肠环。沿回肠环的肠系膜缘切开，近端和远端缝合至膀胱切开的侧顶点。然后将回肠环的2个长边缘缝合至膀胱切口的边缘。最后，阑尾的盲肠端穿过腹壁，并建立皮肤造口。新的膀胱通过尿道和耻骨上造瘘管引流，另一个导管放置在阑尾膀胱吻合处。导管的尺寸必须适于引流回肠环产生的大量黏液，特别是术后第一阶段。

术后护理

患者通常需要3d的抗生素治疗，使用硬膜外导管进行1～3d的镇痛；然后在拔除硬膜外导管后使用对乙酰氨基酚进行2～3d的镇痛，通常术后2d开始进食。5～7d后拔除导尿管，患者可以出院。耻骨上造瘘管用于从术后第3周开始对膀胱进行观察，如果没有漏尿或其他并发症，患者可以在术后第4周后开始通过阑尾膀胱造口导尿。

结果

2015年，据报道共有17例患儿接受机器人辅助腹腔镜回肠膀胱成形术（robotic-assisted laparoscopic ileocystoplasty，RALI）。15例患者成功完成了RALI，11例患者还接受了阑尾膀胱造口术，6例患者接受了顺行结肠灌肠，4例患者同时接受了膀胱颈闭合术。并且与开放回肠膀胱成形术的13例患者比较。RALI的中位手术时间明显较长（623min vs. 287min），中位住院时间短（6d vs. 8d），其他参数包括膀胱容量的增加、镇痛药的使用和并发症等均相似。

45.3.2 尿道括约肌和膀胱颈手术

尿失禁可能是继发于膀胱出口阻力不足，或与膀胱低顺应性、OAB有关。括约肌功能不全可定义为逼尿肌漏尿点压＜25cmH$_2$O，或在逼尿肌收缩缺失的情况下出现漏尿。目前已经应用不同的手术方法来治疗膀胱出口功能不全，例如在膀胱颈内注射填充剂，封闭膀胱颈，膀胱颈重建手术如Young-Dees、Mitchell、Kropp或Pippi Salle术等；以及使用各种类型的吊带或人造括约肌对膀胱颈和近端尿道进行外部压迫。近年，微创手术已被报道，侵入性小的手术是在近端尿道和膀胱颈的黏膜下注射填充剂。

45.3.2.1 膀胱颈和近端尿道内镜下注射填充剂

Politano于1982年首次报道了将聚四氟乙烯糊剂注入尿道治疗女性尿失禁的手术，但正如在VUR一节中指出的那样，聚四氟乙烯糊剂后来因颗粒迁移的风险而被放弃。在尿道中使用填充剂的理论基于这样一个概念，即膀胱颈和尿道内层的尿道上皮通常会闭合并密封尿道腔，从而有助于维持控尿。当膀胱颈和近端尿道的壁分离时，这种机制无效；因此，在尿道上皮下间隙注射一种可提升尿道上皮并更好地密封尿道腔的填充物质可能有助于治疗尿失禁。

器械和注射技术

3种输送填充物质的方法可供选择：经尿道膀胱镜下；尿道周围直接注射，但仅适用于女性；以及经耻骨上膀胱切开术顺行注射。目前最常用的方法是经尿道途径，男女皆可，通过具有合适工作通路的膀胱镜，至少Fr5，以容纳针和0°或6°透镜；笔者更喜欢使用具有偏置透镜和直通路的膀胱镜。在成年女性中，可以通过在尿道口外侧插入针头，然后在尿道周围注射填充剂，并在膀胱镜的指导下推进到注射的既定部位。

如果膀胱颈处瘢痕严重，尿道弯曲，则可通过耻骨上膀胱切开术以顺行方式输送物质。经尿道进入膀胱镜可以帮助选择合适的输送位置。注射必须非常小心，在正确的位置和正确的平面-黏膜下层，但这并不容易，尤其是重建的膀胱颈，瘢痕和黏膜下纤维化可能会阻碍形成包膜丘。应在膀胱颈水平的4点钟和8点钟位置注射，输送的量应足以接近尿道壁。男性必须在精阜上方注射，以防止未来出现附睾炎和逆行射精等并发症。女性注射在尿道近1/3处，包括膀胱颈。不管男女，建议注射后避免使用任何仪器或导尿管，以避免包膜丘移位。使用CIC的患者，在开始定期导尿之前，最好留置膀胱造瘘管2~3周。

结果

报道结果显示，治疗尿失禁的成功率各不相同。NB的疗效通常比膀胱外翻尿道上裂综合征差，而男性的疗效则比女性差。使用填充剂治疗尿失禁既可作为主要治疗手段，也可作为失败手术后的挽救手段，如吊带或膀胱颈重建手术后。研究结果显示两组效果相似。1992年，Wan等报道了8例使用交联胶原蛋白治疗的患儿，其平均注射2.1次后效果非常有效。随访13个月，63%的患者实现自主控尿，25%的患者症状有所改善；随访4年后，22%的患者成功自主控尿。而2001年Kassouf等研究显示，平均注射治疗2次后，自主控尿率仅5%。Guys等报道称，使用聚二甲基硅氧烷注射后，随访6年，33%的患者能够实现自主控尿，14%的患者症状有所改善；但在注射后的前18个月，结果不太理想，但此后保持稳定。但Halachmi等研究发现使用聚二甲基硅氧烷注射治疗尿失禁是无效的，无患者实现自主控尿，仅42%的患者症状有所改善。Lottman等研究显示，在继发于NB或膀胱外翻尿道上裂综合征的两组尿失禁患儿中，注射Dx-HA取得了很好的结果。术后1个月，33例患儿73%实现自主控尿或症状改善；3年后降至43%，此后保持稳定。且两组患儿的结果类似。Dyer等发现使用聚四氟乙烯或Dx/HA作为注射物质治疗尿失禁的结果没有显著差异。聚四氟乙烯注射后，5%的病例能够实现自主控尿，而Dx/HA注射后成功率为14%，另外14%的患者症状有所改善。2002年，Godbole等使用胶原蛋白、聚二甲基硅氧烷或聚四氟乙烯治疗尿失禁报道了类似的结果。在15例患儿中，有3例（20%）在中位随访期为28个月时成功治愈，其中2例接受聚四氟乙烯，1例接受胶原蛋白。8例患者症状改善，但后来又恶化为尿失禁。

由此得出结论，尿失禁的内镜治疗成功率非常有限。由于多种原因导致大多数患者在治疗后几个月内症状会再次恶化，包括填充物的再吸收或移位，或逼尿肌顺应性和活动性的改变。因此，应该采用更可靠的手术使患儿实现自主控尿，如膀胱颈悬吊术、膀胱颈重建术和人工括约肌的应用。膀胱颈悬吊术和人工尿道括约肌（artificial urinary sphincter，AUS）会增加尿道阻力和外部压力，悬吊术是固定的，而AUS是可变的。尽管学者对这些手术及其组合的经验丰富，但对治疗NB患儿括约肌功能不全所致尿失禁的最佳方法尚未达成共识。近些年，所有这些手术都是微创。

45.3.2.2　人工尿道括约肌

AUS比吊带和大多数膀胱颈重建具有更大的优势，因为它允许那些术前能够自行排尿而无须CIC治疗的患者自行排尿。在对585例患儿的Meta分析中，32%的病例实现自主排尿，但比例随着时间推移而降低。AUS可以在约73%的病例中为患儿提供自主控尿，但不幸的是，机械性并发症的发生率很高（53%），并且需要手术翻修（24%）或移除（23%）该装置。2017年，Moscardi等报道了第一例机器人辅助植入AUS（robotic assisted implantation of AUS，RALS-AUS），1名6岁女孩，患有NB和括约肌功能不全。

方法和手术技术

手术从建立通路开始：首先，将1个8mm的摄像头通路设置在脐上数毫米处，另外2个8mm的操作通路设置在脐水平外侧4cm。另1个辅助通路设置在摄像头和右侧通路间。在膀胱后壁和阴道前壁切开腹膜，并进行分离到达膀胱颈。然后，膀胱的前部制备到膀胱颈的前部，切开尿道两侧的盆底筋膜，使膀胱颈完全显露出来，在测量周长后，插入套囊。在膀胱侧面插入压力调节气囊，腹膜闭合后，通过一个小腹股沟切口，将泵放置在大阴唇或男性阴囊中，然后停用6~8周。

RALS-AUS技术类似于开放手术，但在膀胱后间隙内具有更好的视野和更准确的平面解剖等优点，特别是患者之前在该区域进行过多次手术的情况下。

45.3.2.3 尿道外吊带手术

膀胱颈吊带是一种常用的方法，主要用于治疗女性尿失禁。最初的手术是在膀胱颈和阴道前壁之间置入一条孤立的腹直肌筋膜，并将其重新连接到前腹壁，从而起到压迫并悬吊膀胱颈的作用。这种术式在受压力性尿失禁影响的成年女性人群中应用广泛，并且随着时间的推移，在材料和插入方法等方面也经历了很多改变。吊带也用于患儿，特别是间歇性导尿的神经源性尿失禁的青春期女孩。在这类人群中，据报道成功率高达78%～90%，但男性成功率较低。吊带置入通常与膀胱颈的其他手术、阑尾膀胱造口术和膀胱扩大术有关；因此，很难评估单独置入吊带的成功率。Snodgrass等报道称，单独使用吊带时的尿控率为45%，而与膀胱颈重建手术相关的吊带时的尿控率为82%。膀胱颈悬吊手术最常见的并发症是吊带腐蚀，当使用外源性材料时，这种情况更常见，并且由于尿道成角，膀胱顺应性会逐渐恶化，导致膀胱留置导尿困难。成年女性腹腔镜下置入尿道外吊带常见，但这种手术在患儿中并不流行，可能是因为受脊髓脊膜膨出影响的患儿和青少年的腹部和骨盆空间有限。最近，很少有关于机器人辅助置入尿道外吊带的报道。Storm等在2008年报道了机器人辅助腹腔镜方法，成功用于膀胱颈切除和两例患儿膀胱颈吊带的置入。

45.3.2.4 膀胱颈重建

Bagrodia和Gargollo等报道了4例受神经源性尿失禁影响的患儿，并完成了机器人辅助腹腔镜膀胱颈成形术、阑尾膀胱造口术和膀胱颈悬吊术。

手术过程和技术

手术从膀胱后壁和阴道前壁之间的平面开始，然后准备Retzius空间。此外，进行了Leadbetter-Mitchell手术，围绕Fr5导尿管重建尿道和膀胱颈。重建的上限是输尿管间壁，不需要输尿管再植。然后筋膜吊带包裹在新膀胱颈周围，悬吊至耻骨后。最后，从盲肠上切取阑尾，进行阑尾膀胱造口术，将阑尾放置在膀胱后壁形成的槽中，然后围绕阑尾缝合。阑尾膀胱造口术的皮肤造口在脐水平。第一组4例患者均实现了尿控。2015年，同一作者报道了38例接受相同手术的患者；转换率为11%，82%的患者实现了尿控。Gundeti等于2016年发表了80例患者的多中心研究，其中31例接受了RALS-阑尾膀胱造口术，34例进行了额外的膀胱颈重建术，其中15例还接受了膀胱扩大术。总体尿控率为85.2%，经额外手术后提高到92%。神经源性尿失禁的RALS术后并发症发生率几乎与开放手术后并发症的报道相当。

45.4 结论

微创手术，包括内镜和腹腔镜，在患儿NB的治疗方面起着越来越重要的作用。内镜治疗VUR效果可靠、持久，而治疗尿失禁效果较差。腹腔镜和机器人辅助的复杂重建手术很有前景，但技术要求高，由于机器人辅助手术的高成本和内在困难，其并没有被普及。使用机器人辅助手术治疗NB的优势尚未像肾盂成形术等其他手术那样明显。

（杨艳芳　花朝阳　吴瑞娟　译）

第 46 章
机器人 Mitrofanoff 手术

Alexander M. Turner，Salahuddin Syed，and Ramnath Subramaniam

学习目标

- Mitrofanoff 手术在神经源性膀胱中的应用。
- 机器人手术的优势。

46.1　引言

神经源性或非神经源性膀胱患者可能因膀胱和（或）括约肌功能障碍而出现上尿路损伤和尿失禁。常见的一种解释是由顺应性差、容量低的膀胱产生的高压和感染，肾脏遭受多次"打击"，导致进行性肾衰竭，需要肾脏替代治疗。另一种解释是由膀胱功能衰竭引起的逼尿肌不再放松而充盈，收缩而排空，只是被动地、无感觉地充盈，导致充盈性尿失禁和尿潴留引发的感染。膀胱颈功能障碍，伴有其他如后尿道瓣膜和 Prune-Belly 综合征，最终都可导致上述相同的病理过程。简单的病理过程却可解释由于复杂膀胱问题造成的大量困境，但原则不变。保持膀胱排空可减少感染机会，并对功能障碍有帮助，保护上尿路免受损伤至关重要。膀胱顺应性差引发的尿失禁给生活带来不便，但却有助于降低上尿路压力，所以这不是主要或唯一的治疗重点。间歇性清洁导尿（clean intermittent urethral catheterisation，CIC）彻底改变了神经源性膀胱的管理，但如果由于解剖学原因无法实现，如 Prune-Belly 综合征中的尿道扩张，或技术缘故，如当婴儿成长为意志坚强的蹒跚学步的孩子，或逐渐长大的男性患者因疼痛无法实现 CIC，必须寻求替代方案。通过 Pfannenstiel 切口进行的 Mitrofanoff 开放手术彻底改变了神经源性膀胱的治疗。无论是否行膀胱扩大术，该手术联合 CIC 应被广泛应用，可减少感染，减轻膀胱高压、顺应性差和因逼尿肌衰竭而无法排空膀胱带来的影响。单独使用 CIC 可减少功能障碍的膀胱引起的尿失禁，处理膀胱颈治疗持续尿失禁的方法不在本章的范围内，但即使考虑这些因素，建立 CIC 或 Mitrofanoff 手术也应优先于其他手术，因为增加的上尿路压力的风险是显著的。值得一提的是逼尿肌切开术的概念，即自动扩大术，笔者在选定病例中与 Mitrofanoff 手术同时进行。笔者介绍了逼尿肌切口允许尿路上皮隆起并抵消膀胱内压力的过程，自 1953 年用于治疗结核性膀胱以来，该手术受到了褒贬不一的评价和支持。术后无论是主动使用球囊，还是被动地延长尿管夹闭时间来拉伸尿路上皮，都可能会促进膀胱容量和顺应性的增加，但仍存在纤维化和收缩的风险。在 Mitrofanoff 手术中，需要切开逼尿肌将阑尾包裹在膀胱壁中，以防止反流。随着时间的推移，Mitrofanoff 术的造口外观也发生了变化，右侧髂窝的光面皮肤隧道取代了脐部的黏膜，美观得到改善。

46.2　机器人 Mitrofanoff 手术

机器人法行阑尾膀胱造口术的第一个优点是能够评估该手术是否可行，同时患者不会显著发病。此后，凭借其提供的灵活性、光学性和时间效率巨大的优势，可以实现快速、美观的效果，根据笔者的经验，还可以大大缩短住院时间。

46.3 患者体位和计划

患者仰卧位。可以采用Trendelenburg体位来减少视野中的小肠干扰。手术区域是从乳头到大腿，包括会阴，铺单后将Foley导管经尿道插入膀胱，并连接膀胱注射器，以便进行术中填充。术中镇痛可通过硬膜外、腹横肌平面阻滞（transversus abdominis plane，TAP）或局部麻醉来实现，具体取决于局部方案。

46.4 切口和通路设置

为了充分观察骨盆和右髂窝，镜头通路通过切口设置在脐和剑突之间的中线平面（图46.1）。影响这个位置的因素包括患者的体型和身体习惯，但在儿童中，笔者选择的位置在上腹部，如图46.1所示。适当的流速和压力充气后，直视下置入镜头以评估解剖结构。如果手术继续进行，机器人的2个工作通路设置在如图所示的季肋区、腰部区域，围绕膀胱、右髂窝形成三角。

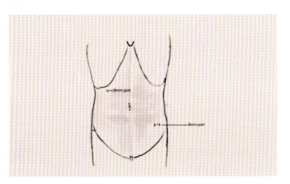

图46.1 通路位置

在Mitrofanoff造口位置放置一个5mm的辅助通路，位于阑尾底部和半月线的浅表处。通过这个通路，一次性抓钳在手术过程中能够固定盲肠和阑尾。

注意：阑尾缺失、阑尾过短或阑尾位置困难，再加上膀胱收缩严重，可能导致放弃MIS手术，这可以通过直视或通过额外端口（通常是辅助端口）用抓取器进行评估。在评估阑尾是否合适时，记得要考虑到充气腹部的膨胀。

46.5 机器人定位

这个过程需要一个极端侧的位置（图46.2）。在成人的骨盆手术中，机器人通常可以放置在腿间的取石位置，但这在儿童中几乎是普遍不可能的。推车应与手术台成5°～10°向患者右侧推进，使机械臂向后指向骨盆，在膀胱和右髂窝间的中间位置成三角形。

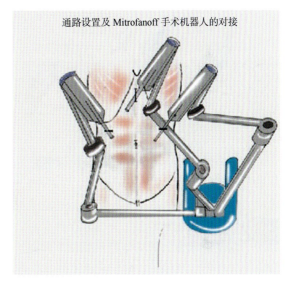

图46.2 极端侧机器人对接位置

46.6 机器人Mitrofanoff手术步骤

46.6.1 步骤1：准备阑尾

在助手固定盲肠的情况下，在靠近盲肠的平面接近并解剖阑尾肠系膜。考虑到有足够的分支延伸到阑尾上便于游离，这里一些小血管可能需要被舍弃。向上解剖肠系膜根部，并对肠系膜血管进行解剖，可能有助于进一步将阑尾移向膀胱。将3-0 PDS缝线放置到腹部，固定阑尾基底，剪断时保留足够的缝线长度。然后对阑尾基底进行分离，一个2-0 PDS内环装置穿过辅助通路，机器人抓钳穿过环以拾取固定缝线的长端。然后，可以将内环紧贴阑尾底部的盲肠，靠近阑尾切除的位置，同时小心地提起盲肠（图46.3）。一旦盲肠缺损得到修复，所有的缝合线都可以剪到一定长度。

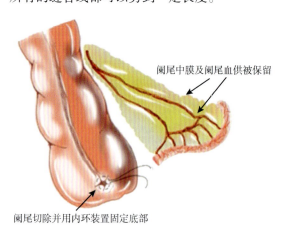

阑尾中膜及阑尾血供被保留

阑尾切除并用内环装置固定底部

图46.3　阑尾在其肠系膜上的分离

然后，助手在锁定棘轮钳的情况下抓住阑尾的开口端。当阑尾进入通路时，在抓钳上滑动，以便将阑尾递送到皮肤表面，这是手术过程中最具挑战性的部分之一。与经验丰富的助手一起做好准备，确保每个人都知道该做什么也至关重要。在这一步中，可能需要释放气腹。一旦阑尾出现在皮肤上，助手就会将缝线穿过阑尾，以阻止阑尾回到腹部。在这个阶段，可以用盐水冲洗阑尾以清除碎屑，从而安全地将流出物从伤口中清除。

46.6.2　步骤2：准备膀胱

使用等离子动力钳或双极剪刀，打开覆盖在膀胱上1/3处的腹膜。体外停留缝合线（例如，3-0的Prolene）可用于将膀胱向前连接，以露出膀胱的后表面。为了便于解剖，可以用生理盐水部分充满膀胱。将解剖平面画在膀胱上，以标记其方向。记住阑尾和膀胱的位置，没有停留缝合和充气，以消除扭结的

可能性；从皮肤到膀胱的路径必须在一条直线上。

进行逼尿肌切开术，使尿路上皮隆起，并破坏切缘边缘以使其变宽。逼尿肌切开的长度应适当，以确保逼尿肌隧道良好，宽度应足以轻松包裹阑尾，通常至少2cm长，1cm宽。必须注意不要破坏尿路上皮，此类损伤应用6-0 PDS缝合修复。

46.6.3　步骤3：建立阑尾膀胱吻合

Fr12 Foley导尿管穿过阑尾，从而拉伸盲端，并使用透热剪刀打开盲端，使导管露出。此时，应将导管撤回至阑尾中部位置。将阑尾的开口端带至逼尿肌切开的远端，并评估阑尾的方向和位置（图46.4）。

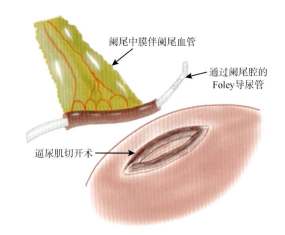

阑尾中膜伴阑尾血管

通过阑尾腔的Foley导尿管

逼尿肌切开术

图46.4　阑尾准备和逼尿肌切开术

5-0 PDS缝合线穿过阑尾全层下叶，并与尿路上皮吻合。沿着下外侧再缝合2～3针，以固定一半的阑尾。

用一个小切口打开尿路上皮，助手立即将导管推进入膀胱，填充球囊（图46.5）。

与阑尾内侧上部的吻合术已经完成（图46.6）。5-0 PDS缝线用于缝合逼尿肌边缘和阑尾，包括缝合阑尾壁两针，以防止剪切。包裹应可以轻松地容纳带有导管的阑尾，导尿管置于自由引流状态（图46.7）。

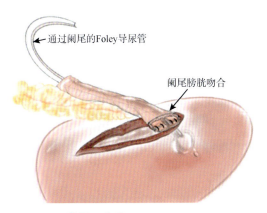

图46.5　导管置入膀胱

通过阑尾的Foley导尿管

阑尾膀胱吻合

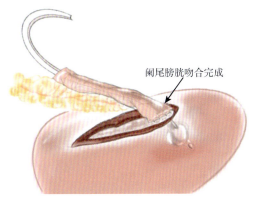

图46.6　阑尾膀胱吻合术

阑尾膀胱吻合完成

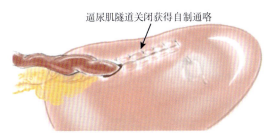

图46.7　逼尿肌包埋

逼尿肌隧道关闭获得自制通咯

46.6.4　步骤4：最后的腹内步骤

用5-0 PDS关闭阑尾周围的腹膜，骨盆内的任何液体溢出都可以通过一个机器人工作通路抽吸。然后可以进行脱离对接程序，选定缝合线关闭3个机器人通路孔。

46.6.5　步骤5：建立皮瓣附着的阑尾皮肤吻合

无气腹可以进行无张力吻合。在辅助通路位置，对皮肤标记以行VQ成形术，如前所述。将"V"形皮瓣置于阑尾内，并用5-0 PDS缝线吻合，以防止狭窄。将Q皮瓣抬高并倒置，以到达造口上方，并将阑尾的游离边缘与皮瓣倒置内侧游离边缘缝合。然后对皮肤进行整形，以闭合伤口，覆盖皮瓣。

46.7　术后活动

当患者感觉良好时，可以进食和饮水。术后第1天可拔除导尿管，Mitrofanoff导管保持自由引流6周。如果合并了自动扩大术，应根据局部情况夹紧该导管以使膀胱拉伸。

通常患者情况良好，可以在术后第2天回家。6周后，可以沿着Mitrofanoff通路开始CIC。

46.8　结论

机器人Mitrofanoff手术相对较新，并且最终数据很少。造口狭窄的并发症仍然存在，但已经有所改善，机器人入路的功能较少，更多的功能是改善阑尾皮肤吻合。并发症在性质和频率上也与开放技术相似，但其好处主要在于：当由经验丰富的机器人外科医师进行手术时，大大降低了手术并发症，可促进恢复和改善美观。

（陶　畅　译）

第 *47* 章
儿童膀胱结石的机器人手术管理

Ciro Esposito，Maria Escolino，Fulvia Del Conte，Vincenzo Coppola，Mariapina Cerulo，Giuseppe Autorino，Felice Crocetto，and Alessandro Settimi

⊙ 学习目标

- 描述膀胱结石的机器人手术管理每一步的技巧。
- 展现长期膀胱结石的机器人手术管理的成果。
- 报告关于膀胱结石的国际论文最新成果。
- 描述在膀胱结石的机器人手术管理中的技巧和建议，展示小儿泌尿外科治疗膀胱结石的所有新方法。

47.1 引言

儿童尿石症在发达国家很少见，膀胱结石占所有尿路结石的 1%～5%。在发达国家，膀胱结石的主要成分是鸟粪石或二水草酸钙，而在发展中国家，膀胱结石的主要成分是尿酸铵。在过去的几十年中，经尿道碎石术已成为开放性膀胱切开术的替代方法。然而，由于儿童尿道口径狭窄，这种方法在儿童中受到限制。随着经皮技术的使用越来越多，去除膀胱结石的替代解决方案可能是对儿童进行经皮耻骨上膀胱结石去除术。经皮膀胱切开术（PCCL）已被证明在治疗儿童膀胱结石方面是充分、安全和快速的。近年来，对于大型膀胱结石，机器人手术似乎是安全去除膀胱结石的绝佳解决方案。

本章重点介绍机器人辅助膀胱结石清除的手术技术。

47.2 术前准备

术前检查应重点关注整个泌尿道的解剖畸形及其功能影响。检查必须包括超声检查和腹部 X 线片来测量结石大小。很少需要进行 CT 扫描。

术前可进行膀胱镜检查。建议术前使用西甲硅油、灌肠剂和流质饮食进行肠道准备，对于小龄儿童尤其重要。

术前应预防性使用抗生素，应使用广谱药物或根据儿童的具体尿液检测结果选择。

所有患者及其父母在手术前都必须签署手术知情同意书。患者需接受包含经口气管插管和肌肉松弛的全身麻醉。在手术前于膀胱留置无菌导尿管，并放置鼻胃管以在手术过程中保持胃排空。

47.3 体位

进行机器人膀胱结石清除术，患者应采取仰卧位，手术床成15°Trendelenburg（特伦德伦堡）卧位。该体位利用重力来收缩肠袢。2 名外科医师和1名护士上台开始手术；在套管针和机器人对接后，主刀外科医师转移到控制台，床旁外科医师与护士一起留在手术台上（图47.1）。于患者足部方向放置一台显示器供床旁外科医师和护士观看。笔者一般打入3个 8mm 套管针和一个 5mm 套管针以供床旁外科医师使用。套管针和镜头成三角定位，以获得更好的人体工程学效果（图47.2）。

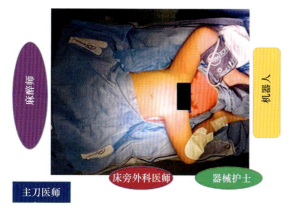

图47.1 手术组站位

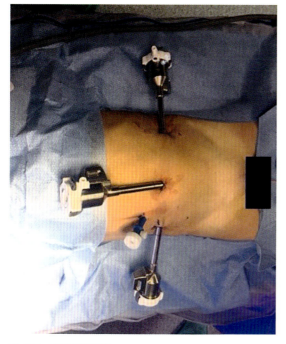

图47.2 套管针位置

47.4 器械

关于机器人手术，我们使用1个8mm 30°镜头和另外2个机器人专用8mm仪器（持针器、剪刀、有孔镊和血管钳）。笔者还使用5mm套管针，供床旁外科医师放入和取出针、切割缝线及显露或回收组织。笔者采用经脐旁套管针入腹的内袋来取出结石。一般来说，笔者会将导尿管留置在膀胱中几天。笔者还需要在手术开始时使用长直针将膀胱固定到腹壁。

47.5 手术

所有手术均在经口气管插管全身麻醉下进行。

该操作分为2个阶段：膀胱镜检查和机器人手术。膀胱镜检查是检查膀胱解剖结构和结石定位的第一步。

将患者置于Trendelenburg卧位，将达·芬奇机器人置于患者足的方向。

使用大直针和2-0可吸收缝合线，将膀胱提向腹壁以增强膀胱后壁的视野（图47.3）。膀胱内灌入生理盐水，于逼尿肌处做2.5～3cm纵向切口，直达黏膜层，深约2cm。然后将逼尿肌与黏膜横向分离，纵向打开黏膜，从而打开膀胱（图47.4）。

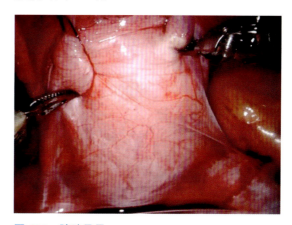

图47.3 膀胱悬吊

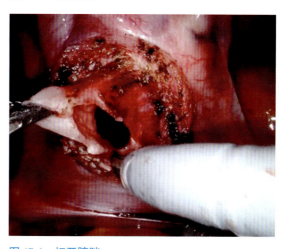

图47.4 打开膀胱

内袋通过脐旁套管针引入腹部，打开后置于膀胱附近。使用机器人仪器取出结石（图47.5），然后将其放入内袋以取出（图47.6）。

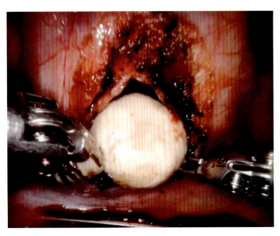

图47.5 取出结石

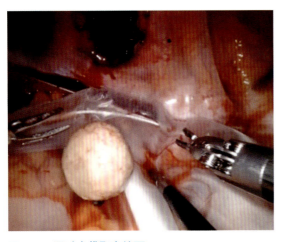

图47.6 通过内袋取出结石

膀胱分两层闭合：首先是黏膜；然后是逼尿肌。均采用 2-0 或 3-0 可吸收缝线缝合；膀胱充水以检查缝合质量，最后将装有结石的内袋从肚脐处取出。

移出机器人工作台，各套管针创口分别用缝线缝合。

所有病例术后均留有膀胱导管。手术后不留其他引流管。

47.6 术后护理

术后数小时患者开始经口喂养。一般不需要镇痛治疗。

对乙酰氨基酚（剂量 15mg/kg，间隔8h）通常在术后 12～24h给药。术后48～72h进行短期抗生素治疗。患者在术后第2天或第3天出院。术后复诊安排在术后第7天和术后第1个月，此后每年进行一次。

47.7 结果

根据笔者的经验，手术时间的中位数为60 min（分布范围 40～85min），包括对接器械时间。手术适应证包括大于15mm的膀胱结石，尤其是尿道狭窄限制内镜取出结石的男孩。

笔者的病例中没有出现任何并发症。

术后结石清除率为100%，术后1年时超声和腹部X线检查均提示所有患者均无结石。

术后笔者对取出的结石成分进行分析，并将患者转介给肾脏病专家进行术后对照以进行长期随访。

💡 技巧和窍门

- 关于患者体位，15°Trendelenburg卧位是手术成功的关键点；事实上，利用该体位，肠袢会向下滑动，可以很好地显露膀胱。
- 使用2根大直针将膀胱固定在腹壁上很重要，以便在手术过程中充分显露膀胱。
- 纵向打开膀胱很重要，在取出结石之前打开膀胱下的内袋也很重要，以避免结石或部分结石丢失在腹腔中。
- 培训机器人团队（外科医师和护士）以减少对接时间也很重要。

- 床旁外科医师的作用很大，对于引入和取出针、切割缝线及在手术过程中为外科医师提供帮助至关重要。
- 笔者总是准备常规腹腔镜套件，以备从机器人技术转换为常规腹腔镜手术时使用。

47.8　讨论

在儿童中膀胱结石并不算多见。

在分析国际文献时，报道了几种治疗膀胱结石的技术，包括开放性膀胱切开术、内镜技术，或者最近几年的机器人手术。

在过去的几十年中，经尿道碎石术已成为开放性膀胱切开术的替代方法。然而，这种方法在儿童中受到尿道狭窄的限制。事实上，结石碎裂后，尤其是对于小孩子来说，很难通过尿道取出结石碎片。

随着经皮技术的使用越来越多，儿童可行的简单解决方案应该是经皮耻骨上膀胱结石清除术（PCCL）。

PCCL 已被证明能够充分且快速地治疗儿童膀胱结石。

然而，儿童PCCL的并发症发生率很高，例如术后漏尿、瘘管形成或急腹症，导致腹膜内膀胱穿孔。PCCL的问题在于，使用这种技术，通过3～4cm的切口不容易闭合膀胱，有时会出现渗漏或形成瘘管。

此外，还存在与技术本身相关的并发症，例如膀胱穿孔或出血。

近5年来，由于机器人手术的巨大发展，得益于机器人器械的6向自由度和外科医师的3D视觉以及缝合的准确性，机器人切除膀胱结石似乎已成为可能。对于结石大于15mm或结石更小但尿道狭窄的患者或神经源性膀胱患者来说是理想的选择。

机器人膀胱结石去除的主要优点是，你可以执行真正的微创手术，并且没有损伤尿道的风险，当你通过尿道去除结石碎片时，就有可能损伤尿道，内镜检查也是一样。

此外，由于使用机器人器械对膀胱进行了完美缝合，因此不会像 PCCL 那样发生膀胱渗漏或穿孔，而且笔者治疗的病例中没有出现术后并发症。

然而，在开始机器人手术之前，进行膀胱镜检查以检查膀胱解剖结构和结石位置非常重要。

该手术的要点是用两针将膀胱固定在腹壁上，使用内袋取出结石并分两层封闭膀胱。

重要的是不能忘记，尿石症的病理很复杂，这些患者必须在术前和术后由儿科肾病专家和儿科泌尿科医师组成的多学科团队进行随访。

综上所述，治疗儿童单纯性膀胱结石有以下几种技术：开放性膀胱切开术、经尿道内镜取石术、经皮膀胱切开术，这些技术的并发症发生率较高。

机器人膀胱结石去除是一种优雅且安全的技术，可用于去除儿科人群中的大膀胱结石。

与其他技术相比，该技术易于执行，并发症发生率低，机器人手术的缺点是成本高，并且需要接受过机器人手术培训的专门团队。

要点

- 在开始使用机器人清除膀胱结石之前，最好在机器人技术方面拥有丰富的经验。
- 在开始机器人手术之前，必须对团队（外科医师和护士）进行机器人手术培训。
- 在学习曲线期间，最好与专家外科医师一起在机器人控制台二号位上工作。
- 床旁外科医师的作用对于手术的成功至关重要。
- 两针膀胱悬吊和内袋的使用是手术成功的重要因素。

（李　爽　胡清烜　译）

第 *48* 章
机器人辅助腹腔镜膀胱颈重建治疗儿童尿失禁

Alfredo Berrettini，Dario Guido Minoli，Michele Gnech，and Gianantonio Manzoni

◎ 学习目标

- 描述机器人辅助膀胱颈重建、折叠术的手术步骤及技术要点。
- 讨论该术式的适应证。

48.1 引言

在过去的15年中，小儿泌尿外科微创技术飞速发展，越来越多的复杂重建手术可以通过机器人辅助腹腔镜技术来完成，包括可控性尿流改道-Mitrofanoff阑尾膀胱造口术和肠道膀胱成形术。

继发于膀胱颈、括约肌机制缺失或功能不全的尿失禁是一个具有挑战性的领域。针对该疾病的处理比较难以抉择。通过复杂的手术获得控制性排尿，也可以通过简单的间歇性导尿达到排尿目的，但后者需要终身操作。本章内容只涉及前者，即构建一个功能性的膀胱颈以控制排尿。而其他的治疗方式，如吊带、人工尿括约肌、膀胱颈闭合术及可控膀胱分流术，这些在其他章节有阐述。这种类型的功能性膀胱颈重建在很大程度上属于膀胱外翻、尿道上裂、泄殖腔/泌尿生殖窦的先天畸形。选择这种方法的患者尿动力学检查显示流出道功能障碍，膀胱容量为预期容量的50%左右（图48.1）。

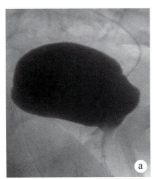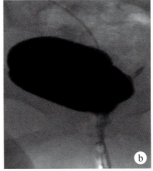

图48.1 尿动力学检查

基于成人泌尿科医师行机器人辅助腹腔镜下根治性前列腺切除术获得的丰富经验，膀胱颈区域术野显露及操作变得更加清晰而简单。与传统的令人沮丧和要求非常高的开放式手术相比，这种新的方法为小儿泌尿外科膀胱颈重建开辟了新视野和令人兴奋的视角。

本章的目的是阐述我们在机器人膀胱颈重建技术治疗儿童尿失禁方面的初步经验。

48.2 术前准备

不需要标准的广泛的肠道准备，但术前晚

上应进行简单的灌肠。围手术期应使用抗生素预防感染（通常使用头孢类抗生素）。

患者接受气管插管和肌肉放松的全身麻醉。

当计划进行"龙骨型"膀胱颈重建（keel bladder neck construction，KBNC）手术时，术前需进行膀胱镜检查，并留置输尿管导管（双J管），以便在手术过程中能准确识别输尿管走行方向。

留置Foley导尿管进入膀胱，但不进入手术无菌区域。术前留置鼻胃管。

48.3　手术体位

患者处于仰卧位，双腿张开。用宽胶带和胶带固定在床上。所有压力点包括足后跟，都必须小心地填充和保护，以防止压力损伤。笔者通常使用凹陷床垫，以方便将患者移到所需的位置，并转移到手术台上。

患者做好术前准备并铺单。在进行膀胱颈折叠术（bladder neck plication，BNP）的机器人手术过程中，有必要内镜同时进入尿道和膀胱颈，以确认并监测重建手术的进展情况。

手术台采取Trendelenburg位，通过重力向头顶位移动肠管，促进膀胱和盆腔的充分显露。

48.4　手术器械

da Vinci Si机器人位于患者打开的双腿之间，通常用于盆腔手术，如输尿管膀胱再植术或前列腺切除术。

经脐或脐上的中线切口位置置入一个12mm的套管针，作为摄像头通路。皮肤切口后直视下置入套管针，以减少肠道损伤风险。在对腹腔进行初步检查后，定位8mm的机器人通路。根据手术的类型，可以放置2～3个套管针：1～2个在左边，1个在右边。KBNC术采用三臂，而两臂足以满足BNP。5mm的

辅助通路被设置在右侧。机器人通路之间的距离约8cm。

现在机器人可以对接和放置仪器：12mm通路用于1个30°的下行摄像头，右侧臂使用单极剪刀和持针器，而双极 Maryland 钳连接到左侧机械臂上。当第3个机械臂可利用时，使用双极 Maryland 钳或持针器。机器人通路体表位置如图48.2所示。

当使用da Vinci Xi设备时，通路位置由于其不同的特性而发生变化。通路斜线设置时将右下象限对准左肋缘，使用位于左下象限的5mm辅助通路，机器人在患者右侧侧向对接。

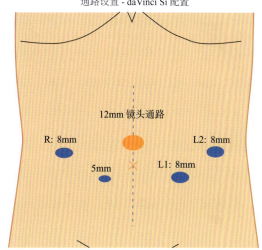

图 48.2　KBNC-BNP术式机械臂通路图示

48.5　手术

在我们研究所，通常使用两种不同的手术技术来构建膀胱颈：BNP术和KBNC术。

一旦对接和器械插入腹部完成，手术开始时，使用一个较宽的横切口打开盆腔腹膜。导管的运动和球囊的可视化或联合内镜-机器人操作可以帮助识别膀胱颈部区域。为了避免男性静脉出血和女性阴道损伤，笔者在耻骨后和外侧进行了初步解剖。为了置入吊带而进行后尿道剥离是不必要的。

在BNP术中，膀胱颈分离后，在没有打

开膀胱的情况下，用2-0聚酯缝合线（聚对苯二甲酸乙二醇酯，polyethylene terephthalate，PET）实现近端尿道的进行性折叠。同时经尿道置入内镜至膀胱颈口，直视下观察颈口口径的缩小，这一点对于该术式是非常有用的。

在KBNC术中，分离膀胱颈部后，在中线打开膀胱前壁，缝合两针可能有助于更好地显露和稳定膀胱颈区域。拔除Foley导尿管，新膀胱颈的位置被确定为精阜和输尿管口之间的中间点（男性）或尿道外口至输尿管口之间的中间点（女性）。从这一点开始并向尾侧延伸，勾画出2个黏膜三角形，并将黏膜切除，只留下一个足够宽度的中线黏膜条（宽度取决于患者的年龄），这将构成"新的"后尿道和膀胱颈。只切除黏膜层，并没有损伤到肌肉层（图48.3）。

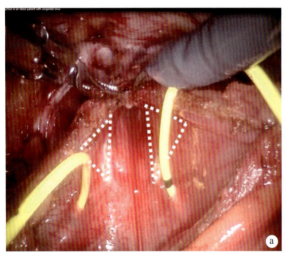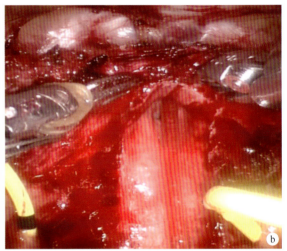

图48.3　KBNC术。a. 黏膜三角形的轮廓；b. 三角区黏膜切除后

测量完整的中线黏膜带，将其卷管成形，用5-0 Maxon缝合线间断缝合，留置合适大小的Nelaton导管（通常为Fr8）上，用4-0或3-0 Vicryl线间断缝合周围逼尿肌覆于重建的膀胱颈上方，形成第二层和第三层结构。膀胱颈解剖学上的重建将呈现一个"龙骨型"样的漏斗结构（图48.4）。

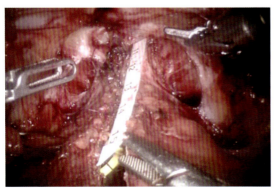

图48.4　KBNC术后最终外观

经皮耻骨上膀胱造口和经尿道导管是必需的，以确保术后最佳的膀胱引流。所有的仪器和通路都被移除，用2-0 Vicryl线关闭筋膜，皮肤用5-0 Monocryl线缝合。皮肤黏合剂涂抹覆盖切口。

48.6　术后护理

患者术后几小时可以进食。镇痛治疗以对乙酰氨基酚（剂量15mg/kg，每隔8h 1次）和酮咯酸（剂量0.3mg/kg）为主，术后12～24h给药。术后持续抗生素治疗72h。患者通常在术后第4天或第5天出院，同时通过经尿道和耻骨上导管持续自由引流（白天和晚上）。术后7d进行临床控制。4周后，拔除尿道内导尿管，行排尿期膀胱尿道造影（voiding cystourethrography，VCUG）。根据结果决定能否拔除耻骨上膀胱造瘘管。如果患者还没有完全准备好进行常规的自发性排尿，间断夹闭耻骨上膀胱造瘘管锻炼膀胱功能。拔除耻骨上膀胱造瘘管后，定期进行常规肾/膀胱超声检查，了解上尿路情况和膀胱残余尿量。

技巧和窍门

- 为了掌握尿道长度、输尿管方向和血管位置的所有信息，必须进行初步的膀胱镜检查。这是了解解剖的关键步骤，以正确定位膀胱颈和后尿道的位置。
- 如果计划进行KBNC术，术前在膀胱镜检查时，放置双侧输尿管支架管（双J管），以便于术中准确识别输尿管走行方向。
- 经尿道留置Foley导尿管便于术中识别膀胱颈。
- 在BNP手术过程中，同时进行内镜检查对确定折叠缝合线的正确位置非常重要。
- 在KBNC手术过程中，使用Nelaton导管（Fr8）比使用Foley导尿管更好。如果使用了Foley导尿管，在缝合完毕后应将球囊排空，以免重建的膀胱颈部裂开。重要的是，要缝合靠近尿道黏膜带边缘的部分，以确保管腔的口径保持均匀一致，并使用间断缝合以确保安全。导尿管留置后，在尿道口外固定。
- 使用耻骨上膀胱造瘘术是强制性的，以保证膀胱完全引流，直到最终实现定期和安全的膀胱排空，并进行自发性排尿。

48.7　讨论

在过去的20年里，机器人辅助腹腔镜膀胱手术在复杂的重建手术中得到了广泛应用。机器人的使用特别有利于那些需要在术野空间有限的区域进行缝合的操作，如治疗尿失禁的膀胱颈重建术。

患者的选择是至关重要的，笔者的尿失禁治疗手术适应证已经相当严格，仅限于尿道上裂或泄殖腔/泌尿生殖窦异常引起的尿失禁。

即使膀胱颈修复的手术技术已经被提出，但对于哪个是最佳选择尚没有共识，也没有标准化的治疗方案。足够的膀胱容量和正常的顺应性是考虑机器人手术治疗尿失禁的必要条件。

正如文献中已经提到的那样，腹腔镜下膀胱颈折叠术是成功的。因此，机器人辅助的BNP似乎是治疗尿失禁的非常合理的选择，初步的经验也非常令人鼓舞。

机器人辅助手术与开放重建手术相比，除了在一个狭小手术空间能获得立体的、优秀的视觉效果外，其他明显的优势在于：
- 微创、美容效果。
- 降低术中失血量和更精确的解剖。
- 减少术后镇痛药使用和住院时间。

要点

- 对于一些具有挑战性的小儿泌尿外科重建手术，机器人辅助腹腔镜手术代表了一种微创解决方案。
- 机器人辅助腹腔镜手术可以在骨盆和耻骨后区域有良好的视觉效果，使任何类型的膀胱颈修复重建操作变得更加简单。
- 机器人辅助KBNC或BNP的初步经验是令人鼓舞的，开启了新的应用前景。

（张林琳　译）

5

第五部分
尿　　道

V.Di Benedetto，C. Arena R. Patti. and M. G. Scuderi

- 描述内镜下后尿道瓣膜切除术。
- 描述内镜下后尿道瓣膜切除术的手术技巧。

49.1 引言

后尿道瓣膜（posterior urethral valves，PUV）在活产儿中的发生率为 1/50 000～1/25 000，在先天性尿路梗阻的患儿中约占 10%。PUV 可引起胎儿及新生儿的高死亡率（30%），并且具有相当大的终身发病率。其发病率与器官形成关键时刻的先天性尿路梗阻有关，这可能对肾脏、输尿管和膀胱功能产生深远或终身的影响。在严重的病例中，这种疾病可导致羊水过少以及肺小管期肺发育不良（即第 17～25 周，支气管和终末细支气管管腔不断扩大，每个终末细支气管的末端生长出 2 个或 2 个以上的呼吸性细支气管）。其死亡率与儿童持续的肾损伤有关。对于产后患儿，其诊断的金标准是排尿期膀胱尿道造影（voiding cystourethrography，VCUG），而对于产前的诊断则依赖于常规超声筛查。PUV 的诊断有时非常困难，因为它的病情严重程度和形态学表现存在一定的偏差。最典型的 PUV 见于产前存在双侧肾积水的新生儿，或大量膀胱输尿管反流所致急性肾盂肾炎的婴儿。这种 PUV 非常容易通过 VCUG 进行诊断。约超过 50% 的 PUV 患者在诊断时即存在膀胱输尿管反流（图 49.1）。继发性膀胱输尿管反流在常规影像中可能很难被检测到，因为它的一些临床表现如后尿道扩张，传统的影像手段很难发现（图 49.2），在 VCUG 的排尿期经常观察到后尿道扩张，但尿道球部及膜部的节段性狭窄可能是一种单一的异常表现。其他尿道异常表现为短暂性尿道扭曲或膜性尿道成角。为了做出准确的诊断，在排尿过程中连续拍照至关重要。然而直到最近，基于 VCUG 和内镜检查结果的参考标准尚没有。众所周知，尽管 Young 等对 PUV 做出了分类，然而在 1996 年，Douglas Stephens 为 Young 的分类增加了更精确的解释。从胚胎学的结构特征方面来看，Stephens 的分类标准是实用和容易理解的。PUV 主要有两种类型：1 型和 3 型。而 2 型最初由 Young 在 1919 年定义，但后来被认为是过度分类。4 型则十分罕见。

49.2 术前准备

在足月儿中，标准的 PUV 手术方式是膀胱镜下尿道瓣膜切开术。目前常用的内切开方法包括电切、冷刀和激光。但对于体重极低的婴儿，可能存在因尿道太细小无法安全地置入膀胱镜检查设备的情况，这些患儿可接受经皮膀胱造瘘术，或开放膀胱造瘘术，或者在荧光内镜指导下使用 Fogarty 球囊扩张术，不建议行经尿道膀胱镜手术，因其存在医源性尿道狭窄的风险。术后不建议长时间留置导尿管，因为存在念珠菌感染、菌血症的风险。严重的患者通常需要多次手术干预，可能出现长期并发症，包括尿失禁和肾功能障碍。因此手术前，所有父母均必须签署一份明确的知情同意书。手术一般在全身麻醉下施行，也可以在脊椎麻醉下进行瓣膜切除术。

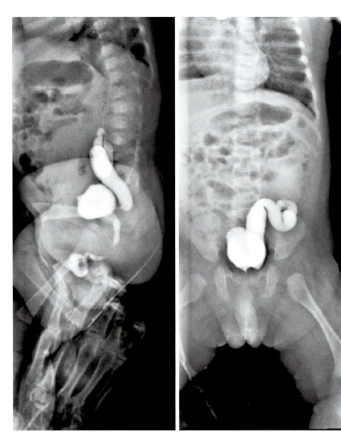

图 49.1   排尿期膀胱尿道造影可见大量膀胱输尿管反流   图 49.2   后尿道扩张

49.3   体位

患者取截石位。医师在患者的足端，显示器放置在医师的左前方。

49.4   手术器械

笔者使用Fr9.5 儿童膀胱镜（Storz）。通过膀胱镜工作通路置入Fr3金属芯输尿管导管，再通过输尿管导管置入电切设备进行瓣膜切除术（图49.3）。

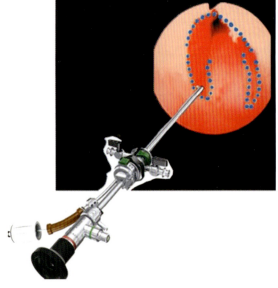

图 49.3   Fr9.5儿童膀胱镜；Fr3金属芯输尿管导管通过膀胱镜

49.5 手术技巧

在使用生理盐水充盈膀胱后，笔者使用Fr9.5膀胱镜进行膀胱尿道检查。在确定尿道瓣膜后，通过膀胱镜的工作通路置入Fr3输尿管导管及电灼器械进行手术。电灼部位主要在瓣膜的5点钟、7点钟和12点钟位置。对于1型PUV，主要电灼瓣膜的12点钟位置，必要时在5点钟或7点钟位置补充电灼（图49.4和图49.5）。对于3型PUV，需在膜性病变的12点钟位置进行电灼。对于这两种类型，电灼切开12点位置应足够长且足够深，以保证对瓣膜的完全切除。术中应在保持膀胱低压状态下对瓣膜进行充分的电灼，将膀胱镜置于精阜的远端，仔细观察有无瓣膜阻塞的情况，并做进一步处理。另一种检查瓣膜是否切除彻底的方法是麻醉状态下通过按压患者的膀胱区观察尿流是否通畅。术后一般留置导尿管14d。

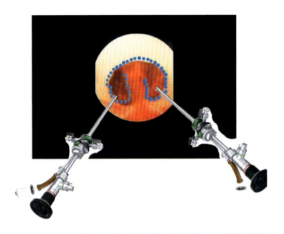

图49.5 必要时可在病变瓣膜5点钟或7点钟位置补充电灼

49.6 术后处理

术后治疗包括静脉输注抗生素（头孢曲松和庆大霉素），如疼痛可应用对乙酰氨基酚镇痛。留置小型号的Foley导尿管。患者在手术后第2天带尿管出院，出院后14d返院复查VCGU，并拔除导尿管。

49.7 结果

发病年龄的大小对手术时间具有一定影响。治疗成功的标准是排尿通畅和尿流率的改善。随访内容包括术后2周及术后3个月的超声检查了解肾输尿管积水情况，术后1个月、6个月复查VCGU，了解膀胱输尿管反流情况及有无瓣膜残余，术后12个月行DTPA肾扫描评估分肾功能。部分患者还需进行尿流动力学检查。当患者存在以下情况时需反复进行膀胱尿道镜检查：VCGU显示排尿梗阻持续存在点钟，双侧肾输尿管积水持续存在或恶化，后尿道扩张无明显改善，存在残余瓣膜，双侧膀胱输尿管反流未消失，肾功能没有改善或新发肾功能不全。对于有瓣膜残余的男性患者需再次手术处理。文献报道后尿道瓣膜切除术的并发症发生率为5%～25%。尿道狭窄的发生率为0～25%，可通过直视下尿道内切开术（visual

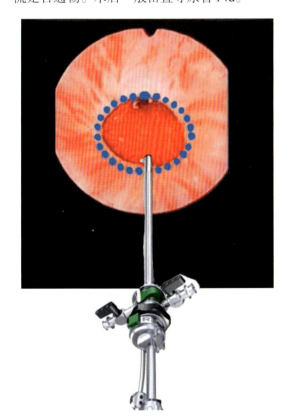

图49.4 主要电灼瓣膜的12点钟位置，必要时在5点钟或7点钟位置进行补充电灼

internal urethrotomy，VIU）治疗。60%以上的膀胱输尿管反流在术后得到改善。膀胱输尿管反流减轻或消失和（或）上尿路扩张改善可被视为尿路梗阻改善的间接征象。然而，即使PUV治疗成功，膀胱输尿管反流和肾输尿管积水可能仍持续存在。因此，膀胱输尿管反流有望在尿道梗阻缓解后得到解决，27%～79%的患者在术后2周至1年以上自发消退，但也有术后3年以上反流才能消退的特例。持续上尿路扩张的患儿可能与瓣膜膀胱综合征所致的膀胱排空障碍、由于尿量过大导致的肾小管损伤、膀胱以下部位梗阻或极其少见的输尿管膀胱交界处梗阻有关。尽管尿道梗阻可以通过手术缓解，但持续的膀胱功能障碍是上尿路疾病的发病原因，对上尿路功能具有潜在的危害。据估计，在PUV术后接受尿动力学检查的男孩中，膀胱功能障碍的患病率为75%～80%。由婴儿期小容量而收缩好的膀胱发展为大容量、顺应性差的膀胱，通常由于持续的上尿路扩张和肾源性尿崩症所致，称为瓣膜膀胱。这是一个恶性循环的过程，持续的上尿路扩张导致肾脏浓缩功能障碍和血肌酐含量增加。定期的尿动力学检查对这些患者至关重要。异常的肾脏发育一直持续到儿童和青少年期，30%～42%的患者发展为终末期肾衰竭，因此，膀胱输尿管反流也成为儿童最常见的肾移植原因。

💡 技巧和窍门

- 早期内镜下瓣膜切除术在保护膀胱功能方面比长期分流更有优势。使用小型器械可避免尿道损伤。应尽量减少电灼时间，避免大范围和过深的电灼，以降低电流对周围海绵体造成损伤的风险。为了防止尿道狭窄出现的风险，笔者在术中不建议使用环形电极。

49.8　讨论

PUV治疗的主要目标是恢复膀胱排尿功能、控制感染、保护肾功能、恢复尿控、消除梗阻和膀胱输尿管反流。关于婴儿PUV的外科治疗存在许多不同的意见，但主要的治疗方法是瓣膜切除术。目前，外科医师拥有更好的器械，可在直视下使用不同的方式如环形电极、冷刀、钩形电极、Bugbee电极和Fogarty球囊扩张导管。进行瓣膜内镜治疗，降低手术并发症发生率，避免术后尿道狭窄取决于诸多因素，其中包括操作轻柔，避免使用大口径器械，尽量缩短电灼时间，避免大范围和过深的电灼操作，保证手术过程在直视下进行，尽量缩短术前导尿管留置时间，以及术后使用小口径刺激性小的导尿管。膀胱和肾脏功能通常不稳定，需要终身监测。研究发现，新生儿瓣膜切除术可以保护膀胱功能，并且术后膀胱功能得到良性循环甚至痊愈。这突出了常规产前筛查和瓣膜早期干预的重要性。研究表明，产前诊断可能会改善PUV的长期预后。尽管膀胱输尿管反流和泌尿系感染与肾功能恶化无关，但这些参数在指导治疗方面仍然至关重要，并可能影响患者后期的手术次数，需要进一步的观察和长期的随访来确定是否有晚期进展为慢性肾病或终末期肾病风险的患者。大型回顾性研究报道，多达1/3的PUV患者存在慢性肾功能不全，其中约1/4的患者发展为终末期肾衰竭。最低肌酐值（确诊后第1年的肌酐最低值）是公认的PUV肾脏预后指标。文献报道，最低肌酐值升高是唯一的肾功能不良独立风险因素。PUV患者的管理是一个持续的过程，从产前筛查和早期瓣膜切除开始。膀胱功能障碍的识别及适当的处理将防止对上尿路的损害，并提高长期生存率。

要点

- 儿童泌尿外科中心的产前诊断对婴儿非常重要。
- 尿道瓣膜的早期切除和肾脏状况的评估。
- 严格的随访可最大限度地减少PUV患者以后肾功能不良的发生率。

（古德强　郭景阳　译）

学习目标

- 列举尿道狭窄的原因。
- 熟悉腔内泌尿外科的手术选择和工具。
- 学习尿道镜的操作步骤。
- 帮助患儿度过围手术期。

50.1　引言

虽然缺乏准确的定义，但术语"stenosis"（狭窄）一般指腔道器官的任何一种缩窄，而"stricture"（瘢痕狭窄）通常用于描述后天获得性的病理性瘢痕组织堵塞管腔。而梗阻则泛指阻碍管腔内容物输运的一切病理现象，它既可以由外源性的（如压迫）导致，也可以由内的（如管壁增厚、异物）导致。

尿道任何部位都可能发生狭窄或瘢痕狭窄，在膀胱尿道镜检查时必须意识到这一点（表 50.1）。先天性狭窄会对泌尿系统功能产生巨大影响导致早期肾功能损害。下尿路症状（lower urinary tract symptoms，LUTS）和反复尿路感染（urinary tract infections，UTIs）可能是儿童和成人尿道疾病的最初表现。此外，任何涉及尿道的器械和（或）外科手术也可能导致尿道医源性瘢痕狭窄。为方便起见，本章使用尿道狭窄（urethral stenosis）这一术语。

尿道狭窄主要见于男性。先天性异常可能很常见。后尿道瓣膜的发病率估计为 1/8000～1/5000。不过，这只是指因上尿路损害表现而确诊的最严重病例。而微小瓣膜、Cobbs 环[①]、尿道球腺囊肿、尿道外口狭窄等导致的 LUTS 症状出现较晚，故而真实的流行病学情况尚不清楚。尿道下裂修补术后可能会继发尿道狭窄，但其发生率会因手术方法和失败定义的不同而有很大差异。在美国，成人球部尿道外伤后狭窄的发病率为 627/100 000～2291/100 000，但在儿童群体中却没有可靠的数据。

诊断工具和路径不在本章讨论范围之内。但无论如何，对每例疑似尿道狭窄的患儿，必须依照标准化方案进行筛查。必须对下尿路功能进行彻底评估，包括膀胱/肠道日记、超声检查和尿流率测定。有创尿动力学检查（压力-流速曲线）和造影（尿道造影、排尿期膀胱尿道造影）必须根据潜在疾病和病史加以选择（图 50.4）。

膀胱尿道镜检查可以得出最终诊断。在直接观察尿道管腔后，可同时进行微创治疗。应根据术中发现的情况（狭窄的位置和长度）来

表 50.1　尿道狭窄和瘢痕狭窄

尿道狭窄	瘢痕狭窄
原发性或继发性的膀胱颈增生	手术后的医源性狭窄，如尿道下裂修复术后、肛门直肠畸形术后（图 50.2）
后尿道瓣膜	创伤后狭窄，如骑跨伤和骨盆骨折
Cobb 环/Moormann 环	导尿后的医源性狭窄（假道）
尿道球腺囊肿（图 50.1）	感染后狭窄（图 50.3）
先天性前尿道瓣膜	
尿道外口狭窄	

---

① 译注：Cobb 环，又称 Moormann 环，系尿道球部近尿生殖隔远侧的环形缩窄，是否引起梗阻尚有争议。

考虑行狭窄切开术。数十年来,人们为此创制了各种工具。根据外科医师的经验可选用冷刀或激光切开。一些医师更喜欢使用单极电切。无论工具如何,总的目的都是切开狭窄部位,降低复发风险。反复扩张也可作为一种治疗方法。对于年轻患者,开放手术方法可能是最佳选择。

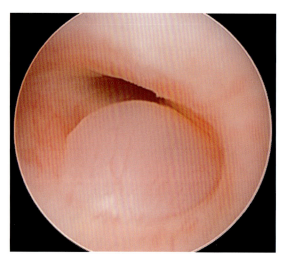

图50.1 尿道旁管囊肿

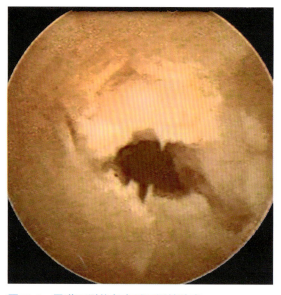

图50.2 尿道下裂修复术后医源性狭窄

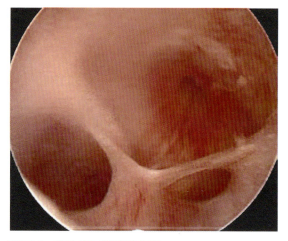

图50.3 感染后远端尿道改变

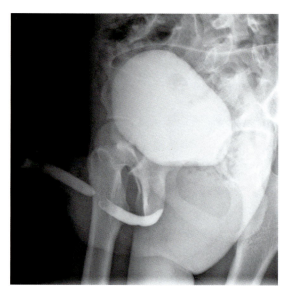

图50.4 创伤后尿道狭窄,同步逆行尿道造影及排尿期膀胱尿道造影

50.2 术前准备

必须按照当地的规程安排患者接受膀胱镜检查和微创手术。所有患儿均应行常规的尿液分析,对具有尿路感染风险的患儿必须进行尿液培养。应在内镜检查前30min左右给予抗生素。医师必须向患儿或监护人说明

与手术相关的风险，包括是否必要进行耻骨上膀胱造瘘。

50.3　体位

手术采取膀胱结石位，臀部置于手术床边缘，这样可以避免在膀胱镜通过尿道近端时手柄与手术床之间的碰撞。显示器应放置在符合人体工学的适当位置。在特定病例中应配备C形臂X线机（图50.5 和图50.6）。

50.4　器械

基本设备包括显示器、光源和光缆、摄像头、内镜和液体灌注系统。摄像头应尽可能轻便。内镜检查以及使用冷刀或激光切开时，灌注液使用0.9%的氯化钠溶液。单极电切需要使用不导电（不含电解质）的液体。

内镜的大小和长度因患儿的年龄而异。30°内镜用于婴儿和较大儿童的初步检查。而对于新生儿，可使用带有Fr3 工作通路的5°一体镜。在切开操作时，可根据年龄选

用0°或5°内镜，以确保直视下最优化的操作（图50.7）。

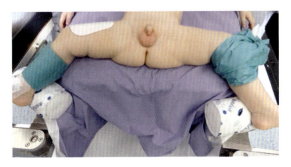

图50.5　患者体位

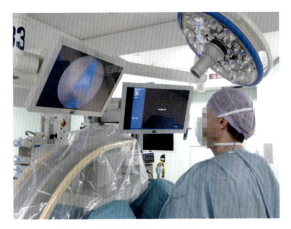

图50.6　内镜手术符合人体工学体位

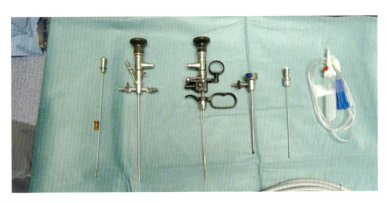

图50.7　手术器械

必须合理选择镜鞘的大小。器械越大，光学效果和操作性越好，但医源性损伤的风险也越高。适用于儿童的硬性切割内镜包括Fr8.5、Fr11、Fr14.5不等。有多种不同大小的5°一体型膀胱镜可供选用，它们均带有工作通路以便插入激光光纤。

冷刀、钬/YAG激光以及单极电切都可用于切开狭窄部位。泌尿科手术医师必须熟知每种工具的优缺点。冷刀和单极电切使用不同的刀鞘。必须仔细设置能量大小，以提供足够的组织切割，同时最大限度地减少与高温有关的副损伤。

在某些情况下，必须使用支架和导丝来确保安全并减少并发症的发生。根据术中发现和手术情况，留置导尿管以提供尿道支撑。放置尿管最安全的方法是沿导丝插入末端开口尿管。

50.5　操作技术

该操作没有金标准技术，因此需遵循本单位的操作规程。患儿取截石位，消毒包括耻骨上区在内的手术区域。润滑剂直接注入尿道（这可能会影响进镜观察），同时也在镜鞘上涂抹润滑剂。将阴茎向上拉直，然后将30°膀胱镜插入远端尿道。在整个插镜过程中，尿道的管腔必须保持可视并沿腔道进镜。一旦发现狭窄，评估其位置和原因，是否可以轻柔通过（应避免扩张）。如狭窄较难通过，则应引入导丝。然后，将30°观察镜换为0°或5°切割镜及选定的切开工具。如操作过程中出血影响视野，则应中止手术，并在导丝引导下插入导尿管。

💡 技巧和窍门

- 患儿置于手术床边缘。
- 检查所有手术器械以确保无误。
- 操作过程中经常排空膀胱。
- 尿道腔保持可视状态，否则应置入导丝。
- 不仓促手术，使用润滑剂，动作轻柔。
- 视野不佳及时中止，确保尿液出路后重新安排。
- 符合人体工学体位可以减轻疲劳。

50.6　术后管理

需遵循本单位的规程。对特定患者，术后应考虑使用抗生素。患者可在手术当天出院。根据创伤程度和预后，可考虑留置导尿管。然而，没有证据表明延长导尿管留置时间可以改善预后。在许多情况下，留置导尿管并非出于排空膀胱的目的，而是为了上尿路减压。

50.7　结果

腔内手术处理尿道狭窄的治疗效果可从多个角度评估，目标是消除狭窄。对于先天性畸形患者，单纯的切开手术非常有效。有些患者可能需要进行二次切开，以消除残余膀胱的远处梗阻。然而，若考虑LUTS症状和肾功能，则由于进行性的膀胱功能障碍，长期疗效可能并不理想，例如，高达20%的后尿道瓣膜患儿最终会进入终末期肾病。有关腔内治疗较少见畸形（如Cobb环、尿道球腺囊肿）、儿童的医源性及创伤性尿道狭窄的文献较少。

直视下尿道内切开术（directly visualized urethrotomy，DVIU）广泛用于治疗成人尿道狭窄。但文献报道的成功率差异很大，为8%～80%。狭窄的位置和狭窄段的长度是影响治疗结果的重要因素。新发尿道狭窄治疗预后较好。但随着时间的延长，复发的趋势逐渐增加。

50.8　讨论

DVIU 由 Sachse 于 1972 年提出。几十年来，该方法逐渐发展成熟，多种不同的切开工具已被引入。当前，钬/YAG激光和冷刀是大多数泌尿科医师常用的切开工具。在严格的限制条件下，单极电切也很有用，对于经验丰富的医师，它是一种安全有效的工具。DVIU最常见的问题是瘢痕形成和术后局部复发。对于任何工具，泌尿科医师都必须熟悉它们的特性，以尽量减少并发症的风险。

尿道狭窄可发生于尿道任何部位。在儿童中，先天异常最常见。这些可以通过 DVIU 成功解决。不过，维持肾功能和缓解 LUTS 症状的长期效果主要取决于膀胱功能、功能障碍。尿道下裂手术是造成儿童医源性尿道狭窄的最常见原因。肛门直肠畸形（anorectal malformations，ARM）和尿道瘘的儿童也可能需要泌尿外科治疗，对于合并的尿道狭窄仍可考虑采用内镜治疗，遵循与创伤后尿道狭窄相同的治疗原则。不过，必须牢记的是，ARM 患者有发生神经源性下尿路功能障碍的风险，必须采取相应的治疗措施。

单纯的尿道扩张术很少有效，因此不应在儿童人群中推荐。但它可作为 DVIU 后的补充治疗。有学者建议在局部应用类固醇激素或丝裂霉素C，但目前还没有证据表明有效。

依照针对成人的治疗建议，对于远端尿道短节段狭窄（＜1.5～2cm）的患者，可以进行内切开术。延长导尿管留置时间（＞72h）可能不会改善效果。对于远端尿道长段狭窄，以及累及近端尿道的狭窄，由于 DVIU 的远期效果较差，应进行尿道端端吻合术或尿道扩大成形术。这些原则也适用于治疗尿道下裂修复术后的尿道狭窄患儿。

 点

- 狭窄可发生于尿道任何部位。
- 影像学检查很重要，内镜下直接查看狭窄部位也是必要的。
- 尿道镜检查需要适当的训练。
- 微创治疗不适用于所有尿道狭窄患儿，开放手术可能是更佳选择。
- 术后长期随访是必需的。

（陶　俊　译）

6

第六部分
其　　他

第51章

胎儿下尿路梗阻的产前微创手术治疗

Rodrigo Ruano，Ayssa Teles Abrao Trad，and Jose L. Peiro

51.1　引言

胎儿下尿路梗阻（lower urinary tract obstruction，LUTO）是由先天性肾脏流出道畸形引起的膀胱出口梗阻。它代表了一系列以胎儿膀胱扩张和双侧肾积水为特征的病理情况，可作为孤立性缺陷（孤立性LUTO）发生，或约20%病例伴有其他先天性异常（复杂性LUTO）。

LUTO与较高的围生期死亡率和长期发病率密切相关。梗阻的严重程度是高度可变的，并取决于潜在的致病机制。后尿道瓣膜（posterior urethral valve，PUV）是先天性胎儿LUTO最常见的病因，约占男性LUTO病例的63%。其他病因包括尿道闭锁、尿道狭窄和梨状腹综合征等。

泄殖腔畸形和梗阻性输尿管膨出嵌顿于膀胱颈是女性LUTO最常见的病因。在泄殖腔畸形患者中，由于尿道出口梗阻，尿液反流至阴道腔，约30%的患者会出现阴道进行性增大（阴道积液），并最终压迫邻近组织加重梗阻，如输尿管膀胱连接处梗阻。

轻度LUTO患者预后相对较好；重度LUTO患者通常发生在妊娠早期，可致肾脏发育不良，最终导致羊水过少或羊水缺乏，进而出现继发性肺发育不良和肾衰竭。

51.2　流行病学

LUTO的发病率为每10 000例活产婴儿中有2～3例。如果包括择期终止妊娠和胎儿宫内死亡，预计发病率则更高。LUTO多见于男性胎儿，目前尚未发现非综合征型LUTO病例的危险因素。LUTO死亡率报道不一，但死亡率可高达80%～90%。相关流行病调查报道，15%～20%的儿童终末期肾衰竭及10%～60%的儿童肾移植与LUTO有关。

51.3　产前诊断

LUTO的产前诊断是通过超声（ultrasound，US）检查发现存在出口梗阻（图51.1），表现为膀胱扩张伴壁增厚、输尿管扩张、肾脏强回声、双侧肾积水、皮质下肾囊肿、肾发育不良或重度羊水过少（羊水指数<5cm或最大垂直囊袋<2cm）。尽管有些严重病例在妊娠早期可被发现，但大多数是在妊娠中期进行常规检查时确诊。近年来，胎儿超声解剖筛查提高了该疾病的产前检测率，14年中诊断率提高29%。

目前相关回顾性队列研究表明，超声诊断LUTO的灵敏度为50%～59%。然而，当结合特定参数时，如肾脏强回声、膀胱扩张和膀胱壁增厚，灵敏度已被证明可分别高达95%、96.8%和93.5%。膀胱扩张和膀胱壁增厚被认为是LUTO的最佳指标。

当临床初步怀疑LUTO时，应进行全面的胎儿解剖检查以排除复杂的LUTO。根据最初临床表现，结合胎儿超声心动图、遗传咨询、绒毛膜绒毛取样和羊膜腔穿刺术有助于LUTO诊断。最近的研究提示，MRI有助于LUTO诊断（图51.2），原因是羊水减少时超声评估可能有困难，而MRI不受影响，此时MRI检查可能有助于明确诊断及鉴别诊断。

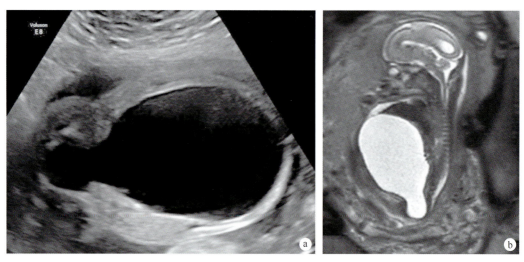

图51.1　a. 妊娠22周时的产前超声；b. 妊娠22周胎儿MRI。后尿道瓣膜（PUV）表现为膀胱和后尿道扩张（钥匙孔征）伴羊水过多（图片来自辛辛那提胎儿护理中心）

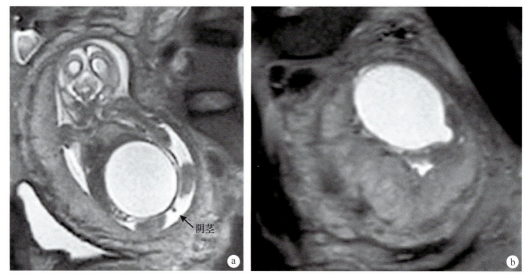

阴茎

图51.2　a.胎儿MRI冠状面；b.胎儿MRI轴位。尿道闭锁表现为膀胱和后尿道扩张（钥匙孔征）伴羊水过少。在超声和MRI检查前进行羊膜腔灌注可提高影像的分辨率和诊断的准确率（图片来自辛辛那提胎儿护理中心）

51.4　预后

目前研究表明，一些特殊类型检测指标可能有助于医师向妊娠期父母提供孩子的临床预后信息。超声检查发现大于12mm的巨膀胱，如在妊娠23周后才消退，提示与预后非常差相关。其他预后不良的超声指标包括妊娠第16周至第25周，胎儿肺发育小管期肾脏高回声、皮质囊肿、羊水过少及肺发育不良。

胎儿肾功能预后检测指标应结合超声检

查结果一起进行评估。提示肾功能预后良好的特征是胎儿尿液：$Na^+ < 100mmol/L$，$Cl^- < 90mmol/L$，渗透压 $< 200mOsm/L$，β_2-微球蛋白 $< 6mg/L$。此外，有研究表明，胎儿膀胱穿刺后48h内膀胱反流小于27%与胎儿出生后短期内进展为宫内肾衰竭和需要透析的高发生率相关。

51.5　治疗

51.5.1　胎儿期治疗原则

基于LUTO自然病程和结局进展，胎儿期干预的治疗原则是，通过恢复正常羊膜腔容积，达到改善肺发育不全及预防终末期肾病的目的。正确选择胎儿期干预的候选者对于避免不必要的操作和相关并发症非常重要。

目前研究认为，最有可能从有创性操作中获益的患者特征为：具有正常核型、无其他发育异常、羊水过少/羊水缺乏及良好的尿生化指标。

51.5.2　基于产前分类的治疗选择

诊断为LUTO后，医师必须确定哪些特殊类型患者将从胎儿期治疗中获益。

目前对于候选者的选择与治疗结果存在争议，文献报道结果存在相互矛盾，主要是因为候选者的研究入组缺乏标准化。因此，临床上迫切需要开发分类标准，将LUTO归类后统一管理。

2012年，学者曾尝试将LUTO产前评估标准化，开发了一个分类系统，以更好地定义哪些类型患者亚群将从胎儿干预中获益。根据严重程度，拟议的分类定义了疾病三个阶段：Ⅰ期（轻度LUTO）、Ⅱ期（重度LUTO合并产前检查结果提示胎儿肾功能正常）和Ⅲ期（重度LUTO合并产前检查结果提示胎儿肾功能异常）阶段。该分类系统纳入变量包括羊水量、胎儿肾脏超声回声、肾脏皮质囊肿、肾脏发育不良以及胎儿尿液生化指标。根据这种分类方法，Ⅱ期患者胎儿期需要进行干预，以防止肺

发育不全和严重肾损伤。Ⅲ期患者需要进一步的研究来确定潜在的益处。由于没有胎儿尿液产生，因此不能使用膀胱引流或分流的方法来填充羊膜腔。胎儿获得肺部成活的唯一方法是通过一系列的经皮超声引导羊膜腔灌注或羊膜移植。

2017年，Ruano等学者引入了一种分期系统，该系统根据18～30周时的超声和连续胎儿生化检测发现的异常对疾病严重程度进行分层。Ruano分期系统的特征性表现如下：Ⅰ期LUTO胎儿肾脏解剖结构正常（回声正常，无囊肿或发育不良），羊水指数正常，胎儿尿液生化指标良好；可能存在膀胱扩张或肾积水。这些患者总体预后良好，可通过每周超声监测保守治疗。Ⅱ期LUTO的特征是羊水过少（或羊水缺乏），胎儿肾脏回声增强，但无囊肿或发育不良，连续3次以内胎儿尿液生化指标良好。这些患者的预后目前尚不确定，但他们适合进行胎儿期干预，进行膀胱羊膜腔分流术或胎儿膀胱镜检查以预防羊水过少引起的继发性肺发育不良。

Ⅲ期LUTO的特征是胎儿存在严重梗阻、肾脏强回声伴有囊肿或发育不良、羊水过少及尿液生化指标异常。这些患者适合进行胎儿期干预，进行膀胱羊膜腔分流术或胎儿膀胱镜检查，但本期患者预后较差，目前仍需更多的临床证据来支持早期胎儿干预的益处。

Ⅳ期LUTO是Ⅲ期的进展，其自发进展或在胎儿膀胱羊膜腔分流术后发生。超声检查结果提示肾脏强回声，伴有囊肿和发育不良、羊水过少和胎儿无尿（初次膀胱穿刺后膀胱充盈率≤27%）。Ⅳ期LUTO的预后极差，这些患者没有可行的产前治疗选择。有研究报道，Ⅳ期患者可能在出生前就存在终末期肾病前兆。对于Ⅳ期LUTO，通常进行姑息保守治疗。近来有学者提出，对于该期患者采用外部来源的连续羊水输注有助于缓解宫内胎儿肾衰竭症状，但仍需要进一步的研究验证其安全性和有效性。

51.5.3 治疗方案

除了终止妊娠之外，LUTO还有5种潜在的产前干预措施：胎儿膀胱羊膜腔分流术、胎儿膀胱镜检查、膀胱造口术、羊膜腔灌注和羊膜移植。当胎儿仍有尿液产生时，治疗方案包括胎儿膀胱羊膜腔分流术及胎儿膀胱镜检查，其次考虑胎儿膀胱造口术；当胎儿无尿液产生，无法为羊膜腔提供尿液时，治疗方案包括连续羊膜腔灌注或羊膜移植。近年来，研究报道膀胱羊膜腔分流术和胎儿膀胱镜检查已证实对出生后生存有益，但只进行膀胱镜检查未进行分流术的患者，其生存受益将大幅降低。

膀胱羊膜腔分流术

目的是在膀胱导管的帮助下进行持续膀胱减压，从而使膀胱持续引流。由于导管口径小且长度长，并非所有病例都能产生完全减压效果。高达45%的病例发生了与膀胱分流相关的并发症，包括分流管堵塞（25%）和分流管移位（20%）及其他并发症，包括尿源性腹水、早产、绒毛膜羊膜炎和医源性腹裂。与膀胱羊膜腔分流术相关的最严重的母体并发症是感染，感染会增加胎儿死亡的风险。分流管从膀胱移位可引起尿性腹水、胎儿大量腹胀、膈肌抬高、腹腔内和胸腔内血流动力学改变，甚至胎儿水肿。

开放胎儿膀胱造口术

需要在脐带插入点下方打开胎儿腹部。打开膀胱并缝合到胎儿皮肤上，使尿液排出体外。该手术由一些胎儿外科医师在经过严格选择的病例中完成，目的是实现永久性和完全的膀胱减压，以恢复羊膜腔和预防出生时的肺发育不良。目的是实现膀胱引流，而不会出现膀胱羊膜腔分流术时出现的凝血或移位等不便。目前这只是实验性的，需要平衡手术风险和获益比，因为进行胎儿膀胱造口术所需的子宫切开术通常有更大的手术风险，如早产和子宫瘢痕裂开等。

胎儿膀胱镜检查

胎儿膀胱镜检查可明确梗阻原因，鉴别PUV和完全性尿道闭锁。可在镜下直接观察尿路结构，用于病因诊断和特定治疗。该术式所需手术持续时间较长，对产妇术中配合也有限制，因此需要区域麻醉。如果视野和角度合适，激光消融瓣膜可能是最好的治疗选择，但如果不能，经尿道放置双J管同样是一个很好的选择。为了更好地观察从膀胱圆顶进入的情况，一些外科医师倾向于在插入套管针之前进行母体小切口手术，以移动胎儿和子宫。PUV消融术是一项具有挑战性的手术，其技术局限性可能导致泌尿瘘（约10%的病例）和早产［分娩时的平均胎龄为（34.6±2.5）周］等并发症。膀胱颈梗阻的其他病因可能是脱垂的输尿管囊肿，可以通过胎儿膀胱镜或胎儿镜切开并激光减压。

羊膜腔灌注

对于预后不良的LUTO患者，可采用连续羊膜腔灌注。该操作包括反复输注无菌温盐水或乳酸林格溶液，以恢复羊水过少的羊膜腔，直至妊娠28～30周，目的是防止重度肺发育不全和围生期死亡。如果出生后肺发育充分，新生儿将需要慢性透析和肾移植等肾脏替代治疗。该手术方式的益处和安全性一直存在伦理和临床问题，特别是因为2岁以下的儿童通常不能接受肾移植。

羊膜移植

自2010年以来，这种方法一直在实验中使用，它通过皮下插入与永久性宫腔硅胶导管相连的输液港系统，可以向羊膜囊内灌注晶体溶液，而无须反复穿刺羊膜囊。当膀胱羊膜腔分流术或对疑似PUV进行的胎儿膀胱镜检查消融不能恢复羊膜腔容积时，可尝试采用该术式，该术式也可主要用于无胎儿尿或产尿量不足的肾发育不良病例，具体指征：在妊娠中期，胎儿产尿量无法维持最深的垂直囊袋大于2cm。

在应用本方案前，应与患儿父母做充分沟通，应告知患儿父母，这仍是未经证实的治疗创新，该术式不是针对患儿泌尿系统的病因治疗，其目的是预防致死性肺发育不良发生。

51.6　术前准备

广泛咨询后选择进行胎儿干预，希望解除或缓解梗阻，改善胎儿预后结局。我们要认真交代所有可能的治疗方案，包括经子宫胎儿膀胱镜检查、可能的激光消融或PUV解除，以及如果可能的话经尿道置管，并制订膀胱羊膜腔分流术的储备计划。充分告知并获得父母知情同意，并回答患者家人的所有问题与疑惑。

患者在入院时接受全面的系统检查，术前禁食。定期检查血压、心率、体温、疼痛评分和尿量等生命体征。术前预防包括静脉注射抗生素（如头孢唑林2g+甲硝唑500mg）和保胎（硫酸镁6g静脉推注，随后2g/h或吲哚美辛25mg，每8小时1次，持续24h或硝苯地平10mg，每8小时1次，持续24h）。

51.7　母婴定位

获得知情同意后，患者被带到手术室。产妇麻醉根据服务的不同而有所不同，从局部皮肤麻醉、产妇镇静、硬膜外麻醉和全身麻醉的组合会根据个体差异和选择而量身定制。母亲取仰卧位，子宫左侧倾斜。

一旦母亲麻醉，在无菌状态下为患者准备，超声探头被放置在无菌鞘内。通过彩色多普勒检查确定有无血管，仔细评估胎儿的体位，并精心规划子宫内的瞄准镜或分流套管针入路。

51.8　胎儿手术技巧和设备

51.8.1　羊膜腔分流术

基本上有两种类型的膀胱-羊膜腔分流（vesicoamniotic shunt，VAS）导管，Rodeck和Harrison，都是基于多孔双猪尾管。分流管本身的材料和尺寸不同，而且它们的插入技术也略有不同（图51.3）。最近，市场上出现了一种新的自动扩张分流管，其明显降低了早期脱位的发生率，适用于妊娠早期。

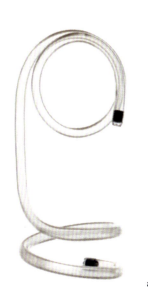
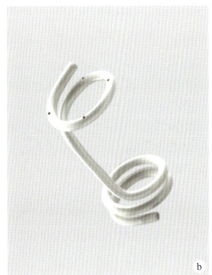
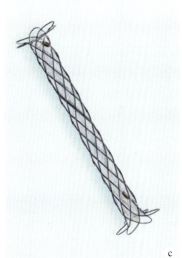

图51.3　不同类型的膀胱羊膜腔分流器。a. Rodeck型；b.Harrison型；c. Somatex型

胎儿麻醉采用芬太尼（15μg/kg）和泮库溴铵（0.5～2mg/kg），超声引导下22号针肌内注射或脐静脉注射。通过彩色多普勒超声检查血管，选择一个分流套管针的进入部位，然后用11号手术刀刺入皮肤。在连续超声引导下，将胎儿分流针和套管针引入羊膜腔，小心地推进胎儿的膀胱。然后将尖针取出，并使用推进器将分流器沿针轴向下引入；通过胎儿腹壁取出套管针之前，必须通过超声在胎儿膀胱内看到分流管的远端袢，直到分流管的远端线圈进入羊膜腔。再次使用超声检查分流管的正确位置后，将穿刺针从产妇腹部取出。

重度羊水过少和羊水缺乏是该类患者置管的主要技术难点。因此，在膀胱羊膜腔分流之前立即进行羊膜腔灌注是必要的，请参见连续羊膜腔灌注操作步骤。在膀胱内尽可能低地放置分流管也很重要，以防止膀胱减压后导管移位。套管针需要在羊膜腔内小心操作，以避免分流管误插入胎儿腹部或母体子宫壁，有时还需要轻柔地将胎儿搬离母体子宫壁。

51.8.2　胎儿膀胱镜检查

51.8.2.1　经皮超声引导的胎儿膀胱镜检查

胎儿麻醉步骤同上。在常规二维超声引导下，胎儿镜的弯曲套管经母体腹部、子宫壁和羊膜腔经皮插入扩张的胎儿膀胱。一旦进入胎儿膀胱，将视野至少为70°的胎儿镜插入套管鞘，通过扩张的近端尿道指向膀胱颈。

如果发现胎儿PUV，可通过水消融、导丝或激光电灼闭合膜进行治疗，激光纤维被导入上部通路，低功率（最大30W），能量100J，发射脉冲式掺钕钇铝石榴石（Nd：YAG）或二极管的光脉冲。当发现膀胱是空的并且多普勒超声证实尿液通过未闭尿道进入羊膜腔时，手术完成。如果发现非膜样梗阻结构，则诊断可能为尿道闭锁，不应尝试对该结构穿孔。应将手术转换为VAS导管放置。

51.8.2.2　母体小切口腹腔镜辅助胎儿膀胱镜检查

选择垂直脐下中线切口入路，使用电刀向下解剖到筋膜水平。筋膜在中线处打开，露出子宫。此时，麻醉医师应通过吸入麻醉剂滴定以放松子宫张力。然后超声辅助确认胎儿位置、后尿道位置以及膨胀的膀胱。如果胎盘位于前方，建议标出胎盘的外缘，以避免误伤周围组织。随后，继续在超声的引导下进行定位，在胎儿定位之前进行羊水输注，随后将穿刺针引入羊膜腔，以获得最佳的胎儿硬性膀胱镜入路。

在超声引导下，笔者使用2个经子宫T形紧固件（相距约1cm）插入胎儿膀胱穹窿（图51.4），然后插入一个Fr10 Check-Flo套管，该套管最初是通过Seldinger技术设计用于血管通路的，或同样在超声引导下使用锋利的套管针（图51.5）。胎儿膀胱内T形紧固件允许膀胱壁受到牵引并与胎儿腹壁接触，以防止腹水，并更好地将硬性膀胱镜从穹窿定位到膀胱颈和扩张的后尿道。在这一点上，可以将包含2mm望远镜的2.7mm鞘胎儿镜推进膨胀的膀胱和后尿道。

对阻塞的胎儿尿道进行视觉诊断，确定是PUV还是对应尿道闭锁的盲端（图51.6）。通过将一根导丝插入胎儿镜并试图使其穿过后尿道，我们可以评估梗阻的性质。在闭锁的情况下，可以通过胎儿镜的同一通路放置VAS分流管（图51.7）。笔者通常会在超声引导下通过Cook管将Rocket分流器插入胎儿膀胱。利用胎儿镜可以使分流器的第二端良好地位于羊膜腔内，从而完全展开分流器。

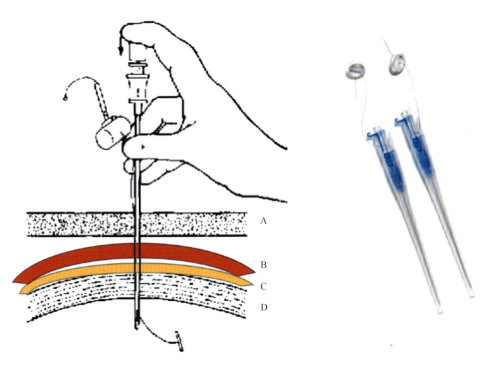

图51.4　T形紧固件用于为胎儿膀胱做好接受硬性膀胱镜检查准备，分层锚固。 A. 产妇腹壁；B. 子宫壁；C. 胎儿腹壁；D. 胎儿膀胱壁

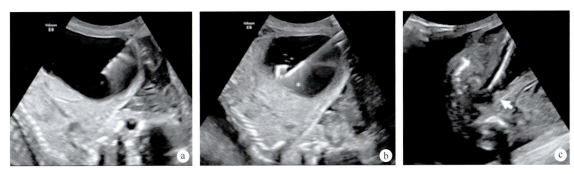

图51.5　超声引导下胎儿硬性膀胱镜检查妊娠22周胎儿的后尿道瓣膜。 a. 放置T形紧固件后的膀胱内针；b. 运用Seldinger技术沿导丝插入Fr10套管；c.膀胱内硬性膀胱镜面向后尿道（图片来自辛辛那提胎儿护理中心）

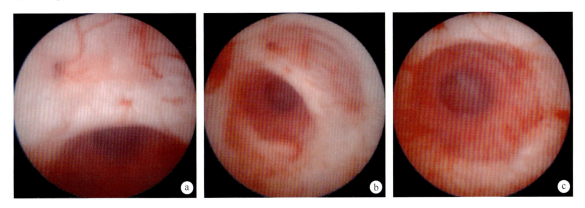

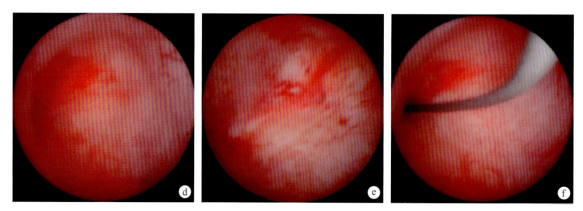

图 51.6　胎儿膀胱镜检查尿道闭锁。a. 胎儿膀胱的输尿管口；b. 膀胱颈；c. 膀胱颈近观；d. 寻找可能的后尿道瓣膜；e. 识别肥厚组织的梗阻；f. 通过胎儿镜插入一根导丝，试图使其通过后尿道，但是失败了。这些研究表明尿道闭锁是引起膀胱出口梗阻的原因。笔者打算在超声引导下通过胎儿镜将膀胱羊膜腔分流器械放置到胎儿膀胱中（图片来自辛辛那提胎儿护理中心）

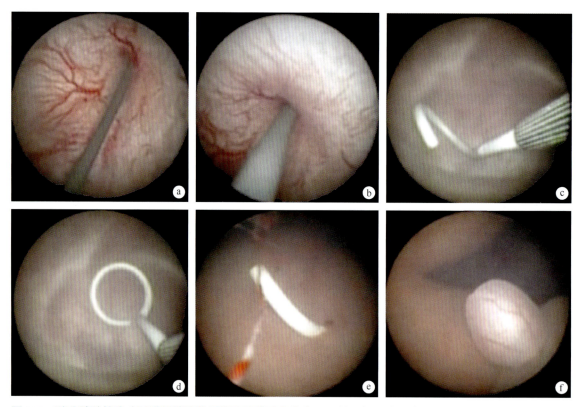

图 51.7　胎儿膀胱镜治疗尿道闭锁及进行膀胱羊膜腔分流术。a. 导丝探查胎儿膀胱；b. 识别尿道闭锁肥厚组织所引起的梗阻；c、d. 在超声引导下以及直视下通过胎儿镜的不同通路放置 Harrison 型 VAS 分流管；e. 膀胱内分流管末端的影像；f. 胎儿镜下男性生殖器（图片由马西奥·米兰达博士提供）

如果能清楚地识别出PUV，需要在PUV消融前将导丝穿过胎儿镜进入胎儿膀胱，以探测后尿道（图51.8）。然后，二极管600μm激光纤维代替导丝，10W激光功率消融和穿孔瓣膜组织。当重新插入导丝时，应能够使其通过尿道进入羊膜腔。此时，可任选地，或者在由于瓣膜的角度不安全或可视化不佳而未使用激光的情况下，置入双J管（图51.9）。

为了实现这一点，经尿道导丝插入双J管，直到其一端在羊膜腔中，而另一端留在胎

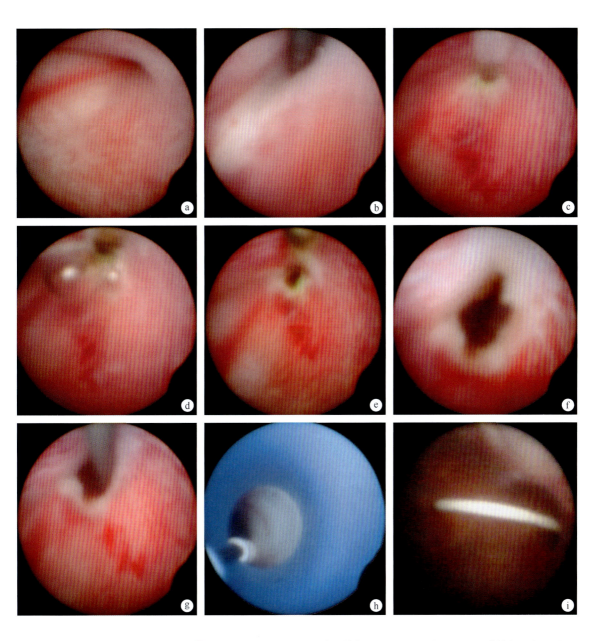

图51.8　胎儿膀胱镜治疗后尿道瓣膜。 a.胎儿膀胱；b.通过胎儿镜插入导丝，试图通过后尿道的梗阻部。这些研究表明后尿道瓣膜的存在是引起膀胱出口梗阻的原因；c.后尿道瓣膜水平上的激光光纤；d.激光消融瓣膜时所引起的气泡；e.10W的激光功率在肥厚组织上打孔；f.尿道穿孔和未闭的详细图像；g.通过阴茎用导丝探查尿道是否通畅；h.之后通过导丝经尿道放置双J管；i.它的一端留在羊膜腔内，另一端留在胎儿膀胱内（图片来自辛辛那提胎儿护理中心）

儿膀胱内。在双J管完全展开之前，可以在没有外护套的情况下平行插入胎儿镜，将其穿过导丝旁边的Check-Flo套管，以观察和控制导管。始终可以使用完整的胎儿镜进行复查，以确认导管的正确位置，并最终在胎儿镜直视下使用1mm抓钳将导管拉回数厘米至膀胱。可以通过超声成像或胎儿镜直接观察羊膜腔中导管的另一端，过程中通常会向胎儿的膀胱和羊膜腔注射抗生素。

然后，应小心地将胎儿镜和导丝完全取出。在取出套管针和胎儿镜之前，在Cook套管周围进行简单的或"8"字形缝合。然后将先前放置的"8"字形缝线系紧，以形成胎儿镜插入部位的闭合。接下来，重新定位子宫并冲洗腹膜腔。一旦止血得到保证，就可以使用连续的1号环状PDS缝合线闭合筋膜。使用间断可吸收缝线将皮下组织分层闭合。然后使用缝合线以连续的皮下方式闭合皮肤切口。母亲和胎儿通常能很好地耐受手术，但仍需要定期检查胎儿的心律、心率和功能在整个手术过程中是否正常。

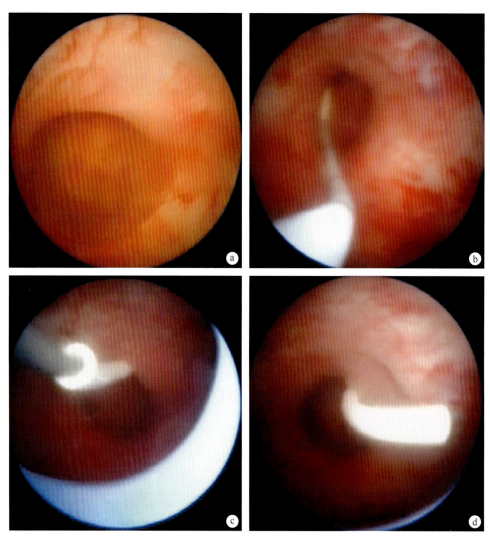

图51.9 膀胱镜下经尿道置管治疗胎儿后尿道瓣膜。 a. 胎儿膀胱颈及肿大的后尿道；b. 当瓣膜直视不良时，通过胎儿镜插入导丝以通过后尿道梗阻部；c. 通过导丝经尿道放置双J管；d. 胎儿膀胱内部经尿道导管的末端影像（图片来自辛辛那提胎儿护理中心）

51.8.3　羊水灌注

51.8.3.1　经皮超声引导下羊水灌注

该方法包括重复输注无菌温盐水或乳酸林格溶液，以恢复妊娠20～36周的羊水，目的是防止严重的肺发育不全和围生期死亡，并为肾透析和移植搭建桥梁。通过使用彩色多普勒超声检查血管分布来选择针的进入位置。然后，在超声引导下，将20号或22号针头插入羊膜腔，注入无菌温乳酸林格溶液，直到观察到正常量的羊水（主垂直囊袋为5cm或羊水指数为8cm）。每当再次观察到羊水过少严重时，重复此步骤。

51.8.3.2　通过羊膜腔连续输注

需要行小剖腹手术以部分显露妊娠子宫。在超声引导下，将一根20号EchoTip针插入羊膜腔，注入温盐水，以恢复最小的羊水量，使羊水囊袋的大小在2cm以上，8cm以下。这既可在手术过程中施行，亦可于术前一天经皮操作。然后将导入针置入创建的囊袋中，以便通过Seldinger技术放置鞘管和导引器。然后在超声引导下，将Fr6.6导管置入羊膜腔。此时，滴注抗生素入羊膜腔内。在超声引导下，足够长度的（超过30cm）导管通过导引器进入羊膜腔。子宫外部分通过插入部位的可吸收荷包缝线固定，并通过Witzel隧道技术将子宫浆膜重叠5cm覆盖在导管上，以防止导管移位。在穿过剖腹手术一侧的筋膜后，将导管切割到足够的长度，然后通过皮下隧道将导管插入另一个切口形成的囊袋，该切口通常位于母体下肋缘。将储液器或端口静脉接入系统（Cook Medical，Vandergrift，Pa，USA）通过3-0 Prolene缝合线固定在筋膜的3个点上，使硅胶膜面朝上，以便使用为端口系统设计的20～22号针轻松经皮穿刺（图51.10）。

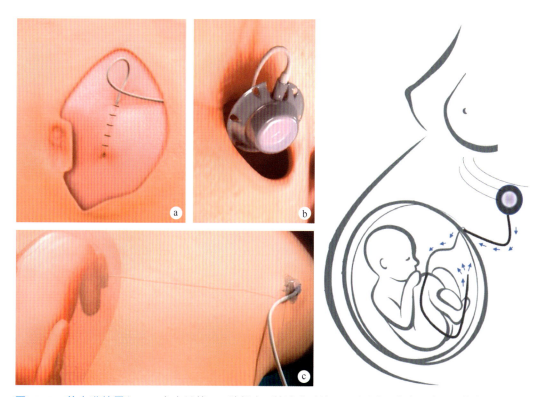

图51.10　羊水港的置入。a. 宫内导管；b. 肋部皮下输液港系统；c. 通过连通宫内及皮下导管来置入羊水港从而进行羊水灌注（图片来自辛辛那提胎儿护理中心）

常规关闭手术切口和小切口。术后可在超声引导下连续多次输注生理盐水，使羊水量维持在正常范围内。分娩时，重新打开腹壁小切口，直接取出储液器。然后，轻轻牵引导管，通过腹部切口将其完全取出。

51.9　术后护理

术后护理可能因所选择的干预措施而异。通常，患者在手术后最长24h内接受预防性抗生素和预防性分娩，如果没有出现并发症，则在24h内出院回家。在确认胎儿状态、膀胱状况和羊水量之前，在术后第1天进行随访超声检查。每周超声随访评估可用于评估胎儿分流移位或胎儿尿道再次阻塞。分娩计划和产后管理需要多学科评估和随访。

51.10　展望

需要对标准化患者群体和长期随访进行研究，以更好地确定胎儿干预的益处，并根据产前疾病严重程度的更好分类对两种手术方法进行比较。理想情况下，应与适当的尿路梗阻队列进行随机对照试验，以比较VAS和膀胱镜检查，并根据超声、胎儿尿液生化指标和梗阻病因进行疾病分层。

羊水灌注仍然是一种实验性方案，必须作为Ⅳ期疾病的可能治疗方法进行进一步研究，新生儿/儿科技术和治疗的创新将有助于胎儿向羊水移植过渡。

要点

- 胎儿下尿路梗阻（LUTO）是由不同先天畸形引起的胎儿膀胱出口梗阻。
- 产前诊断主要基于超声检查。
- 胎儿膀胱镜检查是唯一能在产前直观诊断LUTO病因的方法。
- LUTO的严重程度有不同阶段。
- 可以针对疾病的不同分期进行特定的胎儿期干预。
- 胎儿膀胱羊膜腔分流术、胎儿膀胱镜检查和连续羊膜腔灌注是当前LUTO患者宫内治疗的有效方案。
- 胎儿泌尿外科治疗的最终目标主要是通过恢复羊水量来达到肺部幸存，而不是改善肾功能，因为肾损伤发生在妊娠早期。

（周辉霞　周晓光　高恒宇　贾红帅　岳　光　译）

第 52 章

机器人辅助腹腔镜手术在性发育异常中的应用：胚胎残留物的切除

Céline Sinatti，Piet Hoebeke，and Anne-Françoise Spinoit

学习目标

- 描述机器人辅助腹腔镜手术中切除与性发育异常相关胚胎残留物的不同步骤。
- 展示机器人辅助切除胚胎残留物的结果。

52.1 引言

性发育异常（differences of sexual development，DSD）是一种先天性疾病，其源于染色体和（或）性腺差异导致的多种非典型的内外部生理性别的发育。DSD 影响着人群中约 1/1000 的个体。对于 DSD 患者的诊断、治疗和随访，通常由小儿内分泌学家、小儿妇科医师、妇科医师和小儿泌尿外科医师组成的多学科团队进行，同时还需要心理学家、病理学家和遗传学家的参与。在需要手术治疗时，可能涉及的过程包括对外生殖器的重建，以及使用开放性或腹腔镜手术探查内生殖器、性腺和胚胎残留物。

目前有多种生殖器重建技术可供选择，而对于内部性腺结构的手术主要限于诊断、活检，以及必要时的切除。对于内部性腺结构或者米勒管/沃尔夫管残余物的手术可能会受益于一种微创手术方法，比如机器人辅助腹腔镜手术。

最初的胚胎是具有多能性的，在发育过程中，某些结构注定进行演化，而另一些则注定在正常的雌雄胚胎分化中消失。

表 52.1 提供了泌尿生殖系统结构及其正常演变的概述。

表 52.1	泌尿生殖系统结构及其正常演变的概览
中肾旁管	**中肾管**
也称作米勒管	也称作沃尔夫管
胚胎的成对导管	
沿尿生殖嵴向下延伸，并在原始尿生殖窦的窦结节终止	
♀：输卵管，子宫，子宫颈，阴道	♀：泌尿系统
♂：消失	♂：泌尿系统+输精管
中胚层起源	

男性胚胎残留物源于未完全消失的米勒管，该管道原本会发育成女性的输卵管、子宫和阴道的上部。而在男性胚胎中，该管道通常于胎儿期第 10 周在抗米勒管激素的影响下逐渐退化（图 52.1）。

在某些罕见的情况下，这些管道不会完全消失。

男性中源于米勒管的不同残留物：

- 半子宫。
- 前列腺囊肿。

女性的异位肾与输尿管异常插入有关，可能出现在以下部位：

- 子宫。
- 子宫颈。
- 尿道。

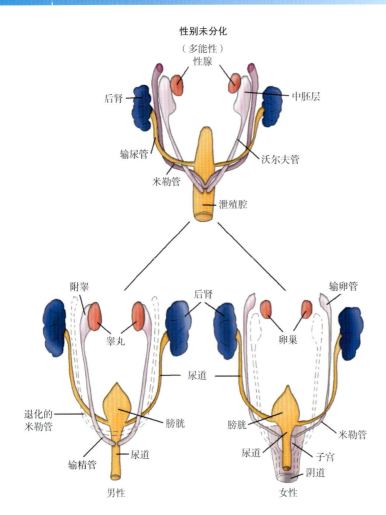

性别未分化

（多能性）
性腺

后肾
中胚层

输尿管
沃尔夫管

米勒管

泄殖腔

附睾
后肾
输卵管

睾丸
卵巢

尿道

退化的
米勒管
膀胱

膀胱
米勒管

输精管
尿道
尿道
子宫

阴道

男性
女性

图52.1　主要泌尿生殖系统及其演变的概述。注意女性米勒管以及男性沃尔夫管持续存在（© Bram Nevejans 插图）

52.1.1　目前DSD手术趋势

对于DSD的手术通常在早期进行，采用二元性别方法，力求在自我认同为女性的个体中实现最大程度的女性化，在自我认同为男性的个体中实现最大程度的男性化。近年来的发展趋势是手术往往推迟到较大年龄，并且在生殖器重建过程中更加谨慎。

与这一发展趋势相关的一个重要概念是，手术趋向于尽可能地最小化，并在可能的情况下延迟进行。这种最小主义的方法遵循了科技的总体进步，有利于在可能的情况下进行微创手术。

52.1.2　儿童微创手术的背景：机器人平台

在过去几年里，机器人辅助腹腔镜手术在小儿泌尿外科领域得到了日益广泛的应用，其中肾盂成形术被认为是首个且最常见的适应证。两项大型多中心研究对比了开放式肾盂成形术、常规腹腔镜肾盂成形术及机器人辅助腹腔镜肾盂成形术3种手术方式，结果显示机器人辅助手术具有较高的成功率和明显较短的住院时间。除了肾盂成形术外，文献中还描述了其他小儿泌尿外科重建性病例，如输尿管再植术、输尿管-输尿管吻合术、Mitrofanoff术以及其他膀胱和膀胱颈重建手术。在本中心，当有需要时我们还会为DSD患者进行机器人辅助腹腔镜手术，以切除盆腔中的胚胎残留物。笔者的经验始于2013年，最初使用Si型平台，2018年合并为2个可用的平台，均配备有双控制台，一个是X型，一个是Xi型。所有平台均被用于儿童患者。da Vinci Xi（Intuitive Surgical，

Sunnyvale，CA，USA）手术平台于2014年发布，相较于2006年发布的da Vinci Si手术平台，具有多项优势。这些优势包括更容易对接、更广泛的运动范围、能够连接内镜到任意机械臂上，以及多象限手术中更好的解剖入路。此外，相机适配于所有8mm通路，与Si型系统的12mm相机通路相比更具有优势。

52.2　微创手术适应证

症状性胚胎残留物和未分化性腺占据了手术适应证的主要部分。在许多情况下，作为诊断工作的一部分，年轻患者可能需要进行内部性腺和生殖结构的初始腹腔镜手术评估。通常这是一次经典诊断性腹腔镜探查，对于这种情况，即使需要采集活检标本，机器人平台也并非必需的。

当发育不良的性腺存在较高的恶变风险时，即使年龄较小，切除也是有必要的。最近有研究对于在哪些情况下发育不良的性腺存在恶性发展的风险有了更深入的理解。在某些情况下，如果这些性腺不在典型的位置，可能会具有挑战性，而机器人平台可能成为一个很好的辅助工具。

毫无疑问的是，机器人平台在切除常位于盆腔深部位置及与其他结构相邻的残留物方面，都具有优势。

这一章着重介绍机器人辅助腹腔镜手术在性发育异常中的应用，包括男性中存在米勒管残余物的情况以及女性中异位肾伴异常输尿管的情况。

52.2.1　前列腺囊肿

前列腺囊肿是米勒管系统远端部分的胚胎残留物，是一种袋状结构，位于膀胱和直肠之间，其孔口位于精阜的尿道前列腺部处。前列腺囊肿最常见于20岁以下的男性，据报道在一般人群中发生率为1%～5%。它们通常与尿道下裂有关，14%的尿道下裂患者伴有前列腺囊肿。前列腺囊肿只在5%的病例中引起症状，包括梗阻性和刺激性尿路症状、排尿后滴漏以及血尿。由于诊断并不总是明确，一些患者在疑诊前列腺囊肿之前可能会接受多次被诊断为复发性尿路感染而进行的检查。

前列腺囊肿最初在膀胱镜检查时被怀疑，可见在精阜的水平出现一个带有背部开口的囊袋。膀胱造影将通过显示近端尿道处的造影剂显著聚集来加强这一推测。理想情况下，MRI检查有助于进行详细的解剖评估并规划正确的手术策略。图52.2显示了在术前进行的尿流检

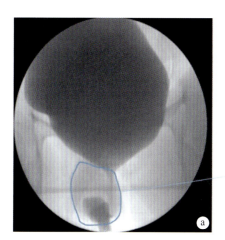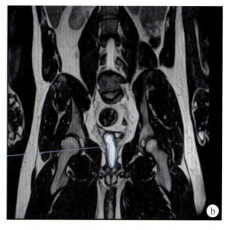

前列腺囊肿

图52.2　a. 术前膀胱造影显示造影剂从近尿道口开始显著聚集；b. 术前MRI确认前列腺囊肿，并便于对该结构进行良好的解剖定义

查，以评估术前和术后的尿流曲线。通常情况下，在手术前由于排尿过程中尿道受到充满尿液的前列腺小囊压迫，会出现梗阻性的平台状曲线。在这些病例中，术后正常的钟形曲线通常能被观察到。

52.2.2　半子宫

米勒管近端部分的持续存在导致子宫、输卵管和（或）阔韧带的发育，位于发育不良性腺的一侧，这种情况在混合性性腺发育障碍症（mixed gonadal dysgenesis，MGD）患者中可见。MGD在个体中的定义通常指一侧性腺分化完全，而另一侧为条索状性腺（通常在腹腔内）。两侧性腺也可能都发育不良且需要切除。这是一种罕见的临床综合征，在全球活产胎儿中的发生率约为1.5/10 000。性染色体嵌合（45，X/46，XY）是MGD最常见的核型，并且通常伴随着（半）子宫的存在。在自我认同为男性的个体中，这些女性生理结构与其性别不符，可以进行切除。

在临床检查过程中可能发现患者存在隐睾和（或）尿道下裂。超声检查可能会提示腹腔内存在类似子宫的结构性腺，但可视化会有困难。

52.2.3　异位肾伴异常输尿管

在胚胎期的肾脏迁移失败会导致异位肾，其表现形式可以有盆腔肾、胸腔异位肾和交叉融合肾。盆腔肾的发生率在1/1200～1/500。盆腔肾可能是导致反复发作尿路感染（urinary tract infections，UTIs）的罕见原因，如果肾脏无功能，在某些情况下需要进行肾切除。大多数异位肾的病例可能在整个生命过程中保持无症状，其临床识别率估计只有1/1200～1/500。在女性中，输尿管开口于阴道的盆腔肾会引起阴道排液和（或）尿失禁。

当疑诊盆腔肾伴异常输尿管时，需要进行膀胱造影以排除膀胱输尿管反流。超声检查显示一侧一个肾脏位置正常，而另一侧没有肾

脏。在大多数情况下，也可以通过超声来定位异位肾，但这可能会非常麻烦。为了了解肾脏的精确位置和输尿管的排空情况，需要进行MRI检查。图52.3显示DMSA扫描以提示异位肾是否功能正常。在肾脏无功能的情况下，需要行肾切除术。而在肾脏具有功能的情况下，则需要重新植入输尿管。

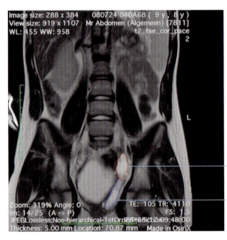

图52.3　术前MRI显示发育不良的异位肾位于盆腔，伴有扩张的输尿管开口于阴道壁或子宫颈

52.3　术前准备

在取得父母同意以及在可能的情况下取得孩子的同意后，患者接受全身麻醉，以及经口气管插管术、肌肉松弛和遵循当地医院政策进行的抗生素预防治疗。

将患者置于改良的仰卧位，双腿放在脚撑上，进行消毒和传统的固定。如果在当前手术中不计划进行膀胱镜检查，将放置膀胱导尿管。

52.4　体位

根据所使用的系统不同，机器人的位置也会有所不同。使用Si型系统时，经典的侧面对接位置便于在手术过程中进行膀胱镜检查（图52.4）。使用X型系统时，同样偏好

采用经典的侧面对接方式，而在Xi型系统中，机器人可以放置在任何位置，只要其不妨碍可能进行的膀胱镜检查。手术通常只使用3只机器人手臂，在某些情况下会使用一个额外的辅助通路。采用Hasson技术在脐部置入相机套管针。机器人套管针被放置在锁骨线中线平脐水平。辅助套管针被放置在左侧（图52.5）。机器人在侧向对接时的正确位置对于Si和X系统移动仪器至关重要（图52.6）。

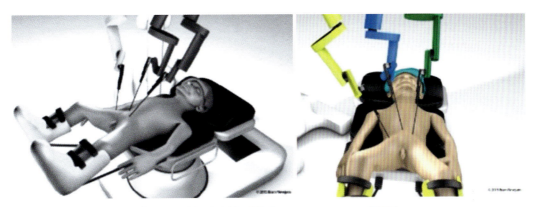

图52.4　患者采用机器人截石位，并进行侧向对接（© Bram Nevejans插图）

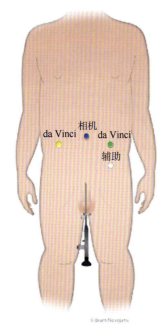

图52.5　我们更倾向于使用3个或4个套管针：在脐部使用一个8mm或12mm的光学套管针（取决于系统），在胸锁骨线使用2个8mm的工作套管针，最终放置1个5mm的辅助套管针。（© Bram Nevejans插图）

52.5　仪器

在本中心，进行该手术的是da Vinci Xi®

机器人外科手术系统。如上所述，只有3只机器人手臂和一个助手通路被使用。我们采用了一个8mm的0°摄像头，2个8mm的仪器和1个5mm的仪器。笔者使用非创伤性的EndoWrist™有孔双极钳、EndoWrist™ Maryland双极钳、EndoWrist™大号持针钳和EndoWrist™单极手术弯剪。

在切除前列腺囊肿的过程中，使用Fr9.5手术膀胱镜进行膀胱镜检查。

52.6　技术

52.6.1　前列腺囊肿

打开腹膜后，从膀胱到直肠逐渐由前到后对囊肿进行剥离。在侧面辨认输精管的解剖结构并将其放置在一侧。在剥离过程中进行膀胱镜检查，有助于在保留输精管的同时更好地识别结构。在完成完整切除之前，在近端通路处放置牵引缝合线。在识别出尿道水平的囊肿颈部后，切除囊肿并留下一个小的残端，以保留

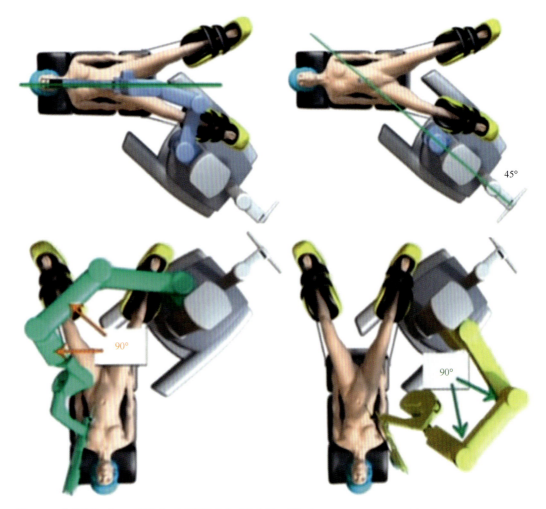

图52.6   在使用Si和X系统时，机器人小车进行侧向对接（© Bram Nevejans插图）

输精管通向精阜的开口。切除囊肿后，用倒刺线缝合缺损处，然后闭合盆腔筋膜。最后关闭腹膜。

52.6.2   半子宫

打开腹膜后，进行诊断性探查以识别位于发育不良性腺一侧的子宫样结构。在大多数情况下，发育不良的性腺可以在腹股沟内环找到，并通过圆韧带与子宫样结构连接。半子宫通常在膀胱上形成盲端。在确认这些结构后，使用单极和双极电凝钳进行有选择性的切除。将通往膀胱的子宫样结构的远端部分焊闭。最后对腹膜的缺损部位进行闭合。

52.6.3   异位肾伴异常输尿管

在确认异位肾的位置后，为了将同侧卵巢从术野移开，可以放置一根固定缝合线进行牵引。在异位肾的正上方切开腹膜，辨认出髂动脉血管的解剖结构。将扩张的输尿管从周围组织中剥离，直至其在阴道壁上的开口。在向输尿管远端部分放置固定缝合线后，将输尿管完全切除。然后将输尿管的远端部分焊闭。最后，闭合阴道和腹膜的缺损部位。在有大量脓性渗出的情况下，可以在盆腔放置引流管。

52.7 术后护理

在没有术后并发症的情况下，患者可以在术后第1天出院。对于前列腺囊肿的情况，应在原位留置膀胱导尿管1周，并在拔除时进行膀胱造影以评估囊肿是否完全切除。如果在1年的随访中患者没有出现新的问题，并且尿路症状得到缓解，则可以视情况结束后续的随访。

52.8 结果

从2015年到2019年，6例患者在本中心接受了机器人辅助的盆腔胚胎残留物切除治疗。其中3例全部为XY型的男性患者，患有症状性前列腺囊肿。第4例是1岁男性患者，45，X/46，XY型DSD，超声显示有一个子宫样结构和一个腹腔内性腺。另外2例分别为7岁和8岁的女性，均具有输尿管在阴道壁开口的发育不全盆腔肾。

52.8.1 前列腺囊肿

接受前列腺囊肿切除3例患者，操控台操作时间分别为95min、80min和85min，总手术时间分别为135min、120min和130min。估计失血量均少于5ml，无任何术中或术后并发症。膀胱导尿管在原位留置了1周，拔除导尿管后的术后膀胱造影显示囊肿完全切除。在1年的随访中，均未出现进一步的问题，并且尿路症状完全缓解。随后，结束了他们后续的随访。

52.8.2 半子宫

对于患有半子宫和性腺发育不良的1例患者，操控台操作时间为35min，总手术时间为65min。患者术中失血量小于5ml，且未发生术中并发症。患者术后出现尿潴留，通过1周的清洁间断导尿成功治疗。病理学报告显示输

卵管、子宫体、阴道和条索状性腺，并且性腺的原始性索组织中含有一些Sertoli样细胞。患者术后康复良好，并在两年后成功进行了第二阶段的尿道下裂修复。

52.8.3 异位肾伴异常输尿管

对于患有盆腔肾和异常输尿管的2例患者，操控台操作时间分别为65min和70min，总手术时间分别为90min和100min。失血量均小于5ml。病理学报告显示肾源性结构萎缩和炎性输尿管结构。无任何术中或术后并发症。在1年的随访中，均感到满意且无症状发生。随后，结束了后续的随访。

> **💡 技巧和窍门**
>
> - 由于手术中最困难的部分是争取足够的空间，因此必须注意使可用的手术空间最大化。利用皮肤的拉伸强度，通过制造"帐篷"效应来获得更多空间是一个非常有用的技巧。
> - 在儿童中将初始套管针放置在脐部是一个非常好的技巧：因为脐部本身就是一个瘢痕，这不仅使外型美观最大化，而且在技术上更容易实现；同时儿童腹膜黏附在脐部瘢痕上，这使得进入腹腔变得更加容易。
> - 儿童的腹壁弹性极佳。在手术中，套管针的放置是最为棘手的环节，且应始终在直视下操作。腹膜的穿刺通常有助于更轻松地进入儿童腹壁。

52.9 讨论

直至数十年前，有关手术的决策实质上均由外科医师做出，鲜少在多学科团队中形成，且通常未与患儿父母就治疗可能性进行过多探讨。当下，对父母及患儿的关注度有所提高，同时多学科诊疗方式已成为强制要求。在可能的情况下，会先采取保守治疗策略，直至患者

能够与其父母共同参与决策，甚至最终主动要求进行手术。

切除米勒管残留组织旨在出现症状时予以缓解、保留生育能力及防止肿瘤性变性。在开放性手术中，为了进入膀胱后间隙并切除残余组织，人们倡导多种手术入路方式，从膀胱后入路到经膀胱入路，这给原本健康的组织造成大量损伤。这些开放性手术往往在技术上具有挑战性，需要较长的住院时间。此外，它们还存在着输精管、输尿管、直肠和膀胱颈感染及损伤的潜在风险。基于这些原因，内镜治疗被引入，虽取得了令人鼓舞的结果，但存在着诸如高复发率等若干局限性。自1994年McDouglas等首次描述干预措施以来，在过去的20年中，腹腔镜已成为治疗的金标准。腹腔镜通过提供最佳的解剖可视化效果，允许对胚胎残余组织进行精细解剖，同时出色地显露周围结构且不损伤健康组织，从而避免了上述提到的缺点。此外，其术后并发症发生率较低。有少数病例报道了使用机器人平台进行米勒管残留组织切除。这些病例证实了笔者的发现，即机器人辅助腹腔镜增强了传统腹腔镜的优势，提高了解剖可视化效果和手术精度。

腹腔镜肾切除术已成为切除良性非功能性肾脏的标准治疗方法，许多研究证明了它应用于儿童的安全性。在传统腹腔镜手术中，对于输尿管开口于女孩阴道或男孩尿道的盆腔肾脏的切除可能是一项外科手术挑战。仅有少数几例关于伴有异位输尿管的盆腔肾脏机器人辅助肾切除术的报道。依据笔者的经验，机器人手术平台具备良好的灵活性，有助于完全切除该结构，避免在阴道或尿道壁留下输尿管残端，这在传统腹腔镜手术中可能会发生。此外，侧向对接体位允许必要时同时进行膀胱镜和阴道镜/子宫镜探查。

总的来说，笔者认为在专科医院的多学科团队中，机器人辅助外科手术治疗小儿性发育异常是安全且可行的，但仍需要进行大规模病例系列研究和随机对照试验以确认这一发现。

52.10　展望

多个系列研究表明，在小儿尿失禁患者中，机器人辅助腹腔镜膀胱颈重建和闭合是可行且安全的。超过65%的膀胱外翻-尿道上裂复合（exstrophy-epispadias complex，EEC）患者，这是一种由腹中线畸形导致的性发育异常，他们在童年时期的某个时间需要进行膀胱颈手术。笔者认为，使用da Vinci®机器人系统或者未来可能出现的任何平台进行微创手术，是改善EEC患者预后的未来方向。然而，由于初次膀胱闭合术后可能形成瘢痕组织，仪器设备的流畅移动可能受到限制。

- 机器人辅助的米勒管残留组织和异位肾切除是可行且安全的。
- 机器人平台能够很好地可视化盆腔及其周围组织的解剖结构。
- 机器人平台具有良好的灵活性，有助于完全切除盆腔的胚胎残留物，这在传统腹腔镜手术中可能具有挑战性。

（刘国昌　束方鹏　译）

Aurélien Scalabre，Matthieu Peycelon，Alaa El-Ghoneimi，and François Varlet

⊙ **学习目标**

• 快速诊断前列腺小囊囊肿（临床、影像学）。

• 逐步介绍腹腔镜前列腺小囊囊肿切除技术，以及术前膀胱镜检查。

• 报道最新文献综述结果。

53.1 引言

1742 年，Morgagni 在其著作中描述，前列腺小囊是男性退化不全的米勒管。但巨大且致病的囊肿并不常见，1987年，Felderman 发现仅有120例病例报道。目前，学界似乎认为前列腺小囊源自内胚层泌尿生殖窦和中胚层米勒管和沃尔夫管。前列腺小囊可能是由于米勒管的退化不完全或雄激素介导的泌尿生殖窦闭合不完全引起，这也解释了前列腺小囊常与性发育障碍（disorders of sexual development，DSD）、尿道下裂和隐睾相关的原因。在生殖器正常的患者中，也可能会出现巨大的前列腺小囊，有时还伴有肾发育不全（图53.1）。

许多前列腺小囊囊肿无症状，特别是合并尿道下裂时。下尿路症状、排尿后滴沥或尿道分泌物常提示可能有前列腺小囊病变的存在。滴沥性尿失禁、附睾炎和尿潴留更常见于前列腺小囊囊肿扩大的患者。肾和膀胱超声检查（renal and bladder ultrasonography，RBUS）、排尿期膀胱尿道造影（voiding cysto-urethrography，VCUG）和MRI可用于诊断。区别于膀胱侧方精囊囊肿，前列腺小囊囊肿位

于膀胱后中线，类似米勒管囊肿。

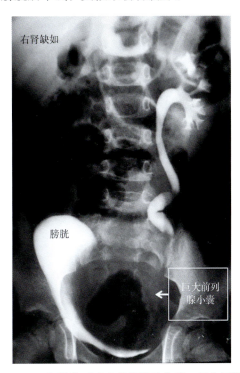

右肾缺如

膀胱

巨大前列腺小囊

图 53.1　巨大的前列腺小囊使膀胱右移，且右侧肾功能缺失

如果前列腺小囊囊肿有临床症状，有不同的手术路径切除扩大的囊肿，包括耻骨上、经膀胱、膀胱后，甚至经腹膜途径都有报道。但是，有58%的病例都是大囊变小囊的不完全切除。2001年，Yeung 等报道了首例小儿腹腔镜前列腺小囊切除术，实现了保留输精管、精囊和膀胱的同时，完整切除病变的目标。

53.2 术前准备

对于有症状的患者，RBUS和MRI是适

合的影像学检查。VCUG检查通常表现为尿道和前列腺小囊之间存在一个通路。有意思的是，在手术过程中，常可以将膀胱镜通过这个通路插入囊肿，以指导囊肿的分离和切除。手术治疗前，应向患者及其父母介绍不同的前列腺小囊切除技术及其潜在的并发症。在手术前几天应进行尿液培养以确保尿液无菌。在全身麻醉诱导时，抗生素常规经静脉给药。

53.3　体位

患儿采用截石位。做好腹部和会阴备皮。第一步是膀胱尿道镜检查，以便在进入憩室之前看到前列腺小囊的开口。一旦插入囊肿后，膀胱镜可以指引外科医师进行腹腔镜手术。如果开口太窄，可将输尿管支架管留在囊腔内。也可以插入带有充气囊的Fogarty支架管。由于通路非常狭窄而不能插管的情况很少，但这种情况前列腺小囊通常很大，很容易被看到（图53.2）。

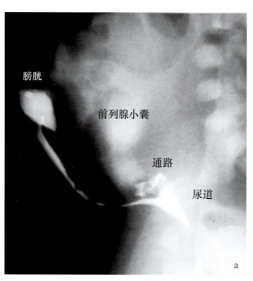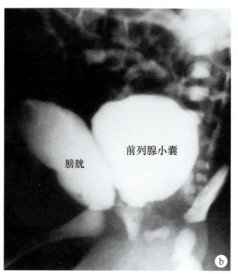

图53.2　尿道与前列腺小囊之间的狭窄通路。a. 移位的膀胱；b. 巨大的前列腺小囊

完成以上操作就可以开始腹腔镜操作了。当患者小于10岁，外科医师站在患者头侧。当患者超过10岁时，需调整站位，外科医师必须站在患者侧方，助手和护士站在两边。监视器放置在患者的足侧。

53.4　仪器

手术前需要进行膀胱尿道镜检查，其口径取决于患者的年龄和体型。为了更好地观察膀胱后壁，30°镜是必需的。镜子和器械的尺寸和长度取决于患者的情况：根据情况可选择5mm或10mm的镜头，3mm或5mm的器械。

常规的器械包括：剪刀、无损伤钳、分离钳、单极钩、双极钳、持针器和吸引器。

53.5　技术

应用Hasson技术，经脐做切口并放置第一个套管针。直视下建立2个直径3mm的通路，两侧各一个作为手术器械通路，位置根据患者身高而定。需要Trendelenburg体位来显露盆腔。为很好地显露膀胱后壁，可在前列腺小囊水平切开腹膜前，在伸入前列腺小囊内的膀胱镜灯光引导下，经耻骨联合上缘经腹壁缝合1～2根带针线悬吊膀胱。输精管常靠近前列腺小囊，必须像两根输尿管一样松解开。然后，紧紧抓住囊肿的顶部，用单极钩或剪刀、双极钳或封闭装置分离解剖，一直到前列腺小囊的较低部分。

前列腺小囊囊肿和膀胱间的平面通常很薄。要记住靠近囊肿，以免打开膀胱。如果其与膀胱粘连过紧，必须打开小囊，在良好视野下安全分离。在分离囊肿底部时，笔者建议从囊肿基部钝性分离，尽量减少对附近神经血管束的牵拉，以保持术后正常勃起和射精功能。此外，还应特别注意保护输尿管周围的血液供应。当分离到低而狭窄的部分时，横向切开它，留下一小块远端囊肿，然后用单极钩烧灼剩下部分的黏膜，然后再缝合2～3针。

有时，一条或两条输精管会汇入囊肿。为了保留它们，方法是保留一段与输精管粘连的囊壁，有时是保留一小片膀胱组织，向下一直解剖到输精管汇入囊肿处，围绕输精管汇入点切除小囊，由此产生的缺陷随后会出现。

手术结束后，通过可吸收缝合线连续缝合腹膜。从脐部取出标本。术后保留膀胱引流管数日，特别是术中存在膀胱切开和缝合操作的情况。

技巧和窍门

- 经腹壁膀胱悬吊非常有用，可以获得良好的显露，实现良好的固定，避免增加套管针。这样就更容易找到膀胱和前列腺小囊之间的平面。
- 然而，膀胱和囊肿之间的平面很难确定，有时必须打开囊肿以安全完成剥离，避免损伤膀胱、输精管或神经等。
- 但最重要的技巧是在腹腔镜手术时在囊腔内留置膀胱镜。

53.6　术后护理

在手术过程中给予抗生素治疗，并根据术中情况继续给予抗生素。手术当日可口服进

食。术后1～2d需使用镇痛药物。根据开口缝合质量，数日后可将Foley导尿管拔除。患者可以带着导管出院，并回门诊取出导管。

53.7　结果

自2001年以来，针对18岁以下患者，文献报道了33例前列腺小囊的腹腔镜治疗，其中5例采用机器人辅助腹腔镜。机器人技术能提供最好的3D视野，以便切除囊肿和保留周围的结构。1例因出血而中转开放手术。腹腔镜和机器人辅助腹腔镜手术保留输精管的成功率为67.8%（19/28）。腹腔镜与开放手术结扎输精管数目无差异。腹腔镜手术可以缩短手术时间，减少估计失血量，缩短住院时间。术后3个月仅有1例发生附睾炎。1例有小囊残端，证实无并发症。

53.8　并发症

未被发现的膀胱穿孔可导致患者腹痛、呕吐、少尿、腹部压痛，RBUS显示积液。这时必须放置新的膀胱导尿管。如果没有改善，则必须再次腹腔镜手术并缝合膀胱。巨大的尿囊肿需要引流。可能发生尿路感染，这时必须用抗生素治疗。在长期随访中，并发症并不常见，但存在不育风险，特别是当输精管被结扎或损伤时。发生肿瘤风险也应被考虑，因为目前有证据表明，米勒管残留组织中有3%的恶性病变，其发病高峰在40岁左右。

53.9　讨论

文献报道前列腺小囊的发病率为11%～14%，与尿道下裂或性发育障碍相关，会阴尿道下裂病例发病率高达50%。从广泛但不详尽的文献回顾中，笔者发现从2001年开始有33例儿童患者接受了腹腔镜前列腺小囊切除术。约72.7%（24/33）为阴部或会阴尿道下裂，只

有2例为远端尿道下裂。在其他相关畸形中，7例尿道下裂儿童中2例存在肾缺如，但每例都存在发育不良肾。当RBUS或MRI未见时，最好避免使用"肾缺如"术语，而使用"发育不良肾"。

实现产前诊断有时是可能的。文献报道了2例前列腺小囊合并尿道下裂和2例无尿道下裂但存在发育不良肾。

大多数前列腺小囊无症状，尤其体积较小时。如果囊肿较大，症状通常包括尿路感染、附睾炎、尿潴留、尿后滴漏，有时还会出现疼痛或腹部肿块。可通过RBUS、VCUG和MRI进行诊断，后者有助于评估囊性盆腔肿块，因为它可以提供更好的软组织对比来研究膀胱后面和下面的不同器官。男性盆腔肿块的鉴别诊断包括考虑前列腺小囊以外的其他"囊肿"，如脐尿管囊肿和膀胱憩室，但特别要考虑米勒管囊肿（Müllerian duct cyst，MDC）或精囊扩张。前列腺小囊和MDC位于中线，精囊扩张位于中线外侧，通常为单侧。MDC外生殖器正常，与尿道无交通。

对于有症状的患者，建议完全切除囊肿以防止症状复发或未来癌变，学者们已经提出了许多不同的手术入路。经耻骨上膀胱外入路可方便地探查其他盆腔器官，但对囊肿显露程度较差，尤其是在解剖前列腺小囊下部时。经膀胱经三角区入路被报道在儿童患者中显露良好且术后恢复过程平稳，但在长期随访中，有25%的患者有膀胱输尿管反流。笔者推测，切开膀胱后壁可能会暂时干扰三角区肌肉组织的功能。会阴入路损伤直肠、外括约肌和阴部神经的风险较低，但手术成功率较低。经直肠或直肠旁入路有直肠瘘和骨盆神经损伤的风险。为了避免这些并发症，有学者建议内镜下电灼囊壁治疗，通过这些烧灼的划痕可以造成囊腔闭塞。但是内镜单次治疗的成功率为66%，多次治疗的成功率只有83%，导致这种手术逐渐被摒弃。最后，1977年Schurke等表明，耻骨上、膀胱后和经膀胱入路切除前列腺小囊的病例中有58%切除不完全；会阴入路成功率仅43%；经会阴或经直肠囊肿抽吸和内镜治疗有35%的复发率。

根据这些并发症和结果，McDougall于1994年报道了1例48岁腹腔镜下米勒管残留切除术患者，患者的尿失禁和勃起功能得到了良好的保护。在儿童中，Yeung等在2001年报道了首例腹腔镜下切除前列腺小囊的病例。报道了4例膀胱镜辅助切除的病例，在腹腔镜手术过程中，将膀胱镜留在囊腔内，以方便随后的识别和分离。有时尿道与前列腺小囊之间的管道太窄无法插入镜体，只能置入输尿管或Fogarty支架管。这比不采取任何措施好，因为在少数情况下甚至不能通过导管放置支架，如图53.2所示。

自2001年以来，针对18岁以下患者，文献报道了33例前列腺小囊的腹腔镜治疗，其中5例采用机器人辅助腹腔镜。除了留置膀胱镜透光的巨大优势外，其他技巧也被描述，特别是膀胱顶部悬吊术，可以很好地显露膀胱后壁或留下一小部分膀胱壁，以保留进入前列腺小囊的输精管。机器人辅助腹腔镜可以提供最好的3D视野，有助于切除囊肿和保留周围的结构。

与开放手术相比，腹腔镜手术创伤小，可进入膀胱后间隙，清晰地观察盆腔深部结构，降低膀胱、直肠、输尿管、血管和神经损伤的发生率。在腹腔镜手术病例中，囊肿都能完全切除，与患者年龄和囊肿大小或并发症没有明显的关系。关于保留输精管的情况，已发表的文献中，腹腔镜和机器人辅助腹腔镜手术的数量为67.8%（19/28），与开放手术相同。腹腔镜和开放手术结扎输精管的数量也没有差异。可能，每个外科医师根据自身理念来决定输精管的处置，而不是入路的类型。最好的方法似乎是保守策略，但留下一小块囊肿壁可能会导致肿瘤。

1例24岁男性行腹腔镜前列腺小囊囊肿切除术时不慎被切除了膀胱，而不是前列腺小囊，这一罕见并发症的报道很难被忽视。

腹腔镜手术可以缩短手术时间，减少估计失血量，缩短住院时间。在随访中，尿路感染发生在开放手术后，可留下极小的残余囊肿残端。文献中报道的33例腹腔镜病例中，有1例因出血而中转开腹，1例术后3个月发生附睾炎。

虽然增大的前列腺小囊囊肿通常是良性的，但Schuhrke等报道了88例前列腺小囊囊肿患者中有3%的恶性发生率。在回顾的33例儿科患者中，Gualco等报道了1例16岁前列腺小囊原发性透明细胞腺癌男孩，经历了6个月的间歇性血尿，合并右肾缺如。已报道的前列腺小囊其他恶性肿瘤包括尿路上皮癌、子宫内膜癌和鳞状细胞癌。因此，完全切除前列腺小囊似乎是非常重要的，如今腹腔镜提供了避免这种恶性肿瘤风险的最佳方法。然而，需要更长的随访时间。

53.10　结论

前列腺小囊并不常见，但合并近端尿道下裂时应考虑。有时儿童时期前列腺小囊肿大可导致尿潴留、腹部肿块或附睾炎。目前，腹腔镜或机器人辅助腹腔镜似乎是切除前列腺小囊并保留周围结构，特别是输精管、输尿管和神经血管束的最佳方法。

- 诊断并不容易，必须和放射科医师讨论，因为存在多种可能的鉴别诊断：输尿管囊肿、精囊囊肿、米勒管囊肿和射精管囊肿。
- 无症状前列腺小囊必须进行随访。
- 在开始前列腺小囊切除术之前，膀胱镜检查时允许插管，以便在腹腔镜检查时方便其识别。
- 在手术治疗过程中，要注意避免损伤膀胱、输尿管、输精管、盆腔血管和神经。

（唐耘熳　覃道锐　译）

第 *54* 章
精囊囊肿的腹腔镜治疗

François Varlet，Aurélien Scalabre，S. Vermersch，and N. Diraduryan

---

📚 **学习目标**

- 精囊囊肿（seminal vesicle cyst，SVC）的快速诊断（临床、影像学）。
- 描述腹腔镜下SVC切除术的手术步骤。
- 报道最新文献综述。

54.1 引言

精囊囊肿非常罕见，患病率为0.004%，24 000例男性中仅有1例发生。中肾管在妊娠第4周至第12周时诱导肾脏和生殖系统发育，这解释了肾脏和生殖器畸形的关联性。精囊囊肿可能与肾脏发育不良相关疾病有关，如津纳综合征。该病由Zinner于1914年首次报道，是一种以射精管狭窄、肾缺如或发育不良以及精囊内的异位输尿管开口为三联征的先天性综合征。精囊囊肿有时是孤立散在病例。射精管狭窄可能在出生后20岁甚至30岁才发生，通常会导致精囊充盈扩张而不是形成囊肿。

部分精囊囊肿患者无任何临床症状，通常因超声体检而被偶然诊断。部分患者可出现尿频、尿急、排尿困难、血尿等症状，或伴有会阴、阴囊、耻骨上、直肠、腹部等区域的疼痛、射精痛、附睾炎等症状。首选超声作为常规检查手段，可显示膀胱后囊肿及同侧肾脏畸形改变。MRI有助于评估囊肿与毗邻器官的关系，特别是与膀胱和输尿管的关系（图54.1）；还可以帮助识别萎缩肾或异位肾。

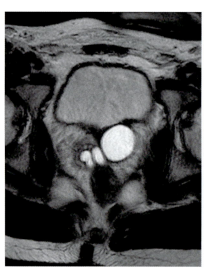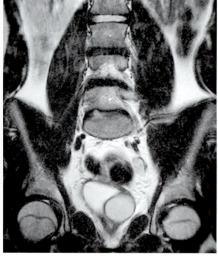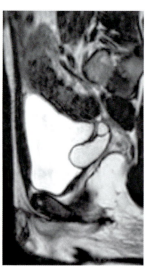

图54.1 精囊囊肿MRI

对于无症状或症状较轻的精囊囊肿患者，可保守观察。如反复出现疼痛、排尿困难或血尿，可考虑手术治疗。部分学者认为囊肿大于5cm可作为手术适应证。早期采用经直肠、经腹部或经会阴抽吸以及经尿道去顶术等术式，疗效不佳且容易复发和感染，因此临床已不再采用。因为精囊位于盆腔深处，开放手术通常以经膀胱入路为主。腹腔镜手术相比开放手术更容易显露膀胱后壁和精囊，即使在婴幼儿也能轻松操作，已有多篇报道支持腹腔镜下精囊囊肿切除术的安全性和有效性。

54.2 术前准备

对于有症状的病例，超声和MRI检查通常已足够。核素肾检查虽然不是强制性的，但在肾发育不全或肾实质异常的情况下可用于评估肾脏的功能。术前谈话应向患者及其父母充分告知不同术式及其潜在并发症。推荐已达青春期年龄的患者在囊肿切除前进行精液分析，以评估其未来的生育能力。术前进行尿液细菌学检查，以确保尿液无菌状态。膀胱镜检查可了解尿道、精阜和膀胱情况，帮助鉴别诊断。全麻诱导时，常规静脉给予广谱抗生素。

54.3 体位

患者常规仰卧位，经尿道导尿，排空膀胱，利于观察膀胱后壁和囊肿。低龄患者（＜10岁），术者可站在头侧，患者足侧放置影像系统。大于10岁的儿童，术者可站在患者的侧边。助理和护士对侧站位。

54.4 设备

选择30°镜头便于观察膀胱后壁。小儿选择5mm镜头及3mm套管针，体型较大的患儿及成年人可选择10mm镜头及5mm套管针。常规仪器包括：剪刀、无损伤钳、分离钳、单极电钩、双极钳、持针钳和吸引器等。

54.5 技术

利用Hasson技术开放直视下经脐放置第一个套管针。根据患儿的体型，在髂窝或腹部置入合适大小套管针。Trendelenburg位可使部分肠管向头侧滑动，以显露更多盆腔空间。在精囊囊肿层面打开腹膜之前，为了能更好地显露膀胱后壁，可以在耻骨上经皮肤缝线牵拉悬吊膀胱。输精管通常紧贴囊肿，需先将其松解并避免损伤。抓钳牵拉囊肿，利用单极电钩或剪刀充分游离囊肿至基底部。如合并有津纳综合征，因输尿管与囊肿相连，可通过寻找输尿管下段来定位囊肿位置。通常膀胱与囊肿之间平面的组织较薄，因此分离切除过程尽可能贴近囊肿以避免打开膀胱。对于粘连严重或体积较大的囊肿，必要时可切开囊肿、抽吸囊液后，牵拉囊壁帮助显露以便完全剥离。尽可能采用钝性分离囊肿基底部，减少对附近神经血管束的牵拉，以保留术后正常的勃起和射精功能。注意避免损伤输尿管周围血管。充分游离精囊后横断精囊，用单极钩灼烧残余囊壁黏膜，缝合囊底创面2～3针。津纳综合征中，可手术一并切除发育不良的肾脏，通常该类肾脏与周围组织粘连严重。连续缝线关闭腹膜，通过脐部切口取出标本。如无膀胱损伤，术后可拔除导尿管。

54.6 术后护理

该手术住院时间较短，在评估正常的排尿和疼痛控制后，多数患者可在24～48h后出院。

54.7 并发症

膀胱穿孔可引起腹痛、呕吐、少尿、压痛和腹盆腔积液，通常可先给予留置导尿管保守治疗，必要时腹腔镜检查以缝合膀胱并改善尿漏。如合并有尿路感染可对症给予抗生素治疗。远期随访需关注不育的问题，尽管Benyó等报道手术可以改善精液质量。笔者认为腹腔镜手术相比其他术式在保护周围血管、神经和输精管方面更具优势。

54.8   结果

共13例患儿接受手术，其中3例采用传统腹腔镜手术，4例采用机器人辅助腹腔镜手术。1例患儿诊断术后盆腔血肿并再次行腹腔镜检查。其余患儿术后平稳。第3、4、5个月随访时各项症状均消失，效果良好。

> **💡 技巧和窍门**
>
> - 经耻骨上悬吊膀胱，可充分显露膀胱后壁层面并避免增加一个套管针。
> - 合并津纳综合征的情况下，寻找输尿管有助于识别精囊，更容易找到膀胱和囊肿之间的平面。然而，膀胱和囊肿之间的平面很难确定。如果囊肿粘连严重，切开囊肿有利于囊壁剥离，避免损伤膀胱、输精管或神经。

54.9   讨论

精囊囊肿通常与胚胎中肾管发育不良导致的同侧肾缺如或肾发育不良有关，可以是先天性的，也可以是后天性和孤立性的（无肾脏畸形）。Schukfeh等发现肾发育不良或多囊肾通常与精囊囊肿有关。由于这些发育不良的肾脏体积较小，有时即使通过CT或MRI扫描也难以识别，因此常被误认为是肾发育不全。Merrot等报道52例肾脏发育不良的男孩中有10例精囊囊肿（19.2%），提示这些患儿在青春期后应随访，筛查泌尿生殖系统畸形。

Valla等于2003年报道了1例产前诊断病例，在妊娠22周发现左肾发育不全及膀胱后方12mm囊性包块。

精囊囊肿通常无症状。在此次研究中，64例患者小于18岁，其中32例（50%）无任何症状。32例（50%）患儿出现排尿困难、尿急、尿潴留、尿路感染、附睾炎、血尿、疼痛等症状，其中1例仅2个月的患儿出现精囊脓肿。超声、CT和MRI是常用的诊断手段，59例（92.2%）患儿表现为肾脏畸形。需与其他生殖器畸形所致的盆腔囊肿进行鉴别诊断，特别是前列腺小囊和米勒管囊肿，但这些病变通常位于中线附近。精囊囊肿可以突入膀胱，与输尿管囊肿类似。该例患者首诊考虑为重复输尿管畸形，但术中探查仅见一条输尿管且输尿管与同侧精囊囊肿相连。需注意影像上的"双囊征"（图54.2）。射精管囊肿比精囊囊肿更为罕见，在超声检查中也可表现为膀胱后方囊肿改变。

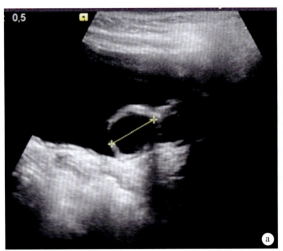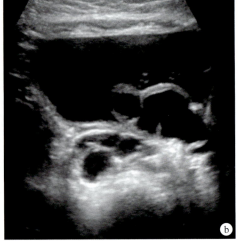

图54.2   a. 精囊囊肿形似输尿管囊肿；b. 双叶状应引起关注

无症状的精囊囊肿可采取保守治疗。64例患者中共55例接受治疗，其中31例（56.3%）选择保守治疗。父母和青少年应被告知未来可能出现的临床症状，并咨询小儿外科医师或泌尿科医师重新评估手术治疗方案。

当精囊囊肿出现症状时，需要手术切除，因为穿刺囊肿或经尿道去顶术通常效果不佳。在开放手术中，耻骨上经膀胱入路和会阴入路均有良好的效果。

由于囊肿位于盆腔深部，显露视野较差，潜在的手术并发症包括直肠和膀胱撕裂伤、勃起神经血管束损伤及盆腔尿性囊肿。经腹入路腹腔镜手术为显露膀胱后壁和精囊囊肿提供了良好的视野。紧贴囊肿进行游离可避免损伤输精管、输尿管、射精管及前列腺外侧的神经血管束（图54.3）。机器人辅助腹腔镜手术在3D视觉和器械操作方面更具优势，可实现精准解剖。

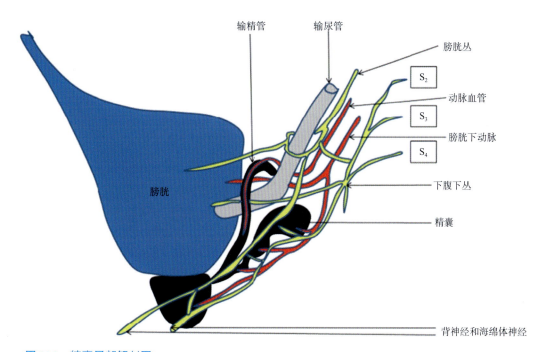

图54.3 精囊局部解剖图

在文献报道的64例患儿中共24例行精囊囊肿切除术，其中11例行开放手术，13例行传统腹腔镜或机器人辅助腹腔镜手术。虽然多数患者在囊肿切除后症状消失，仍应长期随访以评估其生育能力。Benyó等报道，年龄处于青春期后的手术病例，多数患者在手术前后并未常规进行精液分析；40例接受精囊囊肿治疗的成人患者中，仅4例进行了精液质量检查。术前和术后的精液分析报告是评估青少年患者手术效果及未来生育能力的重要依据。同时，也应在手术前后评估勃起功能。

54.10 结论

精囊囊肿常合并同侧肾发育不良。小肾总是在手术中被发现并切除，不应与肾缺如相混淆。精囊囊肿出现临床症状为手术治疗指征，腹腔镜手术或机器人辅助腹腔镜手术是有效的外科治疗方法。

（韦华玉 吴福霖 郭晓彬 译）

第 55 章
吲哚菁绿荧光淋巴造影的腹腔镜下淋巴保留儿童 Palomo 精索静脉曲张切除术

Ciro Esposito，Maria Escolino，Fulvia Del Conte，Giuseppe Autorino，
Vincenzo Coppola，Mariapina Cerulo，Rachele Borgogni，and Alessandro Settimi

---

🎯 学习目标

- 逐步描述腹腔镜下 Palomo 精索静脉曲张切除术。
- 介绍腹腔镜下淋巴保留 Palomo 精索静脉曲张切除术的长期结果。
- 报道微创手术修复精索静脉曲张的主要国际文献的最新结果。
- 描述使用吲哚菁绿荧光技术的腹腔镜下淋巴保留儿童 Palomo 精索静脉曲张切除术的技巧和要点。

55.1 引言

腹腔镜 Palomo 精索静脉曲张切除术是治疗儿童精索静脉曲张最常用的方法之一。根据文献报道，Palomo 技术在儿童中取得了极佳的效果，成功率超过95%，但术后鞘膜积液的发生率高达20%～30%，大多数情况下需再次手术。因此，近年来，为了降低继发性鞘膜积液的发生率并确保儿童获得更好的男科结果，保留淋巴管技术在精索静脉曲张修复中得到了应用。

传统上吲哚菁绿（indocyanine green，ICG）被用于评估肝功能。近年来，ICG荧光技术在成人中被用于肿瘤血管造影以及腹腔镜胆囊切除术期间胆道异常的检查。近期一种使用荧光视频控制的ICG溶液测量人体淋巴泵送的新方法被报道。

本章重点关注使用ICG荧光技术进行腹腔镜Palomo精索静脉曲张切除术，以保留淋巴管的技术。

55.2 术前准备

术前临床检查应重点根据Dublin Amelar量表对精索静脉曲张进行分级。检查包括睾丸彩色多普勒超声，以测量睾丸体积并与另一侧比较，并对精索静脉曲张进行分级。对于16岁以上的患者，笔者倾向于也进行精液分析。

所有患者及其父母必须在手术前签署专门制定的知情同意书。患者接受全身麻醉，包括经口气管插管和肌肉松弛。在手术前，需要导尿排空膀胱。

55.3 体位

患者取仰卧位，头低足高，倾斜15°～30°。手术医师站在病变的对侧，助手站在其对面，监视器放置在患者足部（图55.1）。医师可采用5mm或10mm套管针置入0°光学镜头，2个5mm的套管针用于置入手术器械。一般来说，笔者更倾向使用5mm的工作套管针，以便在术中使用血管夹来控制血管。套管针与光学镜头呈三角形放置，以更好的符合人体工程学（图55.2）。

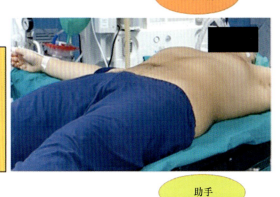

图55.1　患者仰卧于手术台上，屏幕置于患者足部，手术医师站在病变的对侧，助手站在主刀医师对侧

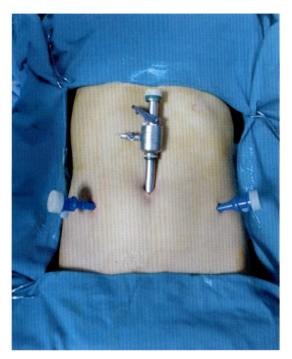

图55.2　使用3个套管针：1个在脐部的5～10mm光学套管针和2个5mm工作套管针

55.4　器械

关于腹腔镜手术，我们采用5/10mm的0°光学镜头和所有5mm的器械。使用无创带孔抓钳来处理组织，弯分离钳来分离血管，一个钩状电凝来进行解剖，以及剪刀来切割。通常使用5mm的钛夹来控制精索血管，或者也可以用缝合线结扎。在过去4年中，笔者采用了ICG增强荧光技术，以便在手术过程中轻松识别淋巴管并保留它们，以避免术后鞘膜积液的形成。要使用ICG技术，你需要特殊的设备，包括一套特殊的摄像系统和一台配备近红外（nearinfrared，NIR）光检测专用滤光片的腹腔镜，显然还需要一瓶ICG染料（5mg/ml），在围手术期内被直接注入睾丸内。

55.5　技术

所有手术均在全身麻醉和经口气管插管下进行。

第一个5mm或10mm的套管针用于放置0°镜头，位于脐部水平，然后以与光学通路成三角形的方式放置另外2个5mm的工作套管针。在建立气腹后，使用单极钩在距离内环3～4cm的位置切开覆盖精索内血管（inner spermatic vessels，ISV）的腹膜，形成一个2cm的T形切口（图55.3）。随后将一瓶ICG（5mg/ml）用10ml蒸馏水稀释，并使用23G针头将2ml该溶液直接注入左侧睾丸内。在近红外模式下，淋巴管显示出荧光并清晰地被识别和保留；然后根据Palomo的原理分离并夹闭

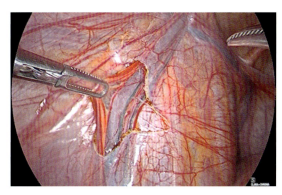

图55.3　打开腹膜以识别精索内血管（ISV）

整个精索束（图55.4和图55.5）。即使是标准的白光模式，淋巴管也清晰可见，因为它们呈现绿色。ICG通常由肝脏代谢，因此，患者术后尿液颜色正常，阴囊注射部位也没有染料的迹象。使用可吸收缝线、医用胶带或创可贴关闭套管针孔。

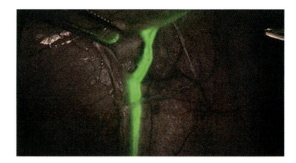

图55.4　ICG增强荧光成像，精索内血管（ISV）呈现绿色

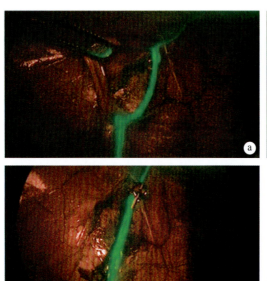

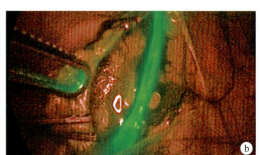

图55.5　绿色的淋巴管被保留。a. 精索束被夹闭；b、c.切断

55.6　术后护理

患者术后数小时开始进食。很少需要特殊的镇痛治疗；通常在术后最初的12～24h给予对乙酰氨基酚（15mg/kg，每8小时1次）。患者可以当晚出院或在手术后第2天出院。术后复查安排在术后第7天和第1个月，之后每年一次，术后前两年检查精索静脉曲张是否持续存在或鞘膜积液是否形成。术后不进行超声检查。对于16岁以上的儿童，术后6～12个月进行精液分析。

55.7　结果

在笔者的经验中，所有手术均在腹腔镜下完成，无须转为开放手术或发生术中并发症。

在10%～15%的患者中，进行了覆盖ISV结肠的松解。平均手术时间为18min（10～25min）。

在睾丸内注射ICG后20～60s，全部患者淋巴管的荧光被清晰检测到。使用近红外模式时，淋巴管出现荧光，使用标准白光模式时呈现绿色。在部分患者中，从淋巴管可视化开始2～5min后，使用ICG荧光也可以观察到睾丸静脉，尽管略显模糊。在所有患者中，手术过程中识别和保留了2～3条淋巴管。所有患者平均在术后2h重新开始完全口服进食，平均镇痛需求时间为12h（8～24h）。平均住院时间为24h（12～48h）。本研究中，未观察到由ICG引起的过敏或其他不良事件，没有患者在术后早期或晚期因睾丸内注射而出现任何睾丸疼痛。在最长72个月的随访中，没有记录到精索静脉曲张的复发或持续存在，也没有观察到术后鞘膜积液。2例患者出现术后脐部切口感染，经口服抗生素和局部治疗治愈（Clavien分类 Ⅱ级）。所有患者对脐部的术后外观非常满意。

💡 技巧和窍门

- 关于患者体位，15°的Trendelenburg体位是手术成功的关键；事实上，使用这种体位，内环口和精索内血管（ISV）的显露非常出色。如果ISV上有肠粘连，进行粘连松解以获得ISV的良好视野至关重要。

- 关于ISV的处理，笔者认为使用内镜5mm夹结扎蒂部血管是安全的。重要的是，市场上可用的5mm夹属中等尺寸（长度为8mm）。因此，对于15岁以上的儿童，有时5mm夹太小而无法关闭整个精索束。因此，有两种选择：用缝合线结扎精索束或使用更大尺寸的夹，但在这种情况下，必须将5mm的套管针更换为10～12mm的套管针。同样重要的是，如果使用夹子来闭合血管，禁止使用单极能量或密封装置在夹子之间封闭血管，以避免夹子脱落，这可能在术后即刻或恢复期发生。

- 至于ICG注射，必须直接在睾丸内进行，注射后约60s，100%的病例淋巴管的视野良好。

- 在手术结束时，无须将腹膜覆盖在精索血管上。

55.8 讨论

精索静脉曲张是儿童常见病理状况，发病率为15%～20%，与睾丸损伤和继发的睾丸萎缩相关。

多项报道指出，精索静脉曲张与精子DNA障碍和男性不育有关，这些都可以通过手术修复得到改善。腹腔镜Palomo技术是儿童中最常用的方法。

根据文献的报道，与保留动脉的手术相比，腹腔镜Palomo手术显著降低了失败率，而没有增加睾丸萎缩、睾丸发育不良的发生率。

据报道，Palomo手术的主要缺点是术后鞘膜积液的发生率较高（10%～30%），因为该技术不尝试保留难以识别的淋巴管，因为其与小静脉很相似。

因此，为了降低术后鞘膜积液的发生率，在精索静脉曲张修复术中应用了淋巴管保留技术。在淋巴管保留的精索静脉曲张切除术中，应用了不同的染料进行淋巴造影，包括二硫蓝或其异构体异硫蓝。

在最近的一篇文章中，笔者报道了术前精索内/睾丸内注射异硫蓝实现了淋巴管保留Palomo技术的标准化。该手术取得了极佳的效果，术后鞘膜积液的发生率为0。在笔者的系列研究中，没有报道与异硫蓝注射相关的任何不良事件，如睾丸炎、过敏或过敏性休克。

近年来，ICG增强荧光技术被应用于腹腔镜手术中，以改善术中可视化效果，并提供详细的解剖信息。ICG染料可以被注入人体血液中，几乎没有副作用。

ICG在受到氙光源所发出的近红外光谱中特定波长的光激发后会产生荧光。

经静脉注射后，ICG迅速与血浆蛋白，尤其是脂蛋白相结合。ICG会迅速且未经改变地通过肝脏被提取，并在注射约8min后几乎完全以原样从胆汁中排出。通过特定的显微镜和摄像机可以检测到荧光，然后将其传输至视频屏幕，从而使观察者能够可视化染料积聚的感兴趣解剖区域（胆道、血管和淋巴结）。

迄今为止，有关在患有精索静脉曲张的儿科患者中使用 ICG 进行淋巴造影的相关数据报道寥寥无几。

笔者还对 ICG 的注射技术进行了标准化，正如笔者此前针对异硫蓝所报道的那样，并且概述出这两种活体染料的差异。

主要的差异在于，异硫蓝由肾脏代谢，因而术后 1～2d 尿液会呈蓝色；而 ICG 由肝脏代谢，术后尿液保持正常。异硫蓝注射在术后 1～2 周会在阴囊上留下蓝色薄膜，然而 ICG 注射后阴囊呈现正常颜色。

ICG 注射后，有两种淋巴管可视化模式。近红外模式时淋巴管呈现荧光，标准白光模式下则呈现绿色。

从标准白光模式切换至近红外模式，仅需通过脚踏控制便能轻松实现。在注射 ICG 后 20～60s，淋巴管开始呈现荧光，且荧光持续时间约为 15min。这样，单次注射便足以完成整个手术过程，且不会出现荧光消失的情况。

此外，与之前描述的异硫蓝精索内/睾丸内注射相比，ICG 直接注入睾丸实质的方式在技术上更为简单。

关于使用 ICG 的缺点，手术室需要特殊设备，包括一套可在白光和荧光成像双模式下操作的摄像系统和配备特殊滤光片的 ICG 腹腔镜，以便在 ICG 增强的荧光和标准白光成像过程中获得最佳再现效果。

总之，通过 ICG 荧光淋巴造影进行保留淋巴管的腹腔镜 Palomo 精索静脉曲张切除术是治疗儿童和青少年精索静脉曲张的一种可行的技术。在笔者治疗的病例系列中，睾丸内注射 ICG 和使用荧光视觉技术形成了一种安全有效的方法，可以在 100% 的病例中识别淋巴管。此外，中期随访后无 ICG 过敏或术后鞘膜积液发生。

- 腹腔镜 Palomo 手术是一项基本的腹腔镜手术。但是，要实施该手术，需要使用 ICG 荧光摄像机和特殊光学设备以及一瓶 ICG。
- 在开始 Palomo 精索静脉曲张切除术前，需要使用导尿管排空膀胱。
- 需要 3 个套管针，其中置入 0° 光学镜头的 5～10mm 套管针，再加 2 个 5mm 套管针。
- 关闭精索束最简单的方法是使用 5mm 的血管夹。
- 长期随访很重要，以检查精索静脉曲张的持续存在、复发和鞘膜积液的出现。

（吕向国　王　林　译）

第56章
隐睾症的治疗

Thomas Middleton，Syed Salahuddin，and Ramnath Subramaniam

⊙ 学习目标

- 阐明不可触及隐睾症的病因。
- 理解腹腔镜评估不可触及隐睾症位置的技术并确定手术方案。
- 为隐睾症患儿制订一套切实治疗方案。

56.1 引言

56.1.1 病因学

在正常的胚胎发育中，睾丸在腹膜后发育，下降到腹股沟深环，然后在妊娠晚期通过腹股沟管。在出生后的头几个月，睾丸可能仍然会下降，因此不提倡在出生后的头几个月对睾丸未降进行手术干预。睾丸未降（也被称为隐睾症）发生在约1%的男孩中，睾丸可以在其下降路径上的任何位置，甚至可能完全超出正常的发育路径（异位睾丸），但这是罕见的，超出了本章的范围。睾丸下降异常的原因有多种因素，尚未完全阐明。

56.1.2 癌变风险

隐睾症的男孩患睾丸恶性肿瘤的风险是一般人群的3倍左右。尽管实际的风险很低，但有证据表明，早期的睾丸下降固定术可能会降低发病率。此外，可以自我检查睾丸是否位于阴囊内，从而使癌变的睾丸更易于及时被发现。

56.1.3 生育

隐睾症能够影响生育能力。单侧隐睾症患者生育能力为正常人群的90%，双侧隐睾症患者，生育能力则下降为50%。目前，尚不清除睾丸下降固定术能提高生育率的程度，但有证据表明，隐睾症若不及时纠正，睾丸的发育将受到损害。

56.1.4 隐睾症的其他影响

可触及但未下降至阴囊的睾丸位于腹股沟，在受到外部撞击时不能摆动，因此可能更易受伤；有趣的是，患有隐睾症的男孩经常会感到不适（这部分隐睾症可以通过开放手术处理）。此外，隐睾症的男孩更容易发生睾丸扭转。

56.2 术前准备

隐睾症的诊断主要通过临床体格检查。有时候存在一定的困难，特别是那些不配合检查的男孩或有大量脂肪覆盖的儿童。重要的是，不仅要确定阴囊中的睾丸缺失，而且要确定睾丸是否可触及，因为这将改变手术方式。

超声不是诊断隐睾症的常规方法。B超可能无法扫查到腹腔内睾丸，这通常需要借助腹腔镜检查。

根据英国指南，我们的目标是在患儿1岁左右，对未下降睾丸进行手术，但超过1岁就诊的患儿并不少见。对于双侧可触及睾丸，建议不要同时对双侧进行常规手术，尽管这种做法因外科医师和中心而异。双侧不可触及睾丸的新生儿需要特别注意，因为这些患儿实际上可能存在潜在的性别分化异常，建议尽早与儿科、内分泌科医师一起讨论。

56.3　手术

56.3.1　麻醉下检查（examination under anesthetics，EUAs）

如果睾丸无法触及，手术前首先要在麻醉状态下进行检查，因为有时在患儿放松的状态下可以触及睾丸。在麻醉室中检查睾丸时，患儿处于睡眠状态。这可以帮助麻醉医生决定是否为患儿插管（如果睾丸无法触及，他们可能更倾向于为腹腔镜手术插管），或者是否适合使用喉罩气道。

56.3.2　可触及隐睾症

根据EUA指南，如果睾丸可触及，则在患儿仰卧位时进行开放性睾丸下降固定术。有关技术细节不在本章讨论范围之内，请参阅同一作者撰写的 *BJUI Knowledge* 丛书中有关UDT（睾丸未降）的内容。

56.3.3　不可触及隐睾症

如果麻醉状态下，睾丸仍然无法触及，下一步应建立气腹，并评估睾丸在腹腔中的位置。值得强调的是，在双侧睾丸无法触及的病例中，我们主张每次只对一侧进行手术，手术时外科医师站在手术床的头端，位于被手术睾丸的另一侧；助手站在手术外科医师的对面。如图56.1所示，屏幕需要位于手术台的另一侧，朝向尾端。

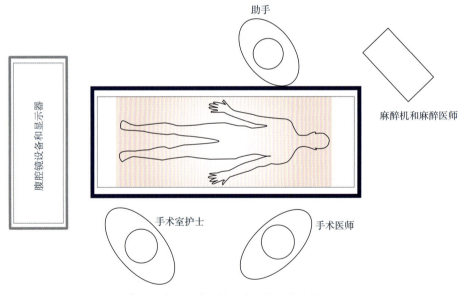

图56.1　1例不可触及隐睾症患者接受腹腔镜手术时的手术室布局

如果麻醉机位于手术床的头端，外科医师可能会离麻醉医师很近，而有些麻醉医师则希望将手术床翻转，使头部远离麻醉机：这一点值得在术前讨论。

56.4　设备

手术器械的型号根据患儿的体型大小选取，具体实际使用的腹腔镜设备将取决于术者所处的工作环境。在绝大多数情况下，通常有一个观察通路和两个操作通路。器械的位置应呈三角形状放置顶点指向相应的待探查腹股沟区域。在月龄较小的儿童中，可以简单地将器械通过腹壁切口进行操作，以减少瘢痕的形成。一般情况下，一把抓钳和一把分离钳是必备的。可能用到的器械包括电钩，电剪刀和内镜夹。

为游离睾丸将其下降至阴囊内，有两种选择。一是可以选择通过腹壁折痕切口将游离的睾丸重新纳入腹股沟，然后像做开放睾丸固定术一样将其下降固定至阴囊内。另一种选择是将游离后的睾丸直接纳入阴囊，I期或者分期Fowler-Stephen手术（F-S手术）都可以。

56.5 技术

决策流程如图56.2所示。

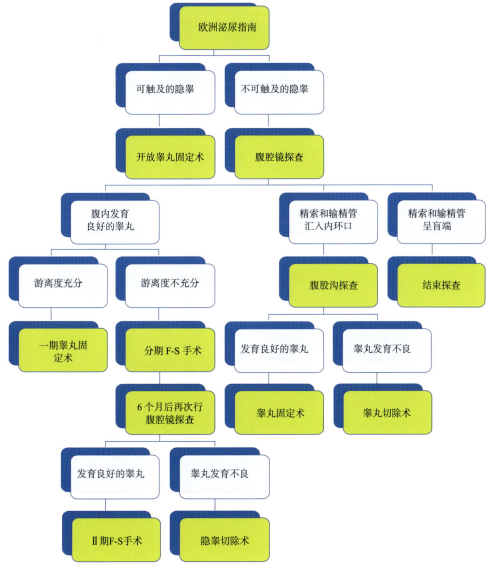

图56.2 儿童单侧隐睾的临床决策示意图

56.5.1　开放手术

如果睾丸可触及，开放手术是唯一的选择；如果对不可触及的睾丸进行腹腔镜探查，并且观察到精索结构汇入内环口，那么下一步就应该探查腹股沟，实施开放的睾丸固定术。

56.5.2　腹腔镜探查

设置一个经脐的观察通路，经腹腔评估腹股沟内环口，观察睾丸是否在内环口旁，或者精索结构是否穿过腹股沟管内。两个操作通路分别置于观察通路两侧呈三角形，指向操作区域。值得一提的是，对于单侧隐睾的患者，评估应从对侧正常侧开始，以便进行比较。

腹腔镜探查遇到的情况通常有以下几种：腹腔内睾丸、精索和输精管呈盲端或者精索和输精管汇入内环口，如图56.3所示。

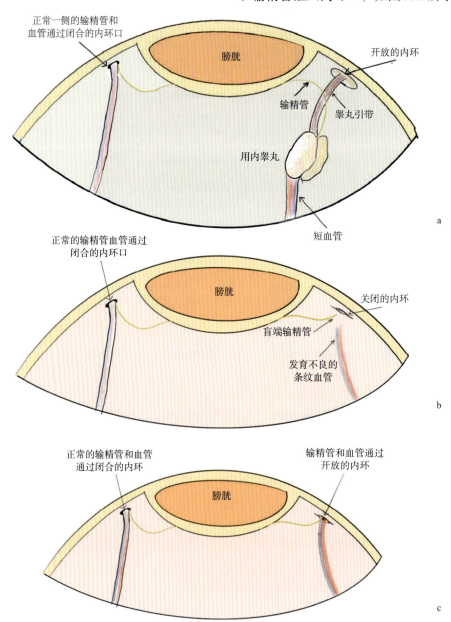

图56.3　腹腔镜探查中可能遇到的情况

56.5.3　发育良好的腹腔型隐睾

对于发育良好的腹腔型睾丸，需要评估睾丸游离后是否可以牵拉至对侧内环口，输精管和精索长度是否足够完成一期手术。尽管腹腔型睾丸一期手术后睾丸萎缩率较高，但如果选择输精管和精索长度良好的低位腹腔型睾丸，则发生萎缩的风险就非常小。

如精索有足够的长度来完成一期手术，则可以通过充分游离和松解精索附着物，轻松地将睾丸放入阴囊。稍后将介绍具体的操作要点。

如果长度不够，则行分期Fowler-Stephens手术。操作要点是切断精索血管来获得足够的长度使睾丸无张力拉入阴囊，同时尽可能地保留完整的引带血管。

充分评估血管长度并确定不适合行一期手术后，可以直接结扎或切断精索血管，第一次手术就到此结束。也有学者提出不离断精索血管，而是保留到第二次手术，但不是必须的。

二期手术一般在4～6个月后进行，从而给侧支血供充足的发育时间。首先在患儿脐部设置一个观察通路，评估睾丸的存活状态。如果睾丸存活良好，再设置两个工作通路。通过松解周围粘连进一步游离睾丸，并尽可能地靠外侧游离以保护侧支血供。

56.5.3.1　睾丸拖入阴囊的方法

睾丸充分游离后，可通过腹股沟管牵拉至阴囊，或者经阴囊切口放置一个套管针通过腹股沟管向上进入腹腔来下降睾丸。也有学者喜欢在腹股沟做一个开放切口，放置套管针通向内环进入腹腔，再利用腹腔镜抓握器械抓握睾丸送入阴囊，然后按照开放腹股沟型睾丸固定术操作进行。

56.5.4　无法存活的睾丸

如果在任何阶段发现睾丸未存活，则切除残余的组织。

56.5.5　替代技术

对于无法触及的睾丸，一种新兴的替代方式是将触不到的睾丸拉伸，穿过腹膜腔并在无张力下固定至对侧。理论上，优点是保留了血管，但可能因为牵拉精索而引发肠扭转或者睾丸萎缩。

另一个方法是微血管吻合，将睾丸血管分离出来，然后与腹壁下血管进行显微吻合，作为自体移植。这需要显微外科设备，在大多数中心不可能实现。

最后，在保留引带的技术中，实施一期Fowler-Stephens手术，引带不离断，而是将腹膜掀起一个瓣膜，伴随睾丸通过腹股沟管向下移动（同样是希望最大限度地减少因过多游离血管导致睾丸萎缩）。这种技术正在进行临床试验中。

56.5.6　术后护理

如果患儿没有影响麻醉的特殊合并症，上述所有隐睾手术都可以在一天内完成，并且通常可以在几天内完全恢复活动。可以使用医用胶条或创可贴作为敷料，通常建议在2～3d保护伤口区域不被淋湿。提倡术后2周内避免剧烈的体力活动（如运动）。

56.6　结果

睾丸下降固定术是最常见的小儿外科手术之一，约20%的隐睾难以察觉，分期Fowler-Stephens手术或少数情况下的一期腹腔镜手术是主要的治疗方法。

多数隐睾患儿预后良好。短期内，术后出血等并发症少见。可触及的睾丸成功率约为95%，不可触及的睾丸成功率约为85%。对于接受睾丸下降固定术的男童，建议首先在术后6周至3个月进行随访，然后在6个月进行随访，以便有时间观察到瘢痕形成和睾丸上升等情况。

患有单侧隐睾的男性，即使在睾丸完全没有发育或被切除的情况下，生育能力也基本正常。在双侧隐睾病例中，双侧睾丸下降术后的生育率约为50%，这应该在术前和术后进行讨论。

如上所述，接受睾丸下降固定术的男性患睾丸恶性肿瘤的比例仍高于未接受手术的男性，尽管通常不需要进行正式的筛查，但我们建议所有男孩从青春期开始每个月进行一次自我检查。

要点

- 大多数患有隐睾的男孩表现良好，但即使有一个摸不到的睾丸，生育力也会受到影响。
- 对隐睾进行手术可能会减轻睾丸功能受损，降低恶性肿瘤的风险。
- 由于麻醉和手术的原因，不可触及的睾丸应在三级医院小儿外科治疗。
- 当开始对摸不到的睾丸进行手术时，术中可能发生多种可能性。

（姜心诚　彭绪峰　庄利恺　译）

第 57 章

3D 重建技术在小儿泌尿外科中的应用

Amane Allah Lachkar，Luc Soler，and François Becmeur

57.1 引言

在患者进入手术室之前，外科医师需要提出一个合适的指征：真的有必要给患者做手术吗？还有其他方法可以治疗这个患者吗？外科医师需要为患者决定最佳的利益/风险平衡。这取决于病理的严重程度。一些手术方法是良性的，可以有一定概率恢复，但由于社会原因或病理的严重性可能恢复概率不高。手术方案必须匹配疾病的严重程度。

此外，每位患者还有许多其他问题：在这种特定的解剖和病理状况下，可能存在哪些危险？术中遇到不可预测事件的可能性有多大？如果出现并发症，根据Clavien-Dindo分类法，它有多严重？考虑到疾病、肿瘤、畸形，这是可以接受的吗？

直到20世纪初，我们还只知道"为每个人进行手术"，每个程序都有一般的原则。当然，我们可以为我们的手术过程做好心理准备。自20世纪70年代以来，图像变得越来越精确。然而，即使进行了认真的术前评估，使用了各种CT扫描或MRI，准备了不同的手术方法和策略，我们仍然无法获得真正的身体状况，拥有对患者的手术信心。我们只有在手术进行时才能发现患者的一些意外情况。一些技术难点就出现了，而且是出乎意料的。

这可能会导致错误和并发症。

到目前为止，小儿外科手术中最好的风险管理可能是3D术前规划。它使外科医师能够对患者和可能遇到的困难充满信心。多亏了这一新工具，外科医师能够在他们自己的大脑中多次进行和重现手术过程。

我们将有机会添加越来越多的3D图片。术前模拟将可用于提高基本技能，特别是随着3D成像技术的改进和新软件的发展。

最重要的是，在进行腹腔镜手术或机器人辅助手术时，可以将患者的3D重建图像添加并叠加到同一屏幕上。因此，外科医师在手术过程中可以得到完美的引导并可预见风险。手术将会按照预期进行，术中意外可以避免。而手术中的意外事件和不可预测的情况是事故和麻烦的来源，会导致术后并发症的发生率和死亡率增高。

57.2 3D 重建技术的工作原理

3D重建，通常由放射科医师通过CT扫描或MRI提供，是基于影像的渲染（图57.1）。每个工作站中都可以自由访问这个工具，非常实用，不需要任何预处理。每个初始体素灰度级都被替换为相关的体素颜色和透明度，这使得即使在实际中解剖结构和病变部位没有被明确勾勒，也能更好地区分。因此，这种技术提供了良好的解剖和病变结构可视化。然而，由于器官没有被明确勾勒，因此无法提供准确的尺寸和体积。同样，提供切除后的体积，或者在不分割邻近结构的情况下分割这些结构的一部分，也是不可能的。

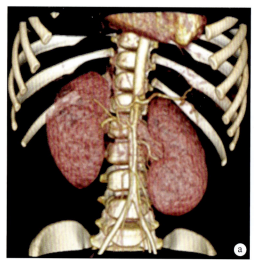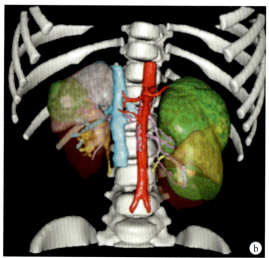

图57.1 a. 直接体积渲染三维重建；b. 表面渲染三维重建

为了解决这个问题，许多团队开发了基于器官分割的表面渲染的使用软件。这可以在标准的医学成像工作站（西门子医疗保健的Syngo™，通用电气的AW™，飞利浦的IntelliSPace™，佳能医疗系统的Vitrea™）上进行，也可以在更专业的工作站（Intrasense的Myrian™，富士的SynaPse™）上进行，或者使用可以与医学成像工作站相比的远程在线服务（Visible Patient Solution™）（表57.1）。

这些医疗设备软件提供了一个3D患者建模。然后可以使用三种工具：

- 直接从患者的CT扫描图像衍生出的解剖图谱（图57.2b）。

- 患者的3D虚拟模型（图57.2c）。

57.2.1 解剖图谱

解剖图谱是由CT扫描或MRI切片在描绘和着色后定义的。这是过程的第一步。外科医师必须识别病变部位，确定需要治疗的是哪种畸形或肿瘤，以及对这个患者来说最好的解决方案是什么。这个图谱允许更深入地阅读检查结果，并为外科医师提供了一种有趣味的图像。

例如，在双肾的情况下，可以选择修复一个受损但功能尚正常的部分，或者将其移除。这是外科医师必须做出的基本和首要决定。对于肿瘤，有两个不同的选择：

- 移除肿瘤和周围的肾脏，进行肾部分切除术，为留在原位的肾脏剩余部分留下足够的血液供应，并重新修复剩余肾脏的集合系统，重建一个功能性的上尿路。对于这个选项，我们需要了解的不仅仅是主要血管的解剖，还需要精确描述上尿路解剖。

表57.1 不同三维重建技术的比较	
DVR（直接体积渲染）	**SR（表现渲染）**
- 免费	- 需要付费
- 可在所有工作站使用	- 需要分割
- 提供地形数据	- 提供虚拟克隆
- 显示正常和病理解剖结构	- 高精度
- 无须使用夹闭系统	- 需要夹闭系统
- 无法进行体积计算	- 可进行体积计算
- 无法进行虚拟切除	- 可进行虚拟切除
工作站	**在线服务**
- 耗时	- 耗时较少
- 需放射科医师或外科医师操作	- 需影像专家操作，并进行双重检查
- 仅在电脑上可用	- 可在电脑、手机和平板设备上使用

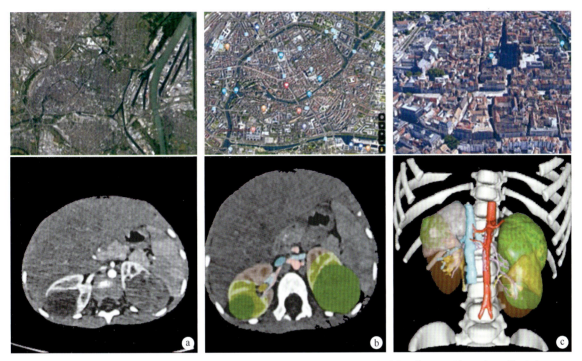

图57.2　三维重建与映射。a. 卫星视图 - 原始CT扫描切片；b. 趣味地图 - 解剖图谱；c. 三维地图 - 三维重建

- 移除整个肾脏，进行全肾切除术。

57.2.2　患者的3D虚拟模型

使用3D重建技术，外科医师可以在计算机生成的虚拟模型上规划手术的各个阶段，包括手术的顺序和时间安排。这种虚拟克隆可以提供患者内部结构的三维可视化，使得外科医师能够在手术前模拟手术过程，预测可能遇到的问题，并据此制订更周密的手术计划。

通过3D重建技术，外科医师可以非常精确地识别和描述患者体内的血管系统，包括它们的大小、位置和相互关系，甚至它们到组织或器官的最末端分支。这样的详细信息使得外科医师能够以清晰、有序的方式规划手术步骤，并知道哪些血管在手术过程中需要特别注意，以及在哪里需要采取措施来保护这些血管。

这种详细的血管地图对于确保手术的安全性和成功至关重要，因为它可以帮助外科医师避免在手术过程中意外损伤重要的血管，从而减少手术并发症和风险（血管夹应用系统：仅在富士的SynaPse™和Visible Patient Solution™上可用）。

我们以肾肿瘤为例，目的是使用Visible Patient™进行肾部分切除术。这种手术必须遵循肿瘤学原则，留下一个集合系统功能良好的正常肾脏部分，以便排尿。

因此，有必要在3D模型上绘制一条线，以标出正确的边缘，确保足够的切除范围。在这个功能中，正常肾脏呈透明显示。

接下来，使用血管夹应用系统。当在3D重建的动脉上使用虚拟血管夹时，相应的区域将以3D形式完美地显现。软件将立即提供目标器官（肾脏）的体积，模拟剩余部分（绝对值和百分比）的体积，以及切除部分

（绝对值和百分比）的体积。考虑到安全切除的边缘，可以立即知道第一次模拟结扎的动脉是否足够。因此，可以提前预测整个手术过程，并可以将泌尿道的重建添加到该模型中。

57.3　先决条件

用于3D重建的CT扫描或MRI图像必须具有高质量、高分辨率，并且包含不同的序列，特别是注射造影剂时的动脉序列和第二个静脉显影序列以及第三个实质序列。

57.4　设备

如果您使用工作站解决方案，您需要购买带有专用软件的工作站，并且需要接受专门培训来学习如何使用它（通常需要2d的培训）。3D重建只能在您自行进行器官和病理描绘的过程后，在电脑上使用。

如果您使用像Visible Patient Solution这样的在线服务，软件是免费的，并且可以在电脑（PC Windows和Mac OS）、平板电脑和手机（仅限iOS）上使用。用户按案例支付费用，这意味着血液或生物检查结果按分析付费。

57.5　技术

如果您使用工作站解决方案，放射科医师或外科医师需要自行描绘以获得重建。CT扫描和MRI从内部服务器导入。掌握软件并学会识图需要一个学习过程。肺或肝脏的自动描绘可以在15min内完成，然后进行手动校正。但是，如果您寻求更多细节或希望进行非自动分割或其他结构，这个过程可能会更长。例如，在儿科手术工作站中，自动化程度太低，无法允许有效地对周围解剖或病理结构进行3D建模（例如肺隔离、神经母细胞瘤、膈肌

等没有进行自动化分割）。然后也可以进行手动描绘，但如果您需要寻求大量精细的结构，可能需要几个小时。尽管这个过程可能需要很长时间，但这个过程本身具有重要的教育意义，如果用户花时间，他将更好地理解医学图像。但由于处理时间长且缺乏自动化程序，这种工作站解决方案并不经常用于儿科程序中的3D建模。

如果您使用Visible Patient在线服务，重建是在服务端完成的，经过一个web门户的匿名化和数据安全处理后，存储在一个经过认证的医疗数据保护系统上。其他在线实验室并不总是安全，因此在能够保障数据的安全之前，需要进行前期检查。在线实验室进行的3D建模中，您只需要花费时间下订单、上传图像并在PC、Mac或智能手机上下载结果。主要好处是能够无限制地访问任何器官和病理的3D建模，而不需要自己花费时间去做。Visible Patient还增加了对结果的双重检查控制，处理由专门受过图像后处理分析教育的放射科技师完成。在其他一些在线实验室中，处理由计算机科学工程师完成。

57.6　术后阶段

3D重建模型和最初的CT扫描图像分析之间可能会出现差异。实际上，普通的CT扫描可能会与患者解剖的实际情况存在一些差异，这些差异可以通过3D重建来纠正（例如，血管供应或肾内泌尿道解剖的细节）。这就是术前3D建模技术的优势。但也存在以下问题：动静脉的注射剂量以及先后顺序？在手术过程的每一步之前，可以达到什么样的描述精度？手术过程是否与使用患者3D重建的术前准备一致？

3D重建模型和患者之间出现差异的情况很少，当出现时，通常是因为缺乏细节。如果

您使用工作站解决方案，可以自行对3D建模进行手动升级，但如果您使用在线服务，则必须向在线实验室寻求改进。这种反馈类型是正常的，对于改进模型来说是必要的。

57.7　结果

使用3D重建的虚拟手术规划提供了有用的信息，这些信息对诊断有影响，并随后优化了手术治疗。

对于肿瘤学病例，3D重建提供了高清晰度的解剖结构，精确地显示了肿瘤的位置，以及其与邻近器官的关系，以及血管和泌尿道解剖。预后既要关注肿瘤学，又要关注功能性。的确，肿瘤学切除边缘可以被模拟，并且可以估计精确切除的体积。

例如，我们报道了1例21个月大的男孩双侧肾母细胞瘤的病例。

Visible Patient在线建模的血管化和边缘允许模拟切除，并预测切除后每个肾脏中剩余的健康组织体积。因此，可以执行一个安全的器官保留程序。术中观察与3D重建相符（图57.3）。

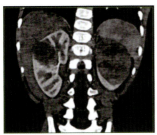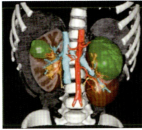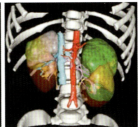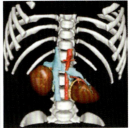

图57.3　一名21个月大的男孩双侧肾母细胞瘤

在先天性畸形病例中，3D重建提供了对复杂解剖的更好展示。

笔者报道了1例13岁女孩的病例，她患有慢性肾盂肾炎，右腰部疼痛，严重影响生活质量。CT扫描发现右肾中极和下极有囊性发育不良和结石。然而，由于囊性影像，血管和泌尿道分析具有挑战性。Visible Patient在线进行的3D重建显示，重复肾畸形合并结石导致了肾脏功能破坏。这是仅凭CT扫描无法解释的。我们得到了一个精确的诊断，这使我们能够分步骤地安排手术（图57.4）。

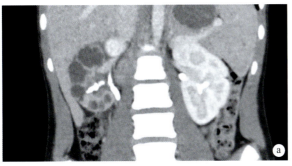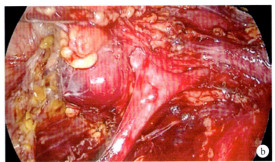

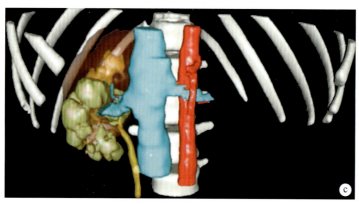
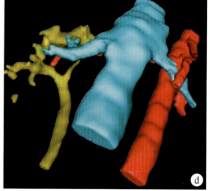

图 57.4　右侧肾盂重复畸形伴下肾无功能。a. CT 扫描；b. 三维重建视图；c. 术中视图

💡 技巧和窍门

- 3D 模型必须能够使用、移动和操作。建议像用摄像头转动肾脏一样，将手术区域转过来，移除和添加不同的元素、其他器官和血管。手术第一步将是显露。必须定义如何显露，并检测可能遇到的困难。

- 使用透明设备是必要的，以便清晰地看到血管详细走行，并了解肿瘤或一部分的血管走行细节。

- 然后尝试在似乎需要血管夹、凝固或结扎的血管上使用血管夹应用系统。当进行这些操作时，必须像 GPS 路线一样，分步骤记录整个程序。对任何腔体（如血管、泌尿道）进行虚拟内镜检查，以发现侵袭性组织或血栓。对于肿瘤，必须创建一个虚拟分界线，与肿瘤学等多学科共同判定，以确保在肿瘤学上完美切除。

- 最后，可以模拟穿刺通路的位置，并在 3D 模型中添加虚拟摄像头和虚拟操作器械，以决定每个穿刺通路最完美的放置。

57.8　讨论

3D 重建使我们能够采取个性化的方法并可在术前确定手术步骤。

在复杂的 Wilms 肿瘤病例中，Schenk 等通过使用 3D MRI 可视化在腹部肿瘤中应用，为了防止对主要血管或其他结构的损伤并降低并发症发生率，需要增强解剖学知识。该作者还通过在儿科胚胎性腹部肿瘤的治疗中结合功能信息与解剖数据，为器官保留手术开辟了道路。

主要挑战在于在肾部分切除术期间保留残余肾脏的血管化。在成人患者中，在没有 3D 成像的组中，80% 的患者经历了肾脏的整体缺血，而在 3D 成像组中这一比例为 24%（$P < 0.01$），尽管肿瘤大小相当（肿瘤大小：50.9mm 和 50.8mm；$P = 0.97$）。Wang 等指出，在复杂的肾肿瘤中，虚拟手术规划组在手术时间（126.7～36.4min *vs.* 154.8～34.7min，$P = 0.018$）和术后尿漏发生率（0 *vs.* 4.0% *vs.* 22.2%，$P = 0.033$）方面与传统手术组存在显著差异。

最近，Raman 等报道了他们在马蹄肾肿瘤中的虚拟手术规划经验。术前血管化研究揭示了易于选择性夹闭的部位，从而在这种不寻常的解剖学情况下简化了手术。

一些团队已经展示了 3D 打印模型在泌尿外科手术规划中的前景，尤其是在部分肾切除术的案例中。

Zhang 等通过基于 CT 扫描的图像，证实了该过程的可行性，影响了手术规划过程中的决策制订，并对患者信息产生了影响。使用 MRI 为基础的图像也观察到了同样的好处。通过3D打印，可以进行手术的模拟，并确定最佳穿刺通路放置。

此外，术前模拟是一个吸引人的教育工具。医学生和住院医师可以更好地理解解剖学和疾病。

最后，3D成像是完成实际手术的第一步。高清晰度和高精度来实现真实器官和疾病的映射，从而为外科医师提供了更好的视觉呈现。

最近，Wake等报道了他们使用机器人辅助的肾部分切除术和手术流程的经验。使用增强现实技术创建了一个肾脏模型，然后在手术过程中使用特定的眼镜实现可视化。

注册类型、器官跟踪和组织变形问题仍然是持续的挑战，需要解决这些问题，以便开发更安全、更有效的图像引导程序。

要点

- 3D重建使我们能够计划一个逐步的手术程序，以管理和预防手术风险。
- 需要高质量的CT扫描或MRI来实现高清晰度的重建。
- 应与手术团队讨论病例。可能会出现差异，并需要报道给提供3D重建软件的公司。
- 3D重建可以打印成三维，用于模拟、教育和收集患者信息等目的。

（周辉霞　赵　扬　路　宽　吴洋洋　周文权　译）

第58章
小儿泌尿外科微创技术的循证医学

S. Garnier，L. Harper，and N. Kalfa

学习目标

- 对小儿泌尿外科应用微创手术（minimally invasive surgery，MIS）相关文献的证据等级进行批判性综述。
- 提供微创肾切除术、肾部分切除术和半肾切除术中具有重要证据水平的数据。
- 提供微创肾盂输尿管连接部手术中具有重要证据水平的数据。
- 提供微创输尿管膀胱连接部手术（包括膀胱输尿管反流和梗阻性巨输尿管）中具有重要证据水平的数据。

58.1　引言

微创手术（minimally invasive surgery，MIS）技术，包括内镜治疗（endoscopic treatment，ET）、腹腔镜手术（laparoscopy，LS）和机器人辅助腹腔镜手术（robot-assisted laparoscopic surgery，RALS），在小儿泌尿外科中的应用越来越普遍，其目的是改善预后，达到更好的美容效果，减少术后疼痛和阿片类药物的使用，以及降低术后粘连风险。然而与成人相比，小儿泌尿外科的相关参考文献仍十分有限，同时由于大多数研究都是回顾性设计，并且是基于不同的患者群体，因此证据等级仍然相对较低。

循证医学（evidence-based medicine，EBM）是指在对患者的治疗做出决策时合理使用科学数据。如果使用得当，循证医学就是指导泌尿科医师为患者制订最佳治疗策略的必要而有力的工具。

我们对在小儿泌尿外科使用微创手术相关文献的证据等级进行了批判性的综述。

58.2　方法

我们首先使用以下关键词在 PubMed 中进行检索："minimally invasive surgery" and pediatric or children or child and urology。基于检索结果，我们将重点放在五个关键主题上：肾切除术、半肾切除术、肾盂输尿管连接部（uretero-pelvic junction，UPJ）、膀胱输尿管反流（vesicoureteral reflux，VUR）和梗阻性巨输尿管。因此，我们使用以下关键词在 PubMed 上进行了搜索："nephrectomy or nephroureterectomy and pediatric or children or child"，"heminephroureterectomy or heminephrectomy and pediatric or children or child"，"pyeloplasty or uretero-pelvic junction obstruction and surgery and pediatric or children or child"，"primary obstructive megaureter, and surgery or vesico ureteral reflux" and surgery or ureteral reimplantation，and pediatric or children or child。由于另一章专门讨论了输尿管结石的治疗，因此未将其包括在内。

检索仅限于过去10年内发表的、包含人类受试者的英文文献，我们确定了最低证据等级（level of evidence，LE），包括队列研究、30例以上的系列病例研究、随机对照试验（randomized controlled trials，RCT）、荟萃分析和系统综述。成人（18岁以上）或少于30例受试者的研究被排除在外。证据等级是根据 Oxford Center for Evidence-Based Medicine classfication的信息进行定义的。文章的质量基于材料和方法部分，特别是纳入和排除标准、研究类型和患者选择。有关这些标准的信息缺失或不足不利于本文估计的证据等级。

58.3　结果

初步检索共发现189项研究，包括两项系统综述、一项比较研究和一项队列研究。关于

小儿泌尿外科单孔腹腔镜手术（laparoscopic single-site surgery，LSS）的数据来自一项系统综述和荟萃分析以及两项比较研究。儿童肾切除术（nephrectomy，NT）、肾输尿管全切术（nephroureterectomy，NUT）共检索到1625篇文献，其中14篇符合所有入选标准（表58.1）。6篇论文集中于原发性肾肿瘤，7篇集中于无功能肾脏，2篇同时包含这两项。

表58.1　微创肾切除术入选研究的特点

文献（文章年份）	样本量ᵃ	研究设计（LE）	技术	适应证	主要发现
Fan等（2012）	27	SR和荟萃分析 3a-B	TPLS/LSS	NFK and PRN	在证据水平有限的情况下，LSS是TPLS安全、有效的替代方案，具有疼痛轻、恢复快、美容效果好等优点
Malek等（2020）	19	SR 3a-B	TPLS/OS	PRT	目前尚缺乏支持微创手术治疗儿童肾肿瘤的证据。淋巴结采集不足，术中溢出的风险似乎增加
Aminsharifi等（2011）	79	前瞻性CS 2b-B	TPLS	NFK	有同侧肾脏手术史的患者行TPLS是安全的
Lee等（2011）	303	CS 4-C	RALS/OS	PRT	RALP是一种可行的保留肾单位的手术方式
Kim等（2012）	69	CS 4-C	LSS/TPLS/RALS/OS	NFK	与OS相比，MIS与较短的住院时间和术后疼痛药物使用率相关，但手术时间较长
Mir等（2011）	64	CS 4-C	LSS/TPLS	NFK	在统计学上，与OS相比，MIS与较短的住院时间和术后镇痛药物使用量相关，但手术时间较长。在适当的患者选择下，近50%的患者可以使用LSS，且并发症发生率和结局与TPLS相似
Burnand等（2018）	54	CS 4-C	TPLS/OS	WT	在多学科会议上达成一致后，SIOP标准的适应证可扩展至有经验的团队
Romao等（2014）	45	CS 4-C	TPLS/OS	PRN	在经过仔细选择的病例中，TPLS是一种有吸引力的替代OS的选择。手术时间和术中破裂发生率无明显增加，术后恢复时间和住院时间明显缩短
Bansal（2014）	32	CS 4-C	LSS/RALS	NFK	与RALS相比，LSS手术时间更短，术后麻醉药物使用率无明显差异
Duarte等（2014）	32	CS 4-C	TPLS/OS	WT	两种技术的近期和远期结果相似

续表

文献（文章年份）	样本量[a]	研究设计（LE）	技术	适应证	主要发现
Tam 等（2013）	30	CS 4-C	RPLS/LSS	NFK	LSS较RPLS安全、有效
Bouty 等（2020）	50	CSR 4-C	TPLS	WT	在20%的WT中是可行的，肿瘤学结果与OS相当
Harris 等（2018）	43	CSR 4-C	TPLS	PRN	当体积比为8.1时，TPLS方法可能是可行的
Badawy 等（2011）	35	CSR 4-C	RPLS	NFK	RPLS安全可行

TPLS. 经腹腔腹腔镜；RPLS. 经腹膜后腹腔镜；OS. 开放手术；LSS. 单孔腹腔镜手术；RALS. 机器人辅助腹腔镜手术；CSR. 系列病例报告（观察性研究）；CS. 比较研究；SR. 系统综述；LE. 证据等级；WT. 肾母细胞瘤；NFK. 无功能肾；PRN. 原发性肾肿瘤

[a] 用于临床试验的患者数量和用于系统综述的研究数量

检索到关于对双集合系统行半肾切除（heminphectomy，HNT）/半肾输尿管切除（heminphroureterectomy，HNUT）的1616篇文献，其中9篇符合条件（表58.2）。尽管样本量较小，但由于证据等级较高，笔者纳入了Golebiewski的随机对照试验进行分析。

表58.2 微创半肾切除术及半肾输尿管全切除术入选研究特点				
文献（文章年份）	样本量	研究设计（LE）	技术	主要发现
Golebiewski 等（2013）	27	RCT 2b-B	TPLS/OS	MIS应作为首选而非OS
Escolino 等（2019）	164	CS 4-C	RPLS	一种方法是否优于另一种方法尚未得到证实
Esposito 等（2017）	102	CS 4-C	RPLS/TPLS	与RPLS相比，TPLS更快、更安全、在技术上更容易执行
Neheman 等（2019）	59	CS 4-C	OS/TPLS/LSS/RALS	与OS相比，MIS在显示有效性和安全性的同时，降低了术后镇痛和住院时间
Zhou 等（2014）	68	CS 4-C	LSS/TPLS	LSS是安全可行的，虽然两组手术效果相当，但LSS组的主观美容效果更好
Varda 等（2018）	43	CS 4-C	RALS/OS	RALS的结局与OS相当（如果不是更好的话）
Jayram 等（2011）	142	CSR 4-C	RPLS	无功能肾部分5%的比例
Escolino 等（2015）	52	CSR 4-C	RPLS	RPLS是一项具有挑战性的手术，学习曲线长，只有在具有丰富经验的儿科中心才能实施
Esposito 等（2015）	50	CSR 4-C	TPLS	TPLS在技术上仍然具有挑战性，仅在具有丰富经验的儿科中心进行

RCT. 随机对照试验

肾盂成形术（pyeloplasty，PP）/肾盂输尿管连接部检索到684篇文献，其中21篇符合条件，包括3项随机对照试验（表58.3）。

表58.3　微创肾盂成形术入选研究特点

文献（文章年份）	样本量	研究设计（LE）	技术	主要发现
Gatti 等（2017）	98	RCT 1b-A	TPLS/OS	两种方法疗效相当，但TPLS组手术时间、住院时间短于TPLS组
Penn 等（2010）	39	RCT 2b-B	TPLS/OS	TPLS是一种安全有效的手术方式 费用相当，腹腔镜组的手术时间较长，但住院时间较短
Badawy 等（2015）	38	RCT 2b-B	TPLS/RPLS	两种方法均有较高的成功率。但RPLS手术时间短、住院时间短、肠道运动恢复快、早期恢复经口进食有利于RPLS
Huang 等（2015）	15	SR 和 Meta 分析 3a-B	TPLS/OS	TPLS可缩短住院时间，减少并发症，手术成功率与TPLS相当，但延长了手术时间
Chang 等（2015）	15	SR 和 Meta 分析 3a-B	RALS/OS	RALS组的术后成功率相当，但并发症发生率和费用较高
Cundy 等（2014）	12	SR 和 Meta 分析 3a-B	RALS/TPLS	所有主要结局均无显著差异 在住院时间方面，RALS有显著差异
Corbett 和 Mullassery（2015）	15	SR 4-C	内镜治疗	成功率较低
Chan 等（2017）	2219	CS 4-C	RALS/TPLS/OS	多因素分析显示手术方式对术中及术后并发症的影响较小
Piaggio 等（2017）	30	前瞻性CS 2b-B	TPLS/OS	TPLS手术时间较OS长。两种手术的疗效和并发症发生率相同，但TPLS患者需要更少的麻醉药来控制疼痛，住院时间更短
Silay 等（2016）	575	CS 4-C	TPLS/RALS	RALS术后住院时间短，并发症发生率低
Polok 等（2020）	226	CS 4-C	TPLS/OS	两组的成功率相当
Esposito 等（2019）	67	CS 4-C	RALS/TPLS	两者都有很好的效果
Neheman 等（2018）	34	CS 4-C	RALS/TPLS	结果、并发症发生率和手术时间相当，但TPLS住院时间较长
Liu 等（2017）	1750	CSR 4-C	TPLS/RPLS/LSS/RALS	4种方法均安全有效，成功率相当
Kawal 等（2018）	138	前瞻性CSR 4-C	RALS	与年长儿童相比，婴儿的住院时间、并发症或失败率无显著差异
He 等（2020）	279	CSR 4-C	TPLS	TPLS在儿童中安全有效，并发症发生率低 体重<10 kg和术中有引流并发症是其危险因素
Minnillo 等（2011）	155	CSR 4-C	RALS	长期手术成功率和并发症发生率与开放手术相当
Blanc 等（2013）	104	CSR 4-C	RPLS	安全、可靠、高效，在经过选择的儿童长期学习过程中取得了良好的效果，对教学中心来说仍然是一项有挑战性的任务

续表

文献（文章年份）	样本量	研究设计（LE）	技术	主要发现
Chiarenza 等（2017）	54	CSR 4-C	血管悬吊	在经过严格选择的患者人群中获得了极好的结局
Blanc 等（2019）	50	CSR 4-C	腹膜后 RALPS	初步结果提示，儿童腹膜后 RALP 是可行、安全、有效的
Jacobson 等（2019）	36	CSR 4-C	二次 RALS	二次 RALS 是一种可行、高效、安全、持久的手术方式

微创手术和低位输尿管手术（low ureter surgery）检索到879项研究，其中18项（表58.4）在膀胱输尿管反流方面符合条件（包括4项随机对照试验），5项在原发性梗阻性巨输尿管方面符合条件（表58.5）。由于伦理审批困难和患者数量有限，开展小儿外科手术的随机对照试验仍然具有挑战性，因此高质量的观察性研究往往是目前我们所能获得的最佳证据。

表58.4　膀胱输尿管反流的微创治疗入选研究特点

研究（文章年份）	样本量	研究设计（LE）	技术	主要发现
Nordenström 等（2017）	77	RCT 1a-B	ET（deflux）	婴幼儿高级别VUR可采用ET治疗，其缓解率高于预防性治疗。并发症发生率低，4级VUR和单侧5级VUR患儿行ET治疗有利于缓解和降级，而双侧5级患儿的结果不太令人鼓舞
Garcia-Aparicio 等（2013）	41	RCT 2b-C	ET（deflux）/ OS	短期和长期随访显示，采用ET对Ⅱ、Ⅲ、Ⅳ级VUR进行多次内镜治疗与OS同样有效
Deng 等（2018）	6	SR 和 Meta 分析 3a-B	RALS/OS	RALS：手术时间较长，住院时间较少，术后留置Foley，但在亚组分析中，术后短期并发症发生率较高 两组在成功率、并发症、术后镇痛方面差异无统计学意义
Harel 等（2015）	34	前瞻性 CS 2b-B	RALS/OS	与OS相比，RALS的麻醉需求更低，术后疼痛强度更低
Wang 等（2016）	76，756	CS 4C	RALS/OS/ LS	MIS组术后泌尿系统并发症发生率高于开放OS组
Kurtz 等（2016）	1682	CS 4-C	RALS/OS	RALS的并发症发生率和直接费用显著增高
Bustangi 等（2018）	96	CS 4-C	OS/LS	单侧和双侧均有效，效果相似。LS可显著减少术后镇痛药剂量和住院时间，并允许更快地恢复正常活动
Esposito 等（2019）	151	CS 3b-B	RALS/LS	经单因素和多因素分析证实，双侧、术前存在BBD和手术时间是术后发生膀胱功能障碍的预测因素
Srinivasan 等（2017）	92	CS 4-C	RALS	与单侧输尿管膀胱外再植术相比，双侧输尿管膀胱外再植术并不增加术后并发症的风险

续表

研究（文章年份）	样本量	研究设计（LE）	技术	主要发现
Esposito 等（2016）	90	CS 4-C	OS/LS/ET（no grade 5 and redo）	OS 的并发症和发病率明显高于 LS 和 ET OS 和 LS 的成功率相似
Boysen 等（2017）	143	前瞻性 CSR 4-C	RALS	影像学成功率与当前系列 OS 相同
Boysen 等（2017）	260	CSR 4-C	RALS	与已发表的系列 OS 相比，同样低的并发症发生率和几乎相同的影像学成功率
Soulier 等（2017）	117	CSR 4-C	LS	手术成功率与 OS 相当，具有腹腔镜手术的优势
Grimsby 等（2015）	61	CSR 4-C	RALS	RALS 手术成功率较低 超过 10% 的患者因持续性 VUR 或手术并发症需要至少一次再次手术 RALS 的并发症发生率高于 OS，手术成功率低于 OS
Gundeti 等（2016）	58	CSR 4-C	RALS	有必要对技术进行标准化，以促进可能的最佳结果
Esposito 等（2018）	55	CSR 4-C	RALS	安全有效的技术
Herz 等（2016）	54	CSR 4-C	RALS	与单侧手术相比，双侧手术与更高的失败率、更高的并发症发生率、更高的再手术率、更多的术后泌尿系感染和非手术再入院相关
Akhavan 等（2014）	50	CSR 4-C	RALS	有效和安全的选择

VUR. 膀胱输尿管反流；ET. 内镜治疗

表 58.5　原发性梗阻性巨输尿管的微创治疗入选研究特点

研究（文章年份）	样本量	研究设计（LE）	技术	主要发现
Doudt 等（2018）	11	SR 3a-B	内镜管理	—中等成功率 —延缓进展 —约 1/3 的患者需要再次手术干预
Ortiz 等（2018）	92	CSR 4-C	内镜管理	POM 治疗有效，并发症少，远期疗效良好。 主要并发症为继发性 VUR，内镜下治疗成功率高 是否可以作为 POM 的一线治疗
Kassite 等（2018）	42	CSR 4-C	内镜管理	总体成功率 92% 90% 的病例避免了再次移植
Neheman 等（2020）	35	CSR 4-C	RALS	安全有效（单侧）
Teklali 等（2018）	35	CSR 4-C	内镜管理	安全有效 建议作为 2 岁以内的一线治疗

POM. 原发性梗阻性巨输尿管

58.4　小儿泌尿外科微创手术的总体结果

Tejwani 等在对 70 273 例手术进行分析后发现，与开放手术（open surgery，OS）相比，微创手术的并发症发生率较低。然而正如 Aksenov 等所报道的，并发症发生率取决于手术类型。在本系统综述中，肾切除术与肾盂成形术（3.64%）、输尿管再植术（ureteral reimplantation，UR）（3.65%）或复杂重建术（complex reconstruction）（11.76%）相比，需要干预治疗的并发症发生率（1.18%）明显较低。肾盂成形术、肾部分切除术和输尿管再植术的并发症发生率在统计学上没有显著差异。与肾盂成形术（1%）、肾切除术（2.65%）、肾部分切除术（3.29%）和输尿管再植术（1.28%）相比，复杂重建术（6.62%）转为开放手术的概率明显更高。与输尿管再植术和肾盂成形术相比，肾部分切除术转为开放手术的概率明显较高。

根据 Dangle 等和 Colaco 等报道的两项大样本队列研究，小儿泌尿外科机器人手术在技术上是可行且安全的，根据他们的报道，机器人手术在 30d 和 90d 并发症发生率方面与腹腔镜手术及开放手术相近。

想要更广泛地开展单孔腹腔镜手术，以获得更好的美容效果、减少穿刺孔位置并发症和术后疼痛，需要更高证据等级的研究来阐明其安全性和远期预后。

58.5　肾切除术、肾输尿管切除术和肾部分切除术

58.5.1　无功能肾

最近发表的有关微创肾切除术治疗无功能肾的文章非常有限，几乎都是回顾性的，而且证据等级很低。与开放手术相比，在肾切除术或良性病变的肾输尿管切除术中，微创手术住院时间较短，术后镇痛药物使用更少。机器人辅助腹腔镜手术的可行性已被验证，但是其价格高昂。Kimet 等在 2009 年发表的系统综述中描述，根据外科医师的偏好和经验，经腹膜后入路和经腹腔入路都可以使用，因为两种技术都没有被证明有特定的优势。如患者之前进行过同侧肾脏手术，仍可安全地开展微创手术。

58.5.2　肾肿瘤

微创手术在肾肿瘤中的应用具有挑战性，因为在不发生破裂的情况下完整切除肿瘤以及充分的淋巴结清扫仍是主要目标，特别是肾母细胞瘤（Wilms' tumors，WT）。许多研究表明，尽管微创手术采集的淋巴结数量较少，但肿瘤破裂率和无事件生存率（event-free survival，EFS）与开放手术相比并无差异。Romao 等在一项前瞻性研究中比较了开放和腹腔镜原发性肾切除术治疗肾癌的效果，结果显示开放手术清扫的淋巴结数量明显多于腹腔镜手术，中位淋巴结数为 5 个（2～29 个），而腹腔镜手术为 2 个（1～14 个）。接受开放手术患者的肿瘤比接受腹腔镜手术患者的肿瘤大，但手术时间相近，两种手术方式均未发生肿瘤破裂。腹腔镜手术所需的麻醉剂用量更少，住院时间更短。两组患者的无事件生存率相似。尽管中位随访时间有限（18 个月），但腹腔镜手术组的总体复发率并不高。

同样，Duarte 等对 32 例肾母细胞瘤患者进行了回顾性研究，腹腔镜手术组淋巴结切除数量较少，手术时间较长，但住院时间较短。在中位随访时间为 4.29 年时，两组患者的无事件生存率相近，分别为 86.7%（开放手术）和 94.1%（腹腔镜手术）。他们建议，只有当肿瘤的最大尺寸小于患者身高的 10% 时，才实施微创手术。最近，Bouty 等回顾性报道了经腹腔腹腔镜（transperitoneal laparoscopy，TPLS）肾切除术治疗 50 例肾母细胞瘤的经验，术中没有发生肿瘤破裂，3 年无事件生存率为 94%。

另一方面，最近的一项系统综述也呼吁要谨慎。基于19项回顾性研究（其中2项为比较性研究），对104例接受微创手术的患者与47例接受开放手术的患者进行了比较。笔者指出，接受微创手术的患者淋巴结清扫不足，术中溢出/肿瘤破裂的风险增加。两组患者的总体存活率相似，但随访时间不一致，而且患者选择存在明显偏差，只有小肿瘤患者才选择微创手术。

对于局限性小肿瘤或双侧肿瘤，建议行保留肾单位手术。Lee等比较了开放手术和机器人辅助腹腔镜手术的临床结果。两组的术中和术后结果具有可比性。机器人辅助腹腔镜手术组的手术时间和肾缺血时间较长。仅开放手术组报道了切缘阳性病例，但这可能是患者选择偏倚造成。远期肿瘤结局和肾功能仍需进一步评估。

需要注意的是，目前还没有证据等级为1级或2级的研究对微创手术治疗小儿肾脏肿瘤进行评估。此外，受试者不是随机化组，研究也没有提供标准化的结果数据，导致数据不完整和选择性报道。然而，总体来说，初步数据表明对于经过慎重选择的患者（术前化疗的小肾母细胞瘤），腹腔镜手术是可行的，并在无事件生存率和总生存率方面显示出良好的效果。

58.5.3　双集合系统的半肾切除和半肾输尿管切除

只有一项研究达到证据等级2级，这是一项比较经腹腹腔镜手术和开放手术的随机对照研究。经腹腹腔镜可作为半肾切除术/半肾输尿管切除术的首选方案，因为尽管手术时间增加，但似乎更可行且更安全，需要的镇痛药更少，住院时间更短。在这项涉及27例患者的研究中，没有残留组织缺失。最近的一项涉及59例患者的比较研究中，Neheman等证实了这项结论。

关于机器人手术的使用，Espositoet等首先报道了52例腹腔镜手术和50例机器人辅助腹腔镜手术两个队列，然后将两者进行了比较。他发现，腹腔镜手术组的并发症、再手术率、手术时间和住院时间明显更高。此外，Jayramet等的研究表明（中位随访4.5年，$n=$142），腹腔镜半肾切除或半肾输尿管切除后有5%的病例会对剩余肾小球造成负面影响，导致肾小球功能减退或丧失。俯卧位可能更快，但当需要切除更长的输尿管时，侧卧位可能更合适，体位的选择仍取决于外科医师的个人偏好和经验。

最后，两个大型病例系列研究发现，机器人辅助腹腔镜手术和开放手术（住院时间除外）以及单孔腹腔镜手术和经腹腹腔镜手术的手术结果没有差异。

58.6 肾盂成形术治疗肾盂输尿管连接部梗阻

根据系统综述/荟萃分析、大型队列研究和比较研究，肾盂成形术是可获得重要证据等级最多数据的主题。

58.6.1　腹腔镜和开放肾盂成形术的比较

两项随机对照试验对经腹腔腹腔镜和开放肾盂成形术进行了比较。Penn等在2010年的初步报道和Gatti等在2016年的报道均表明两者成功率无差异，但经腹腹腔镜手术与较长的手术时间和较短的住院时间相关。几项包含大样本的描述性和比较研究证实，腹腔镜肾盂成形术与开放手术相比具有相当的成功率和并发症发生率，并且疼痛减轻，住院时间缩短。特别是一项由30例年龄相仿的患者组成的前瞻性队列研究表明，尽管经腹腹腔镜手术比开放手术的手术时间更长，但其疗效和并发症发生率相同，所需的麻醉药物剂量也更少。一项对

226例患者进行的大型回顾性比较研究证实，两种手术的成功率相当。EAU/ESPU指南就是基于这些发现，但微创手术对非常小儿童的益处仍有待证实，目前的数据不足以确定截止年龄。

58.6.2 经腹和经腹膜后腹腔镜肾盂成形术的比较

Badawy等一项包含38例患者的随机对照试验比较了经腹腔和经腹膜后入路的腹腔镜肾盂成形术。两者手术成功率相当，但经腹膜后入路腹腔镜（retroperitoneal laparoscopic，RPLS）手术时间更短、术后进食时间更早、住院时间更短。这些数据与迄今最大的病例系列一致，该系列包括451例经腹膜后腹腔镜、311例经腹腔腹腔镜、322例单孔腹腔镜和805例经脐多孔手术，在这项研究中，经腹膜后腹腔镜和经腹腔腹腔镜手术的并发症发生率相当，但经腹膜后腹腔镜手术与更早经口进食和更短的住院时间相关。总之，经腹膜后腹腔镜和经腹腔腹腔镜手术之间的选择仍然是一个手术偏好和个人经验的问题，没有明确的循证医学证据。

58.6.3 机器人辅助腹腔镜肾盂成形术

目前尚无随机对照试验或前瞻性研究将机器人辅助腹腔镜与开腹或腹腔镜肾盂成形术进行比较。然而，一些系列研究表明，无论是经腹腔途径还是经腹膜后途径，机器人辅助腹腔镜均有效，成功率为94%～100%。在一项包含575例患者的大型系列研究中，尽管成功率和术中并发症发生率相似，但相比腹腔镜手术，机器人辅助腹腔镜手术的住院时间和支架置入时间更短。在一项荟萃分析中，Cundy等发现机器人辅助腹腔镜有明显的优势，包括缩短住院时间、降低镇痛要求和减少失血量，但成本较高，手术时间较长。可以进行机器人手术的最低体重一直存在争议，但在一项关于机器人辅助腹腔镜的大型研究（n=138）中，

Kawalet等没有发现婴儿[中位体重9.9 kg，四分位数间距（8.1，11.5）]和年龄较大的儿童之间的并发症或失败率有任何显著差异。机器人辅助腹腔镜用于复杂的UPJO手术，包括解剖变异（异位肾、旋转不良或马蹄肾）、重复肾或复发性肾盂输尿管连接部梗阻似乎是可行和安全的，并呈现出良好的结局。最后，根据来自102个学术机构的2219例患者的多因素分析，手术方式（开放手术、腹腔镜手术、机器人辅助腹腔镜肾盂成形术）可能不是影响术中和术后并发症发生率的唯一因素，患者合并疾病可能对手术成功率和住院时间有更大的影响。

58.6.4 其他技术

对于外源性压迫的UPJO患儿，血管悬吊是肾盂输尿管离断成形术的一种替代方法，根据54例患者队列的报道，总体结果似乎良好。目前尚缺乏血管悬吊术与其他术式的比较研究。通过术中对解剖和功能方面的评估对患者进行仔细筛选，可能是确认血管悬吊恰当适应证并保持高成功率的关键步骤。

最后，Corbett和Mullassery对内镜技术进行了评价，由于并发症发生率较高（14.8%），成功率较低（71%），因此不能推荐使用内镜技术。

58.7 低位输尿管的微创手术

58.7.1 膀胱输尿管反流

目前治疗膀胱输尿管反流的金标准术式是Cohen推荐的开放输尿管再植术，手术成功率高（95%）。内镜治疗、腹腔镜手术和机器人辅助腹腔镜手术等微创手术已被提出作为替代方案。

内镜下注射填充材料治疗膀胱输尿管反流已被广泛用作输尿管再植术的治疗替代方案。在一项比较1岁以上儿童Cohen输尿管再植术

和内镜下注射术的随机对照试验中，Garcia-Aparicio 等表明，膀胱输尿管反流Ⅰ级、Ⅱ级和Ⅳ级的短期和长期结局相似，但该试验样本量有限，34%的病例需要多次内镜下治疗。一些学者甚至提出内镜治疗可用于1岁以下婴儿的高级别膀胱输尿管反流。Nordenström 等在一项随机对照试验中表明，接受内镜治疗的婴儿的膀胱输尿管反流缓解率高于接受预防性治疗的婴儿，单侧Ⅳ级、双侧Ⅳ级、单侧Ⅴ级、双侧Ⅴ级膀胱输尿管反流的内镜成功率分别为100%、75%、67%、31%，而且并发症发生率很低。但这项研究的随访时间较短，而且没有对两种手术技术进行比较，而是将内镜治疗技术应用于膀胱输尿管反流可能自发缓解的患儿，因此在设计上存在问题。

微创输尿管再植术（腹腔镜手术或机器人辅助腹腔镜手术）已被报道证实安全可行，但仍缺乏明确的循证医学证据，且数据上存在争议。在两项比较研究中，腹腔镜 Lich-Gregoir 手术的成功率似乎与开放手术相似，术后镇痛和住院时间更短，恢复正常活动的速度也更快。这些结果与 Soulier 等的研究结果一致，后者的临床成功率为98.3%。然而，Wang 等发表的一项对76 756例患者进行的全国性大型人群研究表明，微创手术虽能缩短住院时间，但也会增加术后并发症的风险，并增加这些患儿的治疗费用。

机器人辅助腹腔镜手术的研究结果也存在争议，一些研究报道了开放手术和机器人辅助腹腔镜手术的成功率相似，而另一些研究则显示出了对更低的成功率和更高的并发症发生率的担忧。例如，Grimsby 等发现，超10%的患者需要至少再经过一次手术来治疗持续性膀胱输尿管反流或并发症，而 Boysen 等在一项前瞻性观察性研究中报道，总体影像学成功率为93.8%，Ⅰ～Ⅴ级膀胱输尿管反流患儿的影像学成功率为94.1%。双侧微创再植术也被怀疑是并发症和术后膀胱功能障碍的风险因素。Herzet 等报道单侧反流的总体手术成功率为

84.7%，但双侧手术的成功率降至72.2%。相反，Srinivasan 等发现双侧手术没有增加风险。

58.7.2 原发性梗阻性巨输尿管

有学者建议将内镜扩张术（endoscopic dilation，ED）作为原发性梗阻性巨输尿管的一线替代治疗方法，以降低与开放手术相关的发病率。然而，2017年发表的一篇系统综述对内镜扩张术的成功率提出了担忧。根据之前样本量有限的回顾性研究，作者发现10%的病例无法完成手术，约有1/3的患者需要进一步手术。另一方面，最近的一项研究推荐内镜下扩张术作为原发性梗阻性巨输尿管的一线治疗方法。在包含92例原发性梗阻性巨输尿管的队列中，Ortiz 等发现中位随访时间6年的长期成功率为87.3%。21.5%的病例出现继发性膀胱输尿管反流，75%以上的病例通过内镜下输尿管下段注药成功治疗。13%的病例内镜扩张术治疗失败，需要进行输尿管再植。失败要么发生在早期（术中技术问题、双J管移位、严重再狭窄），要么发生在长期随访期间（持续性膀胱输尿管反流、原发性梗阻性巨输尿管复发）。Kassite 等在一组包含42例原发性梗阻性巨输尿管的队列研究中报道了类似的总成功率，即92%。在该系列研究中，内镜扩张术使90%的病例避免再植术，但双J管放置问题多与严重的并发症有关。Teklali 等根据包含35例术后无症状儿童的系列研究证实了这一数据，91%的病例保留了肾功能。合适的患者选择（输尿管下段导管插入的可能性、狭窄时间短以及对扩张术的良好反应）有助于提高内镜扩张术的成功率。

尽管10多年前就有相关报道，但机器人辅助腹腔镜手术治疗原发性梗阻性巨输尿管的循证医学证据仍然有限。只有一篇论文达到了我们的纳入标准。对35例原发性梗阻性巨输尿管患者施行了单侧膀胱外经膀胱三角离断式输尿管再植术，其中10例同时行梗阻输尿管

切除术。因此，机器人辅助腹腔镜治疗原发性梗阻性巨输尿管是可行的，但有10%以上的患者会出现发热性尿路感染或3级Clavien并发症。还需要进一步的比较研究。

58.8 限制

我们对现有小儿泌尿外科微创手术相关文献的解读存在一些局限性。第一与患者的年龄有关。虽然大多数研究描述了患者人群和手术年龄，但可安全实施微创手术的最低年龄仍有待证实。这个最小年龄很可能因手术类型和技术而异。例如，一些学者指出，双侧髂前上棘（anterior superior iliac spines，ASIS）和耻骨剑突（puboxyphoid distance，PXD）最小距离达到一定值，机器人手术是可行的。

有几篇文章虽然是比较试验或系统综述，但证据等级相对较差。已发表的比较研究的主要问题是缺乏明确的技术选择标准，存在很大的选择偏倚和混杂因素。已发表的许多系统综述主要包括回顾性研究，这意味着虽然这些病例系列汇集了大量患者，但它们仍然等同于病例系列。

此外，微创手术的技术要求很高，尤其是在低龄儿中。学习曲线清晰地表明这些手术的难度，并非所有的外科医师都拥有相同的技术水平。最近发表在JAMA上的一篇论文显示，外科医师技术水平的差异可以解释高达26%的术后并发症差异。在分析已发表的结果时，无论结果是好是坏，我们都应该牢记这一点。

最后，外科技术的发展有一个可识别的过程，在不同的发展阶段有不同的问题。可以用"不能做、可以做、应该做"这三句话来概括。对于全面探究手术复杂方面的恰当方法论仍有所缺失。我们尚未找到一种能考虑到手术发展特定性质的具体方法论。

58.9 结论

在小儿泌尿外科，微创手术在经验丰富的操作人员中是可行的，成功率取决于手术类型。然而，有关小儿泌尿外科微创手术的循证文献报道并不多，只有少数研究显示出较高的证据水平。良性疾病的肾切除术和肾输尿管切除术应选择经腹（包括单孔腹腔镜）或经腹膜后腹腔镜手术进行，而非开放手术或机器人辅助腹腔镜手术。尽管微创手术在经过仔细选择的患者中似乎可行，但目前仍缺乏证据推荐其用于儿童肾癌。双集合系统的半肾切除术可采用经腹腹腔镜或机器人辅助腹腔镜手术，经腹膜后腹腔镜手术仅在部分患者中有较好的疗效。肾盂输尿管连接部梗阻可能从微创手术中获益，特别是机器人辅助腹腔镜手术，虽然手术时间较开放手术长，但可呈现与开放手术相似的结局，减少镇痛需求，缩短住院时间。腹腔镜和机器人手术均可采用经腹或经腹膜后入路。最后，内镜下治疗膀胱输尿管反流（输尿管下端注射）和原发性先天性巨输尿管（内镜下扩张）是有价值的一线治疗方法，它们的确切适应证需要进一步明确。腹腔镜和机器人辅助腹腔镜输尿管再植术的疗效需要更大规模的比较研究进行验证。

（周辉霞　李　品　张晓威　郭　涛　译）